Gunver Sophia Kienle
Helmut Kiene
Hans-Ulrich Albonico

Anthroposophische Medizin in der klinischen Forschung

Gunver Sophia Kienle
Helmut Kiene
Hans-Ulrich Albonico

Anthroposophische Medizin in der klinischen Forschung

Wirksamkeit, Nutzen, Wirtschaftlichkeit, Sicherheit

Mit 54 Abbildungen
und 82 Tabellen

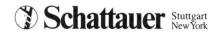 **Schattauer** Stuttgart
New York

Dr. med. Gunver Sophia Kienle
Dr. med. Helmut Kiene
Institut für angewandte Erkenntnistheorie
und medizinische Methodologie e. V.
Schauinslandstraße 6
D-79189 Bad Krozingen

E-Mail: gunver.kienle@ifaemm.de;
helmut.kiene@ifaemm.de

Dr. med. Hans-Ulrich Albonico
Bernstrasse 13
CH-3550 Langnau

E-Mail: albolem@hotmail.com

Bibliografische Information der Deutschen Bibliothek
Die Deutsche Bibliothek verzeichnet diese Publikation in
der Deutschen Nationalbibliografie; detaillierte bibliografische Daten sind im Internet über <http://dnb.ddb.de>
abrufbar.

Besonderer Hinweis:
Die Medizin unterliegt einem fortwährenden Entwicklungsprozess, sodass alle Angaben, insbesondere zu diagnostischen und therapeutischen Verfahren, immer nur dem Wissensstand zum Zeitpunkt der Drucklegung des Buches entsprechen können. Hinsichtlich der angegebenen Empfehlungen zur Therapie und der Auswahl sowie Dosierung von Medikamenten wurde die größtmögliche Sorgfalt beachtet. Gleichwohl werden die Benutzer aufgefordert, die Beipackzettel und Fachinformationen der Hersteller zur Kontrolle heranzuziehen und im Zweifelsfall einen Spezialisten zu konsultieren. Fragliche Unstimmigkeiten sollten bitte im allgemeinen Interesse dem Verlag mitgeteilt werden. Der Benutzer selbst bleibt verantwortlich für jede diagnostische oder therapeutische Applikation, Medikation und Dosierung.
In diesem Buch sind eingetragene Warenzeichen (geschützte Warennamen) nicht besonders kenntlich gemacht. Es kann also aus dem Fehlen eines entsprechenden Hinweises nicht geschlossen werden, dass es sich um einen freien Warennamen handelt.

© 2006 by Schattauer GmbH, Hölderlinstraße 3,
70174 Stuttgart, Germany
E-Mail: info@schattauer.de
Internet: http://www.schattauer.de
Printed in Germany

Umschlagabbildungen:
Mistel und Ampulle, Pflege, Wickel, Musiktherapie, Eurythmie: © Verein für Krebsforschung, CH-4144 Arlesheim; Fotograf: Jürg Buess.
Malen, Endoskopie: © Gemeinschaftskrankenhaus Havelhöhe, Klinik für anthroposophisch erweiterte Heilkunst, D-14089 Berlin; Fotograf: Maks Richter.
Die Filderklinik im Hintergrund: © Die Filderklinik, Anthroposophische Medizin: Akut- und Ganzheitsmedizin, D-70794 Filderstadt-Bonlanden; Fotograf: Maks Richter.

Satz: Mediendesign Joachim Letsch, Esslingen
Druck und Einband: fgb – freiburger graphische betriebe GmbH & Co. KG, Bebelstraße 11, 79108 Freiburg

ISBN-10: 3-7945-2471-3
ISBN-13: 978-3-7945-2471-6

Geleitwort

Der vorliegende Health-Technology-Assessment-Bericht wurde im Auftrag des Schweizerischen Bundesamtes für Sozialversicherung im Rahmen des nationalen Programms Evaluation Komplementärmedizin PEK erstellt.

Es handelt sich um eine außerordentlich verdienstvolle Arbeit. Zum ersten Mal ist damit ein vollständiger Überblick über die gesamte wissenschaftliche Literatur zu Wirksamkeit, Nutzen, Wirtschaftlichkeit und Sicherheit der Anthroposophischen Medizin geschaffen worden.

Die Autoren hatten die schwierige Aufgabe der Bewertung einer komplexen Therapierichtung zu meistern und dabei ein heterogenes Evidenzmaterial kritisch und transparent aufzuarbeiten und darzustellen. Von besonderem Wert ist, dass durch die umfangreiche Synthese und die methodologischen Ausführungen dieser Arbeit wesentliches Material zusammengetragen wurde, das erlaubt, die „real world effectiveness" der Anthroposophischen Medizin tatsächlich abzuschätzen. Nur zu oft klaffen sonst in der Medizin Ergebnisse von Studien und die Wirklichkeit der täglichen Praxis auseinander.

Wir wünschen dem Buch einen großen Leserkreis, insbesondere bei allen, die mit den hier angesprochenen Fragen und Inhalten in Praxis und Lehre in Berührung kommen, und auch als Anregung für künftige Forschung.

Dr. med. Peter Heusser
Dozent an der Kollegialen Instanz für
Komplementärmedizin KIKOM
Universität Bern
Mitglied des nationalen
Lenkungsausschusses PEK

Danksagung

Für die Erstellung des HTA-Berichts zur Anthroposophischen Medizin haben wir von vielen Seiten zahlreiche wertvolle Hilfe erhalten, insbesondere Hinweise auf relevante Literatur, Übermittlung von Publikationen und Manuskripten oder sonstige wichtige Informationen. Hierfür wollen wir allen auf S. 49 f. genannten Experten danken. Insbesondere sind wir folgenden Personen und Einrichtungen für ihre aktive Hilfe zu großem Dank verpflichtet: Prof. David Aldrige, Dr. Johan Alm, Ursula Ambühl, Dr. Peter Andersson, Dr. Bettina Arnold-v. Versen, Dr. Erik Baars, Eka Balakhashvili, Michel Barkhoff, Dr. Stephan Baumgartner, Dr. Roland Bersdorf, Matthias Bertram, dem Berufsverband der Heileurythmie, dem Berufsverband der Anthroposophischen Pflegeberufe, dem Berufsverband der Anthroposophischen Kunsttherapie, Prof. Christel Bienstein, Dr. Emma Borelli, Verena Braun, Caren Broich, Dr. Giancarlo Buccheri, PD Dr. Arndt Büssing, Prof. Dr. M. Cazaku, Dr. Dirk Cysarz, Dr. Eveline Daub-Amend, Dr. Rainer Dierdorf, Therese Diggelmann, Dr. Friedrich Edelhäuser, der E.F.N.M.U., Dr. Jürgen Eisenbraun, Peter Engelke, dem Institut für klinische Forschung Berlin, Dr. Michael Evans, Dr. Ursula Flatters, Dr. Maria Fornalski, der Gesellschaft anthroposophischer Ärzte Deutschlands, GAÄD, Dr. Matthias Girke, Dr. Wolfgang Goebel, Dr. Andreas Goyert, Felicitas Graf, Dr. Harald Gruber, Dr. Harald Hamre, Christa Hebisch, Iwer Helwig, Dr. Wolfram Henn, Verena Hernandez, Dr. Herrlen-Pelzer, Dr. Peter Heusser, Dr. Dörte Hilgard, Dr. Johannes Hoffmann, Dr. Roman Huber, Els Hupkes, Dr. Andreas Jäschke, Dr. Reinhard Jeserschek, Dr. Christoph Kaufmann, Dr. Jörn Klasen, Barbara Kohler, Dr. Alfred Längler, Dr. Danielle Lemann, Dr. Stefan von Löwensprung, Dr. René Madeleyn, Magdalena Majorek, Dr. Harald Matthes, Prof. Dr. Peter F. Matthiessen, Dr. Ulrich Mayer, der Medizinischen Sektion am Goetheanum, Dr. Thomas Meisermann, Peter Meister, Grit Müller, Cornelia Notholt, Dr. Thomas Ostermann, Dr. Angelika Overstolz, Dr. Peter Pedersen, Prof. Dr. Peter Petersen, Dr. Emanuela Portalupi, Dr. Mac Ramos, Sabine Rieger, Dr. Wolfgang Rißmann, Dr. Lukas Rist, Dr. Friedemann Schad, Dr. Anke Scheel-Sailer, Dr. Rainer Scheer, Dr. Christian Scheffer, PD Dr. Jörg M. Schierholz, Dr. Dietrich Schlodder, Dr. Sören Schmidt, Dr. Stefan Schmidt-Troschke, Dr. Martin Schnelle, Dr. Edmond Schoorel, Dr. Henning Schramm, Dr. Thomas Schürholz, Dr. Christoph Schulthess, Dr. Thomas Schulze-Pillot, Daniela Seeskari, Dr. Peter Selg, Georg Soldner, Anne Solheim, Markus Sommer, Dr. Jörg Spranger, Dr. Johannes Stellmann, Dr. Eva Streit, Dr. Hans-Peter Studer, Elisabeth Süssmann-Weiss, Dr. Jackie Swartz, Dr. Henrik Szöke, Dr. Olaf Titze, Dr. Wilfried Tröger, Dr. Konrad Urech, Dr. István Vilàghy, der Vereinigung anthroposophisch orientierter Ärzte Schweiz (VAOAS), Dr. Hendrik Vögler, Dietrich von Bonin, Dr. Broder von Laue, Barbara Wais, Dr. Manfred Weckenmann, Dr. Michael Werner, Dr. Hans Werner, Dr. Johannes Wilkens, Dr. Paul Wormer, Nataliya Yarmolenko, Dr. Christoph Zerm, Dr. Renatus Ziegler, Dr. Peter Zimmermann (Finnland), Dr. Peter Zimmermann (GKH Herdecke).

Wesentlich erleichtert wurde unsere Arbeit, indem uns bereits existierende, umfangreiche Literatursammlungen zur Verfügung gestellt werden konnten. Hierfür möchten wir uns besonders bedanken bei Dr. Peter Heusser, Dr. Michaela Glöckler, Dr. Angelika Overstolz, Dr. Thomas Schulze-Pillot, Felicitas Graf und der Medizinischen Sektion am Goetheanum, bei Dr. Harald Hamre, bei Edeltraut März-Ackermann und der Weleda, bei Margit Müller und der Wala, bei Dr. Wilfried Tröger, Dr. Schlodder und Helixor, bei Dr. Manfred Weckenmann und Dr. Erik Baars.

Für die gute konzeptionelle, administrative und strukturelle Zusammenarbeit möchten wir uns sehr herzlich bedanken bei Prof. Dr. Peter F. Matthiessen, Dr. Stefanie Maxion-Bergemann, Dr. Gudrun Bornhöft, Dr. Ursula Wolf, René Gasser, Alexander von Glenck und bei dem Lenkungsausschuss des Programm Evaluation Komplementärmedizin (PEK).

Herrn Mathias Kilthau danken wir für die Hilfe bei der Literatursuche, Arbeit an der Literaturdatenbank und bei der Manuskripterstellung.

Ein ganz besonderer Dank geht auch an den Schattauer-Verlag für die stets ausgezeichnete Zusammenarbeit.

Ebenfalls danken wir Jürg Buess (Hiscia, Arlesheim), Eva-Maria Tholen (Havelhöhe, Berlin) und Dr. Rhoda Born (Filderklinik, Filderstadt) für die rasche Bereitstellung der Umschlagabbildungen.

Nicht zuletzt möchten wir uns ganz besonders bei Philip Leonard bedanken, dessen unerschütterliche und beständige Unterstützung und Aufmunterung unsere Arbeit wesentlich erleichterte.

Gunver Sophia Kienle
Helmut Kiene
Hans-Ulrich Albonico

Inhalt

1 Einleitung

Das vorliegende Buch ist die erweiterte und aktualisierte Fassung eines Health-Technology-Assessment-Berichts zur Anthroposophischen Medizin, der in Auftrag gegeben wurde durch das Schweizerische Bundesamt für Sozialversicherung. – Als *Health Technology* wird jede Maßnahme bezeichnet, die Gesundheit fördern, Krankheit verhindern oder behandeln oder eine Rehabilitation oder Langzeitbehandlung verbessern kann. *Health Technology Assessment* ist ein international etabliertes Verfahren, das nach streng wissenschaftlichen Kriterien solche Gesundheitsmaßnahmen systematisch erfasst und bewertet. Bewertet wird dabei die vorhandene Evidenz zu Sicherheit, Wirksamkeit und Kosten der betreffenden Maßnahmen mit besonderer Berücksichtigung der langfristigen gesundheitsrelevanten Auswirkungen und der Alltagsversorgung auch im Hinblick auf soziale, rechtliche und ethische Konsequenzen. Ein *Health-Technology-Assessment-Bericht (HTA-Bericht)* dient der politischen Entscheidungsfindung auf regionaler, nationaler und internationaler Ebene. Neben der wissenschaftlichen Bewertung soll auch das Urteil der medizinischen Fachexperten, der Patienten und der allgemeinen Öffentlichkeit eingehen.

Der hier zu Grunde liegende Bericht zur Anthroposophischen Medizin ist einer von fünf HTA-Berichten, die von der Schweizer Regierung im Rahmen des „Programm Evaluation Komplementärmedizin" (PEK) zu fünf komplementärmedizinischen Therapierichtungen – Anthroposophische Medizin, Homöopathie, Neuraltherapie, Phytotherapie, Traditionelle Chinesische Medizin – in Auftrag gegeben wurden. Der Bericht wurde im August 2004 fertig gestellt und nach internem Peer-Review durch die Experten des PEK-begleitenden Lenkungsausschusses, zuerst angesiedelt im *Bundesamt für Sozialversicherung* (BSV), zuletzt im *Bundesamt für Gesundheit* (BAG), im Januar 2005 endgültig abgeschlossen.

Dieser HTA-Bericht ist die erste systematische Zusammenfassung der wissenschaftlichen Evidenz zu Wirksamkeit, Wirtschaftlichkeit und Nutzen der Anthroposophischen Medizin. Es wurde deshalb beschlossen, ihn auch in Buchform zu publizieren und so einem größeren Publikum zugänglich zu machen. Zu diesem Zweck wurde der Bericht zum August 2005 aktualisiert; neu publizierte Evidenz wurde aufgenommen und entsprechend dem Protokoll des HTA-Berichts bewertet und in den Bericht eingearbeitet; Gliederung und Aufbau des Texts wurden leicht abgeändert, um einem breiteren Publikum entgegenzukommen. Durch diese Aktualisierung wurde die Gesamtaussage nicht tangiert, Gesamtbewertungen wurden nicht verändert.

In der Buchform behält der Bericht weiterhin seinen wissenschaftlichen Aufbau. Einer raschen Orientierung dient die Zusammenfassung am Ende des Buches (S. 315 ff.). Begonnen wird mit Informationen über Hintergrund und Fragestellung des HTA-Berichts (S. 3), um dann in die Grundkonzepte der Anthroposophischen Medizin einzuführen (S. 4 ff.), ihre praktische Ausübung und ihre Einrichtungen zu beleuchten (S. 7 ff.) und eine kurze Übersicht über die relevante Grundlagenforschung zu bieten (S. 14 ff.). Es folgt ein besonderes Kapitel über zentrale Fragen der Methodik klinischer Forschung (S. 24 ff.), zu denen im Kontext der Anthroposophischen Medizin seit Jahrzehnten ein intensiver Diskurs geführt wird. Entsprechende, mit großem

Engagement geführte Diskussionen finden sich derzeit auch in der internationalen Fachliteratur. Sie sind für diesen HTA-Bericht unmittelbar von Belang, weil sie die *Kriterien zur Beurteilung des Nutzens von komplementärmedizinischen Methoden* des „Handbuchs zur Standardisierung der medizinischen und wirtschaftlichen Bewertung medizinischer Leistungen" des Schweizerischen Bundesamts für Sozialversicherung betreffen.

Nach dem Kapitel über die spezielle Methodik dieses HTA-Berichts (S. 47 ff.) dient der größte Teil des Buches der kritischen Darstellung und Diskussion der Evidenz zur Wirksamkeit. Nach Vorgaben des BSV wurden hierfür vier Domänen bestimmt: Studien zum Gesamtsystem Anthroposophische Medizin (S. 59 ff.), Studien zu schmerzhaften Erkrankungen und Wundpflege (S. 108 ff.), Studien zu nichtpharmakologischen Therapien (S. 147 ff.) und Studien zur Misteltherapie der Krebserkrankung (S. 170 ff.).

Es folgen die Untersuchungen zu Bedarf (S. 202 ff.) und die Präsentation der Evidenz zu Sicherheit und Unbedenklichkeit (S. 205 ff.) und zur Wirtschaftlichkeit (S. 220 ff.). Den Abschluss bildet eine kritische Diskussion dieses HTA-Berichts (S. 225 ff.).

Um eine Vollständigkeit der klinischen Studien zur Anthroposophischen Medizin zu ermöglichen, wurden überdies alle Studien und ihre Bewertungen, die nicht unter die oben genannten Domänen fielen, im Anhang zusammengefasst (S. 236 ff.). Außerdem enthält der Anhang Zusatzinformationen, z. B. über Fallberichte (S. 298 ff.), ausgeschlossene Literatur (S. 305 ff.) und ausgewählte Einzelstudien (s. S. 291 ff.).

Besonders erwähnt werden soll, dass die Erstellung dieses HTA-Berichts nicht möglich gewesen wäre ohne den Kontakt zu 160 Experten weltweit und deren wiederholte Unterstützung und Hilfe. Wir sind ihnen zu besonderem Dank verpflichtet (S. VII f.).

2 Hintergrund und Fragestellung

Im Rahmen des „Programm Evaluation Komplementärmedizin (PEK)" vergab das Schweizer Bundesamt für Sozialversicherung Ende 2002 den Auftrag zur Erstellung von Health-Technology-Assessment-Berichten (HTA-Berichte) zu fünf komplementärmedizinischen Richtungen: *Anthroposophische Medizin, Homöopathie, Neuraltherapie, Phytotherapie* und *Traditionelle Chinesische Medizin.* Die Berichte wurden bis August 2004 fertiggestellt und nach dem internen Begutachtungsprozess (Peer-Review) durch den PEK-Lenkungsausschuss im Januar 2005 endgültig abgeschlossen.

Das hier vorliegende Buch präsentiert den HTA-Bericht zur Anthroposophischen Medizin (AM), der für diese Buchpublikation zum August 2005 aktualisiert wurde. Entsprechend internationaler Richtlinien zu HTA-Berichten und der speziellen Schweizer PEK-Vorgaben wurden das Verfahren (Anthroposophische Medizin) dargestellt sowie seine Konzeption, Anwendung und Ausbildung und seine rechtliche Situation sowie im Detail die folgenden Fragestellungen untersucht:

* **Situation des Verfahrens in der Schweiz**
  - Was sind die gesetzlichen und sonstigen Rahmenbedingungen des Verfahrens in der Schweiz?
  - Wer wendet das Verfahren in welcher Weise in der Schweiz an?
  - Welche spezifischen Probleme ergeben sich aus diesen Rahmenbedingungen?

* **Wirksamkeit**
  - Gibt es Belege für eine Wirksamkeit (bzw. für eine Unwirksamkeit) bei Gruppen von Patienten mit bestimmten Erkrankungen bzw. Krankheitsbildern (und wenn ja, bei welchen)?
  - Gibt es Belege für eine Wirksamkeit bei einzelnen Patienten? (Kann das Verfahren bei einzelnen Patienten wirksam sein?)

* **Zweckmäßigkeit – Bedarf**
  - Welche komplementärmedizinischen Verfahren werden (insbesondere in der Schweiz) allgemein sowie in Bezug auf einzelne Indikationen von welchen Patienten wie häufig angewendet bzw. in Anspruch genommen?
  - Was sind die Gründe für die Inanspruchnahme komplementärmedizinischer Leistungen und wie zufrieden sind die Patienten mit den Leistungen?

* **Zweckmäßigkeit – Sicherheit, Unbedenklichkeit**
  - Welche Nebenwirkungen bzw. Komplikationen können auftreten bzw. wurden bisher beobachtet?
  - Wie häufig sind einzelne Nebenwirkungen und Komplikationen?

* **Wirtschaftlichkeit**
  - Welche Untersuchungen zur Wirtschaftlichkeit liegen vor, wie valide sind sie und was sind ihre Ergebnisse?

3 Anthroposophische Medizin – Konzeption und Praxis

Anthroposophie als Geisteswissenschaft

Die Anthroposophische Medizin versteht sich als eine Weiterentwicklung der sich auf naturwissenschaftliche Methoden stützenden Medizin, basierend auf den Erkenntnismethoden und Erkenntnisergebnissen der Anthroposophie.

Die anthroposophisch orientierte Geisteswissenschaft wurde von Rudolf Steiner (1861–1925) begründet. Er gab von 1883 bis 1897 Goethes naturwissenschaftliche Schriften in Kürschners Deutscher Nationalliteratur heraus und arbeitete von 1890 bis 1897 an der Sophienausgabe von Goethes Werken in Weimar mit, er begründete den erkenntnistheoretischen Monismus und entwickelte ab 1901 die Anthroposophie. Er sah seine Aufgabe in der Weiterentwicklung der naturwissenschaftlichen Methoden Goethes auf dem Felde der geistigen Forschung. Die Synthese des Evolutionsgedankens (Darwin und Haeckel) und der Metamorphosenlehre Goethes führte er in die physische und geistige Entwicklung von Mensch und Kosmos ein. Er verstand die anthroposophisch orientierte Geisteswissenschaft als konsequente Fortentwicklung der abendländischen Geistesgeschichte, insbesondere der antiken Philosophie von Platon und Aristoteles und des deutschen Idealismus, wie er von Goethe, Schiller, Fichte, Hegel und Schelling vertreten wurde. In der Auseinandersetzung mit Kant vertrat Steiner mit dem erkenntnistheoretischen Monismus einen neuen Wirklichkeitsbezug, den er bereits bei Goethe als „anschauende Urteilskraft" veranlagt sah. Die Trennung der Welt durch Erkenntnis-grenzen in eine erkennbare und eine unerforschliche wurde von ihm strikt zurückgewiesen; es komme vielmehr darauf an, wie sich ein Wirklichkeitsgebiet darstellt und wie und mit welchen Beobachtungs- und Denkmethoden es erfassbar ist. [387]

Dieser erkenntnistheoretische und methodische Wissenschaftsansatz löste sich bereits zu Beginn des 20. Jahrhunderts von dem in den vorangegangenen Jahrzehnten mit Nachdruck etablierten Reduktionismus und von dessen Einschränkung der Biologie auf Erklärungsmuster von Physik und Chemie. Exemplarisch war dieser dogmatische Reduktionismus in Äußerungen vieler damals herausragender Wissenschaftler zum Ausdruck gekommen. (Emil du Bois-Reymond: „Brücke und ich, wir haben uns verschworen, die Wahrheit geltend zumachen, dass im Organismus keine anderen Kräfte wirksam sind als die genauen physikalisch-chemischen." [166] Hermann von Helmholtz: „Die Naturerscheinungen sollen zurückgeführt werden auf die Bewegungen von Materien mit unveränderlichen Bewegungskräften, welche nur von den räumlichen Verhältnissen abhängig sind … Es bestimmt sich also endlich die Aufgabe der physikalischen Naturwissenschaft dahin, die Naturerscheinungen zurückzuführen auf unveränderliche, anziehende und abstoßende Kräfte, deren Intensität von der Entfernung abhängt. Die Lösung dieser Aufgabe ist zugleich die Bedingung der vollständigen Begreiflichkeit der Natur." [781] Rudolf Virchow: „Die neueste Medizin hat ihre Anschauungsweise als die mechanische, ihr Ziel als die Feststellung einer Physik der Organismen definiert. Sie hat nachgewiesen, dass Leben nur ein Ausdruck für eine Summe von Erscheinungen ist, deren jede einzelne nach den gewöhnlichen physikalischen und chemischen (d.h. mechanischen) Gesetzen vonstatten geht. Sie leugnet die Existenz einer autokratischen Lebens- und Naturheilkraft." [768])

Im Gegensatz hierzu führt der von Steiner realisierte Erkenntnisansatz zu der Ansicht, es würden in der Natur nicht nur atomare und molekulare Wechselwirkungen (physikalische und chemische Kräfte) wirksam sein; vielmehr würde vor allem bei der Gestalt- bzw. Konstitutionsbildung mineralischer Substanzen, Pflanzen, Tiere und Menschen eine jeweils eigene Klasse von Gestaltungskräften (Kraftsysteme, Kraftkörper) zum Tragen kommen. Diese Auffassung ist zwar ein Verstoß gegen die genannten und heute tief in der modernen Naturwissenschaft verwurzelten Überzeugungen, dass alle Gestaltungen der Natur durch Wechselwirkungen ihrer Teilchen (Zellen, Moleküle, Atome, subatomare Partikel) verursacht seien; die tatsächliche Faktenlage der modernen Entwicklungsbiologie aber widerspricht der ganzheitlichen Auffassung nicht (s. [397]). Nach anthroposophischer Sicht erstreckt sich der erste Typus solcher gestaltbildenden Kräfte auf die Entstehung der zeitlich invariablen Raumgestalten von Kristallen, von mineralischer Materie. Ein zweiter Typus solcher Kraftsysteme komme, zusätzlich zum ersten, bei der Entstehung von pflanzlichen Lebewesen zum Tragen, bei denen über die jeweils räumliche Gestalt (die Raumgestalt) hinaus noch eine sich zeitlich vollziehende Umwandlung dieser Gestalt (und somit eine Zeitgestalt) hinzukommt. Ein dritter Typus von gestaltbildenden Kräften betrifft sodann die Tiere mit ihrer, zusätzlich zu einer Raum- und Zeitgestalt hinzukommenden, offenkundigen Innerlichkeit, mitsamt einem Innerlichkeit-Außenwelt-Bezug und einer dementsprechenden Innerlichkeitskonstitu-

tion (nämlich autonome Abgeschlossenheit gegenüber der Umwelt mit geschlossenem Flüssigkeitskreislauf, Fähigkeit zur Lokomotion, rezeptiver und intentiver Bezug zur Umgebung mittels Sinnesorganen und Gliedmaßen, innerlich vernetzendes Nervensystem). Zur Bildung einer solchen Innerlichkeitskonstitution des tierischen Organismus ist nach anthroposophischer Auffassung ein dritter, zu den beiden anderen hinzukommender Typus von gestaltbildenden Kräften nötig. Schließlich gebe es noch einen vierten Typus von gestaltenden Kräften, nämlich für die Bildung der menschlichen Konstitution, die nicht nur über eine Innerlichkeit verfügt und rezeptive Wahrnehmungen hat und intentive Bewegungen vollziehen kann, sondern außerdem mithilfe des Denkens allgemeine Begriffe und Gesetze erfassen und so über das eigene Wahrnehmen und Handeln reflektieren und dadurch die menschliche Wahrheits-, Freiheits- und Sinnfähigkeit realisieren kann.

Das Berücksichtigen dieser verschiedenen Klassen von gestalt- und konstitutionsbildenden Kräften ergebe ein anderes Verständnis von Mensch und Natur als in der herkömmlichen Naturwissenschaft; es biete auch Einsichten in gesetzmäßige Beziehungen zwischen gestaltbildenden Kräften in konkreten Mineralien, Pflanzen und Tieren einerseits und organischen (gesunden und kranken) Gestaltungs- und Konstitutionsbildungen im Menschen. Bei Erkenntnis dieser Beziehungen, die nicht sinnenfällig, sondern rein gedanklich zu erfassen seien, erweise sich die materielle Natur als geistig konstituiert, so dass demnach die Naturwissenschaft sich zugleich auch als *Geisteswissenschaft* ausweise (wodurch die herkömmliche Unterscheidung von Naturwissenschaft und Geisteswissenschaft aufgehoben wird). Die Kenntnis derartiger gesetzmäßiger Beziehungen zwischen Natur und Mensch bildet die Grundlage anthroposophischer Arzneitherapie.

Dieser Wissenschaftsansatz der Anthroposophie hat nicht nur zu einer neuen Philosophie über den Menschen, sondern auch zu praktischen Ergebnissen geführt. Steiner gründete 1924 in Dornach (Kt. Solothurn, Schweiz) die „Freie Hochschule für Geisteswissenschaft" mit verschiedenen fachlichen Sektionen. Aus der Anthroposophie entstanden: eine neue Pädagogik (Waldorfschulbewegung mit zurzeit weltweit 881 Schulen und 1 500 Kindergärten, viele Elemente der Waldorfpädagogik sind in andere Schulsystemen eingeflossen, sie war beispielsweise Vorbild für das öffentliche Schulsystem in Finnland); die heilpädagogische Bewegung (mit zurzeit weltweit 350 Heil- und Erziehungsinstituten für seelenpflegebedürftige Kinder); eine neue Richtung der Landwirtschaft (biologisch-dynamische Wirtschaftsweise, die Demeter-Bewegung mit Stiftungsprofessur in Kassel); die Schöpfung einer Bewegungskunst, der „Eurythmie"; Impulse für verschiedene künstlerische Bereiche wie Rezitation, dramatische Kunst, Malerei, Plastik, Architektur (Goetheanumbau in Dornach als Ausgangspunkt einer sich kontinuierlich entfaltenden Architektur); die Erarbeitung von Grundprinzipien für eine Neugestaltung des sozialen Lebens (Dreigliederung [726, 727]). Ein anthroposophisches Unternehmen [16, 17, 19] ist kürzlich mit dem alternativen Nobelpreis und mit dem Preis der Genfer Schwab-Foundation ausgezeichnet worden und ist seit 3 Jahren Gast des Welt-Wirtschaftsgipfels (WEF) in Davos. Das anthroposophische Umfeld hat sich in die moderne Kultur eingegliedert; zahlreiche führende Personen des öffentlichen Lebens, der Wirtschaft, Banken, Politik, Kultur, von Schauspiel und Film, der Literatur, bildenden Kunst, Musik, Mode, Medizin sind aus dem anthroposophischen Umfeld hervorgegangen.

Anthroposophische Medizin – Konzeption, Ausübung, Einrichtungen

Rudolf Steiner setzte sich sehr frühzeitig mit den Grundfragen von Krankheit und Gesundheit und mit der Bedeutung des Krankseins für die generelle und individuelle menschliche Evolution auseinander. Er untersuchte, inwiefern Krankheit aus einem abnormen Zusammenwirken des Seelisch-Geistigen mit dem Leiblich-Lebendigen entstehen kann. [728, 729] Ein Organismusbegriff, der das Zusammenwirken eines Physisch-Lebendigen mit einem realen Seelisch-Geistigen beinhaltet, erfordert auch einen anderen Substanzbegriff, als ihn Physik und Chemie gegenwärtig bieten. Der betreffende Substanzbegriff geht davon aus, dass die chemische Struktur nur eine Ebene darstelle und dass bei der Aufnahme in den Organismus gewissermaßen in einer anderen Di-mension eine Verarbeitung erfolge, die eine Fremdsubstanz zur körpereigenen Substanz umgestaltet, das heißt die Substanz werde verlebendigt und durchseelt. [387]

Aufbauend auf der Erkenntnis der oben genannten hierarchisch geordneten Klassen von Gestalt- und Konstitutions-bildenden Kräften und Prinzipien wird das außermenschliche Naturreich in einer konkreten Beziehung zur menschlichen Organisation gesehen, und zwar in der Weise, dass es im Laufe der Evolution gewissermaßen aus der Menschheit herausgesetzt wurde, aber trotz der Verfremdung die Grundbeziehungen beibehalten hat. Auf dieser Beziehung beruhe die Tatsache, dass es in der Natur Arzneimittel gibt, die wie Schlüssel zum Schlüsselloch passen, und dass solche Beziehungen von allen Kulturen schon in frühesten Zeiten der Menschheit entdeckt wurden. Diese entwicklungsgeschichtliche Beziehung ergebe die Möglichkeit einer rationalen Therapie auf der Basis der Erkenntnis des inneren Zusammenhangs eines Naturprozesses mit bestimmten Vorgängen in der menschlichen Organisation.

Leitmotive der Anthroposophischen Medizin sind Selbstbestimmung, Autonomie und Würde des Patienten sowie Hilfe zur Selbsthilfe. Die Anregung selbstheilender – salutogenetischer, hygiogenetischer – Prozesse wird intendiert, die Eigenverantwortung angesprochen. Hygiogenese ist die Erzeugung einer Kohärenz der vegetativen Regulationsprozesse, Salutogenese das entsprechende im Bereich der psychischen (Selbst-) Regulationsprozesse. [266] Insofern bedeutet Therapie nicht nur eine „restitutio ad integrum", sondern eine innere Stärkung von Organismus und Individualität. [387] Dieser Zielsetzung entsprechen anthroposophische Arzneimittel eher als die der herkömmlichen naturwissenschaftlichen Medizin, die im Allgemeinen keine hygiogenetisch-salutogenetischen Prozesse anstoßen oder verstärken, sondern meist der Eliminierung oder Blockierung pathologischer Prozesse dienen, auch unter Inkaufnahme einer Verschlechterung organismischer Leistungen. Diese unterschiedliche Ansatzweise – hygiobzw. salutogenetische versus pathogenetische Orientierung – mag zur Folge haben (was sich auch in manchen der klinischen Studien zeigt), dass die Besserung zumal bei chronischen Erkrankungen unter Anthroposophischer Medizin oft erst verzögert eintritt, aber länger anhält und auch nach Beendigung der Therapie sich fortsetzt, und dass die Medikamente andererseits weniger Nebenwirkungen aufweisen.

Ausübung und Einrichtungen der Anthroposophischen Medizin international

Die Anthroposophische Medizin ist eine der wesentlichen komplementärmedizinischen Therapierichtungen in Mitteleuropa. Vertreten ist sie in 80 Ländern der Welt. Vertreter der Anthroposophischen Medizin waren entscheidend beteiligt bei der Implementierung einer freien und pluralistischen Medizin in Deutschland und bei der diesbezüglichen Ausgestaltung des deutschen Arzneimittelgesetzes von 1976. Seit 1976 ist die Anthroposophische Medizin in Deutschland neben Homöopathie und Phytotherapie als „Besondere Therapierichtung" im Arzneimittelgesetz anerkannt [1] und in Deutschland mit einer eigenen Kommission am Bundesinstitut für Arzneimittel und Medizinprodukte vertreten.

Die Anthroposophische Medizin versteht sich als ein integrales, die konventionelle Medizin erweiterndes Therapiekonzept [677]; sie wird durch speziell dazu weitergebildete Ärzte („Anthroposophische Ärzte"), Therapeuten sowie Krankenpflegerinnen und Krankenpfleger ausgeübt. Für Ärzte gibt es zahlreiche Aus- und Weiterbildungsstätten. In Deutschland erfordert die Ausbildung zum Anthroposophischen Arzt (Interne Anerkennungsordnung der GAÄD) eine 3-jährige ärztliche Tätigkeit nach dem medizinischen Staatsexamen, ein Studium der Anthroposophischen Medizin nach vorgegebenen Maßgaben und eine 2-jährige praktische ärztliche Tätigkeit unter Mentorenschaft. Darüber hinaus gibt es Facharzt-spezifische Weiterbildungen in Anthroposophischer Medizin. International werden die anthroposophischen Ärzte vertreten durch die *Internationale Vereinigung Anthroposophischer Ärztegesellschaften* IVAA, dem Dachverband der nationalen Ärztegesellschaften. Es existieren eine Dozentur für Anthroposophische Medizin an der Universität Bern (KIKOM), ein Stiftungslehrstuhl in Witten/Herdecke (Gerhard-Kienle-Lehrstuhl für Medizintheorie und Komplementärmedizin) und eine Ehrentitel-Professur in Hamburg. Vorlesungen zu Anthroposophischer Medizin sind Bestandteil der Lehrpläne vieler Universitäten. Ein Begleitstudiengang Anthroposophische Medizin wurde an der Universität Witten/Herdecke eingerichtet. (Zur Ausbildung anthroposophischer Therapeuten und Krankenpfleger/innen s. unten.)

Die Anthroposophische Medizin wird stationär und ambulant ausgeübt. Es gibt heute ca. 28 anthroposophische Krankenhäuser, anthroposophische Abteilungen in Krankenhäusern, Rehabilitationszentren und Sanatorien in acht Ländern (Deutschland, Schweiz, Schweden, Holland, Großbritannien, Italien, USA, Brasilien). In Deutschland gibt es drei große anthroposophische Krankenhäuser für die Akutversorgung, die in den Bedarfsplänen der Bundesländer enthalten und zum Teil auch akademische Lehrkrankenhäuser benachbarter Universitäten sind. Von einem dieser Krankenhäuser wurde vor 21 Jahren die erste private, nichtstaatliche Universität in Deutschland gegründet (Universität Witten/Herdecke).

Darüber hinaus gibt es weltweit über 140 anthroposophische medizinische Zentren (Therapeutika), in denen anthroposophische Ärzte und Therapeuten zusammenarbeiten; ferner arbeiten anthroposophische Ärzte in niedergelassenen Praxen. Viele anthroposophische Ärzte sind in der hausärztlichen Versorgung tätig, als Fachärzte für Allgemeinmedizin oder als praktische Ärzte, oder sie arbeiten als Fachärzte für Chirurgie, Innere Medizin, Gastroenterologie, Kardiologie, Pulmologie, Diabetologie, Endokrinologie, Rheumatologie, Hämatologie, Onkologie, Ophtalmologie, HNO-Heilkunde, Gynäkologie, Orthopädie, Psychiatrie, Neurologie, Psychotherapie, Pädiatrie, Neonatologie, Kinderdiabetologie und -endo-

krinologie, Kinderonkologie und -hämatologie, Kinder- und Jugendpsychiatrie, Dermatologie, Urologie, Anästhesie. Etwa die Hälfte der praktizierenden anthroposophischen Ärzte hat eine Facharztanerkennung. [102] Die verschiedenen Krankenhäuser in Deutschland und der Schweiz sind in unterschiedlichem Ausmaß zur Facharztweiterbildung ermächtigt.

Regelmäßige Fach- und Weiterbildungstagungen zu verschiedenen medizinischen und therapeutischen Fachrichtungen sowie die Koordination der Ausbildungsgänge zum anthroposophischen Arzt, zur Pflege und zu den anthroposophischen Therapien finden an der Medizinischen Sektion der oben genannten Freien Hochschule für Geisteswissenschaft in Dornach statt, außerdem tagt hier regelmäßig der internationale Forschungsbeirat für Anthroposophische Medizin.

Da sich die Anthroposophische Medizin explizit als Erweiterung der Schulmedizin versteht, ist die Schulmedizin in den anthroposophischen Krankenhäusern grundlegend vertreten, teils mit ausgewiesener Expertise und Spezialisierungen. Dies sei an zwei anthroposophischen Krankenhäusern exemplarisch dargestellt:

Gemeinschaftskrankenhaus Herdecke (GKH)

Das anthroposophische Akutkrankenhaus der Versorgungsstufe II wurde 1969 zunächst mit 192 Betten gegründet und von 1975 bis 1980 mit Fördermitteln des Landes Nordrhein-Westfalen auf 480 Betten erweitert und in den Krankenhausbedarfsplan des Landes aufgenommen. Es ist zuständig für die stationäre Akutversorgung der Stadt Herdecke und ihrer näheren und weiteren Umgebung in allen für die regionale Versorgung bedeutsamen Fachabteilungen, inklusive Notarztdienst. Als eine der ersten Kliniken gründete dieses Krankenhaus bereits 1983 ein *Institut für Diagnose und Forschung* im Bereich der Kernspintomographie. 1983 gründeten Mitarbeiter des GKH die erste nichtstaatliche Universität Deutschlands, die Universität Witten/Herdecke, mit der das GKH weiterhin zur Ausbildung der Medizinstudenten und der Studenten für Pflegewissenschaft kooperiert. – Das Krankenhaus verfügt über folgende Fachabteilungen:

Anästhesie (inklusive Schmerztherapie), Chirurgie (sämtliche Indikationen aus der Allgemeinchirurgie, insbesondere Bauchchirurgie, Traumatologie einschließlich Endoprothetik, wiederherstellende Chirurgie und Gefäß- und Thoraxchirurgie, onkologische Chirurgie, kleinere kinderchirurgische Eingriffe), Frauenheilkunde und Geburtshilfe (ca. 900 Geburten/J.), fachübergreifende Frührehabilitation, Innere Medizin (Kardiologie, Gastroenterologie, Pulmonologie, psychosomatische Erkrankungen), interdisziplinäre Onkologie (Station, Tagesklinik, Ambulanz, Patientenberatung, Psychoonkologie), Kinderheilkunde (Kinderdiabetologie und Kinderendokrinologie, mit anerkanntem Diabetesschulungs- und Therapiezentrum, Neuropädiatrie mit Schwerpunkt Epileptologie mit digitalem EEG, Langzeit-EEG, Video-EEG, Entwicklungsretardierungen, Kinderonkologie und -hämatologie, mit enger Einbindung in Kompetenznetzstrukturen der GPOH, Teilnahme und Mitgliedschaft in Studienkommissionen der GPOH und enge Kooperation mit anderen pädiatrisch-onkologischen Zentren), Neonatologie (pädiatrische Intensivmedizin mit 4 Beatmungsplätzen für Früh- und Neugeborene sowie größere Kinder, Frühgeborene ab 32. SSW), Neurologie, Neurochirurgie, Notaufnahme/Intensivmedizin/Intermediate Care-Einheit, Erwachsenenpsychiatrie (inklusive psychiatrische Akut- und Intensivstation, geschlossene Station mit Pflichtversorgung), Kinder- und Jugendpsychiatrie (inklusive Tagesklinik sowie geschlossene Station mit Pflichtversorgung und Tagesklinik, Spezialisierung in Psychotraumatologie, EMDR, ADS, Familientherapie), Psychosomatische Medizin, Radiologie (Röntgen, Sonogra-

phie, Computertomographie, Digitale Substraktionsangiographie, Kernspintomographie), Abteilung für Rückenmarkverletzte. Verschiedene Abteilungen verfügen über poliklinische Sprechstunden/Ambulanzen.

Eingesetzt werden neben Medikamenten und speziellen Verfahren der Krankenpflege, Physiotherapie (Krankengymnastik, Bäder, Rhythmische Massage, Therapeutisches Reiten), Ergotherapie, Logopädie und Psychotherapie und Kunsttherapien (Heileurythmie, Musiktherapie, Maltherapie, therapeutisches Plastizieren, therapeutische Sprachgestaltung).

Die Einrichtung einer 22-Betten-Station für Rückenmarkverletzte (Querschnittslähmungen) wurde auf den ausdrücklichen Wunsch des Landes Nordrhein-Westfalen vorgenommen. Als eine von acht Kliniken nimmt das GKH Herdecke seit 1997 außerdem an dem vom Bundesministerium für Arbeit geförderten Modell für Frührehabilitation in der Akutversorgung teil.

Ein *Modellvertrag mit den Ersatzkassen* zur Entwicklung der integrierten Versorgung konnte gemeinsam mit niedergelassenen Ärzten abgeschlossen werden: Seit 2001 besteht die „Medizinische Qualitätsgemeinschaft Modell Herdecke" (MQMH) mit den Zielen der Behandlungskontinuität, der Behandlung am effizientesten Ort, der Beschränkung der Krankenhausbehandlung auf die absolut notwendigen Fälle, sowie einer rationalen Pharmatherapie zu gesenkten Kosten. Die wissenschaftliche Begleitung erfolgt durch das AQUA-Institut Göttingen; die Weiterentwicklung zu einem kompletten Modell der regionalen integrierten Versorgung ist in einem Rahmenvertrag seit 2005 mit dem Bundesverband der Ersatzkassen vereinbart. Seit 2003 besteht gemeinsam mit den anthroposophischen Kliniken GKH Havelhöhe und Filderklinik ein Rahmenvertrag mit der Techniker Krankenkasse zur Entwicklung einer bundesweiten behandlungsspezifischen integrierten Versorgung (Netzwerk Ganzheitsmedizin), zunächst für die Indikationen Geburt, Depression und chronisch entzündliche Darmerkrankungen, später indikationsübergreifend.

Seit 2002 beteiligt sich das GKH stellvertretend für die anthroposophischen Krankenhäuser an der Kalkulationsstichprobe zur Entwicklung des deutschen Fallpauschalensystems (G-DRG). Die dem Institut für das Entgeltsystem (INEK) vorliegenden Daten besagen, dass ca. 90 % der im GKH behandelten Patienten den gleichen Schweregrad (Case-Mix-Index [CMI]) aufweisen wie der Durchschnitt der an der Kalkulation teilnehmenden Krankenhäuser. Die dafür durchschnittlich eingesetzten Ressourcen sind ebenfalls vergleichbar. Die restlichen 10 % der Patienten weisen einen deutlich höheren Schweregrad auf und werden mit erheblich aufwändigeren Ressourcen behandelt, die sich bisher nicht durch das G-DRG-System abbilden lassen. Daten aus dem GKH Havelhöhe aus 2003 sowie beider Krankenhäuser aus 2004, die ebenfalls dem INEK vorliegen, bestätigen dieses Ergebnis. Dies hat zunächst für die Jahre 2005 und 2006 zur Aufnahme eines Zusatzentgeltes für die „anthroposophisch-medizinische Komplexbehandlung" in den Katalog der Fallpauschalen geführt.

Als ein Maß für die Ergebnisqualität werden (neben der Teilnahme an der obligatorischen Qualitätssicherung durch die BQS) seit 2002 Erhebungen zur Patientenzufriedenheit durch das PICKER-Institut durchgeführt, die einen nationalen und internationalen Vergleich ermöglichen.

Dem GKH ist schon seit 1970 eine staatlich anerkannte Krankenpflegeschule (Ausbildungsinstitut für Krankenpflege – Dörthe-Krause-Institut) mit insgesamt 81 Plätzen angeschlossen.

An die Kinderklinik ist eine Krankenhausschule angeschlossen, in der schulpflichtige Kinder aller Schulformen während ihres Aufenthaltes im Krankenhaus unterrichtet werden.

Es gibt drei kooperierende Forschungseinrichtungen. In der Abteilung für Klinische Forschung wurden Verfahren zur uni-

variaten und multivariaten Zeitreihenanalyse von Herzschlag, Blutdruck und Atmung entwickelt und evaluiert; Anwendungsgebiete sind: Wirkung von Cardiodoron®, Belladonna und Sprachgestaltung, zeitliche Koordination von Herzschlag und Atmung, musikalisch-rhythmische Phänomene des Herzschlages, inter- und intraindividuelle Koordination von Herzschlag und Atmung im musikalischen Dialog; außerdem wurde der Herdecker Fragebogens zur Lebensqualität (HLQ) entwickelt und evaluiert. In der *Krebsforschung Herdecke* wird experimentelle und angewandte immunologische und onkologische Forschung sowie Forschung zu Mistelextrakten durchgeführt. Drittens gibt es den Gerhard-Kienle-Lehrstuhl für Medizintheorie und Komplementärmedizin der Universität Witten/Herdecke mit diversen Projekten. Seit kurzem läuft ein Begleitstudiengang Anthroposophische Medizin an der Universität Witten/Herdecke.

Gemeinschaftskrankenhaus Havelhöhe

Das Akutkrankenhaus Havelhöhe wurde 1995 vom „Gemeinnützigen Verein zur Förderung und Entwicklung anthroposophisch erweiterter Heilkunst e. V. Berlin" übernommen und als Klinik für anthroposophisch erweiterte Heilkunst umstrukturiert. Es ist ein Akutkrankenhaus mit 300 Betten; es verfügt über die Abteilungen Innere Medizin mit den Spezialisierungen Allgemein-Innere (Schwerpunkt Onkologie, das Krankenhaus mit dem höchsten onkologischen Anteil in Berlin), Diabetologie (mit von der DDG anerkanntem Diabetesschulungszentrum), Gastroenterologie (Endoskopie mit hohem Standard und großer Leistungsbreite: Gastro- und Koloskopie, ERCP, sämtliche interventionellen Therapieverfahren wie Polypabtragungen, Mukosektomien, Sklerosierungen, Einlegung von Drainagen und Stents in Speiseröhre, Gallen- und Bauchspeicheldrüsengang, Punktionen aller abdominellen

Organe, ferner Endosonographie, pH-Metrie von Speiseröhre und Magen, Manometrie), Kardiologie (komplette invasive und nichtinvasive Diagnostik inklusive Herzkatheterlabor, PTCA, Stentimplantation, sämtliche Herzschrittmacher, ferner Havelhöher Herzschule), Palliativstation (inklusive Port-Implantation, Ernährungssonden, Stents, PDKs, Pumpen und neurolytische Blockaden), Pneumologie (Ganzkörperplethysmographie, Schlafapnoe-Diagnostik, flexible Video-Bronchoskopie, Thoraskopie, Füllungen von Pneumektomiehöhlen, allergenvermittelte Provokations- und Karenztests sowie Hyposensibilisierung, Indikationsfindung zur Sauerstoff-Langzeit-Therapie und der Heimbeatmung), Chirurgie (gesamtes Spektrum der Allgemein- und onkologischen Viszeralchirurgie, Handchirurgie, Orthopädie, Unfallchirurgie, Zentrum für minimal invasive Chirurgie; Gefäßchirurgie, ambulante und stationäre Operationen), Frauenheilkunde, Geburtshilfe (ca. 1000 Geburten/J.) und Mamma-Zentrum, Drogenentzugstherapie, Psychotherapeutische Medizin mit Schwerpunkt Psychosomatik, Sozialpädiatrie, Anästhesie, Schmerztherapie, interdisziplinäre Intensivstation (inklusive Hämodialyse), Radiologie (inklusive Myelographien, Angiographien) und Nuklearmedizin (inklusive SPECT-Kamera, Myokardszintigraphie, Hirnperfusionszintigraphie). Verschiedene Abteilungen verfügen über Ambulanzen. Eingesetzt werden neben Medikamenten und speziellen Verfahren der Krankenpflege auch Kunsttherapien (Heileurythmie, Musiktherapie, Maltherapie, therapeutisches Plastizieren), Rhythmische Massage, Massage nach Dr. Pressel, psychotherapeutische Gespräche, Physiotherapie, Krankengymnastik, Manuelle Lymphdrainage.

Das Krankenhaus hat einen überregionalen Patientenanteil von über 50 %, was als Ausdruck hoher Patientenakzeptanz gesehen wird. Das Krankenhaus gehört zu den 150 von 2 000 deutschen Krankenhäusern, die schon seit 01.01.2003 in der Lage waren, nach DRG abzurechnen. In der Ablauforganisation besteht eine Patientenorientierung, Bildung von interdisziplinären Kompetenzzentren, interdisziplinäre Zusammenarbeit in der Tumorbehandlung, Neukonzeption der Organisation nach Patientenbedürfnissen und nicht nach herkömmlichen Abteilungsstrukturen. Des Weiteren verfügt das Krankenhaus über eine Forschungsabteilung (Forschungsinstitut Havelhöhe) mit diversen Projekten.

Krankenhäuser in Deutschland insgesamt

Akutkrankenhäuser

* *Gemeinschaftskrankenhaus Havelhöhe,* 14089 Berlin (s.o.)
* *Gemeinschaftskrankenhaus Herdecke,* 58313 Herdecke (s.o.)
* *Filderklinik,* 70794 Filderstadt (Innere Medizin, Onkologie, Kardiologie, Gastroenterologie, Notfall- und Intensivmedizin, Gynäkologie und Geburtshilfe, Kinderheilkunde, Kinderpsychiatrie, Neonatologie, Chirurgie, Anästhesie, Radiologie, Psychosomatische Medizin und Psychotherapie)

Krankenhäuser und Abteilungen für Innere Medizin, Kinderheilkunde

* *Asklepios – Westklinikum Hamburg, Abteilung für Innere und Anthroposophische Medizin,* 22559 Hamburg (Innere Medizin allgemein, Krebserkrankungen, rheumatische Krankheiten, gastroenterologische Erkrankungen, Multiple Sklerose, Psoriasis, Neurodermitis)
* *Klinik für Geriatrie, Kliniken Essen Mitte,* Knappschaftskrankenhaus, 45136 Essen (Onkologie, Kardiologie, Gastroenterologie, Früh-Rehabilitation, Psychosomatik im höheren Lebensalter)
* *Krankenhaus Lahnhöhe,* 56112 Lahnstein (Überregionale Klinik für Ganzheitsmedizin, Internistische und psychosomatische Abteilung)

- *Klinik Öschelbronn, 75223 Öschelbronn (Krankenhaus für innere Medizin mit Schwerpunkt Krebstherapie)*
- *Paracelsus Krankenhaus, 75378 Bad Liebenzell-Unterlengenhardt (Krankenhaus für innere Medizin und Allgemeinmedizin)*
- *Kreiskrankenhaus Heidenheim: Abteilung für Allgemeinmedizin, Anthroposophische Medizin, Homöopathie, 89522 Heidenheim*
- *Darmstädter Kinderkliniken Prinzessin Margaret: anthroposophische Ambulanz für Kinder, Jugendliche und Erwachsene mit Belegbetten, 64287 Darmstadt*

Fachklinik für Psychiatrie und Neurologie
- *Friedrich-Husemann-Klinik, 79256 Buchenbach (Psychiatrie, Psychotherapie und Neurologie)*

Rehabilitations- und Kur-Kliniken
- *Alexander von Humboldt Klinik, 95138 Bad Steben, Geriatrisches Rehabilitationszentrum*
- *Sanatorium Sonneneck, 79410 Badenweiler*
- *Reha-Klinik Schloss Hamborn, 33178 Borchen über Paderborn*
- *Haus am Stalten – Sanatorium, 79585 Steinen*
- *Therapeutische Gemeinschaft für Kinder- und Jugendpsychiatrie, 79691 Neuenweg*
- *Heilstätte Sieben Zwerge, Fachklinik für Drogenkrankheiten, 88682 Salem-Oberstenweiler*
- *Kurheim Alpenhof, 87549 Kranzegg*

Krankenhäuser und andere Einrichtungen der AM weltweit

Zur Situation in der Schweiz s. S. 19 ff.
   Zur Situation weltweit
s. http://www.goetheanum-medizin.ch

Therapien

In der Anthroposophischen Medizin werden außer den diagnostischen und therapeutischen Verfahren der Schulmedizin zusätzlich spezielle anthroposophische Arzneimittel wie auch spezielle anthroposophische nichtärztliche Therapieverfahren angewendet, u.a. Heileurythmie, Rhythmische Massage, Anthroposophische Kunsttherapie, ferner Beratungen zu Ernährung und Diät sowie zu biografischer Situation, Lebensführung und sozialer Hygiene. Hinzu kommt eine eigene anthroposophische Krankenpflege.

Arzneimittel: Es werden pflanzliche, mineralische und tierische Substanzen verwendet, nach spezifischen Gesichtspunkten hergestellt und zum Teil potenziert. Das Herstellungsverfahren ist in der Deutschen Homöopathischen Pharmakopoe und im *Anthroposophie Pharmaceutical Codex* (http://www.iaap.org.uk) niedergelegt (HAB). Die Substanzen werden oral, rektal, parenteral (intrakutan, subkutan, intravenös) und äußerlich auf die Haut appliziert. Für die Herstellung der speziellen anthroposophischen Medikamente gibt es verschiedene pharmazeutische Unternehmen (z.B. Weleda, Wala, Abnoba, Helixor, Novipharm). In der therapeutischen Alltagspraxis der Anthroposophischen Medizin werden auch homöopathische und phytotherapeutische Präparate verwendet.

Äußere Anwendungen: Einreibungen, Auflagen, Wickel und Bäder als Elemente der Pflege und Therapie sollen Lebensprozesse im Organismus anregen oder verstärken. Verwendet werden dafür ätherische oder fette Öle, Essenzen, Tinkturen und Salben, bei Bädern auch CO_2, Abreibungen, Bewegungen. Besondere Bedeutung kommt der Rhythmischen Massage (s. unten) zu.

Pflege: Die Krankenpflege folgt dem Leitbild, den Patienten in seiner Ganzheit kennen zu lernen, ihn in seinem leiblichen, seelischen und geistigen Wesen wahrzunehmen: Ausgeübt wird eine Bezugspflege, die eine persönliche, begleitende und vermittelnde Beziehung zu dem Patienten anstrebt. Angegliedert an anthroposophische Krankenhäuser (GKH Herdecke, Filderklinik) gibt es zwei staatlich anerkannte Ausbildungsinstitute zur 3-jährigen Gesundheits- und Krankenpflege mit erweitertem anthroposophischem Ausbildungskonzept. Weiterhin gibt es Fort- und Weiterbildungsmöglichkeiten an verschiedenen Institutionen.

Anthroposophische Kunsttherapien: Die Anthroposophischen Kunsttherapien wurden vor allem von Dr. med. Margarethe Hauschka entwickelt [303], die 1962 auch die erste Ausbildungsstätte für diese Therapieform gründete [506]. Die Therapien umfassen im Einzelnen:
- *Plastisches Gestalten:* Als Materialien dienen Stein, Speckstein, Holz, Tonerde, Bienenwachs, Plastillin und Sand.
- *Therapeutisches Zeichnen und Malen:* Instrumente sind Pinsel und Farbe, Kreide, Stifte und Papier.
- *Musiktherapie:* Eingesetzt werden Schlaginstrumente wie Glockenspiel, Xylophon, Zimbeln, Klanghölzer, Trommel und Pauke, verschiedene Blasinstrumente wie Flöte, Krummhorn, Schalmei, Trompete und Alphorn, Streichinstrumente wie Chrotta (vereinfachtes Cello), Geige, Bratsche und Kontrabass, Zupfinstrumente wie Harfe, Leier und Kantele. Gemeinsam mit dem Therapeuten werden Melodien, Klänge und Rhythmen improvisiert oder auch nur gehört. Die Auswahl der Instrumente erfolgt nach der individuellen Situation des Patienten, nach dem Schweregrad und dem Stadium der Erkrankung.
- *Sprachgestaltung:* Zur Anwendung kommen Lautbildung, Konsonanten, Vokale, Textrhythmen, Hexameter. Die Atmung spielt beim Sprechen eine besondere Rolle (Sprache ist gestaltete Ausatmung). Die Indikationen zur Sprachgestaltung liegen nicht nur bei der Behandlung von Sprach- und Sprechstörungen, sondern auch bei der Behandlung internistisch-allgemeinärztlicher Erkrankungen, sowie im psychosomatischen, psychiatrischen und heilpädagogischen Bereich.

Die Kunsttherapie wird als Einzeltherapie, als Einzeltherapie in kleinen Gruppen oder als Gruppentherapie durchgeführt. Die Patienten lernen, das jeweilige künstlerische Medium spezifisch zu handhaben. Vor der ersten Behandlung findet eine spezielle Sitzung zur kunsttherapeutischen Anamneseerhebung und Diagnostik statt. Jede darauf folgende Therapiesitzung dauert gewöhnlich 50 min und findet in der Regel 1-mal wöchentlich statt.

Die Wirkungsweise der Anthroposophischen Kunsttherapien wurde mehrfach dargestellt, sowohl aus anthroposophischer [149, 193, 239, 303, 468, 507, 611, 778] wie auch aus anthropologisch-phänomenologischer [749] Sicht. Es wurden regulative, expressive und kommunikative Elemente beschrieben.

Die Zertifizierung zum Anthroposophischen Kunsttherapeuten setzt eine 4-jährige Hochschulausbildung und 2 Jahre berufspraktische Erfahrungszeit unter Mentorenschaft gemäß voraus.

Heileurythmie: Die Heileurythmie wurde konzeptionell und praktisch aus der Bewegungskunst der Eurythmie entwickelt. [403, 725] Die Heileurythmie ist eine aktive Bewegungstherapie und versteht sich als einem Arzneimittel vergleichbares Bewegungs-Heilmittel. Sie setzt Sprache, Gebärden und Musik ein, die in eine speziell gestaltete Bewegung umgesetzt werden. Jedem Konsonanten und Vokal entsprechen dabei eigene Bewegungen. Heileurythmische Übungen werden mit dem ganzen Körper sowie mit Armen und Händen, Beinen und Füßen ausgeführt und gegebenenfalls durch Schritte und Sprünge ergänzt. Die Bewegungsabläufe werden dabei dem Zustand des Patienten angepasst: Heileurythmie ist auch im Sitzen oder Liegen möglich, sogar mit schwerstkranken, querschnittsgelähmten oder intensivmedizinisch behandelten Patienten.

Heileurythmie wird in Einzelbehandlungen mit einem speziell dazu ausgebildeten Therapeuten („Heileurythmist") ausgeführt, der die Patienten zu spezifischen therapeutischen Körperbewegungen anleitet. Der Patient übt diese Bewegungen unter Anleitung des Heileurythmisten, sodann auch in den Tagen zwischen den Therapiestunden. Eine Behandlung dauert normalerweise 45 Minuten einschließlich Nachruhe. Ein Therapiezyklus umfasst meistens 12 Behandlungen, bei schweren chronischen Krankheiten werden über mindestens ein Jahr mehrere Therapiezyklen eingesetzt [4].

Die Ausbildung zum Heileurythmisten dauert 6 bis 7 Jahre (Eurythmiestudium: 4 bis 5 J., Praktikum, Heileurythmieausbildung: 1½–2 J.).

Rhythmische Massage nach Dr. Ita Wegman: Die Rhythmische Massage nach Dr. Ita Wegman ist eine eigenständige Massageform der Anthroposophischen Medizin. [302] Die fünf Grundgriffe der klassischen Massage (Effleurage, Petrissage, Friktion, Tapotement, Vibration) werden in der Rhythmischen Massage durch an- und abschwellende, kreisende und lemniskatische Bewegungen und von der Tiefe zur Peripherie hin lösende Spezialgriffe ergänzt. [173] Die Massagegriffe werden rhythmisch [2], u.a. in Lemniskaten durchgeführt. Die Rhythmische Massage wird als Einzeltherapie – in der Regel 1- bis 2-mal wöchentlich – in Einheiten von 30 bis 60 min durchgeführt, mit einer zusätzlichen Nachruhe von 30 Minuten. [359] Ein Therapiezyklus besteht aus 8 bis 12 Behandlungen. Spezielle Massageöle dienen nicht nur als Gleitmittel, sondern zugleich als Heilmittel.

Staatlich diplomierte Masseure, Krankengymnasten und Physiotherapeuten können sich zum Rhythmischen Masseur qualifizieren; die Weiterbildung erstreckt sich blockweise über 1½ bis 3 Jahre. [5]

Grundlagenforschung zur Anthroposophischen Medizin

Ein Großteil der Forschung zur Anthroposophischen Medizin befasst sich mit Fragestellungen, die sich aus dem spezifisch anthroposophischen Natur- und Menschenverständnis ergeben (im Sinne der genannten Erweiterung der naturwissenschaftlichen Forschung, s. S. 4 ff.) In diesem Kontext existiert eine Reihe von Arbeiten zu erkenntnistheoretischen und methodologischen Grundlagen sowie eine große Vielzahl von wissenschaftlichen Publikationen in den an die Medizin angrenzenden Bereichen wie Anatomie, Embryologie, Physiologie, Biologie, Physik, Mathematik, Pflegewissenschaft, Philosophie, Pädagogik, Landwirtschaft. In diesen Fachbereichen ist eine Reihe von anthroposophisch orientierten Wissenschaftlern auf universitären Lehrstühlen tätig. Einen Überblick über diese umfangreiche Forschung zu geben, lag jenseits der Möglichkeiten des diesem Buch zu Grunde liegenden HTA-Berichts.

Da in der Anthroposophischen Medizin auch pflanzliche und potenzierte Präparate verwendet werden, ist auch die Forschung zu Phytotherapie und Homöopathie, speziell auch die Forschung zur Potenzierungsfrage relevant. Zur Potenzierungsforschung sei auf die PEK-HTA-Berichte zur Phytotherapie und Homöopathie verwiesen [88, 850].

Aus dem persönlichen Engagement der praktizierenden Ärzte entstand nicht nur ein Großteil der klinischen Studien, sondern auch eine Vielzahl von klinischen Fallbeschreibungen. Uns wurden, auch ohne systematische Sammlung, über 2 000 Fallberichte vorgelegt. Diese Berichte sind hier nicht ausgewertet. Ein Überblick ist auf S. 298 ff. enthalten.

Zur Anthroposophischen Medizin fanden wir auch qualitative, experimentelle (präklinische) und Querschnittsuntersuchungen. Soweit für die Fragestellungen des HTA-Berichts relevant, sind sie im Folgenden kurz charakterisiert. Vollständigkeit ist dabei nicht zu garantieren. Wesentliche Resultate, von denen wir Kenntnis haben, sind jedoch berücksichtigt.

Qualitative Untersuchungen

Eine sehr gut durchgeführte qualitative Studie wurde von der Universität von London *(Department of General Practice and Primary Care, St. Bartholomew's and the Royal London School of Medicine and Dentistry Queen Mary)* vorgelegt. Untersucht wurden 1. das Verständnis von Anthroposophischer Medizin aus Sicht der betreffenden Ärzte, Krankenschwestern und Therapeuten aus verschiedenen anthroposophischen Praxen in UK, 2. die Organisation der Anthroposophischen Medizin und die Art ihrer Anwendung im Rahmen der britischen Hausarztmedizin, 3. der Einfluss der Anthroposophischen Medizin auf die Patienten und die Gründe für die Inanspruchnahme. – Hierzu wurden 492 Patientenunterlagen ausgewertet, 30 Patienten und 40 Vertreter medizinischer Professionen (Ärzte, Therapeuten etc.) befragt und

eine Fallstudie an 20 Patienten durchgeführt. [596] – Das Ergebnis ist reichhaltig und differenziert und bietet einen guten Einblick in die Anthroposophische Medizin.

Eine zweite umfangreiche Studie (GKH Herdecke, Universität Witten-Herdecke) beschreibt differenziert, einfühlsam und gut nachvollziehbar den Rehabilitationsverlauf von Patienten mit neu aufgetretener Querschnittslähmung. Die Autorin definiert und beschreibt vier Phasen der Rehabilitation (Akut-, Lern-, Konsolidierungs-, Akzeptierungsphase) und untersucht den Einfluss speziell von Kunsttherapie auf die Rehabilitationsziele: das Erreichen größtmöglicher Selbstständigkeit in möglichst kurzer Zeit, das Verhindern des Absinkens in depressive Regression. Im Konkreten wird beschrieben der Einfluss der Kunsttherapien auf Motivation, Selbstständigkeit, Identitätssuche und Entwicklung, Re-Integration in die Gesellschaft, Akzeptanz der neuen Situation, Wiedererlangung der Arbeitsfähigkeit und allgemein auf das Erleben der Patienten. [646]

Weitere Untersuchungen wurden in Schweden durchgeführt, in Kooperation mit der *Abo Akademi Universität* in Finnland, den schwedischen Universitäten Linköping und Uppsala und dem schwedischen *Blekinge Institute of Technology*: Untersucht wurde an Patientinnen mit Brustkrebs (die auch teilweise in anthroposophischer Behandlung waren, was aber nicht Gegenstand der Untersuchung war), welchen Einfluss ihre Erkrankung auf Selbstvertrauen, Stärke-Gefühl, Stimmung, Lebensperspektive, Beziehungen zu Verwandten und Bekannten hat, und was ihre eigene Sicht der Krankheitsursache und der bedeutungsvollen Qualitäten in ihrem von der Krankheit betroffenen Leben ist. Die Ergebnisse legen eindrücklich dar, dass eine Behandlung der Krebserkrankung auf allen Ebenen – körperlich, seelisch und geistig – greifen muss. [35] Auch das Leiden dieser Patienten und ihrer engen Vertrauten, auch in Bezug auf Umgebungsverhältnisse, war Thema der Untersuchung. [36, 464] Bemerkenswert ist, dass das Ausmaß des Leidens deutlich verstärkt wurde, wenn es negiert werden musste; noch bemerkenswerter ist vielleicht, dass eine Krebsbehandlung, die nur die körperlichen Aspekte, nicht aber die seelische und geistige Ebene berücksichtigt, von den Patientinnen als zusätzliche Verletzung empfunden wurde. („The women received acceptable physical care, but their need for emotional care and general attention was almost endless. … A biomedical paradigm – viewing mind and body as separate – was sometimes perceived as a violation by the patients. … The women's suffering was increased due to this inability of healthcare providers to see them as persons, whole persons with feelings and thoughts.") [36] – Die Ergebnisse unterstreichen die Relevanz der in der Anthroposophischen Medizin verfolgten Intention, nicht nur die körperliche, sondern insbesondere auch die seelische und geistige Ebene des Patienten in das therapeutische Konzept einzubeziehen.

Eine weitere teils qualitative teils quantitative Studie beschreibt die Erfahrungen von Brustkrebspatientinnen mit dem differenzierten AM-Therapieangebot des GKH Herdecke. Die Patienten bewerteten die Therapien als sehr positiv, hilfreich für die Krankheitsverarbeitung und von positivem Beitrag für die Lebensqualität. [584]

Präklinische Untersuchungen

In der präklinischen Forschung zur Anthroposophischen Medizin dominieren 2 Gebiete: Untersuchungen zu Mistelextrakten (*Viscum album*) und zu rhythmologischen Fragestellungen. Untersuchungen gibt es hier in großer Zahl und in teils sehr guter Qualität; die Arbeiten sind teilweise in hochrangigen internationalen Fachzeitschriften publiziert.

Die präklinische Forschung zu Mistelextrakten ist weit bekannt, gut akzeptiert und so umfangreich (ca. 1 000 Publikationen), dass sie hier nicht zusammengefasst werden kann. Es existieren verschiedene Übersichts-

arbeiten (z.B. [111, 399]). Die auffallendsten Wirkungen von Mistelextrakten sind ihre vielfältigen immunologischen Effekte und ihre zytotoxischen und wachstumshemmenden Wirkungen auf verschiedenste Tumorzellen, Lymphozyten und Fibroblasten *in vitro.* [111] Die Zytotoxizität der Mistelextrakte ist im wesentlichen auf die Apoptose-induzierenden Mistellektine zurückzuführen [117, 118, 366], während die Viskotoxine primär einen nekrotischen Zelltod induzieren [116, 118]. Neben den immunmodulierenden und zytotoxischen Wirkungen zeigen Mistelextrakte auch DNA-stabilisierende Potenzen. [112, 114, 115] In Tieren führt die tumornahe bzw. intratumorale Injektion, aber auch die systemische Applikation, zu einer Tumorwachstumshemmung oder Tumorreduktion (ca. 100 Experimente). [111, 399] Verschiedene pharmakologisch aktive Substanzen wurden aus Mistelextrakten isoliert, wie Mistellektine (ML I, II und III) [207], Viskotoxine [842, 843], Oligo- und Polysaccharide [410, 533] und andere (Übersicht in [111, 399]). Ferner wurde das Mistellektin-Gen kloniert, ML I rekombinant hergestellt und in Phase-I- und -II-Studien eingesetzt. Außerdem wird die A-Kette des ML I als Immunotoxin getestet. Eine weitgehend vollständige Übersicht über die Forschung zeigt. [399]

Der zweite Schwerpunkt präklinischer Forschung gilt rhythmischen und regulativen Prozessen, teils mit eher physiologischer Ausrichtung (z.B. [64, 66, 306, 748, 761, 797, 802, 807, 812], teils assoziiert zu bestimmten therapeutischen Fragestellungen (z.B. [68, 135, 137–139, 324, 777, 814]. Dabei fanden sich beispielsweise an musikalische Rhythmen erinnernde Herzrhythmen wieder, insbesondere während des nächtlichen Schlafes. [64] Oder es konnte gezeigt werden, dass anthroposophische Sprachtherapie und deren rhythmische Sprachübungen eine Modulation der Rhythmizität der Herzfrequenz bewirken, und zwar unterscheidbar von den Auswirkungen rein körperlicher Aktivität und auch der bloßen Einstellung auf die experimentelle Situation. [68] Die Sprachtherapie scheint eine deutliche kardiorespiratorische Synchronisation zu bewirken: Das Rezitieren von Hexameter-Versen bringt eine niederfrequente Oszillation in der Atemfrequenz hervor, die dann wiederum die Herzfrequenz synchron moduliert. Die alltägliche Spontanatmung konnte im Gegensatz dazu keine Modulation bewirken, auch eine der Rezitation angepasste Kontrollübung konnte keine entsprechend starken Effekte hervorrufen. [139] Experimentelle Untersuchungen weiterer Auswirkungen dieser Effekte der Sprachtherapie auf den therapeutischen Prozess sind in Arbeit. Weiterhin zeigten Bauarbeiter, die als wesentlichen Bestandteil eines Beratungs- und Trainingsprogramms zur Unfallprophylaxe regelmäßig Eurythmie machten, eine drastische Verminderung von Unfällen und eine durch Analyse der Herzfrequenzvariabilität ermittelte bessere Schlafqualität (verbesserte Erholungsfähigkeit, Schlafstruktur und -architektur) und bessere Ausgleichsfähigkeit bei Stressbelastungen. [28] Eine systematische Übersicht zu rhythmologischen Effekten gibt es bislang nur zum AM-Arzneimittel Cardiodoron® [136]; das vorhandene Material geht jedoch weit darüber hinaus.

Weitere Arbeiten betreffen unterschiedlichste Gebiete: Zahlreiche Untersuchungen gelten rhythmologischen Veränderungen von Herz-, Atemfrequenz, Herzvariabilität, Blutbild, und Temperatur- bzw. Fieberverlauf unter verschiedenen therapeutischen Behandlungen (z.B. [310, 311, 493, 563–565, 782, 809]). Ein interessantes Beispiel ist der Einfluss von Leberwickeln (aus dem Therapierepertoire der Anthroposophischen Medizin stammend) auf die exkretorische Leberfunktion: mit Leberwickel zeigte sich im Vergleich zur Kontrollgruppe ohne Wickel eine signifikant beschleunigte Eliminierung von Indocyaningrün (das ausschließlich über die Leber eliminiert wird). [817] Weitere Arbeiten untersuchen die Wirkung von Farblicht [862], die Toxikologie von Solanum lycopersicum [491], die tokolytischen Effekt von Bryophyllum auf die Kontraktilität humaner Uterusmuskulatur *in vitro* [273], mögliche prokoagulatorische Wirkungen von potenziertem Antimon *in vitro* [321], den Einfluss biologischer Ernährung auf den Gehalt an konjugierten Linolsäuren, Eisen, Kalzium, Vitamin K in der Muttermilch [861], die Wirkung von Ingwerwickeln [156, 743], von Öldispersionsbädern [96, 606], z.B. auf das Befinden von schizophrenen und depressiv Erkrankten [96], von Überwärmungsbädern [593] oder von Carbo Betulae D6 bei respiratorischer Partialinsuffizienz [385]. Im Rahmen der Kunsttherapie wurde ein Instrumentarium zur systematischen Analyse von Patientenbildern aus der Onkologie und Rheumatologie entwickelt. [258]

Querschnittsuntersuchungen

Eine Reihe von Querschnittsuntersuchungen wurden zum „anthroposophischen Lebensstil" vorgenommen:

Eine Querschnittsstudie des Karolinska-Instituts, Stockholm, fand bei Kindern (5–13 J.) aus zwei Waldorfschulen (n = 295) im Vergleich zu Kindern aus benachbarten Schulen (n = 380) signifikant seltener atopische Erkrankungen (13 vs. 25 %), vor allem seltener atopische Dermatitis (2,7 vs. 8,9 %) und Asthma bronchiale (5,8 vs. 17 %), aber auch seltener eine allergische Rhinokonjunktivitis. Bei anthroposophischen Familien zeigte sich außerdem ein signifikant geringerer Einsatz von Antibiotika (52 vs. 90 %), Antipyretika (39 vs. 89 %), MMR-Impfungen (18 vs. 93 %), Impfungen insgesamt (91 vs. 100 %). Dagegen hatten die Kinder der Waldorfschule mehr Masernerkrankungen (61 vs. 1 %), waren länger gestillt (5,7 vs. 4,3 Mo.) und häufiger ausschließlich gestillt (85 vs. 65 %), ihre Ernährung enthielt häufiger fermentiertes Gemüse (63 vs. 5 %), mehr organische/biodynamische Nahrungsmittel

(76 vs. 6 %). Keine signifikanten Unterschiede gab es hinsichtlich Alter, Haustieren, Rauchverhalten der Mütter und atopischer Erkrankungen der Eltern. Eine Korrelation bestand vor allem zwischen dem Risiko einer atopischen Erkrankung und der Durchführung einer MMR Impfung oder – invers – der organischen/biodynamischen Ernährung. [30]

Eine weitere Querschnittsstudie an anthroposophischen Kindern unter 2 Jahren bestätigten diese Ergebnisse: Auch hier waren atopische Erkrankungen seltener (9 vs. 15 %). Die anthroposophischen Kinder waren häufiger zu Hause geboren (22 vs. 0 %), seltener per Kaiserschnitt (4 vs. 19 %), länger und häufiger ausschließlich gestillt worden (44 vs. 32 % bzw. 22 vs. 9 %), sie aßen häufiger vegetarisch (60 vs. 9 %), häufiger organische/biodynamische Nahrungsmittel (88 vs. 19 %), häufiger fermentierte Gemüse, bekamen seltener Antibiotika (nie: 87 vs. 60 %), Antipyretika (nie: 88 vs. 14 %), wurden später geimpft (nicht vor 6 Mo. Alter: 97 vs. 14 %) und seltener geimpft (nie: 80 vs. 5 %). Auch die Darmflora der Kinder unterschied sich deutlich. [29]

Eine weitere Studie fand bei Waldorfschülern einen signifikanten Zusammenhang von Antibiotika-Einsatz im ersten Lebensjahr und dem späteren Auftreten von Asthma; allerdings wurde hier nicht unterschieden zwischen anthroposophischer und nichtanthroposophischer Lebensweise oder unterschiedlicher medizinischer Behandlung, so dass die Untersuchung hierzu nichts aussagt. [834]

Eine Untersuchung des Zahnstatus und der Mundgesundheit bei Jugendlichen (13–16 J.) aus 5 verschiedenen Schultypen in Hessen zeigte einen signifikant niedrigen Kariesbefall (DMFT-Index) bei Kindern einer anthroposophischen Sonderschule (durchschnittlich 1,2 vs. 2,8 kariöse Zähne). Der Plaque-Index (OHI) zur Erfassung der Mundhygiene lag nur leicht unter dem der anderen Probenden (1,55 vs. 1,65), was darauf hindeute, dass die bessere Mundgesundheit nicht an besserer Hygiene, sondern eher an der besseren Ernährung (naturbelassene, wenig verarbeitete Produkte) liegt. [613]

Zu weiteren Querschnittsstudien siehe S. 236 ff., „Akute Infekte der oberen Atemwege, Ohren, Auge, Gastrointestinaltrakt“.

Befragungen: Eine Vielzahl von Befragungen wurde bei Ärzten durchgeführt zu ihren speziellen Erfahrungen zu bestimmten Medikamenten. Die Untersuchungen werden in dem vorliegenden HTA-Bericht an den inhaltlich zugehörigen Stellen zitiert, sie wurden aber nicht komplett erfasst.

Situation der Anthroposophischen Medizin in der Schweiz (Spezialität HTA-Bericht)

Positionierung

Die Anthroposophische Medizin wird in der Schweiz in erster Linie durch die ärztliche Grundversorgung getragen. Für das Verständnis der realen Situation sind folgende zwei Punkte entscheidend:

* Die Anthroposophische Medizin ist eine *ärztliche* Medizin (bereits das erste Grundlagenwerk zur Anthroposophischen Medizin entstand in Koautorenschaft zwischen dem Begründer der anthroposophischen Geisteswissenschaft, Rudolf Steiner, und der *Ärztin* Ita Wegman). Die in die Anthroposophische Medizin einbezogenen zahlreichen nichtärztlichen Medizinal- und Gesundheitsberufe (s. unten) arbeiten grundsätzlich auf ärztliche Verordnung.
* Die Anthroposophische Medizin versteht sich als konzeptionelle und methodische *Erweiterung der konventionellen Medizin* („*Schulmedizin*") entsprechend der oben genannten Gesichtspunkte (s. S. 4 ff.). Das bedeutet, dass einerseits der anthroposophisch-ärztlichen Tätigkeit als Basis die Schulmedizin zu Grunde liegt, dass es aber darüber hinaus, im Rahmen jener Erweiterung, auch zum Einsatz komplementärer Therapieverfahren kommt.

Im Sinne dieses Selbstverständnisses der Anthroposophischen Medizin ist sie in der Schweiz nicht in der Alternativmedizin positioniert, sondern innerhalb der *Komplementärmedizin*. Dementsprechend steht sie auch der Forderung nach Ausweis ihrer Wissenschaftlichkeit positiv gegenüber, wenngleich unter Anwendung einer für ihre speziellen Verhältnisse realisierbaren Methodologie

(vgl. WHO: *appropriate methodology* [833], [316] und s. S. 24 ff.)

Auf universitärer Ebene ist die Anthroposophische Medizin in der Schweiz seit 1995 durch eine Dozentur für Anthroposophische Medizin am Lehrstuhl für Komplementärmedizin (KIKOM) an der medizinischen Fakultät der Universität Bern vertreten. Die KIKOM (Kollegiale Instanz für Komplementärmedizin) entspricht einer außerordentlichen Professur und ist aufgeteilt in je eine Dozentur für Anthroposophische Medizin, Chinesische Medizin/Akupunktur, Homöopathie und Neuraltherapie. Die Aufgaben bestehen in der Durchführung von Forschungsprojekten, Lehre und Dienstleistung. Die Forschungsprojekte und Dissertationen zur Komplementärmedizin werden in Kooperation mit entsprechenden Fachinstituten des Inselspitals durchgeführt, die Dienstleistungen umfassen konsiliarische Behandlungen im stationären und ambulanten Bereich des Inselspitals, und die Lehre enthält curriculare und freiwillige Anteile. Vorlesungen und Forschungsprojekte über Anthroposophische Medizin werden auch an den Universitäten Basel und Zürich durchgeführt, und Praktika an den anthroposophischen Kliniken werden im Wahlstudienjahr der Schweizer Universitäten anerkannt.

Anwendung

Ärzte

Die anthroposophische Ärzteschaft der Schweiz, zusammengefasst in der 1972 gegründeten „Vereinigung anthroposophisch orientierter Ärzte in der Schweiz", VAOAS, umfasst derzeit 198 Mitglieder. Etwa 150 sind aktiv praktizierende Ärzte, davon 126 in freier Praxis und 24 an den Kliniken (s. unten). Die meisten Ärztinnen und Ärzte besitzen einen FMH-Fachtitel, meist für allgemeine Medizin, oder für Innere Medizin, Chirurgie, Kinderheilkunde, Psychiatrie, Kinder- und Jugendpsychiatrie, Dermatologie, Ophtalmologie und ORL.

Ausbildung: Unter der Verantwortung der „Vereinigung anthroposophisch orientierter Ärzte in der Schweiz" (VAOAS) findet ein 3-jähriges berufsbegleitendes Ärzteseminar für eine durch Anthroposophie erweiterte Medizin statt, das in den von der VAOAS anerkannten Weiterbildungsstätten absolviert werden kann: in den anthroposophischen Kliniken, Spitalabteilungen, an der KIKOM der Universität Bern, in den Arztpraxen, aber auch an Kursen, Tagungen und Abendseminarien. Weiterbildungen im Ausland werden angerechnet. Das Ziel der Weiterbildung liegt darin, in die Grundlagen der Anthroposophischen Medizin einzuführen, sowie Fähigkeiten auszubilden, die zum selbstständigen Praktizieren dieser Medizin führen. Teilnehmer sind Ärzte bzw. Ärztinnen und Studierende. Zu den Kurselementen gehören 3 verlängerte Wochenenden pro Jahr, 2 Blockseminarwochen pro Jahr und die Mentorbegleitung durch einen Anthroposophischen Arzt in der Nähe während 3 Jahren. Das Seminar berechtigt den Fähigkeitsausweis FMH/VAOAS „Arzt/Ärztin für Anthroposophisch erweiterte Medizin" zu beantragen. Bedingung für den Titel ist eine abgeschlossene Facharztausbildung. Für die ordentliche Durchführung der Schlussevaluation ist das Evaluationskollegium der VAOAS zuständig. Die Grundlage des mindestens eine Stunde dauernden Evaluationsgesprächs bilden 2 Krankengeschichten oder wissenschaftliche Studien aus dem Gebiet der AM. (www.aerzteseminar.ch)

Obwohl es die „typische anthroposophische Arztpraxis" nicht gibt, lassen sich tendenziell zwei spezifische Settings unterscheiden: Einerseits sind die anthroposophisch orientierten Ärzte in klassischen Grundversorger-Praxen als Haus- oder Familienärzte tätig, ganz der Situation der „schulmedizinischen" Grundversorger entsprechend; sodann gibt es Ärztinnen und Ärzte, welche Anthroposophische Medizin gleichsam als Spezialfach betreiben und entsprechend zu einem großen Teil auf Zuweisung arbeiten.

Für weiteres sei auf die PEK-Feldstudien verwiesen [512].

Kliniken

Ita Wegman Klinik (CH-4144 Arlesheim)
Gegründet 1921, erste anthroposophische Klinik.
Träger: Gemeinnütziger Trägerverein („Klinisch-Therapeutisches Institut", gegründet 1931).
Leistungsaufträge: gemeinsame Akutspitalliste der Kantone BS/BL, Kategorie G für Medizin, Geburtshilfe, Pädiatrie; Spitalliste des Kantons BL für Psychiatrie und Akutgeriatrie, zusammen 63 Betten.
Stationär: 4 Bettenstationen für Innere Medizin (mit Onkologie, Kardiologie, Neurologie, Geriatrie), Psychiatrie (mit Psychotherapie und Psychosomatik), Geburtshilfe/Gynäkologie und Pädiatrie.
Ambulante Versorgung: (16 000 Konsilien/J.), sowohl Allgemein- wie Spezialsprechstunde.
Ärzteschaft: 17 hauptamtlich tätige Ärzte, überwiegend Fach- und Spezialärzte, 6 Assistenten + Unterassistenten/Studenten/Praktikanten; Beleg- und Konsiliarärzte für Gynäkologie, Medizin und Neurologie. Anerkannte Weiterbildungsstätte für Innere Medizin FMH (Kategorie C, 1 J.).
Pflege: Überwiegend diplomierte Pflegefachfrauen/-männer (> 90 %), Ausbildungsstätte für Berufsschule für Pflege in Liestal

sowie weitere Pflegeberufsausbildungen in BS; Lehrbetrieb für FAGE.

Therapien: Breites therapeutisches Angebot, Physiotherapie, künstlerische Therapien, insbesondere anthroposophische Spezialtherapien (Heileurythmie, Rhythmische Massage nach Wegman/Hauschka, diverse Anwendungen), Ausbildungsstätte.

Diagnostik: Röntgen, Ultraschall, Kardiodiagnostik, Neurodiagnostik, medizinisches Labor.

Weitere Aktivitäten: Teilnahme an Forschungsprojekten mit universitärer Kooperation, Arzneimittelherstellung.

Lukas Klinik (CH-4144 Arlesheim)

Onkologische Spezialklinik.

1963 eröffnet, mistelbasierte Tumortherapie als zentraler Bestandteil eines integrativen Behandlungskonzeptes in der internistischen Onkologie. Zurzeit 46 Betten für die stationäre Behandlung, Tagesklinik und große Ambulanz.

Behandlungsspektrum: internistische Onkologie (Diagnose u. Therapie), psychosoziale Onkologie, Rehabilitation, akut palliative und palliative Therapie, Second Opinion, Vorsorgeuntersuchungen, präventive Medizin.

Therapien: medikamentöse Therapie, spezielle Krankenpflege, Rhythmische Massagen, Lymphdrainage, Physiotherapie, Heileurythmie, Kunsttherapien wie Malen, Plastizieren, Sprache, Musik, Farblicht; Biografiearbeit, Psychotherapie, Ernährung.

Organisation: Patienten-zentrierte Strukturen und Organisationsabläufe, laufende Bearbeitung nach Qualitätsmanagement, Kooperation mit den umliegenden Kliniken und Instituten (Chirurgie und Radiologie).

Forschung: im Rahmen der Klinik Forschung zu angewandter Immunologie, Lebensqualität (NFP 34), palliativen Therapien; Konzeption und Betreuung zahlreicher GCP-konformer Studien in onkologischen und universitären Zentren.

Aufgeführt in der kantonalen Spitalplanung als somatische Akutklinik, FMH Anerkennung Weiterbildung: zurzeit 1 Jahr innere Medizin.

Paracelsus Spital (CH-8805 Richterswil)

Akutspital mit 48 Betten. Chirurgie, Orthopädie, plastische Chirurgie, Gesichts- und Kieferchirurgie, Urologie, Innere Medizin, Onkologie, Gastroenterologie, Pneumologie, Kardiologie, Rheumatologie, Neurologie, Gynäkologie und Geburtshilfe, Radiologie. Anästhesie, Notfallstation. Ambulante Sprechstunde in allen Abteilungen mit 13 Arztpraxen. Therapien: Heileurythmie, Tonheileurythmie, Malen, Plastizieren, Hyperthermie- und Öldispersionsbäder, Rhythmische Massage, Physiotherapie. Anerkannte Weiterbildungsstätte der FMH, Lehrkrankenhaus der Universität Zürich. Kantonaler Leistungsauftrag für Komplementärmedizin (vergeben von der Gesundheitsdirektion des Kt. Zürich); auf der Spitalliste A des Kanton Zürich. Anerkannt von allen Krankenkassen für alle Versicherungsklassen. Überregionaler Patientenanteil von > 50 %. Trägerverein mit knapp 2 000 Mitgliedern. Anthroposophisch erweiterte Krankenpflege mit eigener Pflegeschulung und Pflegeseminar (freies anthroposophisches Pflegeseminar). Eigene Forschungsabteilung mit Betreuung von Semester-, Diplom- und Doktorarbeiten und Durchführung von *In-vitro-* und *In-vivo-*Studien in Zusammenarbeit mit Hochschulen (Medizinische Fakultät der Uni Zürich, Hochschule Wädenswil, Landeskliniken Salzburg, Universität Maastricht) und Forschungsanstalten im In- und Ausland.

Regionalspital Emmental, Komplementärmedizinische Abteilung (CH-3550 Langnau i. E.)

Seit 1997 betreibt das Regionalspital Emmental in Langnau i. E. als öffentliches Akutspital eine kleine anthroposophische Abteilung mit 12 Betten für die Bereiche Allgemeinmedizin, Palliativmedizin und Psychosomatik. Die ärztliche Versorgung wird durch Teilzeitpensen von drei am Ort praktizierenden Spezialärzten FMH für Allgemeine Medizin und einen Facharzt FMH für Psychiatrie gewährleistet. Die meisten der Pflegenden besitzen Zusatzausbildungen. Spezifische Therapieangebote umfassen nebst äußeren Anwendungen Heileurythmie, Maltherapie und Rhythmische Massage.

Kurhaus

Casa di Cura Andrea Cristoforo (CH-6612 Ascona)

Gegründet 1936 von Dr. Ita Wegman, Kurhaus (25 Zimmer) für erholungsbedürftige und rekonvaleszente Patienten und Gäste. Urgestein und mediterrane Vegetation. Anthroposophische Arztpraxis im Haus. Physiotherapie, Rhythmische Massage, Heileurythmie, Malkurse.

Weitere Medizinalpersonen und Therapeuten

Die Anthroposophische Medizin umfasst spezifische Therapien, welche durch entsprechend ausgebildete Therapeuten und Therapeutinnen angewandt werden, im Besonderen die Heileurythmie, die anthroposophische Kunsttherapie und die Rhythmische Massage (s. S. 12 f.). Diese Therapeut/innen arbeiten auf ärztliche Zuweisung.

Für die Pflegenden an den Spitälern und Kliniken stehen fachspezifische Ausbildungen zur Verfügung, deren Integration in den Schweizerischen Berufsverband für Krankenschwestern und Krankenpfleger (SBK) in die Wege geleitet ist.

Arzneimittelherstellung und -vertrieb

Weleda

Die Weleda AG entwickelt und produziert bereits seit 1921 anthroposophische Arzneimittel. Zur Zukunftssicherung betreibt die Weleda-Gruppe ein umfangreiches Forschungs- und Entwicklungsprogramm. Zusätzlich betreibt die Weleda eine kontinuierliche Schulung und Informationsvermittlung über die anthroposophische Therapierichtung und die adäquate Anwendung ihrer Arzneimittel, welche heute in 42 Ländern vertrieben werden.

Wala

Die Wala Schweiz versorgt als Tochterfirma der Wala Heilmittel Deutschland die Schweiz seit 1998 mit ihren Arzneimitteln. Seit der Gründung 1935 stellt die Wala eine breite Palette anthroposophischer Medikamente her, welche heute in über 30 Ländern vertrieben werden. Auch die Wala führt eigene Forschungsprojekte und Schulungsprogramme durch.

Apotheken

Verschiedene Apotheken vertreiben und fördern seit mehr als 30 Jahren die anthroposophischen Arzneimittel, halten kontinuierlich zahlreiche Magistralrezepturen am Lager und organisieren regelmäßig Vorträge zur Anthroposophischen Medizin.

Gesetzliche Rahmenbedingungen und Vergütungsstrukturen

Aus der Positionierung der Anthroposophischen Medizin als *ärztlicher* Medizin ergeben sich die gesetzlichen Rahmenbedingungen: Die Ausbildung der Ärzte und damit die Grundlage der (kantonalen) Berufsausübungs-Bewilligungen sind durch die eidgenössische Verordnung über die Prüfung für Ärzte geregelt, welche insbesondere festhält, dass die Ausbildung „mit besonderer Berücksichtigung der Bedürfnisse der allgemeinmedizinischen Praxis" zu erfolgen hat und „an den Bedürfnissen der Bevölkerung orientiert sein soll".[1] Die Facharztqualifikationen und der Fähigkeitsausweis sind durch die FMH geregelt. Die praktische Ausübung der Anthroposophischen Medizin ist indessen gesetzlich nicht an eine Zusatzausbildung gebunden, sondern bereits durch das eidgenössische Arztdiplom vollumfänglich legitimiert.

Die Anerkennung der Ausbildungen der anthroposophischen Therapeuten (s. unten) als Grundlage ihrer Zulassung zur staatlich anerkannten Berufsausübung bildet derzeit Gegenstand von Verhandlungen mit dem Bundesamt für Berufsbildung und Technologie (BBT); diese Verhandlungen betreffen Therapeuten aller Richtungen.

Hinsichtlich der Vergütungsstrukturen der Anthroposophischen Medizin bestanden und bestehen verbreitete Missverständnisse. Die ärztlichen Leistungen konnten seit jeher unabhängig von jeglichen Zusatzausbildungen und -qualifikationen, gleich wie in jeder anderen Arztpraxis, nach den kantonalen Tarifen mit den Krankenversicherern abgerechnet werden. Erst der per 01.01.2004 neu eingeführte gesamtschweizerische Tarif TARMED mit insgesamt 4 500 Einzelleistungspositionen sieht jetzt – zusätzlich – je drei spezifische Tarifpositionen für die fünf wichtigsten komplementärmedizinischen Sparten vor, darunter auch für die Anthroposophische Medizin. Nur die Anwendung dieser Tarifpositionen ist an die Fähigkeitsausweise gebunden; allerdings ist die Taxpunkt-Dotierung bei der Anthroposophischen Medizin nicht anders als jene der übrigen Grundversorger: der anthroposophische Arzt verdient trotz FMH-anerkannter Zusatz-Fachausbildung nicht mehr als sein Kollege ohne solche Ausbildung.

Die Registrierung der Arzneimittel war bis 2001 kantonal geregelt; seit 2002 liegt diese Kompetenz im Rahmen des neuen eidgenössischen Heilmittelgesetzes beim Bund bzw. bei der neu eingesetzten Registrierungsbehörde Swissmedic. Das neue Heilmittelgesetz sieht für die Komplementärmedizin ausdrücklich erleichterte Zulassungen vor, welche derzeit in den Verordnungen für anthroposophische, homöopathische und phytotherapeutische Arzneimittel umgesetzt werden müssen. Homöopathika und Anthroposophika waren in der Schweiz schon vor 1998 aufgrund des WZW-Nachweises (Wirksamkeit, Zweckmäßigkeit, Wirtschaftlichkeit) in der Spezialitätenliste (SL) aufgeführt und somit erstattungspflichtig.

---

[1] VO über die Prüfungen für Ärzte 1980.

4 Nutzenbeurteilung komplementärer Therapiesysteme im Spannungsfeld von EbM und medizinischer Realität

Die Besonderheit des hier zu Grunde liegenden HTA-Berichts besteht darin, dass er nicht ein einzelnes Therapiemittel oder Therapieverfahren betrifft, sondern eine ganze *komplementärmedizinische* („unkonventionelle", „besondere") *Therapierichtung* in ihrer Gesamtheit. Diese HTA-Berichterstellung ist zwischen drei Vorgaben aufgespannt:

1. die heute etablierten Idealnormen von Evidence-based Medicine (EbM);
2. die Realverhältnisse der zu evaluierenden Therapierichtung (Anthroposophische Medizin) mit deren konkreten Ärzten, Therapeuten und Patienten;
3. die speziellen Kriterien zur Beurteilung des Nutzens von komplementärmedizinischen Methoden [316], die Bestandteil das „Handbuch zur Standardisierung der medizinischen und wirtschaftlichen Bewertung medizinischer Leistungen" des Schweizerischen Bundesamtes für Sozialversicherung sind.

Ad 1. Die *Idealnormen von Evidence-based Medicine* definieren die randomisierte klinische Studie (RCT) als den Goldstandard der Evaluation. Demgegenüber wird alle weitere empirische Evidenz als nachrangig klassifiziert und wird oft als nicht berücksichtigenswert oder gar als wissenschaftlich anrüchig dargestellt. In zunehmendem Maße werden Beteiligte des Gesundheitswesens durch Gesetze und Verordnungen oder finanzielle Restriktionen gezwungen, sich den EbM-

Idealvorgaben zu fügen. Man spricht von einer „Revolution von oben". [583] EbM brachte viele Errungenschaften, weist jedoch im Rahmen einer EbM-Gesundheitspolitik (EBHC, Evidence-based Health Care) viele problematische Aspekte auf wie Praxisferne, Kommerzbasierung, Nivellierung des Individuums, Falsch-negativ-Tendenz, Beliebigkeit der Bewertung, ethische Probleme, usw. Diese Problemaspekte sind für die Evaluation komplementärmedizinischer Richtungen zu berücksichtigen und sind deshalb auch von Belang für den hier vorliegenden HTA-Bericht.

Ad 2. Die *Realverhältnisse der Therapierichtung* – in diesem Falle der Anthroposophischen Medizin – zeigen sich anhand des in diesem HTA vorgelegten Materials: Es handelt sich um ein komplexes Therapiesystem, das nach eigenem Selbstverständnis die Schulmedizin erweitert, ergänzt oder ersetzt, das bei seiner praktischen Ausübung mit der Schulmedizin eng verwoben ist, und dessen Anwendung sich über das gesamte Spektrum der Medizin erstreckt: von der Hausarztmedizin und bis zur hochtechnisierten Intensiv- und Apparatemedizin, von akuten bis chronischen Beschwerden, von Bagatellerkrankungen bis zu schweren Erkrankungen, von Geburt und Neonatologie bis zu Gerontologie und Sterbebegleitung. Viele der eingesetzten Therapiemaßnahmen sind nichtpharmakologisch, nichtkommerziell, oft übungsbasiert und oft auch abhängig von der Eigenaktivität des Patienten.

Die *Patienten* wünschen oft dezidiert die Anwendung anthroposophischer Therapiemaßnahmen; viele Patienten sind chronisch oder multipel erkrankt; sie sind oft konventionell nicht behandelbar (die Therapien sprechen nicht oder nicht mehr an, haben oft Nebenwirkungen, werden bisweilen prinzipiell abgelehnt); sie wollen oft eine aktive und bewusste Beteiligung an der Behandlung und eine Auseinandersetzung mit der Erkrankung; sie wollen den Einbezug der seelischen und geistigen Ebene. Die Patienten erweisen sich nicht selten als hochmotiviert, auch bei wissenschaftlichen Untersuchungen (in klinische Studien ließen sich ca. 80 % [283] aller in Frage kommenden Patienten einschließen; Rücklaufquoten liegen nach 1 Jahr mit ca. 88 % [283] ungewöhnlich hoch, in Studien besteht Bereitschaft, bis zu 130 Seiten für wissenschaftliche Fragen zu beantworten); die Patienten sind jedoch meist nicht bereit, den Therapieentscheid jemand anderem als den vor Ort individuell und konkret Beteiligten (Arzt, Therapeut, Patient) zu überlassen, insbesondere nicht einem Zufallsgenerator. (In einer klinischen Studie mit 1 016 Patienten waren im anthroposophischen Therapiearm nur 3,2 % zur Randomisation bereit, im Unterschied zu 35 % im schulmedizinischen Therapiearm ([284], s. auch S. 68 f.). Die Patienten bzw. die Eltern von kindlichen Patienten stehen meist im Alter zwischen 30 und 50 Jahren, mit guter Ausbildung, gut informiert, überwiegend weiblichen Geschlechts; sie wollen selbst über grundsätzliche Fragen der Therapieanwendung mit entscheiden und sich nicht passiv einer Fremdverantwortung übergeben.

Die *Ärzte* stehen üblicherweise in der Pflichtversorgung (Kassenpraxis, Versorgungskrankenhaus). Sie formulieren einen hohen individualethischen und ganzheitlichen Anspruch, mit der erklärten Intention, bei ihren Patienten für die jeweilige Situation die aus ihrer Sicht optimale Thera-

pie einzusetzen. Sie sind anthroposophisch und schulmedizinisch meist gut ausgebildet. Sie erscheinen wissenschaftlich sehr engagiert: Es gibt eine erstaunliche Menge wissenschaftlich-medizinischer Arbeiten, die aus Eigenengagement und Erkenntnisinteresse durchgeführt wurden, ohne finanziellen oder Karrierevorteil; in naturalistischen Studien ist die Partizipation der Ärzte hoch. Sie sind aber explizit nicht bereit, den individualethischen Anspruch für wissenschaftliche oder behördliche Zwecke aufzugeben, wenn dies aus ihrer Sicht mit einer suboptimalen Behandlung oder eventuellen gesundheitlichen und sonstigen Benachteiligungen der Patienten einhergehen könnte.

Die *Anthroposophische Medizin* als solche basiert auf einem holistischen, system- und autonomieorientierten Organismusbegriff. Die Therapieziele sind dementsprechend in erster Linie hygiogenetisch und regulativ ausgerichtet, die Therapien sollen primär der Anregung des Organismus zur selbstregulierenden Normalisierung pathologischer Funktionen dienen; entsprechend sind sie auf nachhaltige Wirkung ausgerichtet (s. S. 6 f.). Da sich die Kategorien des entsprechenden Krankheits- und Therapieverständnisses oft nicht mit denen des schulmedizinischen (pathogenetischen) Verständnisses decken, werden häufig mit denselben regulativen Therapiemitteln verschiedene Krankheiten herkömmlicher Nosologie behandelt und werden umgekehrt für ein und dieselbe Krankheit verschiedene Mittel verwendet. Ein Großteil der Therapien ist nicht verblindbar (z. B. Kunsttherapie, Heileurythmie, körperwarmer Einlauf), und der Therapieerfolg hängt von der nachhaltigen Mitarbeit der Patienten ab. Die Therapie beruht i. d. R. auf einem Gesamtsetting und nicht auf Einzelmitteln.

Der praktische Einsatz Anthroposophischer Medizin geschieht heute, trotz der Existenz der beschriebenen Krankenhäuser (s. S. 6 ff.), vornehmlich im niedergelassenen Bereich.

Ad 3. Die *Kriterien zur Beurteilung des Nutzens von komplementärmedizinischen Methoden* aus dem „Handbuch zur Standardisierung der medizinischen und wirtschaftlichen Bewertung medizinischer Leistungen" des Schweizerischen Bundesamtes für Sozialversicherung sind ein Brückenschlag zwischen den EbM-Idealnormen und den Evaluationsmöglichkeiten und -erfordernissen unter den Realbedingungen komplementärmedizinischer Therapierichtungen.

Die Kriterien betonen die Notwendigkeit einer Akzentverlagerung von den experimentellen, artifiziellen (randomisierten, placebokontrollierten) Evaluationsmethoden hin zu naturalistischen, praxisnahen *(real world effectiveness)* Verfahren, welche den unzerstörten therapeutischen Gesamtkontext mit individuellem Patientenzugang erfassen und die Authentizität der komplementärmedizinischen Therapien nicht beeinträchtigen. Nach diesen *Kriterien* sei in erster Linie die Evaluation von Therapiesystemen erforderlich, erst in zweiter Linie von Einzelmitteln; erforderlich sei außerdem ein multidimensionales Vorgehen zur gleichzeitigen Erfassung von klinischen, labormäßigen und Lebensqualität-bezogenen Daten, außerdem eine Auswertung der ärztlichen Erfahrung und eine Berücksichtigung der vorhandenen Anwendungstradition. Randomisierte und verblindete Studien können punktuelle, exemplarische Bedeutung haben.

Die verschiedensten Dimensionen der Evaluation müssten auf der Grundlage *aller* verfügbaren Arten von Evidenz – von der auf individuellem ärztlichen Urteil beruhenden praktischen Erfahrung bis hin zu randomisierten Doppelblindstudien – zu einer sinnvollen, ausgewogenen Informationssynthese zusammengestellt werden. [316]

Wirksamkeitsnachweis in der Komplementärmedizin – Erfordernis eines methodologischen Diskurses

Der erklärte Leitgedanke des Lenkungsausschuss PEK zum Thema „Wirksamkeitsnachweis in der Komplementärmedizin" war, eine möglichst umfassende Inventarisierung von Erkenntnismaterial und dessen diskursive Bewertung vorzunehmen zu lassen. Hierfür erschien es dem Lenkungsausschuss geboten, „zwischen Vertretern einer mehr an randomisierten Studienergebnissen orientierten Literaturbewertung und Vertretern einer breiteren Studienmaterialsicht einen strukturierten Dialog aufzubauen. Die in diesem Rahmen durchgeführten Diskussionen betreffen vorwiegend Themenschwerpunkte der internen und externen Validität; sie könnten gegebenenfalls auch für die gesamte medizinische Evaluation von wissenschaftstheoretischem Interesse sein." [561]

Entsprechend dieses Leitgedankens – und mit Blick auf das Spannungsfeld der drei oben genannten Vorgaben für die Erstellung dieses HTA-Berichts – wird im Folgenden ein entsprechender methodologischer Diskurs ausgeführt, vor allem mit kritischem Blick auf die Eignung von RCTs für die breite Steuerung der Entscheidungen zur Patientenbehandlung; reflektiert wird auch über den Stellenwert des ärztlichen Urteils. Dieser Diskurs spiegelt Gesichtspunkte wieder, wie sie in der aktuellen medizinpolitischen Diskussion um den Stellenwert von RCTs, EbM-Politik und individuellem ärztlichem Urteil derzeit in den großen medizinischen Fachzeitschriften vorgebracht werden.

Ein diesbezüglicher Diskurs ist insbesondere bei der Beurteilung der Anthroposophischen Medizin notwendig, da innerhalb und seitens der Anthroposophischen Medizin eine kritische Methodenreflexion seit 30 Jahren vorangetrieben wird, was in Deutschland einen Niederschlag im Arzneimittelgesetz und in der Einrichtung eigener Zulassungskommissionen für Phytotherapie, Homöopathie und Anthroposophische Medizin mündete und was auch die eigene Forschung bestimmte. Hinzu kommt, dass insbesondere auch viele der Patienten, welche die Anthroposophische Medizin konsultieren, durch das Raster einer EbM-gesteuerten Medizin fallen.

Probleme der EbM-Idealnormen für die Gesundheitsversorgung

Die EbM-Bewegung brachte zahlreiche Errungenschaften:

- Transparenz der klinischen Entscheidung
- Befreiung von der „Tyrannei der Expertenmeinung" („tyranny of expert opinion" [547])
- kritisches Hinterfragen therapeutischer Routine
- Zur-Verfügung-Stellen einer großer Menge von Informationsquellen
- methodische Systematik zur Aufarbeitung von Fragestellungen (systematische Literatursuche, systematische Qualitätsbeurteilung etc.)
- Ausbildung und fachliches Empowerment von Ärzten *und* Patienten

Die EbM-Strategie soll ermöglichen, die „best evidence available" aufzufinden, so dass dem Patienten die „best therapy available" zuteil werden kann. Diesem therapeutischen Ethos kann man nur zustimmen. Das Problem beginnt aber bei der a priori gesetzten Hierarchisierung von Evaluationsmethoden, die der EbM-Systematik zu Grunde liegt und welche der verblindeten randomisierten klinischen Studie (RCT) die Stellung als Goldstandard zuspricht. Die Frage ist, ob RCTs geeignet sind, die „best therapy available" aufzufinden. Die EbM-Gesundheitspolitik steht mit ihrer Intention, mithilfe formalisierter Schlussketten zur Auffindung von Wahrheit zu gelangen, in der konsequenten Fortentwicklung von Positivismus und Neopositivismus. Obschon in der sonstigen Wissenschaft der Versuch des Positivismus gescheitert ist (es gibt gegenwärtig kein formales Verfahren, um die Wahrheitsnähe einer Aussage zu bestimmen), soll heute in der Medizin ausschließlich dasjenige als „Evidenz" gelten, was bestimmten formalisierten Verfahren der Datengenerierung, -auswertung und -präsentation gehorcht: dem Goldstandard der doppelblinden, randomisierten Studie. Nur was durch formalisierte Verfahren positiv zertifiziert wurde, soll den Ärzten als Therapien zur Verfügung stehen. Individuelle ärztliche Urteilskraft hat demgegenüber zurückzuweichen. Die Wertigkeit sonstiger Evidenz, z.B. nichtrandomisierter Studien wird gegenüber diesem Goldstandard bemessen. [145]

Diese zunehmend dominierende Rolle von EbM wird nicht generell befürwortet, sie erzeugt verschiedenste Probleme und erfährt deshalb vielfältige Kritik. Beispielsweise kritisiert M. Little an EbM: 1. ihren Reduktionismus, 2. ihren Paternalismus (der Wissenschaftler und die Statistik „wisse", was am besten ist), 3. ihre Privilegierung bestimmter Untersuchungsverfahren über andere Arten der Erkenntnis, 4. ihr fragwürdiges Konzept der „Equipoise" als Grundlage der RCT, 5. die Wankelmütigkeit und rasche Verfallszeit der gefundenen EbM-„Wahrheit", 6. die Eliminierung des Individuums zugunsten von Kategorien, 7. die historische Arroganz in der Selbstpräsentation als medizinische Revolution bei faktisch langer Tradition, 8. die Verachtung einer Generation von Pionieren, die durch die gewissenhafte und sorgfältige Verwendung unterschiedlicher Evidenzquellen zu ihrer Version der „besten" Behandlung kamen. [466] Hinzu komme die überwertige Idee der „Eleganz", des „rigors" einer Studie, was einen höheren Stellenwert erlangt als der medizinische Grund: das Lindern des Leidens kranker Menschen. [466]

In praktischer Hinsicht wird heute mit Nachdruck auf die im Folgenden besprochenen Punkte verwiesen. Sie betreffen auch die Evaluation der Anthroposophischen Medizin, weshalb sie hier ausgeführt werden:

Praxisferne und Einschränkungen von randomisierten Studien

RCTs können die Frage untersuchen, ob eine bestimmte Therapie in einem genau definierten Setting für eine spezifische Gruppe von Patienten mit genau definierter Diagnose einen bestimmten, aus wissenschaftlicher Sicht relevanten Vorteil bringt. Diese Information hilft jedoch den meisten Ärzten nicht viel. Vor allem in die Primärversorgung kommen meist Patienten mit unspezifischen Symptomen, oft gar keinen Diagnosen, in frühen Krankheitsstadien, mit mehreren Erkrankungen (was in vielen RCTs ein Ausschlusskriterium ist; auch auf die Frage,

welche Auswirkung die Therapie der einen Erkrankung auf die andere Erkrankung hat, geben RCTs in der Regel keine Antworten) und mit ganz unterschiedlichen Zielen. „Although the amount of medical evidence increases daily, many core questions remain unanswered." [144] Im EbM-Kontext bleiben die meisten relevanten Fragen unbeantwortet; so fanden sich bei der Analyse von 70 holländischen allgemeinmedizinischen Leitlinien 875 relevante klinische Fragen, für die es keine Antworten gab. [144]

RCTs werden überwiegend im akademischen Setting durchgeführt. Damit betreffen sie aber weniger als 1 % der Patienten, die medizinische Hilfe benötigen (Abb. 4-1) [249]. Für das Gesamtsystem der Medizin ist deshalb, allgemein gesprochen, die bisherige RCT-Forschung wenig repräsentativ.

Zwar werden teilweise auch randomisierte Studien in der hausärztlichen Versorgung durchgeführt, solche Studien unterscheiden sich jedoch häufig erheblich von den üblichen Praxisbedingungen hinsichtlich Diagnostik, Therapie und Therapieziel der Patienten. Beispielsweise werden bei randomisierten Depressionsstudien in Hausarztpraxen die Patienten systematisch gescreent, es wird für jeden Patienten ein Psychiater oder Psychologe wiederholt hinzugezogen, zum

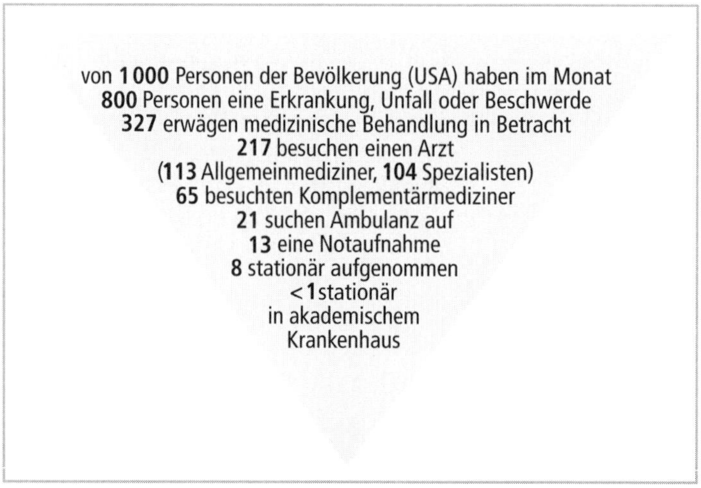

von **1 000** Personen der Bevölkerung (USA) haben im Monat
800 Personen eine Erkrankung, Unfall oder Beschwerde
327 erwägen medizinische Behandlung in Betracht
217 besuchen einen Arzt
(**113** Allgemeinmediziner, **104** Spezialisten)
65 besuchten Komplementärmediziner
21 suchen Ambulanz auf
13 eine Notaufnahme
8 stationär aufgenommen
<**1** stationär
in akademischem
Krankenhaus

Abb. 4-1 Inanspruchnahme medizinischer Hilfe durch die amerikanische Bevölkerung (aus: N Engl J Med 2001; 344: 2021–5)

Absichern von Diagnose, Schweregrad, Nebenwirkungen oder zur Behandlung [54, 101, 130, 793], was aber nicht der Praxisrealität entspricht. So wird nicht die Realität, sondern meist ein eher künstliches Behandlungssetting erprobt. Hinzu kommt, dass RCTs im Allgemeinen diagnosespezifisch durchgeführt werden, die Behandlung beim Primärarzt jedoch meist symptomspezifisch erfolgt, da eine ausgiebige Diagnostik bei jedem Patienten weder realistisch noch sinnvoll ist. – Dies alles ist von Belang für die Anthroposophische Medizin, die ihren Schwerpunkt in der Grundversorgung hat.

Im speziellen haben RCTs gegenüber der Behandlungsrealität folgende Nachteile:

Kurze Therapien und Beobachtungszeiten:
Es werden meist Kurzzeiteffekte untersucht, die für chronische Erkrankungen nur begrenzte Relevanz haben. So liegt die Laufzeit von Studien zur rheumatoiden Arthritis, einer lebenslangen Erkrankung, in der Regel bei wenigen Monaten und kaum je über 1 Jahr; die langfristige Auswirkung der oft toxischen Therapien ist aber gerade hier entscheidend. Ähnlich bei RCTs zur Behandlung von Asthma bronchiale, auch hier liegt die Laufzeit bei wenigen Monaten und nur selten über 1 bis 2 Jahre; gerade die Langzeiteffekte der Prophylaxe im Verhältnis zu den Risiken sind hier aber entscheidend. Auch die Beobachtungszeit der meisten Antidepressiva-Studien beträgt nur 6 Wochen [223, 369]. Sogar in der Kardiologie ist die „period of study for the primary endpoint … usually quite short (48 h to 30 days)." Bei einer längeren Nachbeobachtungszeit würden sich die Kurzzeiteffekte dann meist verlieren oder verschwinden, aber „such findings rarely receive the same publicity as the initial report in high profile journals." [74] Wenn randomisierte Studien zu chronischen, behandlungsbedürftigen Beschwerden länger dauern, suchen die Patienten zusätzlich zur Studientherapie noch weitere Hilfe und Behandlung. Die Studien haben deshalb zuletzt wegen Kontamination und hoher Dropout-Quoten wenig Aussagekraft und müssen, obschon formal als RCT begonnen, zuletzt faktisch wie naturalistische Beobachtungsstudien ausgewertet werden. Die klinisch (zeitlich) relevanten Informationen zu chronischen Erkrankungen beziehen sich also auch in der Schulmedizin in aller Regel nicht auf RCTs. – Auch dies hat für die anthroposophische Behandlung besondere Bedeutung, da die konsultierenden Patienten oft chronisch krank sind und da auf Langzeitverbesserungen abgezielt wird.

Patientenselektion: In randomisierte Studien werden in der Regel hochselektierte Patientengruppen aufgenommen, da man für verlässliche Vergleiche homogene Gruppen benötigt und deshalb enge Einschlusskriterien definiert. Das führt dazu, dass beispielsweise nur 15 % der ambulant behandelten Patienten mit Major Depression nach DSM-IV unter die Einschlusskriterien von 31 Antidepressiva-Studien aus fünf führenden Psychiatrie-Zeitschriften fielen. Die übrigen 85 % Patienten wären wegen Komorbidität, Krankheitsdauer oder unpassender Symptombelastung von den gängigen Antidepressiva-Studien ausgeschlossen worden [859]. Hinzu kommt, dass diese 15 % der Patienten nur zum Teil auf die antidepressive Behandlung ansprechen, so dass der Nachweis der Wirksamkeit der antidepressiven Behandlung in RCTs – die „best evidence" – nur für einen Bruchteil der Patienten gilt. „The vast majority of drugs – more than 90 per cent – only work in 30 or 50 per cent of the people" so der Glaxo Vizepräsident (s. Textkasten 4-1). Es erhalten also die überwiegende Mehrzahl der Patienten in der Praxis Therapien, die (trotz einer Vielzahl rigoroser RCTs) für sie nicht entsprechend geprüft oder unwirksam sind. – Auch dies hat Bedeutung für die Anthroposophische Medizin, denn hier kommen unselektierte Patienten mit Begleiterkrankungen, allen Symptomausprägungen, Vortherapien etc. in Behandlung. Sie müssen alle zurei-

Textkasten 4-1 Response-Raten

Ansprechraten von Medikamenten in verschiedenen therapeutischen Bereichen
(Glaxo Vice-President Allen Roses, Independent/UK 8.12.2003)

Alzheimer-Krankheit: 30 %	Diabetes: 57 %	Migräne (Prophylaxe): 50 %
Analgetika (Cox-2): 80 %	Hepatitis C (HCV): 47 %	Onkologie: 25 %
Asthma: 60 %	Inkontinenz: 40 %	Rheumatoide Arthritis 50 %
Herzrythmusstörungen: 60 %	Migräne (akute): 52 %	Schizophrenie: 60 %
Depression (SSRI): 62 %		

chend behandelt werden, und eine Selektion der Patienten entsprechend konventioneller RCTs für Studienzwecke erweist sich als illusionär (s. unten).

Erforderlicher Zugriff auf große Patientenzahlen: Um unter den genannten Selektionsbedingungen genügend Patienten rekrutieren zu können, benötigt man riesige anfängliche Patientenmengen, was wiederum die Durchführung von RCTs oft verunmöglicht. An der Universitäts-Frauenklinik Heidelberg wurde jüngst die Rekrutier- und Randomisierbarkeit von Brustkrebspatientinnen für eine Mistelstudie untersucht: Im Verlauf von 28 Monaten wurden in der Universitätsklinik 1922 Frauen operiert, doch nur 29 davon, das heißt 1,5 % (2 % aller dort vorgestellten Frauen mit gesichertem Mammakarzinom) hätten in eine RCT zur Misteltherapie aufgenommen werden können. (Häufigster Ausschlussgrund war ein fehlendes Einschlusskriterium; weitere Gründe für Nichtteilnahme waren: Grundsätzliche Ablehnung einer Studienteilnahme seitens Patient, organisatorische Gründe, vorbestehende Misteltherapie oder dezidierter Wunsch nach Misteltherapie, fehlender histologischer Befund, Teilnahme an anderer Studie, Ablehnung der Chemotherapie.) [227] Somit scheitert sogar an einer der größten Universitätskliniken Deutschlands das Vorhaben einer Mistelstudie wegen mangelnder Rekrutierungsmöglichkeit. Auch randomisierte Studien zu anthroposophischen Mistelextrakten, die schließlich fertigge-

stellt werden konnten, zeigen die Schwierigkeiten der Patientenrekrutierung: In einer Studie musste die Laufzeit erheblich verlängert und zugleich die Planzahl der Patienten deutlich nach unten korrigiert werden, um schließlich nach 8½ Jahren Patientenrekrutierung mit 114 auswertbaren Patienten im Mistelarm zu einem Abschluss der Studie gelangen zu können. [161] In einer weiteren Studie benötigten 45 europäische onkologische Zentren 8 Jahre Rekrutierungszeit für eine randomisierte Melanomstudie mit 102 Patienten im Mistelarm, das heißt es dauerte pro Zentrum im Mittel 4 Jahre, um einen Patienten für den Mistelarm rekrutieren zu können. [408]

Wie schwierig bzw. unmöglich die bloße technische Durchführung einer randomisierten Studie zur Anthroposophischen Medizin ist, zeigt die Tatsache, dass sogar einem hochkarätigen Team (Universität Bern) der Ansatz missglückte, eine randomisierte Studie zum Systemvergleich anthroposophischer vs. psychosozialer vs. keiner Zusatztherapie bei Karzinomerkrankungen zu Ende zu führen. Obwohl Patienten mit fortgeschrittenen Stadien mehrerer Tumorarten (Mamma-, Bronchial-, Ovarial-, Endometrium-, Zervixkarzinom oder gastrointestinales Karzinom) an der Studie teilnehmen konnten, gelang dennoch innerhalb eines Jahres nur die Rekrutierung von 18 randomisierbaren Patienten; auch nach Erweiterung der Einschlusskriterien auf weitere Krebsindikationen konnten von 346 potenziellen Patienten zuletzt nur 61 (je 20 oder 21) in die vorgesehenen drei Arme randomisiert werden, während alle anderen Patienten aus unterschiedlichen Gründen ausschieden (s. S. 94 ff.). Hinzu kam, dass sich im Follow-up der Gesundheitszustand der Patienten rasch verschlechterte und sie früh starben, so dass es zusätzlich zu einem drastischen Dropout kam. Nach 25 Monaten Laufzeit wurde die Studie abgebrochen. (Details s. S. 94 ff.)

Patientenpräferenz: Ein Grund für mangelnde Teilnahmebereitschaft von Patienten ist die entschiedene Präferenz pro oder kontra einer der Therapien; dies war auch ein wichtiger Grund für das Scheitern der oben genannten Heidelberger und Berner Studien. Im Falle von komplementärmedizinischen Behandlungen scheint das Element der Präferenz besonders ausgeprägt zu sein. In der oben schon erwähnten prospektiv vergleichenden Studie zu akuten Ohr- und Atemwegsinfektionen (Behandlungen anthroposophischer Ärzte vs. schulmedizinischer Ärzte) wurden die Patienten befragt, ob sie zum Zwecke einer wissenschaftlichen Untersuchung einer randomisierten Therapiezuteilung zustimmen würden. Im schulmedizinischen Kontrollarm zeigten 35 % der Patienten Bereitschaft, im anthroposophischen Behandlungsarm jedoch nur 3,2 % [284]. Der häufigste Grund für die Ablehnung der Randomisation war Therapiepräferenz: 94,5 % der Patienten im anthroposophischen Therapiearm hatten eine erklärte Präferenz für die anthroposophische Therapie. Bei derart geringem Aufkommen an randomisierbaren Patienten sind RCTs nicht durchführbar. In manchen Ländern „löst" man solche Probleme, indem den Patienten die Therapie außerhalb der Studien vorenthalten oder ihre Verfügbarkeit verheimlicht wird und sie so bei Therapiewunsch, insbesondere bei lebensbedrohlichen Erkrankungen, zur Studienteilnahme genötigt werden. [513] Abgesehen davon, dass derartige Bedingungen ethisch bedenklich sind, besteht in Mitteleuropa eine generelle Verfügbarkeit anthroposophischer Therapien.

Atypische Patienten und atypische Therapien: Patienten, die in eine Randomisation oder Verblindung einwilligen, sind möglicherweise für bestimmte Therapien nur suboptimal geeignet. So müssen bei Therapien wie Krankengymnastik, Heileurythmie oder künstlerischen Therapien eine Motivation und Bereitschaft auch zu verstärkter Anstrengung, zum Erlernen und kontinuierlichen Üben zu Hause und zum Teil auch nach Therapiebeendigung vorliegen. Unklar ist, ob ein Patient, der einer solchen Therapie so indifferent gegenüber steht, dass er sich auf eine randomisierte Therapiezuteilung einlässt, das gleiche für den Therapieerfolg erforderliche, nachhaltige Engagement aufbringen würde wie ein Patient, der diese Therapie aus eigenen Stücken oder auf Anraten des Arztes seines Vertrauens aufgreift.

Ähnliches ist auch bei Arzneimitteltherapien nicht ausgeschlossen, wie ein Beispiel aus einer prospektiven Matched-Pair-Studie [252] zur Mistelbehandlung der Krebserkrankung zeigt. Innerhalb dieser Studie wurden Patienten nach ihrer prinzipiellen Bereitschaft zur Teilnahme an einer Doppelblindstudie befragt. Patienten, die positiv antworteten, hatten gravierend schlechtere psychosomatische Selbstregulationswerte als nicht verblindungsbereite Patienten. Zudem hatten solche Patienten nicht nur eine vergleichsweise kürzere Überlebenszeit, sondern auch unter Misteltherapie keine statistisch signifikant überlegene Überlebenszeit im Vergleich zu ihren Kontroll-„Zwillingen", anders als die *nicht* verblindungsbereiten Patienten, die unter Misteltherapie eine signifikante Überlegenheit zeigten. Das bedeutet, dass in eine randomisierte Doppelblindstudie wahrscheinlich nur diejenigen Patienten eingehen würden, bei denen wegen eines herabgesetzten psychosomatischen Salutogenese-Potenzials keine wirkungssteigernde Interaktion mit dem hygiogenetischen Wirkungspotenzial der Mistelbehandlung zu Stande kommen kann. Das Konstrukt der Doppelblindstudie könnte also in diesem

Falle die Selektion atypischer, ungeeigneter Patienten provozieren.

In RCTs müssen Therapien in der Regel vereinfacht und schematisiert werden; schon für die pharmakologischen Therapien ist dies oft schwierig, für nichtpharmakologische Therapien aber, besonders wenn sie ihre Erfolgsaussichten von der fortwährenden individuellen Anpassung und neuen Ausrichtung abhängt (was beim Gros anthroposophischer Therapien der Fall ist), kann dies groteske Auswirkungen haben. Der Psychotherapeut und Wissenschaftstheoretiker Kriz charakterisierte diese Problematik, teilweise Legewie zitierend, für die Psychotherapien wie folgt: „Der Kardinalfehler kontrollierter und randomisierter Psychotherapiestudien besteht genau darin, dass die Bedingungen psychotherapeutischer Praxis bis zur Unkenntlichkeit verändert werden. ... Psychotherapie in kontrollierten Studien ist im Extremfall als Karikatur von Psychotherapie anzusehen und lässt an das bei Amateuren beliebte Malen oder Sticken nach Zahlenvorlagen denken. Aus solchen Studien Schlüsse für die Praxis ableiten zu wollen, ist in hohem Masse unwissenschaftlich, auch wenn diese Studien ganzen Heerscharen von Forschern Drittmittel und wissenschaftliche Karrieren bescheren." [428]

Nivellierung: Es sprechen nicht nur die meisten Therapien bei vielen Patienten nicht an, sondern es können auch einige Patienten einen Schaden durch positiv geprüfte Verfahren erleiden. Dies ist mit RCT-Methodologie nicht fassbar, da sie die Effekte mittelt und nivelliert (bei Subgruppenanalysen wird das Prinzip der RCT verlassen). Für die Behandlung von Patienten ist es aber von gravierender Bedeutung. Das Problem wurde deutlich in der Diskussion zu einer Studie, die im Kontext der psychosozialen Betreuung von Müttern nach Totgeburt untersuchte, ob Mütter ermutigt werden sollten, ihr verstorbenes Kind in den Armen zu tragen, ob dies die Verarbeitung des Traumas verbessert oder ob dies zusätzlich trauma-

tisiert: „What is perhaps most challenging of all, especially for professionals seeking an evidence for their practice, is the inescapable truth that what is right for some parents may be wrong for others." Und dies erfordere primär „great skill and sensitivity". [499] – Ob und inwieweit es eine methodologische, rationale Basis für derartige Fähigkeiten der individuellen Beurteilung gibt, wird unten noch eingehender diskutiert.

Outcome: Das Prüfziel der Studien und das Ziel der Patientenbehandlung divergieren oft erheblich. Das betrifft nicht nur die Grundversorgung in besonderem Maße [144], sondern auch die akademische Medizin: So wurden Patienten und Ärzte am Vorabend einer laparoskopischen Gallenoperation befragt, was aus ihrer Sicht für den postoperativen Verlauf der wichtigste von 10 Endpunkten sei. Einigkeit bestand hinsichtlich Vermeidung von Tod und Komplikationen. Während jedoch danach für Ärzte der Schmerz am wichtigsten war, stand bei den Patienten das möglichst schnelle Wiederherstellen der vollen physischen Belastbarkeit im Vordergrund. Dieser Zielparameter wurde allerdings in keiner der klinischen Studien (RCTs und N-RCTs) der Weltliteratur zum Vergleich laparoskopischer versus konventioneller Cholezystektomien gemessen. Obwohl also die Studien strengen wissenschaftlichen Kriterien gehorchen (RCT), messen sie Endpunkte, die eventuell für die Wissenschaftler wichtiger sind als für die Patienten. [544]

Asymmetrische Beweiskraft: Während ein positives RCT-Ergebnis bei guter Durchführung eine Beweiskraft hat, gilt dies *nicht* für ein negatives RCT-Ergebnis. Dies ist *kein* valider Nachweis der Unwirksamkeit. („The major weakness of the randomized trial is the difficulty for protection against *false negativity*." [209]) – Diese grundsätzliche EbM-Asymmetrie ist in der heutigen Methodendiskussion weitgehend unbeachtet, auch wenn Praktiker immer wieder darauf

Tab. 4-1 Faktoren, die in randomisierten Studien die Tendenz zu falsch negativen Ergebnissen fördern können [381, 383]

• Therapiefehler, falsche Dosierung	• Gruppenangleichung
• zusätzliche und kompensatorische Behandlung	• Fallstricke bei der Patientenrekrutierung
• spezifisch wirksame „Placebo"-Behandlung	• Konditionierungseffekte
• Dropouts und Non-Compliers	• kognitive Interaktionen
• Kontamination und Intention-to-treat Analyse	• Störung des Arzt-Patienten-Verhältnisses
• Informed Consent	• Fehlattribution
• Gefälligkeitsauskunft, experimentelle Unterordnung	• simplifiziertes Studiendesign (Mega-Studien)
• mangelnde Differenzierungskraft der Erhebungsmethode	
• Tendenz zu mittelwertigen Angaben	

hinweisen [415]. („Orthodoxy always invokes the danger of Type One errors to ensure the occurence of Type Two errors." [191]) Eine Vielzahl von Faktoren provoziert und fördert falsch negative RCT-Ergebnisse (Tab. 4-1). Das Problem ist jedoch: Es gibt heute keinen Formalismus zum Identifizieren dieser Faktoren. Deshalb ist prinzipiell keine wirksame Therapie davor gefeit, infolge formal perfekter, aber inhaltlich unachtsamer Studien als unwirksam geprüft zu werden und so aus der Patientenbehandlung zu verschwinden. Inhaltliche Falschnegativ-Fehler betreffen erstaunlich viele RCTs. Exemplarisch sei an dieser Stelle auf jene 4 der 17 randomisierten Studien zur Anthroposophischen Medizin verwiesen, die keine Überlegenheit des anthroposophischen Behandlungsarms aufwiesen (2-mal) oder ein relevantes negatives Teilergebnis hatten (2-mal). In jeder dieser vier Studien kann das negative Ergebnis unschwer auf einen potenziellen Falsch-negativ-Faktor zurückgeführt werden: In einer Mistelstudie zum nichtkleinzelligen Bronchialkarzinom [161] sprechen hohe Remissionsquoten für

(nicht dokumentierte) aktive Behandlungen in der Placebogruppe und so für eine falsch negative Nivellierung des Ergebnisses (weitere Details s. [399]). In einer Mistelstudie zum malignen Melanom [408] (unter Beteiligung von 45 europäischen Zentren) wurde pro Zentrum nur 1 Patient in durchschnittlich 4 Jahren aufgenommen; man kann deshalb von einer unzureichenden Expertise der behandelnden Ärzte und folglich von einer suboptimalen Misteltherapie ausgehen; zudem wurde über einen zu kurzen Zeitraum mit einer vermutlich suboptimalen Präparatewahl behandelt (weitere potenzielle Falsch-negativ-Faktoren s. S. 192 f. und S. 183 ff.). In einer Studie zur Ferrum-Quarz-Behandlung der Migräne [422] waren sehr viele Patienten eingeschlossen, die eigentlich in Migräne-Studien nicht eingeschlossen werden sollten (weiteres s. S. 127 ff.); man hatte also zum Großteil falsche, für die Behandlung ungeeignete Patienten. In einer Studie zur postoperativen Abschwellung im Wundbereich mit Arnika [367] war der Messzeitpunkt so spät gewählt, dass die Spontanabschwellung schon abgeschlossen war (Details s. S. 125 f.). Obwohl also jeweils lege artis randomisiert wurde, kann in allen diesen vier Studien unschwer wegen nicht beachteter Zusatztherapien oder wegen mangelnder Eignung der Ärzte, der Patienten, der Behandlungsdauer, des Präparats oder der Messzeitpunkte ein irreführendes, falsch negatives Ergebnis erzeugt worden sein. Man sieht hieran, wie ubiquitär das Falsch-negativ-Problem ist. Trotz Randomisation, in zwei Fällen sogar Verblindung, haben die Ergebnisse keine Beweiskraft, da sie zweifach gedeutet werden können: als Ausdruck von Unwirksamkeit oder als Ausdruck eines jeweiligen Falsch-negativ-Bias. Demnach sind lege artis durchgeführte RCTs, obschon sie es nach herrschender gängiger Auffassung sein müssten, nicht ohne weiteres beweisende, konfirmatorische Studien.

Die Tatsache, dass der Mangel an formaler Fassbarkeit dieser Falsch-negativ-Fehler in der bisherigen Methodendiskussion so gut wie nicht beachtet wird, ist ein entscheidender Schwachpunkt der dominierenden RCT-Methodologie und unterminiert den Wert der derzeitigen Debatte um das Verhältnis von randomisierten und nichtrandomisierten Studien (N-RCT). Allgemein gilt, dass N-RCTs, verglichen mit RCTs, oft zu einer Überschätzung der geprüften Therapiewirksamkeit führen würden, obwohl empirische Untersuchungen das zum Teil widerlegen [62, 98, 133]). Jedoch gelten bei den entsprechenden vergleichenden Bewertungen immer a priori die RCT-Ergebnisse als Eichpunkt, ohne dass dabei aber deren grundlegende Tendenz zu Falsch-negativ-Ergebnissen, also zur *Unter*schätzung der Therapiewirkungen berücksichtigt würde. Die Präzision, Zuverlässigkeit und Bias-Reduktion der RCTs ist – basierend auf einer bestimmten erkenntnistheoretischen Tradition (s. unten) – dogmatisch festgesetzt, aber weder empirisch überprüft noch erkenntnistheoretisch reflektiert.

Divergente Ergebnisse: Die kürzliche Diskussion um Sinn oder Unsinn des Mam-

mographiescreening zeigt beispielhaft, dass verschiedene professionelle Evidenz-basierte Auswertungen identischer klinischer Studien trotzdem zu verschiedenen Schlussfolgerungen und sogar zu entgegengesetzten Therapieempfehlungen kommen können. [153]

Auch im BMJ [415] wurde dieses Problem anhand dreier qualitativ hochwertiger systematischer Reviews derselben Studien (epidurale Steroidinjektion bei Ischialgie) diskutiert. Das Qualitätsscoring der einzelnen Studien war teilweise extrem unterschiedlich, die Gesamtaussagen waren divergent: wirksam versus unwirksam. Überdies erwies sich die Checklisten-gestützte Studienbewertung als insuffizient, um Faktoren, die zu falsch negativen Ergebnissen führten (s. oben), zu entdecken und in der Endbewertung zu berücksichtigen. [415]

Die Forderung nach kontrollierten klinischen Studien hat ihre Begründung darin, dass ärztliche Beurteilungen divergieren können. Diese Divergenz soll durch verlässliche klinische Studien, wenn möglich RCTs, überwunden werden. RCT-Ergebnisse sind aber ebenfalls oft divergent [339], weswegen systematische Reviews (Meta-Analysen) von RCTs durchgeführt werden. Nun erweisen sich aber auch die Ergebnisse der systematischen Reviews von RCTs als divergent. Die Gründe sind, dass sowohl RCTs als auch systematische Reviews aufwändig und störanfällig und schwierig durchzuführen und zu beurteilen sind. Ob größere Formalisierung und Dimensionierung der Studien das Problem überwinden können, ist fraglich.

Diese Einschränkungen, die hier nur angedeutet werden können, haben zur Folge, dass randomisierte Studien, obschon ihre Zahl immens zugenommen hat, dennoch nur eine sehr begrenzte Auswirkung auf die klinische Praxis haben („30 years later, Cochrane's approach clearly enhanced the number of published papers, but it has rather limited effect on clinical practice and policies – even when applying the most sophisticated electronic techniques." [144]). Es muss deshalb die grundsätzliche Frage gestellt werden, ob RCTs überhaupt geeignet sind, die medizinische klinische Praxis in großem Maßstab zu zertifizieren, oder ob ihr Einsatz auf gezielte Fragestellungen beschränkt sein sollte.

Der klassische Einsatz für RCTs ist heute die Prüfung neuer Arzneimittel; fraglich erscheint aber, ob RCTs auch geeignet sind für die Evaluation komplexer Therapieverfahren oder gar ganzer Therapierichtungen, wenn diese schon seit Jahrzehnten in der medizinischen Grundversorgung eine tägliche Anwendung finden. Das etablierte Prüfsystem der Therapieforschung ist bis hinein in die Terminologie (präklinische und klinische Forschung; Phase-I-, -II-, -III-, -IV-Studien) auf Neuentwicklung und -zulassung von Arzneimitteln ausgerichtet, nicht aber für eine a posteriori vorzunehmende Evaluation bestehender Therapiesysteme. Die Eignung für die umfassende Evaluation komplementärmedizinischer Richtungen erscheint deshalb eher fraglich.

Für welche Therapien eignen sich RCTs? Kommerz-Bias und Karriere-Bias

Die Diskrepanz von realer Forschung und medizinischer Relevanz wurde kürzlich im *Lancet* thematisiert: „A basic assumption ... is that clinical research follows clinical relevance. In reality, much research is driven by commercial interests. ... more evidence is published on pharmacological treatments than on the effects of interventions aimed at changing health behaviour. ... there is a danger of evidence-based medicine to pursue what is possible and available rather than what is relevant." [144]

Randomisierte Studien sind immens teuer, schätzungsweise 5 000 bis 10 000 Euro pro

Patient [55]. Die Kosten einer in USA laufenden komplementärmedizinischen Studie zur Chelattherapie der kardiovaskulären Erkrankung betragen 30 Millionen US-Dollar. [332] Wegen hoher Kosten bei zugleich geringer staatlicher bzw. gemeinnütziger Förderung wandert die klinische Forschung zunehmend in die Domäne der pharmazeutischen Industrie ab, wo sie Zulassungs- und Marketinginteressen gehorcht. [55] Die Folge ist, dass prioritär nur Therapien erforscht werden, die patentierbar und gewinnversprechend sind. Gemeinhin investiert die pharmazeutische Industrie nur in Medikamente, deren geschätzter Umsatz über 300 Millionen Pfund pro Jahr liegt. [337] Viele erfolgversprechende Therapien werden deshalb nur schlecht oder nie überprüft, zumal wenn sie sich nicht durch Patente schützen lassen.

Die kostenaufwändige moderne Forschungslogistik ist realisierbar bei Erkrankungen, die große Menschenmassen betreffen (Volkskrankheiten wie die koronare Herzerkrankung, mit vielen Menschen sowohl für Studien als auch im späteren Absatzmarkt). Sie begünstigt pharmazeutische Unternehmen, die mit wenigen Medikamenten großen Umsatz machen. Diese sind die Gewinner im EbM-Biotop. Verlierer sind dagegen Therapien ohne Aussicht auf breite Vermarktung bzw. ohne finanzstarke industrielle Rückendeckung: nichtpharmakologische Therapien (z. B. Physiotherapien, Kreativtherapien, Psychotherapien, chirurgische Verfahren, manuelle Therapien, alle Anwendungs- und Hinwendungs-orientierten Verfahren), Therapien tropischer Erkrankungen („neglected diseases" [560]), Behandlungen seltener Erkrankungen, Langzeitbehandlungen chronischer Erkrankungen, Antidote gegen Vergiftungen, Impfstoffe (gravierender Rückgang der Verfügbarkeit wird bereits beklagt [582]), Therapien von Kindern [724], Therapien mit großen Präferenzen seitens der Ärzte oder Patienten (z. B. wegen großer Therapieeffekte [338]), ebenso auch Medikamente der Homöopathie und Anthroposophischen Medizin, wo aufgrund der Systemlogik die pharmazeutischen Hersteller hunderte oder tausende Arzneispezialitäten vorhalten müssen, mit nur geringer Absatzmenge für die meisten Einzelmedikamente. – Fast alle Therapien der Anthroposophischen Medizin laufen Gefahr, dem Kommerz-Bias zu unterliegen, da sie nicht breit und teuer zu vermarkten sind. Ein Beispiel aus diesem HTA-Bericht: Der körperwarme Einlauf bei Kindern mit Fieber (s. S. 152 f.; hier wird Leitungswasser mit etwas Kochsalz eingesetzt) bereitet Kosten von wenigen Rappen oder Cent. Teure, bürokratische GCP-konforme Studien sind hier eine Illusion, da sich die Therapie danach nicht teuer vermarkten lässt und deshalb keine Investoren findet.

Ähnliche Auswirkungen wie der Kommerz-Bias hat der Karriere-Bias, auf den J. Kriz in einem Gutachten zum Begriff der Wissenschaftlichkeit in der Psychotherapie (im Kontext des geplanten eidgenössischen Psychologiegesetzes) verwies: „,Hunderte von Studien‘, die oft als besonderes Qualitätsmerkmal propagiert werden, sprechen nicht unbedingt für die Brauchbarkeit von Therapiemethode X im Gesundheitssystem, sondern für die Brauchbarkeit dieser Methode im Rahmen universitärer Karrieremuster … Es ist nicht so, dass die meisten Schulen auf den Nachweis der Psychotherapiewirksamkeit verzichtet haben … Vielmehr ist es so, dass die meisten Wissenschaftler auf die Untersuchung der Psychotherapiewirksamkeit … bei vielen Schulen verzichtet haben, deren theoretischen Konzepte nicht so gut in die ,publish or perish‘-Strukturen der Forscherkarrieren passten." [428] (Auf die Schweizer Verhältnisse der Anthroposophischen Medizin bezogen spiegelt sich dieser Karriere-Bias in dem quantitativen Verhältnis des vorhandenen Viertel-Lehrstuhls für AM im Vergleich zu den 1 049 Professuren für Schulmedizin.) – Das heißt, dass prioritär diejenigen Therapien erforscht werden, die derzeit en vogue sind und damit Vorteile der persönlichen Karriere des jeweiligen Forschers bieten. Dies führt zu dem Trugbild, dass diese Therapien, da mehr erforscht, auch therapeutisch sinnvoller und besser seien.

Ungeachtet ihrer Wirksamkeit besteht für alle entsprechend benachteiligten Therapien die Gefahr, dass sie sukzessive in einer kommerzbasierten Medizin und einer karriereorientierten Forschung aus der Patientenbehandlung verschwinden. Solange keine ausreichend breite öffentliche Forschungsförderung besteht, sind RCTs vor allem geeignet, um Medikamente zu prüfen, die im Labor entwickelt und dann aus kommerziellen Überlegungen von „Global Players" und mit Blick auf einen breiten Absatzmarkt hergestellt werden. Andere Evaluationsformen, wie zum Teil auch im vorliegenden HTA-Bericht vorgestellt, müssen hingegen jenen Therapien zukommen, die schon lange zu dem von Ärzten zur Hilfeleistung benötigten Therapierepertoire gehören oder die von den direkt Behandelnden primär am Patienten entwickelt werden, unmittelbar in der Situation der nötigen Hilfeleistung.

Formalisierung als Fortschrittsbremse

Die besagte Kommerzialisierung des medizinischen Fortschritts scheint zu einer in jüngster Zeit vieldiskutierten Entwicklungsbehinderung des medizinisch-therapeutischen Fortschritts zu führen. Die Aufwändigkeit klinischer Forschung ist bedingt durch hochgradige Formalisierung und Bürokratisierung. Dies wurde kürzlich im Lancet als mögliche Ursache des seit über 30 Jahren stagnierenden pharmakologisch-therapeutischen Fortschritts diskutiert. [338] Die epochalen medizinischen Entdeckungen der goldenen Jahre 1930 bis 1965 seien von einzelnen genialen, enthusiastischen, an Kranken orientierten, vom Heilungswillen getriebenen, in ihrer Handlungsfreiheit wenig eingeschränkten Ärzten und Forschern erbracht worden – mit ungenügender wissenschaftlicher Qualität, mangelhafter Statistik, geringen Patientenzahlen, schlechter Qualitätskontrolle der Medikamentenherstellung. Erfahrene Ärzte könnten bei vielen Therapien auch ohne Einsatz großer Studien schon bei 10 bis 20 Patienten sicher beurteilen, ob und wie der Krankheitsverlauf gebessert wurde. Entsprechend rasch sind Fortschritte der Erkenntnisgewinnung. Mit dem modernen System der Forschungstechnologie und -kontrolle wären Penicilline, Sulfonamide, Cefalosporine, Neuroleptika, Antidepressiva, antileukämische Medikamente und Corticosteroide vermutlich nie entdeckt worden. [338] Das aus der täglichen Sorge und Behandlung kranker Menschen entwickelte, fachkundige und wissenschaftlich geschulte ärztliche Urteil, das heute als unwissenschaftlich und unvalide gilt, hat diese segensreichen Entdeckungen ermöglicht.

Die Folge der Formalisierung ist, dass die Entwicklung neuer Therapien heute fast ausschließlich der Industrie obliegt, weit entfernt von individuellen Patienten-behandelnden Ärzten. Innerhalb der Industrie aber scheint sich das Formalisierungsproblem fortzusetzen. Industrialisierte Therapiefindung gilt als wenig produktiv. [337] Die jährliche Rate neu entwickelter und eingeführter Präparate sank in den letzten 50 Jahren um fast zwei Drittel [337] und der Abwärtstrend setzt sich weiter fort [14], wobei die neuen Medikamente häufig keinen therapeutischen Vorteil zeigen, jedoch um ein vielfaches teurer sind als vorhandene Präparate [215]. Als ein Grund wird wiederum die Abkehr von der Genialität des Einzelforschers gesehen, und die Hinwendung zu computergestütztem Medikamentendesign, Massenscreening und Genomics. [337]

In der Anthroposophischen Medizin werden die Therapien überwiegend von den Ärzten, die in der Behandlung am Patienten stehen, entwickelt und optimiert. Auch die konkrete jeweilige Patientenbehandlung ist weit weniger formalisiert, und die Therapiefindung ist stark an der individuellen Situation orientiert. Entsprechend sind eine individuelle Therapieüberprüfung und eine Diskussion mit der medizinischen Gemeinschaft ein wichtiger Bestandteil der ärztlichen Tätigkeit, was sich auch in der Fülle der von praktizierenden Ärzten publizierten Einzelfällen, Fallserien und klinischen Studien niederschlägt.

Ärztliches Urteil und Individualität

Schon die Diskussion um den Fortschritt in der Therapiefindung zeigt die prinzipielle Bedeutung des ärztlichen Urteils und seiner Professionalisierung. Das ärztliche Urteil wird in der Medizin allerdings, zumal von behördlicher Seite, zunehmend gering geschätzt und diskreditiert, vermutlich zu unrecht und zum Schaden der Medizin.

Das ärztliche Urteil war Grundlage zahlreicher medizinischer Errungenschaften. Auch hinsichtlich der Sicherheit der Therapien erscheint es als verlässliche Instanz: Die Mehrheit amerikanischer Kinderärzte vertraut bei der Behandlung von fiebernden Säuglingen (< 3 Monate) eher auf ihre ärztliche Erfahrung als auf gängige Leitlinien, an denen sich nur 42 % orientieren. Dabei erwies sich das ärztliche Urteil als mindestens ebenso sensitiv und sicher in dem Erkennen zu behandelnder Erkrankungen wie das an Leitlinien orientierte Vorgehen, hatte aber den Vorteil, unnötige Hospitalisierungen und unnötige Labordiagnostik zu vermeiden. [557]

Bei einer Analyse medizinischer Kunstfehler und hoher medizinischer Fehlerhäufigkeit, die sich in Autopsiestudien zeigt, wurde darauf hingewiesen, dass ärztliche Anamnese und körperliche Untersuchung den zuverlässigsten Beitrag zur korrekten Diagnosestellung bilden, aber zunehmend vernachlässigt werden zugunsten apparativer Methoden. [648] Auch Nebenwirkungen therapeutischer Maßnahmen werden als solche nicht durch die RCT-Methodologie identifiziert, sondern durch professionelles Beurteilen des Sachverhalts.

Randomisierte Studien sollen das ärztliche Urteil ausschalten („to guard against any use of judgement" [572]). In Wirklichkeit jedoch müssen alle Ebenen der Evidenz individuell beurteilt werden; auch die Verlässlichkeit einer konkreten RCT oder einer Metaanalyse muss wiederum mit individuellem methodischem und ärztlichem Sachverstand beurteilt werden.

Ursprünglich war EbM als Lernkonzept für Ärzte konzipiert, denen wissenschaftliche Informationen so zur Verfügung gestellt werden sollte, dass sie effizient mit ärztlicher Expertise und individueller Patientenperspektive zu integrieren wäre, um so dem Patienten die individuell beste Behandlung zukommen zu lassen. [614, 615] „Dieses durchaus vernünftige Konzept einer Evidence-based Medicine" so der oberste Repräsentant der Deutschen Ärzteschaft, Prof. Hoppe (Präsident der Bundesärztekammer) im Organ des Deutschen Netzwerkes Evidenzbasierte Medizin [336] „hat inzwischen aber die Gestalt einer überwertigen Idee angenommen." Epidemiologische Erkenntnisse, statistische Mittelwerte seien für den einzelnen kranken Menschen, für das kranke Individuum ohne konkrete Bedeutung: „Kranke Menschen sind keine Objekte sondern Subjekte mit einer ganz eigenen Biografie, die Symptomatik, Verlauf und Bewältigung einer Krankheit wesentlich beeinflusst. Ärztinnen und Ärzte treten als Person in Beziehung zu kranken Personen und nicht zu irgendwelchen krankhaften Erscheinungen, Laboratoriumsbefunden oder Studienergebnissen. … Zu den Quellen medizinischer Erkenntnis gehört ganz wesentlich … die persönliche, individuelle ärztliche Erfahrung, die nicht an Hochschulen gelehrt, sondern im Laufe eines ärztlichen Berufslebens durch zahlreiche persönliche Arzt-/ Patientenbegegnungen erworben wird. … Externe Evidenz tritt hinzu, wenn dieser in-dividuell behandelnde Arzt oder das Ärzteteam sich fragen: Was sagt der Rest der Welt zu dieser Frage, z. B. andere erfahrene Kolleginnen und Kollegen, Fallbeschreibungen in der Literatur, randomisierte kontrollierte Studien, Lehrbücher, gegebenenfalls auch die Cochrane Collaboration?" [336]

Ähnlich äußerte sich im Deutschen Ärzteblatt der vormalige Präsident der Bundesärztekammer, Carstens Vilmar, zusammen mit dem Präsidenten der Landesärztekammer Baden-Württemberg, Friedrich-Wilhelm Kolkmann, der auch Mitherausgeber eines EbM-Lehrbuchs [446] ist: „Leitlinien können sich jedoch nur auf Kollektive beziehen, nicht aber auf den einzelnen Kranken. Im Zweifel hat sich der Arzt immer am individuellen Patienteninteresse zu orientieren. Die ärztliche Methoden- und Therapievielfalt ist deshalb ein sehr hohes Gut und eine individuelle ärztliche Behandlung jedes einzelnen Kranken bleibt auch unter Beachtung medizinisch-wissenschaftlich begründeter Leitlinien eine ärztliche Kunst. … Die durch fachfremde administrative Vorgaben zunehmende Entprofessionalisierung des Arztberufes hat dagegen schwerwiegende Folgen für das Menschenbild der Medizin und damit auch für die Patientinnen und Patienten. … ‚Evidence-based medicine' lautet die neue Heilslehre, die angeblich alle tatsächlichen oder vermeintlichen Probleme lösen soll. …. Evidence-based Medicine hat bei uns nahezu pseudoreligiösen Charakter angenommen. … Evidence-based Medicine wird so von vielen eine anscheinend allumfassende Zuständigkeit zugeschrieben. Übersehen wird dabei die Gefahr, die Medizin und Biologie auf statistische Mittel zu reduzieren. Doch Doppelblindstudien, auf denen der Erkenntnisgewinn moderner medizinischer Forschung größtenteils beruht, werden unter genau beschriebenen Bedingungen durchgeführt, mit hochselektierten Probandenkollektiven, nach strengen Ein- und Ausschlusskriterien. Man schätzt, dass maximal ein Viertel der Patienten eines normalen Krankenhauses den Ein- und

Ausschlusskriterien solcher Studien entsprechen, so dass streng genommen die Ergebnisse entsprechender Studien für den einzelnen Kranken nicht angewandt werden können." [419]

Erkenntnistheoretische Grundlagen der Wirksamkeitsbeurteilung

Der letztendliche Grund, warum in EbM einerseits die randomisierte Studie so hoch und andererseits das individuelle ärztliche Urteil und die ärztliche Erfahrung so gering geschätzt werden, liegt in den erkenntnistheoretischen Prämissen der konventionellen Methodenlehre klinischer Forschung. Die zentrale Frage der Methodenlehre ist: Wie wird Wirksamkeit, wie wird therapeutische Kausalität erkannt? Die klassische Antwort hierauf lautet: Die valide und verlässliche Bestimmung der Wirksamkeit erfolge in einer lege artis durchgeführten randomisierten Studie. Diese Auffassung baut auf mehreren methodischen Annahmen auf, die im Rang von Paradigmen stehen, und die im Verlauf der letzten 4 Jahrhunderte durch berühmte Philosophen und Methodiker formuliert und etabliert wurden (die aber einseitig bzw. falsch sind; s. unten). [383] Sie besagen: Sicheres empirisches Erkennen eines Ursache-Wirkungs-Zusammenhangs sei nur möglich

- *unter experimentellen Bedingungen*
  (Francis Bacon, 17. Jahrhundert [47]),
- *durch häufig wiederholte Beobachtungen*
  (David Hume, 18. Jahrhundert [347]),
- *durch Vergleichen*
  (John St. Mill, 19. Jahrhundert [524]) und
- *durch Randomisation*
  (Ronald Fisher, 20. Jahrhundert [204]).

Das wichtigste dieser 4 Paradigmen ist die Aussage David Humes, dass ein Kausalerkennen nur durch häufig wiederholte Beobachtungen möglich sei, nie aber am Einzelfall. (Hume's Position war maßgebender Antriebsfaktor der Erkenntnistheorie der vergangenen 300 Jahre, unter anderem bei Kant und Popper.)

Übertragen auf die klinisch-therapeutische Forschung ergibt sich: Ein Wirksamkeitsnachweis erfordere

- *eine Studie*
  (= experimentelle Bedingungen),
- *an einer Kohorte*
  (= wiederholte Beobachtungen an vielen Patienten),
- *mit einer Kontrollkohorte*
  (= Vergleichen),
- *bei zufallsgenerierter Zuordnung der Patienten zur Prüf- bzw. Kontrollkohorte*
  (= Randomisation).

Unter der Voraussetzung dieser Prämissen ist die Wirksamkeitsbeurteilung einer Therapie aufgrund individueller ärztlicher Erfahrung nicht möglich. („Die Frage, ob ein Mittel wirksam ist oder nicht, lässt sich grundsätzlich nicht durch einzelne Beobachtungen entscheiden." [855]). Um entsprechende Wirksamkeitsevidenz zu generieren, müsste der einzelne Arzt eine Vielzahl von Patienten mit der betreffenden Therapie behandeln, sodann den durchschnittlichen Therapieerfolg intuitiv ermitteln, zudem eine Vielzahl von nicht oder anders behandelten Patienten überschauen, deren durchschnittlichen Therapieerfolg ebenfalls intuitiv erfassen und schließlich diese durchschnittlichen Behandlungsergebnisse irgendwie vor seinem geistigen Auge vergleichen und dabei auch noch die Wirkungen von Begleittherapien, Kontextfaktoren usw. berücksichtigen. Dass eine derartige Herbeiführung des Wirksamkeitsurteils vom einzelnen Arzt nicht zu leisten ist, ist offensichtlich.

EbM spricht deshalb dem Arzt eine Expertise zu, nicht aber die Fähigkeit zur Evidenzgenerierung. EbM-Evidenz sei immer *externe* Evidenz (aus klinischer Forschung). David Sackett's bekannte EbM-Definitionsformel lautet: EbM sei „integrating individual clincial expertise and the best external evidence." [615] Hierbei war die Charakterisierung von *clinical expertise* auf Folgendes beschränkt: „more effective and efficient diagnosis and … more thoughtful identification and compassionate use of individual patients' predicaments, rights, and preferences in making clinical decisions about their care." [615] Vollständig fehlt in dieser Charakterisierung – und zwar in strenger Konsequenz der oben genannten Prämissen – die ärztliche Fähigkeit zur Beurteilung der Wirksamkeit therapeutischer Maßnahmen. Im Gegensatz hierzu wird gerade von Vertretern Anthroposophischer Medizin die größte Wichtigkeit der Frage nach der Möglichkeit und Reichweite des ärztlichen Urteils in der individuellen Therapiesituation beigemessen: „Fortschritt und Untergang der Medizin", so Gerhard Kienle, „entscheiden sich an der mit der Wirklichkeit in Einklang stehenden Beantwortung der weltumspannenden Schicksalsfrage, wie in der Medizin und im sozialen Raum Erkenntnis – und zwar eine die Individualität des Menschen umfassende Erkenntnis – möglich und wirksam ist." [388]

Für die Frage, in welchem Maße ein ärztliches Wirksamkeitsurteil im Prinzip möglich sei, sind von besonderer Relevanz die erkenntnismethodischen Untersuchungen, die der Gestalttheoretiker Karl Duncker 1935 publizierte („Zur Psychologie des produktiven Denkens" [168]). Duncker demonstrierte anhand einfacher Beispielen, dass Humes Dogma der Unmöglichkeit des Kausalerkennens am Einzelfall im Grundsatz falsch ist. Dunckers Ausführungen waren eine epistemologische Revolution ersten Ranges, die allerdings in der Medizin und der klinischen Methodologie nicht zur Kenntnis genommen wurde. Nach Duncker besteht das allgemeine Prinzip des singulären Kausalerkennens in folgendem: *Die Gestalt (Struktur, Qualität) der Ursache erstreckt sich hinein in*

die Gestalt (Struktur, Qualität) der Wirkung und findet sich dort wieder: Der Rhythmus der Fingerbewegungen wird zum Rhythmus der Klopfgeräusche; das Profil der Wagenräder findet sich in der zurückgelassenen Reifenspur auf dem Feld; die Folge der Trompetentöne bildet sich ab in Rhythmus und Melodie des Echos.

Im Alltag folgt das Erkennen von Kausalzusammenhängen meist dem Duncker'schen, nicht dem statistischen Prinzip. Auch Naturgesetze werden im Allgemeinen so gefunden. [383]

Dunckers Ansatz wurde in den 1960er Jahren weiter ausgebaut [522] und kürzlich weiter systematisiert und differenziert [383], es wurden die Prinzipien des Erkennens von Kausal- bzw. Wirkungszusammenhängen analysiert und kategorisiert und auch auf die Medizin übertragen, insbesondere auf die Therapiebeurteilung [383] (Tab. 4-2). Ausführliche Darstellungen solcher Wirksamkeitsbeurteilung enthält der Textkasten 4-2; Details und weitere Beispiele siehe bei [383].

Die Prinzipien und Kriterien des singulären Kausalerkennens kommen (implizit) in der Medizin allenthalben zum Tragen: bei Operationen (z. B. von Darmstenosen, bei Verschraubungen, Schienungen etc.), wenn die Gestalt der Verursachung (z. B. operative Beseitigung der Stenose) sich in der Struktur der Wirkung (z. B. der Durchgängigkeit) unmittelbar beobachten lässt; bei medikamentöser Therapie, wo verschiedenste strukturelle Beziehungen auftreten können, die sichere Wirksamkeitsbeurteilungen am Einzelfall erlauben, z. B. beim Auslassversuch, bei intermittierender Behandlung, bei topischer Wirkung in einem begrenzten Areal (z. B. Dermatologie), bei Dosis-Wirkungs-Beziehungen (z. B. Hochdrucktherapien, Schmerztherapien, verschiedene psychiatrische Therapien, usw.), oder wenn sich beispielsweise bei der Leitungsanästhesie das analgesierte Areal mit dem morphologischen Ausbreitungsgebiet der behandelten Nerven deckt. Es gibt eine Vielzahl solcher

Tab. 4-2   Kriterien des Kausalerkennens (Wirksamkeitsbeurteilung) am individuellen Patienten [383]

Starke Kriterien	**Schwache Kriterien**

• Erkennen einer Kausalgestalt
  – funktionelle therapeutische Kausalgestalt
  – funktioneller Therapieprozess
• Erkennen einer Gestalt-Korrespondenz
  – Korrespondenz von Raummustern
  – Korrespondenz von Zeitmustern
  – morphologische Korrespondenz
    (z. B. Textkasten 4-2, Beispiel 1)
  – Dosis-Wirkungs-Korrespondenz
  – prozessuale Korrespondenz
  – dialogische Korrespondenz
    (z. B. Textkasten 4-2, Beispiel 2)
	• großes Vorher-nachher-Zeitverhältnis
	• lang anhaltende Verbesserung nach Behandlung

Textkasten 4-2   Beispiele für Wirksamkeitsbeurteilung am Einzelfall

Beispiel 1 [541]

Eine 26-jährige ansonsten gesunde Frau leidet seit 10 Jahren an exzessivem Hand- und Fußschweiß; sie war wegen dieser Hyperhidrosis arbeitsunfähig. Nachdem verschiedene Therapieversuche fehlgeschlagen waren, wurde an der linken Handfläche Botulinustoxin intrakutan injiziert, an zehn verschiedenen Stellen mit jeweils ungefähr 2,5 cm Abstand. Von den Injektionsstellen ausgehend bildeten sich innerhalb von 24 Stunden zirkuläre, kontinuierlich größer werdende anhidrotische Bezirke, die konfluierten und sich im Minortest optisch darstellen ließen. Nach einer Woche war die Hyperhidrosis der linken Hand verschwunden. Während eines 14-Wochen-Follow-up kam es zu keinem Rezidiv der Hyperhidrosis. Die Behandlung wurde auch an der anderen Hand durchgeführt, mit gleichem Ergebnis.

Die Wirksamkeitsbeurteilung ist eindeutig und positiv; sie stützt sich auf drei Kriterien (im Sinne der Tab. 4-2): 1. abbildende Korrespondenz des Musters der 10 intrakutanen Injektionsstellen und der davon ausgehenden 10 konfluierenden anhidro-

tischen Bezirke; 2. hohes Vorher-nacher-Zeitverhältnis: 10 Jahre/24 Stunden; 3. Reproduktion an der zweiten Hand (so dass bei einer einzigen Patientin nicht nur ein Wirksamkeitsnachweis, sondern auch ein Reproduzieren des Nachweises gelang). Die Sicherheit der Wirksamkeitsbeurteilung ist höher als in randomisierten Studien.

Beispiel 2 [542]

Ein 5-jähriger Junge wurde zur Nordoff-Robbins-Musiktherapie [25] überwiesen, die u. a. in anthroposophischen Einrichtungen vertreten ist: Der Junge war autistisch; hatte noch nie ein Wort gesprochen; autoaggressiv, mit blutigen, zerbissenen Unterarmen; permanent laut-aggressiv kreischend, was für die Mitmenschen unerträglich war und untragbare Familienverhältnisse erzeugte.

In der Nordoff-Robbins-Musiktherapie [25] wird zur Eigenkontrolle routinemäßig jede Therapiesitzung auf Tonband dokumentiert. Die Bandwiedergabe der ersten Therapiesitzung präsentiert zunächst ein Dauerkreischen des Jungen in hohen Tönen; sodann hört man den Musiktherapeut, der auf dem Piano das Kreischen mit ebenfalls sehr lauten, hohen und aggressiven Tönen „begleitet", sozusagen als musikalische Antwort. Die Bandwiedergabe der zweiten Sitzung enthält wieder das Kreischen des Kindes, nun allerdings etwas strukturiert; es kam sogar zu einem Kreisch-„Dialog" zwischen Kind und Piano. In einer späteren Sitzung spielt der Therapeut Melodien, und das Kreischen des Kindes wurde weniger aggressiv, in einer späteren Sitzung sogar melodisch. Der Therapeut verstärkt den melodischen Charakter der Klavier-„Antworten" und begleitete dies durch Singen. In nochmals späterer Sitzung hört man eine definitiv melodische Kommunikation, wobei der Therapeut auch die Worte „ein Lied" singt, oder „ein Lied für Hans" (den Namen des Kindes; hier geändert). Schließlich hört man in einer weiteren Therapiestunde das Kind das erste Wort seines Lebens *singen*:

„ein Lied". – Später erwarb der Junge einen Wortschatz von mehreren hundert Worten und konnte schließlich, wenn auch weiterhin schutzbedürftig, ein sozial verträgliches Leben führen.

Die therapeutische Kausalität ist eindeutig und positiv erkennbar. Es gibt eine Sequenz von Abbildungsverhältnissen: Der Therapeut greift Ausdruckselemente des Kindes auf, übernimmt die Führung im musikalisch-therapeutischen Dialog und bietet musikspielerisch Kommunikationselemente an, eine Melodie oder gesungene Worte, die der Junge teils übernimmt. Was vorher beim Therapeuten zu hören ist, ist dann beim Jungen zu hören. Es ist eine Abbildungssequenz (dialogische Korrespondenz; s. Tab. 4-2), bei der man die therapeutische Kausalität *hören* kann. Die Sicherheit der Wirksamkeitsbeurteilung ist höher als bei Ergebnissen randomisierter Studien.

Möglichkeiten der validen Wirksamkeitsbeurteilung am Einzelfall. [383]

Valide Wirksamkeitsbeurteilung am Einzelfall ist nicht beschränkt auf starke Effekte, sondern ist auch bei kleinen und schwachen Effekten möglich, wenn Kriterien des singulären Kausalerkennens vorliegen (s. Tab. 4-2). Die Methode der singulären Wirksamkeitsbeurteilung ist auch nicht beschränkt auf Fälle mechanischer Ursache-Wirkungs-Beziehungen, sondern ist möglich bei operativen, medikamentösen, physiotherapeutischen, psychotherapeutischen, kreativtherapeutischen usw. Behandlungen (s. Textkasten 4-2). Sie ist auch nicht verunmöglicht durch ein (angeblich) ubiquitäres Auftreten von Placeboeffekten. Entgegen allgemeinem Glauben zeigten umfangreiche sorgfältige Analysen der Placeboliteratur, dass die Existenz von Placeboeffekten im engeren Sinne (d.h. eine therapeutische Wirkung infolge von Vortäuschung oder

Selbsttäuschung) bislang überhaupt nicht demonstriert war und wahrscheinlich von irrelevanter Größenordnung ist. [342, 395, 396]. – Im Übrigen kann die kriteriengestützte Einzelfallbeurteilung auch Hypothesen konfirmieren, nicht prinzipiell anders als RCTs [394]; und nicht zuletzt erlaubt sie auch Generalisierungen [383].

Methodologische Grundlagen und praktische Bedeutung ärztlicher Erfahrungsbildung

Die Existenz von Kriterien, nach denen sich valides Erkennen therapeutischer Kausalität (Wirksamkeit) am einzelnen Behandlungsfall vollziehen lässt, ermöglicht ein Verständnis für ärztliche Erfahrungsbildung. Diese Kriterien werden von professionellen und erfahrenen Praktikern bei ihren Therapiebeurteilungen implizit zu Grunde gelegt. (So wurden die oben genannten Kriterien aus Einzelfallbeschreibungen aus mehreren Jahrgängen *The Lancet,* anderen medizinischen Fachzeitschriften, Lehrbüchern und aus Interviews mit praktizierenden Ärzten, vor allem der Gynäkologie, Orthopädie, Inneren Medizin und Allgemeinmedizin extrahiert. Eine Explikation der verwendeten Urteilskriterien ist jedoch für Praktiker vorerst nur möglich bei entsprechendem methodologischem Support.) Auf dieser Grundlage kann sodann der Arzt, entgegen der Annahmen der konventionellen Methodenlehre, professionelle Erfahrung hinsichtlich der Wirksamkeit seiner Behandlungen aufbauen.

Während nach konventioneller Vorstellung eine Wirksamkeitsbeurteilung, wenn überhaupt, auf der Grundlage von Erfahrung (einer Vielzahl beobachteter Fälle – s. oben) entsteht, ist es gemäß der Einzelfallmethodologie genau umgekehrt: Erfahrung wird auf der Grundlage von Wirksamkeitsbeurteilungen (an singulären Einzelfällen) gebildet. Wirksamkeitsbeurteilungen sind hierbei nicht summarische Endresultate, sondern sind singuläre Zwischenstationen im Gesamtprozess der persönlichen Erfahrungsbildung. Erfahrung entsteht durch die Beobachtung von singulären, als solchen erfassten und beurteilten Therapieerfolgen (und Misserfolgen), doch nicht nur auf der rein quantitativen Grundlage häufiger Beobachtungen, sondern auch aufgrund der Intensität der geistigen Auseinandersetzung mit dem Beobachteten. Im Übrigen erlaubt kognitive Reflexion eine übergreifende Vernetzungen von Erfahrungen aus unterschiedlichen Therapiebereichen.

Besonders zu beachten ist, dass die zu Grunde liegenden erkenntnismethodischen Strukturen der Erfahrungsbildung (Kausalerkennen am Einzelfall, Vernetzung von singulären Erfolgs- und Misserfolgsbeurteilungen und kognitive Reflexion hierzu) andere sind als bei randomisierten Studien (Kohortenbildung, Vergleich, Randomisation, Bestimmung statistisch signifikanter Unterschiede). Wegen dieser grundsätzlichen Verschiedenheit sind, auch rein theoretisch gesehen, die randomisierten Studien nicht einfach bessere, kontrolliertere Verfahren zur Erkenntnisbildung, sondern *andere* als ärztliches Urteil und ärztliche Erfahrung – mit anderen Stärken, aber auch anderen Schwächen – was aber in EbM heute so nicht erkannt und beachtet wird.

Wenn eine administrative „Revolution von oben" nur noch Therapien mit hochqualitativer externer EbM-Evidenz erlaubt oder vergütet, steht sie vor einem doppelten Dilemma: Erstens ist das Fehlen von RCT-Ergebnissen nicht ein Nachweis der Unwirksamkeit („Absence of evidence is not evidence of absence" [31]). Zweitens ist bei solcher RCT-Steuerung der Therapiebereiche unklar, wie viel interne Evidenz (basierend auf der oben ausgeführten Methodik von valider ärztlichen Beurteilung und Erfahrungsbildung) bei den Ärzten besteht. Man schneidet demnach eventuell mitten hinein in vorhandene interne Evidenz, ohne es zu wissen oder es wissen zu können; Nichtwissen ist aber das Gegenteil von Evidenz.

Es gibt irreführende Behauptungen, dass die gängige Schulmedizin in hohem Prozentsatz (80 %) EbM-basiert sei. [185] Hierzu angeführte Literatur (*British Medical Journal* [229]) verweist aber auf einen interessanten gegenteiligen Tatbestand: Von 122 konsekutiven allgemeinärztlichen Patientenbehandlungen waren zwar 82 „evidenzbasiert", doch nur 31 (ein Viertel) durch randomisierte Studien gestützt. Die restlichen 51 „evidenzbasierten" Maßnahmen begründeten sich auf „convincing non-experimental evidence". Dementsprechend fordern die Autoren „an appropriate paradigm of evidence based practice rather than that determined solely by clinical trials" [229]: „We believe that for general practice, and possibly in other settings too, the most important evidence may be found in developing alternative methodologies which complement conclusions from randomized controlled trials." [229] Hier findet sich also nicht der Beleg einer EbM-Basierung, sondern der Bedeutung der Erfahrungs- und Beurteilungsevidenz in der täglichen Praxis, und die Forderung nach einer Methodologie, welche *diese* Art von Evidenz adäquat erfassen kann.

Ethik im Spannungsfeld von Individualität und RCT

Die Tatsache, dass die RCT als zwingend erforderliche Idealnorm der Evaluation gilt, verschleiert die damit verbundene ethische Problematik. Das Argument der Individualethik ist einer der frühesten [107, 108, 386, 390] Einwände gegen die Durchführbarkeit randomisierter Studien. Das Argument hat allgemeine Gültigkeit, tritt aber wegen der besonderen Betonung der Bedeutung der Patientenindividualität in der Anthroposophischen Medizin dort mit besonderem Gewicht auf. Der Kern des Arguments ist, dass der Arzt in erster Linie gegenüber dem Patienten verpflichtet ist, der sich ihm anvertraut, und nicht primär der wissenschaftlichen oder gesellschaftlichen Zukunft. Diese Priorisierung gilt auch im Falle klinischer Forschung. (Weltärztedeklaration: „Die Gesundheit meines Patienten soll mein vornehmstes Anliegen sein." [820] „Die Sorge um die Belange der Versuchsperson muss stets ausschlaggebend sein im Vergleich zu den Interessen der Wissenschaft und der Gesellschaft." [820]) Eine Therapie, die als wirksam oder als überlegen im Vergleich zu einer anderen Behandlung (z.B. Placebo) erachtet wird, darf dem Patienten nicht zum

Zwecke einer klinischen Studie vorenthalten werden. Aus diesem Grunde erfordert der Beginn einer randomisierten Studie den unentschiedenen Fall („equipoise" [358]), das heißt, es darf keinen ausreichenden Grund für die Annahme geben, dass die Prüftherapie wirksamer ist als die Kontrolltherapie, ansonsten dürfte den Kontrollpatienten die betreffende Prüfbehandlung nicht vorenthalten werden. Empirische Daten zeigen allerdings, dass diese Chancengleichheit in der Mehrheit der randomisierten Studien nicht gegeben ist. In einer Übersichtsarbeit zum Ausgang von 306 randomisierten gastroenterologischen Studien [370] fand sich 186-mal ein besseres Ergebnis unter Prüfmedikation, nur 5-mal unter Kontrollmedikation; die Patienten der Prüfgruppe hatten eine 61%ige, die der Kontrollgruppe nur eine 1,6%ige Chance, die überlegene Behandlung zu erhalten. Ähnliche Ergebnisse erbrachte eine von Publication Bias bereinigte Übersicht [154] zu (publizierten und nicht publizierten) RCTs: Bezogen auf 945 Studien war die Prüftherapie in 65%, die Kontrolltherapie nur in 8,7% der Studien überlegen. (Das Verhältnis von statistisch signifikanter Überlegenheit [$p < 0.05$] war noch deutlicher: 47,3 vs. 3,7%.) Es werden also Patienten in Kontrollgruppen randomisierter Studien mehrheitlich benachteiligt, und es ist demnach die Equipoise-Situation in RCTs im Allgemeinen nicht gegeben. Deshalb dürfte, individualethisch gesehen, ein Arzt seine Patienten nicht in die Kontrollgruppe einer randomisierten Studie einbringen. Auch die Aufklärung der Patienten („Informed Consent") bietet keinen Ausweg aus dieser Problematik, denn die Verantwortung lässt sich nicht auf den Patienten übertragen, zumindest votiert die Deklaration des Weltärztebundes in diesem Sinne: „Die Verantwortung für die Versuchsperson trägt stets ein Arzt und nie die Versuchsperson selbst, auch dann nicht, wenn sie ihr Einverständnis gegeben hat." [820]

Freilich muss es im Rahmen der vertrauensvollen Arzt-Patient-Beziehung möglich sein, randomisierte Therapiestudien durchzuführen. Es scheint aber mit Blick auf die oben genannte ethische Problematik fraglich, dass staatliche Instanzen das Recht haben, randomisierte Studien – das heißt den Nachweis der Schlechterbehandlung und Benachteiligung der Patienten in der Kontrollgruppe – als Grundlage zu fordern für beispielsweise Entscheidungen zur Kassenerstattung. „Wenn eine Behörde", schrieb Gerhard Kienle, „außerhalb der ethisch und gesetzlich geforderten Aufopferungspflicht die Durchführung von ‚Versuchen am Menschen' zur Voraussetzung dafür macht, dass bestimmte Arzneimittel dem Arzt zur Erfüllung seines Behandlungsauftrages zur Verfügung stehen, dann übt sie einen Zwang aus, durch den die Versuchsperson Mittel zum Zweck wird. Dieser Vorgang fällt unter Kants Definition der Unmoral." ([386], S. 23) Für die Bundesrepublik Deutschland hielt Kienle fest: „Sobald der Wirksamkeitsnachweis rechtsverbindlich mit dem kontrollierten Versuch identifiziert wird, entsteht unvermeidlich ein Verfassungskonflikt." [109] – Während es in heutigen methodologischen Richtlinien zu klinischer Forschung stets heißt, es sollten „wenn möglich" randomisierte Studien durchgeführt werden, muss allerdings angesichts der fast durchgängigen ethischen Problematik eine diesbezüglich sehr viel deutlichere RCT-Restriktion verfolgt werden.

Zusammenfassung und Konsequenzen

Die heutige Prädominanz der randomisierten klinischen Studie im Bereich der Therapieevaluation beruht auf der impliziten Annahme, dass für die unterschiedlichen Therapiebereiche die folgenden Voraussetzungen – im Allgemeinen – geltend gemacht werden können:

1. Die für Therapieevaluationen relevanten Erkenntnisfragen – speziell die Bestimmung von therapeutischer Kausalität bzw. Wirksamkeit – seien ausschließlich eine Angelegenheit von vergleichenden Studien. (Unter dieser Voraussetzung ist das theoretische RCT-Modell der Goldstandard.)

2. Die betreffende Therapiewirklichkeit lasse sich dem theoretischen RCT-Modell so anpassen, dass eine modellgerechte RCT-Prüfung möglich wird („Interne Validität").

3. Das Ergebnis der RCT lasse sich auf die betreffende Therapiewirklichkeit zurückprojizieren und habe dann auch dort Gültigkeit („Externe Validität").

4. Eine formal perfekte RCT sei gegenüber falsch positiven und falsch negativen Ergebnissen in gleichem Maße geschützt (Neutrale Prüfwertigkeit).

5. Der Sozialkörper der Medizin erlaube einen potenziell ubiquitären Einsatz von RCTs, der für unterschiedliche Therapien gleichermaßen ethisch, gerecht, materiell tragbar und sozial verträglich ist (Soziale Sinnhaftigkeit).

Wie die voranstehenden Ausführungen zeigen, ist die Gültigkeit jeder dieser Annahmen – im Allgemeinen – entweder fraglich oder falsch.

Da andererseits dem ärztlichen Urteil eine eigene, spezifische und durch RCTs prinzipiell nicht ersetzbare Validität zuzuerkennen ist (entgegen der herrschenden methodologischen Auffassung), sind ärztliches Urteil, ärztliche Erfahrung und praxisnahe, naturalistische Studien unverzichtbare Elemente der Gesundheitsforschung.

In welcher Weise im konkreten Fall die verschiedensten Untersuchungsformen miteinander zu integrieren sind, lässt sich nicht pauschal beantworten, sondern ist abhängig von der jeweiligen Fragestellung, dem zur Verfügung stehenden Material, den Bedingungen, den ethischen Vorgaben etc. Dementsprechend ist eine flexible, pluralistische, integrative Ausrichtung von Evaluations-projekten erforderlich. Diese Notwendig-keit, die speziell für die Komplementärme-dizin besteht, wird heute von vielen Seiten gesehen; so wurde in Deutschland zwischen Spitzenvertretern der konventionellen und komplementären Medizin ein „Dialogfo-rum Pluralismus in der Medizin" [841] ein-gerichtet, in dem ein wesentliches Thema die Frage des Pluralismus der Evaluations-methoden ist. [15]

Aus den voranstehenden Ausführungen ergeben sich für diesen HTA-Bericht zur Anthroposophischen Medizin die nachfol-gend genannten Notwendigkeiten; sie stehen in Übereinstimmung mit den *Kriterien zur Beurteilung des Nutzens von komplementär-medizinischen Methoden* [316] („Handbuch zur Standardisierung der medizinischen und wirtschaftlichen Bewertung medizini-scher Leistungen" des Schweizerischen Bun-desamtes für Sozialversicherung); es handelt sich um folgende Erfordernisse [316]:

- eine Akzentverlagerung von experimen-tellen, artifiziellen (randomisierten, pla-cebokontrollierten) Evaluationsmetho-den zu naturalistischen, praxisnahen *(real world effectiveness)* Verfahren, welche den unzerstörten therapeutischen Gesamt-kontext mit individuellem Patientenzu-gang erfassen und die Authentizität der komplementärmedizinischen Therapien nicht beeinträchtigen;
- eine Evaluation von Therapiesystemen, und erst in zweiter Linie von Einzelmit-teln;

- ein multidimensionales Vorgehen zur gleichzeitigen Erfassung von klinischen, labormäßigen und Lebensqualität-bezo-genen Daten;
- eine Auswertung der ärztlichen Erfahrung und eine Berücksichtigung der vorhande-nen Anwendungstradition;
- eine allenfalls punktuelle, exemplarische Evaluation mit randomisierten oder ver-blindeten Studien.

Diese verschiedenen Dimensionen der Eva-luation sind zusammenzustellen zu einer „sinnvollen, ausgewogenen Informations-synthese aus allen verfügbaren Arten von Evidenz" – „von dem auf der Erfahrung beruhenden individuellen ärztlichen Urteil bis zur randomisierten Doppelblindstu-die". [316] In dem hier zu Grunde liegen-den HTA-Bericht werden insbesondere auch nicht vergleichende Studien aufgenommen, da es nicht irrelevant ist, ob und in welchem Maße die Erkrankung und Symptomatik von Patienten sich unter oder nach einer Be-handlung bessert. So wird im Weiteren die Vorgabe verfolgt, die der PEK-Lenkungs-ausschuss als Leitgedanken zum Teilprojekt Literatur-Evaluation formulierte: dass das „Ziel eine möglichst umfassende Inventa-risierung von Erkenntnismaterial und des-sen diskursive wissenschaftliche Bewertung" [561] sein solle.

5 Material und Methode des HTA-Berichts

Projektdurchführung

1) Protokoll und Definition

Entsprechend den Vorgaben des „Programm Evaluation Komplementärmedizin (PEK) – Teilprojekt Literatur. Hintergrund, Konzeption und Durchführungsempfehlungen für Auftragnehmer", den „Kriterien zur Beurteilung des Nutzens von komplementärmedizinischen Methoden" [316] und allgemein anerkannten internationalen Richtlinien zur Erstellung von HTA-Berichten (z.B. [20, 110]) wurde ein Protokoll für den HTA-Bericht Anthroposophische Medizin erstellt und nach Prüfung durch die Fachgesellschaft im Juli 2003 fertiggestellt und dem Gesamtleiter des PEK-Literaturprojekts übermittelt. Die generellen Phasen der Bearbeitung wurden in diesem HTA-Protokoll festgelegt, welches im wesentlichen berücksichtigt wurde. Abweichungen und Ergänzungen sind jeweils beschrieben.

Definition des Begriffs „Anthroposophische Medizin" für den HTA-Bericht

Mit „Anthroposophischer Medizin" ist hier gemeint: die Betreuung und Behandlung von Patienten unter besonderer Berücksichtigung des anthroposophischen Natur- und Menschenverständnisses. Teil der Anthroposophischen Medizin sind auch homöopathische und phytotherapeutische Präparate.

Diese wurden im vorliegenden Bericht aber nicht evaluiert, da sie Inhalt der anderen PEK-HTA-Berichte sind, worauf an dieser Stelle verwiesen wird. Andererseits wurden Studien zu anthroposophischen Therapien, die im nichtanthroposophischen Kontext eingesetzt und geprüft wurden, hier mit aufgenommen; bei zweifelhafter Zugehörigkeit wurden Experten der Anthroposophischen Medizin hierzu befragt. Anthroposophische Therapien beschränken sich in diesem HTA-Bericht auf:

- Anthroposophische Kunsttherapie, Anthroposophische Musiktherapie, Anthroposophische Heileurythmie, Rhythmische Massage;
- besondere ärztliche Leistungen anthroposophischer Ärzte oder angewendet unter anthroposophisch ärztlicher Leitung;
- Medikamente der Arzneimittelhersteller Weleda, Wala, Helixor, Abnoba, Novipharm;
- ggf. weitere Therapien, die als typische und relevante Therapien von Vertretern der Anthroposophischen Medizin (z.B. IVAA, Medizinische Sektion am Goetheanum) benannt werden;
- Therapien, die in einem speziell als solchem bezeichneten anthroposophisch-therapeutischen Setting angewendet wurden.

2) Literatursuche

Die Literatur wurde gesucht in Datenbanken, Literaturverzeichnissen und über Expertenkontakt.

Entsprechend den methodologischen Grundlagen (s. S. 24 ff.) wurden zu den oben genannten anthroposophisch-medizinisch/therapeutischen Verfahren gesucht: systematische Reviews, klinische Studien mit Vergleichsgruppe (prospektiv und retrospektiv, randomisiert und nichtrandomisiert), Kohortenstudien im Vorher-nachher-Design (prospektiv und retrospektiv), HTA-Berichte, Monographien, Konsensusbewertungen von Experten, Leitlinien, ausgewählte qualitativ hochwertige Kasuistiken; speziell zur Erfassung der Sicherheit: Kasuistiken, Querschnittsstudien, Längsschnittstudien.

Erhebungen zu Bedarf, Verbreitung, Soziodemographie und Untersuchungen zur Wirtschaftlichkeit wurden ebenfalls gesucht, ihre Auswertung war jedoch von Anfang an therapieübergreifend geplant.

Datenbankrecherche

Hinsichtlich der Suche in Datenbanken stellten sich zwei Probleme: 1. Die Anthroposophische Medizin verfügt über einige hundert bis tausend Arzneimittel; diese einzelnen Arzneimittel können aufgrund ihrer Vielzahl nicht alle einzeln recherchiert werden. Es wurden daher die beiden größten Hersteller anthroposophischer Arzneimittel gebeten, eine Liste der 50 wichtigsten und am häufigsten verkauften Arzneimittel zu erstellen, die der Recherche dann zu Grunde gelegt wurden. 2. Die Arzneimittelnamen beziehen sich meist auf Pflanzen oder Mineralien, die auch in der Phytotherapie und Homöopathie Verwendung finden, so dass sich bei Eingabe in Datenbanken in extrem hohen Maße falsch positive Treffer ergeben, das heißt eine Vielzahl von Referenzen finden lassen, die sich auf Arbeiten zu homöopathischen oder phytotherapeutischen Präparaten beziehen, selten oder gar nicht jedoch auf anthroposophische. Ähnlich ist es mit allgemeinen Begriffen „music therapy" oder „art therapy". Es wurden deshalb spe-

zifische Suchbegriffe gewählt („anthropos*", oder Firmennamen wie „Weleda", s. unten), und aus der Liste der wichtigsten und am häufigsten verkauften Präparate diejenigen Arzneimittelnamen ausgewählt, die spezifisch auf anthroposophische Präparate hinweisen (z.B. „misteltoe", „Iscador", „cardiodoron" etc.).

Datenbanken

Gesucht wurde in folgenden Datenbanken: AMED, Biosis Previews, Cinahl, Cochrane Library (Cochrane Database of Systematic Reviews, Cochrane Controlled Trials Register, The NHS Economic Evaluation Database, Health Technology Assessment Database), Embase, Medline/Premedline, NLM Gateway, Science Citation Index, National Center for Complementary and Alternative Medicine, nicht öffentliche Datenbanken (Medizinische Sektion am Goetheanum, P. Heusser, H.J. Hamre, G.S. Kienle); Datenbanken von Leitlinien und HTA-Berichten: www.guideline.gov, www.leitlinien.de, www.akdae.de, http://www.hta.nhsweb.nhs.uk.

Gesucht wurde von Beginn der Datenbanken bis Mai 2004. Aktualisiert wurde die Suche im Juli 2005.

Suchbegriffe

Im Allgemeinen wurde mit folgenden Suchbegriffen gesucht; war die Anzahl gefundener Referenzen zu groß, wurde die Suche eingeschränkt (s.o.).

ANTHROPOS? OR WELEDA OR WALA OR CURATIV?(W)EURYTHM? OR RHYTHMIC?(W)MASSAGE OR PRESSEL(W)MASSAGE OR EURYTHM? OR ?DORON OR INFLUDO OR NAUSYN OR CARDIODORON OR COMBUDORON OR HEPATODORON OR CHOLEODORON OR DIGESTODORON OR DERMATODORON OR PNEUMODORON OR PNEUMADORON OR ERYSIDORON OR KEPHALODORON OR CEPHALODORON OR BIODORON OR FERRUM(W)QUAR? OR MENODORON OR PERTUDORON OR ECHINADORON OR BIODOR OR ONO-

PORDON OR BIDOR OR PLANTAGO(W)BRONCHIAL? OR VENADORON OR BOLUS(W)EUCALYPT?(W)COMP ? OR CHIROPHONETI? OR BOTHMER?(W)GYMNASTI? OR RUDOLF(W)STEINER? OR WALDORF? OR MISTLE-TOE OR S VISCUM? OR S ISCADOR? OR S ISCAR OR S HE-LIXOR OR ABNOBA? OR ISCUCIN OR ISOREL OR VISO-REL OR ?SOREL

  AND

  STUDY? OR STUDIE? OR TRIAL OR EVALUAT? OR RANDOM? OR INVESTIG? OR COHORT? OR KO-HORT? OR OUTCOME? OR REVIEW OR .BERSICHT OR UEBERSICHT OR .BERBLICK OR METANALYS? OR META(W)ANALYS?

Expertenbefragung

Zweimal (Juli 2003 und Juni 2004) wurden große Expertenrunden befragt und um Nennung der gesuchten Literatur gebeten. Dabei wurde eine Liste der bereits identifizierten Literatur vorgelegt und um Ergänzung und Überprüfung gebeten. Des Weiteren wurden viele Wissenschaftler, Berufsverbände

und Arzneimittelhersteller persönlich kontaktiert und um weitere Literatur gefragt. (Für die Aktualisierung im Juli 2005 wurde ein kleiner Kreis von Experten befragt: Forschungseinrichtungen zur Anthroposophischen Medizin und Hersteller anthroposophischer Arzneimittel.)

Die Experten setzen sich zusammen aus:
- Internationaler wissenschaftlicher Beirat der Medizinischen Sektion am Goetheanum, Dornach
- Anthroposophische Arzneimittelhersteller (bzw. ihre Forschungsabteilungen)
- Vertreter der Anthroposophischen Berufsverbände, Patientenvertreter
- Anthroposophische Krankenhäuser
- Autoren wichtiger wissenschaftlicher Publikationen zur Anthroposophischen Medizin
- Forschungseinrichtungen zur Anthroposophischen Medizin

Kontaktiert wurden folgende Personen bzw. Einrichtungen (vgl. Textrahmen).

Akabaliev, George	Broich, Caren	Goyert, Andreas	Kempenich, Robert
Aldrige, David	Buccheri, Giancarlo	Grande, Sheila	Kiene, Helmut
Andersson, Peter	Büssing, Arndt	Grimm, Rüdiger	Kimmich, Fritz
Arman, Maria	Cimino, Giancarlo	Gruber, Harald	Klasen, Jörn
Arncken, Torsten	Cysarz, Dirk	Hamre, Harald	Kochetchkine, Denis
Baars, Erik	Dierdorf, Rainer	Hanisch, Jürgen	Kröz, Matthias
Baclig, Paulita	Edelhäuser, Friedrich	Hebisch, Christa	Kuehn, Juergen-J.
Balakhashvili, Eka	Enge, Arne	Henn, Wolfram	Kühl, Johannes
Ballard, Robert	Elsas, Siegward	Herrero, Florencio Romero	Kümmell, Hans Christoph
Barak, Meron	Europäisches Institut	Heusser, Peter	Kummer, Karl-Reinhard
Barkhoff, Michel	für onkologische und	Hey-Gonzales, Divina	Kunz, Clifford
Baumgartner, Stephan	immununologische	Hilgard, Dörte	Kusserow, Maria
Bertram, Mathias	Forschung	Hoffmann, Johannes	Längler, Alfred
Berufsverband anthrop.	Evans, Michael	Hoogenband, Matthieu	Landman, Alicia
Kunsttherapie	Feder, Gene	van den	Leitch, Roger
Berufsverband anthrop.	Fintelmann, Volker	Huber, Machteld	Lemann, Danielle
Pflegeberufe	Flatters, Ursula	Huber, Roman	Madeleyn, René
Berufsverband	Gesellschaft anthroposo-	Hupkes, Els	Majorek, Magdalena
Heileurythmie	phischer Ärzte	Jäschke, Andreas	Math.Astr.Sektion
Bettermann, Henrik	(Deutschlands) GAÄD	Karnow, Gerald	Matthes, Burkhard
Bienstein, Christel	Ghelman, Ricardo	Karutz, Markus	Matthes, Harald
Böhringer, Peter Andreas	Girke, Matthias	Kaufmann, Christoph	Matthiessen, Peter
Bouzek, Tomas	Goebel, Wolfgang	Keller, Nikolai	McAlister, Kenneth

McGavin, David	Sanchez-Segura,	Schwarz, Reinhard	Verein für ein anthr.
Medizinische Sektion	Beatriz	Schweizer Verband	Heilwesen
am Goetheanum	Sanne, Ian	für anthroposophische	Vilàghy, István
Meister, Peter	Sauer, Mathias	Kunsttherapie	Villegas, Yvan
Meusers, Michael	Schad, Friedemann	Seefried, Michael	Vögler, Hendrik
Mulder, Frank	Schaubroeck, Marnix	Selg, Peter	von Bonin, Dietrich
Ostermann, Thomas	Scheel-Sailer, Anke	Soldner, Georg	von Laue, Broder
Overstolz, Angelika	Scheer, Rainer	Solheim, Anne	Wais, Barbara
Paracelsus-Krankenhaus	Scheffler, Armin	Sommer, Markus	Wasniewska, Ewa
Paxino, Constantin	Schierholz, Jörg M.	Spalter, Sergio	Weckenmann,
Pechter, Ülle	Schink, Michael	Spranger, Jörg	Manfred
Pedersen, Peter	Schlodder, Dietrich	Stein, Gerburg M.	Werner, Michael
Petersen, Peter	Schloss Hamborn	Stellmann, Johannes	Werner, Hans
Portalupi, Emanuela	Schmidt, Sören	Streit, Eva	Wormer, Paul
Quentin, Stephan	Schmidt-Troschke,	Süssmann-Weiss,	Yarmolenko, Nataliya
Ramos, Mac	Stefan	Elisabeth	Zech, Rosselke
Rehm, Christoph	Schnelle, Martin	Swartz, Jackie	Zerm, Christoph
Rieger, Sabine	Schöb, Lukas	Szöke, Henrik	Ziegler, Renatus
Rissmann, Wolfgang	Schoorel, Edmond	Tröger, Wilfried	Zinke, Reinhard
Rist, Lukas	Schramm, Henning	Underwood, Anthony	Zimmermann, Peter
Rosenzweig, Steven	Schulthess, Christoph	Urech, Konrad	(Finnland)
Ryckeboer de Heumann,	Schürholz, Jürgen	van den Berg, Maria	Zimmermann, Peter
Minoe	Schürholz, Thomas	van der Bie, Guus	(GKH Herdecke)

Weitere Suche

Die Referenzlisten aus potenziell relevanten Studien, Übersichtsartikeln, relevanten Büchern und spezielle Bibliographien (z. B. [26, 100, 364]) wurden überprüft.

Auf eine Handsuche wurde verzichtet, da diese bereits in allen relevanten anthroposophisch-medizinischen Zeitschriften durchgeführt worden war (Angelika Overstolz, Medizinische Sektion am Goetheanum), mit Integration in die spezifischen anthroposophischen Datenbanken.

3) Auswahl der Literatur

Ausgewählt wurde die Literatur, die den oben genannten methodischen Kategorien und den oben genannten Definitionskriterien zur Anthroposophischen Medizin gehorchten.

Geplant war, die Literatur für 3 bis 10 ausgewählte Indikationen auszusuchen, mit Hierarchisierung nach Metaanalysen, RCTs, N-RCTs etc. Da aufgrund der Vorkenntnisse nicht zu erwarten, war, dass die klinische Forschung zur Anthroposophischen Medizin sich hiernach sortieren ließe, und da aufgrund der speziellen Vorgaben [316], des Urteils der Vertreter der Fachgesellschaft und der Vorkenntnisse zur anthroposophischen klinischen Forschung und methodischen Reflexion (s. S. 24 ff.) eine Reduktion auf RCTs als wenig aussichtsreich, wenig aussagefähig und wirklichkeitsfremd eingeschätzt wurde, wurde zunächst eine Bestandsaufnahme der Gesamtheit der klinischen Studien durchgeführt und eine Suche nach qualitativ hochwertigen Studien in allen Evidenzbereichen durchgeführt. Nach Sichtung dieser gesamten Forschung wurden zusammen mit dem für diesen HTA-Bericht zuständigen Vertreter der Fachgesellschaft vier Domänen ausgewählt (1. Anthroposophische

Medizin als Gesamtsystem inklusive Systemvergleiche, diverse Erkrankungen; 2. nichtpharmakologische Therapien der Anthroposophischen Medizin, diverse Erkrankungen; 3. Behandlung schmerzhafter Erkrankungen oder Wundpflege mit Anthroposophischer Medizin; 4. Anthroposophische Misteltherapie der Krebserkrankung). Für diese vier Bereiche wurden zu allen Studien eine Datenextraktion, eine Qualitätsbewertung, eine Bewertung der Praxisrelevanz und eine ausführliche inhaltliche Beschreibung erstellt. Zu den Studien aller anderen Bereiche wurden ebenfalls eine Datenextraktion, eine (ebenfalls doppelte) Qualitätsbewertung und eine Bewertung der Praxisrelevanz (aber keine ausführliche Beschreibung) vorgenommen. Die Studien zu den 4 Domänen werden im Hauptteil (S. 59 ff., 108 ff., 147 ff., 170 ff.) ausführlich dargestellt und bewertet; die weiteren Bereiche und ihre Bewertungen sind im Anhang (S. 236 ff.) aufgeführt.

Allgemeine Einschluss- und Ausschlusskriterien

Abgesehen von den oben genannten Auswahlkriterien gelten folgende Einschluss- und Ausschlusskriterien:
- **Studiendesign:** Jedes Studiendesign (Auswahl s. oben), das Wirksamkeit, Bedarf, Sicherheit oder Wirtschaftlichkeit einer Intervention der Anthroposophischen Medizin untersucht.
- **Population:** Die jeweiligen Populationen und Einzelpersonen müssen aus therapeutischen oder prophylaktischen Gründen behandelt worden sein.
- **Intervention:** Jede therapeutische oder prophylaktische Intervention der Anthroposophischen Medizin (s. o.) – pharmakologisch und nichtpharmakologisch, in und außerhalb eines anthroposophisch-therapeutischen Settings.
- **Vergleich:** Alle Kontrollgruppen mit derselben Diagnose wurden vorerst akzeptiert, das heißt sowohl Placebo-be-

handelte, konventionell behandelte und komplementär behandelte Kontrollgruppen.
- **Ergebnis:** Es werden nur Studien untersucht, die ein für die Patientenversorgung relevantes Ergebnis (zu therapeutisch/prophylaktischer Wirksamkeit, zu Sicherheit, zu Bedarf und zu Wirtschaftlichkeit) untersuchten.
- **Studienstatus:** Die betreffende Studie muss abgeschlossen sein, oder es muss zumindest eine abgeschlossene Zwischenauswertung zur Verfügung gestellt worden sein.
- **Publikation:** Die Studie muss nicht publiziert sein, aber es müssen detaillierte Daten zur Verfügung stehen, die auf Nachfrage auch Dritten und Externen zur Verfügung gestellt werden können.
- **Publikationssprache:** Es wurden die in gängigen europäischen Sprachen wie englisch, deutsch, französisch, spanisch, italienisch, norwegisch, schwedisch, dänisch publizierten Artikel verwendet. Bei nicht publizierten Studien wurden nur diejenigen verwendet, bei denen eine Übersetzung zur Verfügung gestellt wurde. (Wir fanden eine Reihe nicht publizierter Studien, die nicht in deutscher oder englischer Sprache erstellt waren und die zudem eine wenig überzeugende Methodik erwarten ließen, weshalb der Aufwand der Übersetzung der meist langen Studienbeschreibungen unverhältnismäßig erschien und darauf verzichtet wurde.)

Ergebnis der Literatursuche

Durch die Primärrecherche wurden etwa 2 115 Titel gefunden (Abb. 5-1). Nach erster Sichtung (Titel und Abstract) nach Eignung der Artikel und nach Entfernung von Duplikaten wurden 326 ausgewählt und die kompletten Artikel sorgfältig gelesen. Danach verblieben 189 Studien (nicht einberechnet sind 9 Querschnittsstudien und weitere sonstige Forschung). Ausgeschlos-

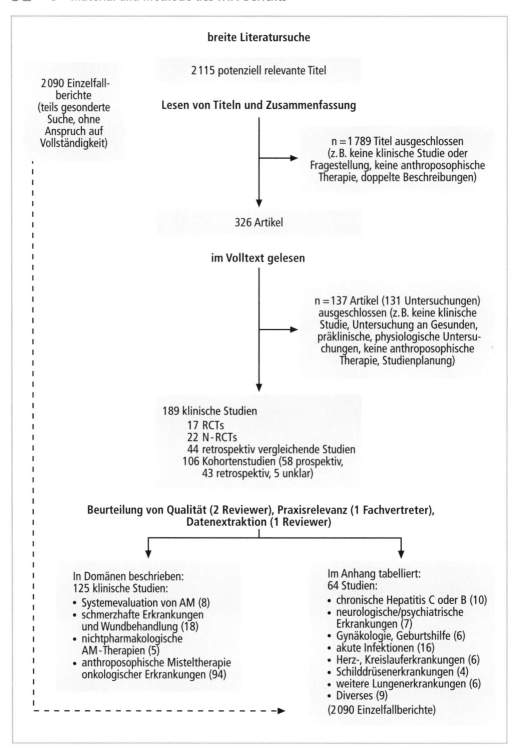

Abb. 5-1   Literatursuche nach klinischen Studien zur Anthroposophischen Medizin (HTA-Bericht Abschluss August 2004; aktualisiert Juli 2005)

sen wurden 131 Untersuchungen (entsprechend 137 Publikationen/Manuskripte, s. S. 305 ff.). Häufigste Ausschlussgründe waren: keine klinische Studie, Untersuchung an Gesunden, präklinische, physiologische, rhythmologische Untersuchung, keine anthroposophische Therapie, geplante Studien (s. S. 305 ff.). Des Weiteren wurden 4 systematische Reviews zur AM identifiziert. 2 090 Einzelfälle wurden gefunden.

Untersuchungen zur Wirtschaftlichkeit und Bedarf wurden primär Therapierichtungen-übergreifend durchgeführt [220, 504]; Untersuchungen speziell zur Anthroposophischen Medizin werden auf S. 220 ff. und S. 202 ff. ausgeführt.

Einzelfälle: Nachdem 189 klinische Studien gefunden worden waren, wurde – in Anbetracht der Bedingungen für die Erstellung dieses HTA-Berichts (knapper Zeitrahmen, vorgegebene Limitierung der Seitenzahl) – auf eine systematische Auswertung der Einzelfälle verzichtet.

4) Bewertung der Qualität, Praxisrelevanz, Datenextraktion, Ergebnisdarstellung

Die gesamte gesichtete Literatur wurde zunächst von einem Reviewer (GK) auf die Ein- und Ausschlusskriterien überprüft und vorsortiert (Abb. 5-2). Die dann ausgewählte Literatur wurde von zwei Reviewern (GK, HK) unabhängig voneinander kritisch gelesen und ihre methodische Qualität nach vorab definierten Kriterien (s. S. 54) unabhängig bewertet. Die Kriterien sind differenziert für die verschiedenen Studiendesigns. Sie wurden adaptiert vom National Health Service Centre for Reviews and Dissemination [379], von allgemeinen Kriterien für gute Methodologie und sie wurden an frühere systematische Reviews angeglichen [392, 399, 409], damit diese in den HTA-Bericht integriert werden konnten und nicht

alle Studien neu bewertet werden mussten. Auf eine differenzierte Qualitätsbewertung wurde Wert gelegt, um die Verschiedenartigkeit der Studien angemessen zu berücksichtigen. Nach Abschluss der Bewertung wurde das Ergebnis der beiden Reviewer verglichen und wurden bestehende Unterschiede durch Diskussion, durch Hinzuziehung eines dritten Experten oder durch nochmalige Kontaktaufnahme zu den Studienautoren geklärt.

Der Vertreter der Fachgesellschaft (HA) las ebenfalls unabhängig die gesamte Literatur und bewertete die Praxisrelevanz der Indikation, Therapie, Outcome, das Realsetting der klinischen Studien nach vorab definierten Kategorien (s. S. 55). Studien, die als nicht praxisrelevant beurteilt wurden, wurden von ihm von der weiteren Bewertung ausgeschlossen (n = 5).

Entsprechend dem Protokoll wurden von einem Reviewer (GK) tabellarische (Evidenztabellen) und narrativ-inhaltliche Da-

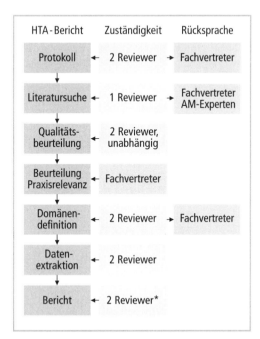

Abb. 5-2 Ablauf und Zuständigkeiten bei der Erstellung des HTA-Berichts (* Fachvertreter erstellte das Kapitel „Situation der Anthroposophischen Medizin in der Schweiz")

tenextraktionen und Ergebnisdarstellungen durchgeführt und jeweils mit Kommentaren versehen, was dann von dem zweiten Reviewer überprüft wurde (HK). Bei Unklarheiten wurden, wenn möglich, die Studienautoren kontaktiert.

Die angewendete Methodik führte dazu, dass ein sehr diverses Spektrum von Studien, Methoden, Interventionen und Ergebnissen erfasst wurde, das sich nur teilweise zu einer vereinheitlichten und vereinfachten Darstellung reduzieren ließ. Mitunter enthielten die Studien speziell entwickelte Designs. Um den Studien gerecht zu werden, um Subjektivität in der Präsentation seitens der Reviewer zu vermindern und da einige Studien nicht publiziert und nur schwer zu beziehen sind, wurde für jede Studie der hier gewählten Domänen eine ausführlichere Darstellung im HTA-Bericht verfasst, die der Leser bei Bedarf konsultieren kann.

Eine quantitative Datensynthese war aufgrund der Heterogenität der Studien nicht durchführbar, weshalb eine nichtquantitative Synthese und Diskussion gewählt wurde.

Kodierung der Kriterien zur Bewertung der Qualität und Praxisrelevanz der Studien

Prospektive Studien im Parallelgruppendesign

A Schutz vor Selektions-Bias, vor allem durch adäquate Randomisation
B Minimierung der Heterogenität durch Prästratifikation oder Matching
C Schutz vor Beobachter-Bias durch Verblindung des Patienten, Arztes und Untersuchers
D Schutz vor Behandlungs-Bias durch Standardisierung des Behandlungsprotokolls, Dokumentation aller Kointerventionen, Verblindung von Patient und Arzt
E Schutz vor Untersuchungs-Bias (Detection Bias) durch Standardisierung der Untersuchung
F Schutz vor Verlust-Bias (Attrition Bias): < 10 % verlorene Patienten oder Intention-to-Treat- plus Per-Protocol-Analyse in Kombination mit einer Sensitivitätsanalyse sowie prognostischer Vergleich der verlorenen und erhaltenen (compliant) Patienten
G Zielparameter relevant und gut beschrieben
H Gut beschriebene Intervention, Patientencharakteristika, Erkrankung (Diagnose, Stadium, Dauer), Vortherapie
I Gut beschriebenes Studiendesign
J Gut beschriebene Ergebnisse
K Datenqualität gesichert durch GCP-ICH-Leitlinien, insbesondere durch Monitoring

Kohortenstudien im Vorher-nachher-Design

L Prospektiv: +; retrospektiv: –; unklar: ?
M Patienten, Diagnose, prognostische Faktoren gut beschrieben
N Endpunkte relevant und gut beschrieben
O Intervention gut beschrieben
P Begleittherapien beschrieben
Q Veränderung klar beschrieben, zeitliche Koinzidenz zu Intervention deutlich
R Follow-up über einen adäquaten Zeitraum in einem angemessen Anteil der Patienten
S Patientenselektion ausgeschlossen

Retrospektive Studien mit Vergleichsgruppe

T   Vergleichbarkeit der wichtigsten prognostischen Kriterien transparent

U   Prüfgruppe gegenüber Kontrollgruppe prognostisch benachteiligt (Penalty)

V   Einschluss- und Ausschlusskriterien klar beschrieben

W   Dropouts beschrieben

X   Zielparameter relevant und gut beschrieben

Y   Gut beschriebene Intervention, Patientencharakteristika, Erkrankung (Diagnose, Stadium, Dauer), Vortherapie

Z   Gut beschriebenes Studiendesign

Ψ   Gut beschriebene Ergebnisse

Ω   Datenqualität gesichert durch GCP-ICH-Leitlinien, insbesondere durch Monitoring

Beurteilung der Praxisrelevanz, Modellvalidität

I   Patientengruppe repräsentativ für AM

II   Diagnose repräsentativ für AM

III   Therapiewahl adäquat für AM

IV   Therapieapplikation und -dauer adäquat

V   Zielparameter sinnvoll für AM

VI   Länge des Follow-up sinnvoll

VII   Praxisrelevanz – globales Urteil

Bewertung

+   = Kriterium erfüllt

(+) = teilweise erfüllt

(–) = wenig erfüllt

–   = nicht erfüllt

für die Praxisrelevanz außerdem:

++ = Kriterium erfüllt und zusätzlich spezifisch für Anthroposophische Medizin

6 Wirksamkeit Anthroposophischer Medizin in klinischen Studien

Im Folgenden werden die Ergebnisse zu Wirksamkeitsuntersuchungen spezifisch zur AM genannt. Da anthroposophische Präparate in vielen Untersuchungen auch unter phytotherapeutischen und homöopathischen Präparaten subsumiert werden (s. auch S. 47), und außerdem in der AM viele homöopathische und phytotherapeutische Präparate eingesetzt werden, sei auch auf die PEK-HTA-Berichte zur Phytotherapie und Homöopathie verweisen [88, 850].

Systematische Reviews

Zu anthroposophischen Therapien gibt es einige Übersichtsarbeiten zu Mistelextrakten, eine zur Anthroposophischen Medizin insgesamt und eine zu Cardiodoron®.

Anthroposophische Medizin

Ernst 2004 [184]: 2004 wurde von E. Ernst (Exeter) ein systematisches Review speziell zur Anthroposophischen Medizin publiziert. Die Literaturrecherche erstreckte sich auf randomisierte Studien, welche die Anthroposophische Medizin als Gesamtsystem testeten. Ausgeschlossen wurden RCTs oder N-RCTs zu anthroposophischen Einzeltherapien (z. B. Misteltherapie, Kunsttherapie, Cardiodoron®). Da keine Studien zu finden waren, die jenem Suchkriterium entsprachen, wurde gefolgert, dass die Frage, ob die AM mehr Nutzen als Schaden bringt, nicht beantwortet werden könne. [184]

Diese Arbeit enthält eine Reihe falscher Angaben [393]: So behauptet der Autor, er habe „experts in this field" und „professional organisations of anthroposophic medicine" gefragt, relevante Artikel beizutragen, was sich bei Nachforschungen als unzutreffend herausstellte. [393] Wenig sinnvoll ist zudem, alle Studien auszuschließen, wenn sie nicht die anthroposophische Therapierichtung als Gesamtsystem, sondern einzelne ihrer Therapien erfassen. Auch in der Schulmedizin gibt es kaum RCTs zur Erfassung des „whole system", ohne dass dies aber eine Legitimation wäre, die Schulmedizin als nicht evaluiert zu bezeichnen. Schließlich wird in dem Review behauptet, es gebe „well documented risks" anthroposophischer Therapien. In der als Literaturstelle angegebenen anderen Publikation des Autors findet sich eine Aufreihung sehr schwerer Nebenwirkungen der Misteltherapie. Die angegebenen Wirkungen waren jedoch nicht bei klinischen Mistelbehandlungen aufgetreten, sondern waren Effekte in Toxizitätsexperimenten an Tieren (mit Ermittlung der Letaldosis isolierter Mistelinhaltsstoffe) und Effekte anderer (nicht *Viscum album*) Phytoextrakte. (Details s. [393] oder S. 218 f.) Auf weitere Probleme des Reviews soll hier nicht eingegangen werden [393]. – Dieses Review wurde aufgrund erheblicher Schwächen ausgeschlossen.

Cardiodoron®

Cysarz et al. 2002 [136]: Cysarz et al. führten eine systematische Literaturübersicht durch zur Frage, ob Cardiodoron® auf die kardiorespiratorische Koordination bei orthostatisch Labilen und bei Gesunden einen Einfluss hat. Die Literatur wurde systematisch gesammelt, kritisch bewertet (allerdings ohne Angabe von vorab definierten Kriterien, jedoch sind die Autoren in den betreffenden experimentellen und klinischen Belangen ausgewiesen fachkundig) und ausgewertet. Die kardiorespiratorische Koordination und ihre Regulierung/Normalisierung ist üblicherweise kein klinischer Parameter für den Verlauf von Erkrankungen; dies liegt jedoch vermutlich weniger an fehlender Relevanz, sondern an der bislang zu unrecht mangelnden Beachtung rhythmologischer (wie auch chronobiologischer) Parameter als Indikatoren für verbesserte Selbstregulation; zudem sind rhythmologische Parameter für den täglichen Gebrauch nicht einfach zu erheben und zu bewerten. In der Anthroposophischen Medizin jedoch haben rhythmologische und regulative Parameter einen hohen Stellenwert, da die Verbesserung der Selbstregulation ein therapeutisches Ziel ist. Die Autoren kommen nach Sichtung und Analyse der vorhandenen experimentellen Ergebnisse zum Resultat, dass die Gabe von Cardiodoron® zu einer Normalisierung der kardiorespiratorischen Koordination führe.

Misteltherapie onkologischer Erkrankungen

Zur Misteltherapie onkologischer Erkrankungen gibt es mehrere Übersichten (z.B. [380, 409, 540, 722, 757]), sie sind aber oft entweder veraltet, unvollständig oder beinhalten nur phytotherapeutische Mistelextrakte. Im Jahr 2003 wurden zwei neue systematische Reviews publiziert, beide zu sowohl anthroposophischen als auch phytotherapeutischen Mistelpräparaten:

Kienle et al. 2003 [392, 399]: Das erste systematische Review zu kontrollierten klinischen Studien wurde von unser eigenen Arbeitsgruppe in internationaler Kooperation durchgeführt. Für die Studiensuche wurden 11 elektronische Datenbanken und alle verfügbaren Literaturverzeichnisse durchsucht und Experten befragt. 23 prospektiv vergleichende Studien wurden gefunden, 16 randomisierte Studien, 2 quasirandomisierte und 5 nichtrandomisierte. Eine Kriteriengestützte Bewertung der Studienqualität wurde durchgeführt. Aufgrund der Heterogenität der Studien wurde keine quantitative, sondern eine nichtquantitative Analyse und Darstellung der Daten durchgeführt. Die meisten Studien zeigten positive Ergebnisse, jedoch gab es hinsichtlich der Qualität bei einer Reihe von Studien deutliche Probleme. Neuere, besser durchgeführt Studien legten aber positive Wirksamkeit der Misteltherapie nahe. [392] Dieses systematische Review wurde ergänzt durch eine systematische Auswertung der gesamten klinischen Studien zur Misteltherapie. [399] – Diese systematischen Reviews gingen in den vorliegenden HTA-Bericht ein, auch die Bewertungskriterien wurden übernommen.

Ernst et al. 2003 [186]: Nach dem oben genannten Review wurde 2003 ein weiteres systematisches Review über 10 (tabellarisch über 13) randomisierte Studien zu Mistelextrakten (auch außerhalb der AM) von Ernst et al. publiziert. Zur Bewertung wurde der Jadad-Score eingesetzt, dessen Qualitätskriterien die meisten Studien nicht erfüllten. Es wurde deshalb geschlossen, dass die Studien die Wirksamkeit der Misteltherapie nicht belegen.

Von den 13 von Ernst tabellarisch aufgeführten Studien sind 3 doppelt aufgeführt (Kleeberg 1999, Schaefer 2000, Steuer-Vogt 2001), so dass letztlich nur 10 aufgenommen wurden; hiervon betrafen 4 Studien anthroposophische Mistelpräparate, so dass nur ein Drittel der damals 12 publizierten und potenziell in Frage kommenden randomisierten Studien zu anthroposophischen Mistelextrakten erfasst waren. (Heute sind es 15 RCTs, inklusive einer nicht publizierten; eine davon wurde für den vorliegenden HTA-Bericht ausgeschlossen, s. S. 171 und S. 305 ff.) 2 der betreffenden RCTs hatte Ernst wegen Mangel an Verständnis für das Studiendesign explizit ausgeschlossen. Das Review ist dementsprechend unvollständig.

Ob die Bewertung mit dem schlichten Jadad-Score sinnvoll ist, ist diskussionswürdig, da er nur drei Studienaspekte bewertet: Randomisation, doppelte Verblindung und Dropouts. Das erleichtert zwar das Bewertungsverfahren für die Reviewer, übergeht aber viele wichtige Studiendetails. Insgesamt ist dieses Review wegen der geringen Erfassung randomisierter Studien zur Misteltherapie für den vorliegenden HTA-Bericht nicht verwendbar. Die schlichte Bewertung bietet außerdem keine zusätzliche Information.

Nur zwei der systematischen Reviews können einen Beitrag bieten für den HTA-Bericht, wobei aber eines (Cysarz 2002) eher experimentelle als klinische Studien abdeckt. Zuletzt verbleibt ein einziges systematisches Review (Misteltherapie onkologischer Erkrankungen), das in den vorliegenden HTA-Bericht einging.

Klinische Studien – eine Übersicht

189 klinische Studien wurden gefunden. Hiervon sind 39 Studien prospektiv mit Vergleichsgruppe, davon 17 RCTs und 4 Matched-Pair-Studien; 5 RCTs und 1 N-RCT sind doppelblind, 2 N-RCTs sind einfachblind (nur Patient verblindet). 44 der Studien sind retrospektiv mit Vergleichsgruppe. 106 Studien sind Kohortenstudien (Vorher-nachher-Design), davon 58 prospektiv, 43 retrospektiv und 5 unklar.

125 Studien betrafen 4 ausgewählte Domänen. Dies waren: 8 Studien zur Anthroposophischen Medizin als Gesamtsystem inklusive Systemvergleiche, diverse Erkrankungen, 18 Studien zu schmerzhaften Erkrankungen und Wundbehandlung (3 RCTs), 5 Studien zu nichtpharmakologischen AM-Therapien (plus 3 Extraauswertungen nicht-

pharmakologischer Therapien innerhalb einer Systemevaluation), 94 Studien zur anthroposophischen Misteltherapie onkologischer Erkrankungen (14 RCTs). Diese Domänen überschneiden sich teilweise. (Die übrigen 64 Studien wurden ebenfalls bewertet und sind im Anhang tabellarisch zusammengestellt; s. S. 236 ff.)

Von diesen 125 klinischen Studien zeigen 117 ein positives Ergebnis für die AM-Gruppe, das heißt ein vergleichbares oder besseres Ergebnis wie in konventioneller Behandlung hinsichtlich zumindest einem klinisch relevanten Parameter oder eine klinisch relevante Besserung unter AM; 7 Studien fand kein entsprechend positives Ergebnis, 1 Studie fand einen negativen Trend.

Die Praxisrelevanz der Studien war durchwegs sehr hoch. Die Qualität der Studien divergierte. Unter den prospektiven Studien (vergleichend und nicht vergleichend) finden sich eine Reihe sehr sorgfältig durchgeführter und ausführlich publizierter Untersuchungen. Andere wiesen Mängel auf. Die RCTs hatten teilweise gute methodische Qualität, teilweise erhebliche Schwächen. Die retrospektiv vergleichenden Studien enthielten überwiegend gravierende Mängel, insbesondere war die Vergleichbarkeit meist nicht untersucht; nur wenige hatten eine Vergleichbarkeit der wichtigsten prognostischen Faktoren sichergestellt oder eine prognostische Benachteiligung der anthroposophischen Behandlungsgruppe (Penalty Design) gegenüber der Kontrollgruppe hergestellt. Von den retrospektiven Kohortenstudien boten einige ausreichende Informationen als Beurteilungsgrundlage, andere waren diesbezüglich unvollständig. Zieht man nur die Studien mit guter Qualität in Betracht, so zeigen auch sie ein positives Ergebnis für die Anthroposophische Medizin.

Im Folgenden sind die Studien nach den Domänen sortiert aufgeführt, und zwar erst tabellarisch, dabei wird zuerst das Ergebnis der Qualitäts- und Praxisrealitätsbewertung präsentiert, dann werden die Charakteristika und Ergebnisse der Studien tabellarisch zusammengestellt; sodann folgt eine detaillierte narrative Charakteristik jeder Studie, gefolgt von einem Kommentar.

Zur Abkürzung der Bewertungskriterien s. S. 54 f.

Klinische Studien zum Gesamtsystem der Anthroposophischen Medizin (inklusive Systemvergleiche) – diverse Erkrankungen

Gesamtauswertung und tabellarische Ergebnisse

In diese Domäne sind 8 Studien eingeschlossen, die das Gesamtsystem der Anthroposophischen Medizin evaluieren (Tab. 6-1 bis 6-4). Zwei weitere Studien, die ebenfalls das Gesamtsystem AM untersuchten, werden in der Domäne zur Behandlung schmerzhafter Erkrankungen dargestellt (Rivoir 1995 [599] zu bandscheibenbedingten Erkrankung, Hamre 2005 [288, 291] zum LWS-Syndrom; s. S. 108 ff.). Jene 8 Studien umfassen 2 prospektiv vergleichende Studien, 4 Kohortenstudien ohne Vergleichsgruppe (3-mal prospektiv, 1-mal retrospektiv) und zwei retrospektiv vergleichende Studien. 7 der 8 Studien sind vollständig oder teilweise publiziert, eine ist zur Publikation eingereicht. In diesen Studien wurden insgesamt 2036 Patienten mit AM behandelt; die Patientenzahl in den einzelnen Studien variierte zwischen 18 und 1016 Patienten. In den vergleichenden Studien war die Patientenzuteilung zur jeweiligen Therapie selbstselektierend entsprechend der Versorgungsgegebenheiten oder dem Wunsch des Patienten nach anthroposophischer oder schulmedizinischer Behandlung. In den beiden prospektiv vergleichenden Studien wurden prognostische Unterschiede angepasst; in einer der beiden Studien wurden relevante Unterschiede

Tab. 6-1 Prospektive Studien im Parallelgruppendesign – Beurteilung der Studienqualität und Praxisrelevanz (Kodierung der Beurteilungskriterien s. S. 54 f.)

Autor, Jahr [Literatur]	Diagnose	Ergebnis	Beurteilung der Studienqualität											Beurteilung der Praxisrelevanz							Kommentar
			A	B	C	D	E	F	G	H	I	J	K	I	II	III	IV	V	VI	VII	
Hamre 2005 [284]	akute Ohr- und Atemwegs-infektionen	↑	(–) *	–	n.a. **	n.a. **	+	+	+	+	+	+	+	+	+	++	+	++	+	+	* Adjustierung; ** nicht anwendbar bei Systemvergleich; ideales Setting für hohe Praxisrelevanz; GCP-konform
Carlsson 2001, 2004 [124, 125]	Mamma-karzinom, QOL	↑	(+) *	+	n.a. **	n.a. **	+	–	+	(–)	+	+	–	++	+	++	+	++	+	+	* prospektives Matching; ** nicht anwendbar bei Systemvergleich

Tab. 6-2 Kohortenstudien im Vorher-nachher-Design – Beurteilung der Studienqualität und Praxisrelevanz (Kodierung der Beurteilungskriterien s. S. 54 f.)

Autor, Jahr [Literatur]	Diagnose	Ergebnis	Beurteilung der Studienqualität								Beurteilung der Praxisrelevanz							Kommentar
			L	M	N	O	P	Q	R	S	I	II	III	IV	V	VI	VII	
Prospektiv																		
Hamre 2004, 2005 [283, 288]	Diverse – AMOS	↑	+	(+)	+	+	+	+	+	+	+	+	++	+	+	+	++	ideales Setting für hohe Praxisrelevanz; GCP-konform
Simon 1997 [690, 694]	entzündliche chronisch rheumatische Erkrankung	↑	+	+	+	(+)	+	+	+	+	+	+	+	+	++	++	++	sorgfältige relevante Studie, sehr gut beschrieben
Heusser 2004 [317–319, 322]	diverse Karzinome	↑	+	+	+	+	+	+	(-) *	(-) *	+	+	++	+	+	+	++	* gilt vor allem für Langzeit-Follow-up
Retrospektiv																		
Schäfer 1997, 1998 [643, 644]	Anorexia nervosa	↑	-	+	+	+	+	+	(+)	+	+	+	++	++	+	+	++	beinhaltet auch Systemvergleich

Tab. 6-3 Retrospektive Studien mit Vergleichsgruppe – Beurteilung der Studienqualität und Praxisrelevanz (Kodierung der Beurteilungskriterien s. S. 54 f.)

Autor, Jahr [Literatur]	Diagnose	Ergebnis	Beurteilung der Studienqualität									Beurteilung der Praxisrelevanz							Kommentar
			T	U	V	W	X	Y	Z	Ψ	Ω	I	II	III	IV	V	VI	VII	
Madeleyn 1986 [473]	Pseudokrupp	↑	(+)	(+)	+	+	(+)	(-)	(+)	(+)	-	+	+	++	++	+	+	++	
Ecker und Uithoven 2001 [172, 754]	Asthma bronchiale bei Kindern	↑	(+)	(-)	(+)	+	(+)	(+)	(-)	(+)	-	+	+	+	+	+	+	+	

Tab. 6-4 Inhaltliche Darstellung der Studien (prospektive Studien im Parallelgruppendesign, prospektive und retrospektive Kohortenstudien im Vorher-nachher-Design, retrospektive Studien mit Vergleichsgruppe)

Autor, Jahr [Literatur]	n T/K	Alter, Patientencharakteristika	Diagnose (Indikation)	Intervention	Dosierung, Therapiedauer	Zielparameter	Ergebnis	Länge des Follow-up	Verlustrate, Art des Verlusts	Verträglichkeit	Kommentar
Prospektive Studien im Parallelgruppendesign											
Hamre 2005 [284]	1 016 (715/ 301)	382/180 w; <5 J.: 313/56, 6–17 J.: 174/37	akute Ohr- und Atemwegsinfektionen	anthroposophische Arzneimitteltherapien, individuell nach Urteil des Arztes vs. schulmedizinische Behandlung	individuell unterschiedlich	1) erste Besserung innerhalb von 24 h bzw. 3 Tagen 2) Response-Rate nach 7 und 14 Tagen 3) Beschwerdefreiheit Tag 7 4) Patientenzufriedenheit 5) Nebenwirkungen 6) Antibiotika- und Analgetikaverbrauch	statistisch signifikante Überlegenheit für anthroposophische Behandlung 1) 24 h: 30,9 vs. 16,6% (p < 0.0001) 3 Tage: 73 vs. 57% (p < 0.001) 2) Tag 14: 89,7 vs. 84,4% (p < 0.001) 3.) 30,5 vs. 23,3% (p < 0.001) 4) sehr zufrieden 63,2 vs. 48,5% (p < 0.0001) 5) 2,7 vs. 6% 6) Antibiotika: 5,5 vs. 33,6% (p < 0.001) Analgetika: 3,2 vs. 21,9% (p < 0.001) auch adjustierte Odds Ratios (1.–4.) zeigten Überlegenheit für anthroposophische Medizin	28 Tage	155 Pat.	+	Real-World Evaluation

Tab. 6-4 (Fortsetzung)

Studie	n		Diagnose	Therapie		Zielparameter	Ergebnis	Zeitpunkte		+/–
Carlsson 2001, 2004 [124, 125]	120 (60 Paare)	49 J. (28–75); 70 % fortgeschritten, 42 % schlechte Prognose	Mammakarzinom	stationäre anthroposophische Behandlung (AM) vs. konventionelle Vergleichstherapie	stationäre anthroposophische Behandlung 14,3 Tage (5–29)	Lebensqualität: EORTC QLQ-C30, LSQ	signifikante Verbesserung unter AM, keine Veränderung unter konventioneller Therapie; Veränderung unter AM signifikant der Veränderung unter konventioneller Therapie überlegen	4 Wo., 3, 6, 12 Mo.	24 Paare	–

Prospektive Kohortenstudien im Vorher-nachher-Design

Studie	n		Diagnose	Therapie		Zielparameter	Ergebnis	Zeitpunkte		+/–	
Hamre 2004, 2005 [283, 288, 289]	898	w/m = 2,7/1,0; Alter 38,5; Erkrankungsdauer 6,5 J.	diverse Diagnosen (darunter: Depression, Erschöpfungssyndrom, LWS-Syndrom, HWS-Syndrom, Migräne, Kopfschmerz, Asthma, Malignome, ADHS-SSV, Angststörung, Sinusitis)	anthroposophische Therapien (Kunsttherapie, Heileurythmie, Rhythmische Massage, ärztliche Leistungen)	Dauer: median 120 Tage, Details siehe Text	SF-36®, KINDL®, KITA, Symptomscore und Krankheitsscore, Einschätzung durch Pat. bzw. Ärzte	in allen Bereichen lang anhaltende, klinisch relevante und statistisch signifikante Verbesserung	4 J.	nach 3, 6, 12, 18, 24, 48 Mo.: 5,6 %, 8,2 %, 12,0 %, 19,0 %, 23,4 %, 34 %	+	Real-World Evaluation

n = Anzahl der Patienten; T = Therapiegruppe; K = Kontrollgruppe

Fortsetzung auf nächster Seite

Tab. 6-4 (Fortsetzung)

Autor, Jahr [Literatur]	n T/K	Alter, Patientencharakteristika	Diagnose (Indikation)	Intervention	Dosierung, Therapiedauer	Zielparameter	Ergebnis	Länge des Follow-up	Verlustrate, Art des Verlusts	Verträglichkeit	Kommentar
Simon 1997 [690, 694]	18	15 w, 3 m; Alter 42 (15–65); Erkrankungsdauer 5,4 J.; 6 x DMARD*-Einsatz	entzündliche chronisch rheumatische Erkrankung (10 x cP, 5 x chronische Spondylarthritis, 3 sonstige)	anthroposophische Arzneimittel, Diät äußere Anwendungen, Heileurythmie, Kunst-, Mal-, Musik-, Sprachtherapie, Krankengymnastik, biografische Beratung, ggf. konventionelle Medikamente	Langzeittherapie	1) BSG, CRP 2) Druckschmerz (SMI), Gelenkschwellung, lokale Überwärmung 3) funktionelle Kapazität (MOPO); Faustschlusskraft, -defizit, Knöpftest, modifizierte 25-m-Gehstrecke 4) Depressivität, Schmerz (MOPO) 5) globale und spezifische Selbstbeurteilung (13 VAS) 6) Remission der cP (Pinals) 7) Verminderung konventionelle Therapie	primärer Outcome: BSG: 44,8 auf 13,8 mm/1 h; SMI 35,2 auf 13,6; MOPO: 6 auf ca. 7,9 Punkte; Verbesserung in allen Parametern; bei cP Besserung ausgeprägter	im Mittel 12 Mo. (alle 1–6 Wo.)	1 Pat. wegen Fehldiagnose ausgeschlossen	+	gute Verträglichkeit; *DMARD: Disease Modifying Antirheumatic Drugs
Heusser 2004 [317–319, 322]	144	86 % w, 13 % m; 31 % <50 J.	diverse Karzinome (Mammakarzinom, gastrointestinales Karzinom, Bronchialkarzinom, genitale Karzinome, CUP)	anthroposophische Therapie		EORTC QLQ-C30, HADS, SELT-M, LASA	während der Behandlung in der Lukas Klinik Verbesserung der Lebensqualität in allen Dimensionen, 12 von 20 signifikant; im Anschluss wieder Abfall der Lebensqualität, dann wechselnder Verlauf	1 J.	20–78 %	–	

Tab. 6-4 (Fortsetzung)

Retrospektive Kohortenstudien im Vorher-nachher-Design

	n										
Schäfer 1997, 1998 [643, 644]	79	15,5 J. (8–18); 78 w, 1 m; Aufnahmegewicht 35,2 kg, 32 % Abweichung vom Idealgewicht	Anorexia nervosa	anthroposophische Medikamente, äußere Anwendungen, künstlerische Therapien, Psychotherapien, spezielle Alltagsgestaltung, konventionelle somatische Versorgung (54,4 % psychotrope Medikamente)	stationäre Behandlung im Mittel 107 Tage (36–243 Tage)	mehrdimensionale Beurteilung, General Outcome Score nach Morgan und Russel, Fallkonferenz, Literaturvergleich	General Outcome Score Morgan und Russel: 30 (52,6 %) gut, 17 (29,8 %) mittel, 8 (14 %) schlecht, 2 (13,5 %) verstorben, 13 nicht beurteilbar	4 $7/12$ J. nach Entlassung	11 % unzureichende oder keine Informationen	–	Ergebnisse gut im historischen Vergleich

Fortsetzung auf nächster Seite

n = Anzahl der Patienten; T = Therapiegruppe; K = Kontrollgruppe

Tab. 6-4 (Fortsetzung)

Retrospektive Studien mit Vergleichsgruppe

Autor, Jahr [Literatur]	n T/K	Alter, Patientencharakteristika	Diagnose (Indikation)	Intervention	Dosierung, Therapiedauer	Zielparameter	Ergebnis	Länge des Follow-up	Verlustrate, Art des Verlusts	Verträglichkeit	Kommentar
Madeleyn 1986 [473]	103/406	Stadium I–IV vs. Stadium I–II, die Hälfte der Kinder 1 oder 2 J. alt	Pseudokrupp bei Kindern	anthroposophische Therapie (Bryonia/Spongia comp., Pyrit, Lavendelöl-Brustwickel, Luftbefeuchtung) vs. konventionelle Therapie (Kaltluft, Mukolytika, Sedativa, Antipyretika, Cortison vs. Placebo)	AM: Bryonia comp. stündlich 5–8 Tropfen, Pyrit D3 oder D6, 66% < 2 Tage stationär	Komplikationen: 1) Pneumonie oder spastische Bronchitis 2) Intubation	1) 1,9 vs. 6,9% (ohne die Komplikationen der Dropouts der konventionell behandelten Gruppe) 2) 1 vs. 1% (mit den Komplikationen der Dropouts der konventionell behandelten Gruppe)	1–18 Tage	konventionell behandelte Gruppe: 14%	–	
Uithoven (und Ecker) 1996 [172, 754]	19/19	9,95 vs. 9,5 (7–13) J.	Asthma bronchiale	anthroposophische Therapie (pflanzliche Medikamente, Wickel, Kunst-, Sprachtherapie, Heileurythmie) vs. konventionelle Therapie (Cortison, Betamimetika)	k. A.	Anfallshäufigkeit, Medikamentenverbrauch (inhalatives Cortison und Betamimetika)	Anfallshäufigkeit vergleichbar, inhalative Glucocorticoide und Betamimetika deutlich weniger	1 J.	7	–	

adjustiert, in der anderen ein prospektives Paar-Matching durchgeführt.

Die behandelten Krankheiten waren (s. auch Tab. 6-4): Akute Infektionen der oberen Atemwege und Ohren, Krebserkrankungen (Lebensqualität), entzündlich chronisch rheumatische Erkrankungen, Anorexia nervosa, Pseudokrupp bei Kindern, Asthma bronchiale; eine der Studie umfasste diverse Diagnosen, so wie sie in der Praxisrealität mit AM therapiert werden (darunter: Depression, Erschöpfungssyndrom, LWS-Syndrom, HWS-Syndrom, Migräne, Kopfschmerz, Asthma, Malignome, ADHS-SSV, Angststörung, Sinusitis). Die Endpunkte der Studien (s. Tab. 6-4) waren klinisch relevante Parameter oder etablierte Erhebungsbögen für die jeweilige Indikation bzw. Fragestellung. Die AM-Therapie (s. Tab. 6-4) bestand jeweils aus einem für die AM typischen Komplex unterschiedlicher Arzneimittel und nichtpharmakologischer Therapien (Kunsttherapien, Heileurythmie, Massage, Beratung, äußere Anwendungen etc.); eine zusätzliche schulmedizinische Behandlung kam nur selten, kurz oder ausschleichend zum Einsatz. Die konventionelle Vergleichstherapie der Vergleichsgruppen waren schulmedizinische Standardbehandlungen. Die Behandlungsdauer der AM reichte von wenigen Tagen (z.B. akute Infektionen) bis zur Dauertherapie (z.B. chronisch rheumatische Erkrankung). Die Beobachtungsdauer lag bei akuten Erkrankungen (akute Infektionen, Pseudokrupp) zwischen 1 und 24 Tagen, bei chronischen Erkrankungen zwischen 1 und 4,6 Jahren. AM wurde jeweils in anthroposophischen Krankenhäusern, Ambulanzen oder Praxen durchgeführt, die konventionelle Vergleichstherapie in entsprechenden schulmedizinischen Einrichtungen.

In den zwei prospektiv vergleichenden Studien (akute Infektionen der oberen Atemwege und Ohren, Lebensqualität bei Mammakarzinom) zeigte sich eine statistisch signifikant rascher eintretende bzw. ausgeprägtere Verbesserung unter AM als unter Schulmedizin. Im Falle der Studien zu akuten Infektionen der oberen Atemwege wurden unter AM Antibiotika und Analgetika deutlich eingespart und traten weniger Nebenwirkungen der Therapien auf. Im Falle der Studien zur Lebensqualität bei Brustkrebspatientinnen war unter AM die erreichte Besserung lang anhaltend (s. Tab. 6-4).

Die vier Kohortenstudien betrafen alle chronische Erkrankungen (chronisch rheumatische Erkrankungen, Krebserkrankung, Anorexia nervosa, diverse Diagnosen). Teilweise waren die Patienten schulmedizinisch vorbehandelt, aber weiterhin behandlungsbedürftig. Unter AM wurde eine klinisch relevante und statistisch signifikante Besserung der Beschwerden bzw. Erkrankung dokumentiert; in einer Studie zur Lebensqualität bei fortgeschrittenen Krebserkrankungen war sie nach Beendigung der AM-Therapie allmählich wieder rückläufig, in allen anderen Studien war die Besserung lang anhaltend (1–4,6 J.) (s. Tab. 6-4).

Die retrospektiv vergleichenden Studien zeigten eine der Schulmedizin vergleichbar gute Besserung der Erkrankung bei weniger Komplikationen (Pseudokrupp) oder bei geringerer schulmedizinischer Medikation (Asthma bronchiale) (s. Tab. 6-4).

AM wurde in allen Studien gut vertragen, es wurden keine schweren Nebenwirkungen beschrieben. Ebenfalls findet sich kein Hinweis auf eine erhöhte Komplikationsrate durch Ersetzen von schulmedizinischen Methoden; teils wird eine verminderte Komplikationsrate beschrieben.

Die Qualität der Studiendurchführung war bei 6 von 8 Studien sehr gut; alle 8 Studien hatten eine hohe Praxisrelevanz (s. Tab. 6-1 bis 6-3).

Narrative Ergebnisse der einzelnen Studien

Akute Ohr- und Atemwegsinfektionen – Hamre 2005 [284]

In einer GCP-konformen (inklusive Monitoring, SOPs etc.), internationalen, multizentrischen „Real-World"-Studie wurden Behandlungsergebnisse der Anthroposophischen Medizin und der Schulmedizin bei akuten Infektionen der oberen Atemwege und Ohren in der originalen Praxisrealität verglichen. Es handelt sich um eine häufige und volkswirtschaftlich bedeutsame Indikation; akute respiratorische Infektionserkrankungen verursachen 8,5 % der *Disability Adjusted Life Years* weltweit (WHO Global Burden of Disease Study). Den Realbedingungen der hausärztlichen Praxis entsprechend [144] wurde die Studie Symptom-basiert und nicht Diagnose-basiert durchgeführt. Alle Patienten waren selbstselektiert; anthroposophische und schulmedizinische Behandlung wurden jeweils als gesamthaftes Therapiepaket evaluiert. Eine randomisierte Therapiezuteilung war nicht möglich, nur 3,2 % der anthroposophisch behandelten Patienten (35,0 % der schulmedizinisch behandelten) wären zu einer Randomisation bereit gewesen. Der häufigste Grund war Therapiepräferenz, bei 94,5 % der anthroposophisch behandelten Patienten.

Die primäre Hypothese der Studie war die Nichtunterlegenheit der anthroposophischen Therapie im Vergleich zu schulmedizinischer Therapie hinsichtlich der Responsrate am Tag 14. Zielparameter waren insgesamt: Besserung innerhalb 24 Stunden und 3 Tagen, Responsrate (Anteil der Patienten mit Beschwerdefreiheit oder deutlicher Besserung) nach 7 und 14 Tagen, Zufriedenheit des Patienten (mit Therapie und Arzt) und ob der Patient die gleiche Therapie in der Zukunft wieder wählen würde, Arzneimittelverschreibung und -anwendung, Nebenwirkungen.

Bei Studienbeginn dokumentierten die Ärzte die Hauptbeschwerde des Patienten und den Schweregrad der Symptome (Symptomscore, 0–4), die Begleiterkrankungen und die verabreichte Therapie; die Patienten dokumentierten soziodemographische Daten und Lebensqualität (Erwachsene: SF-12®; Kinder: KINDL®). An Tag 7, 14, und 28 wurden die Patienten telefonisch nach Symptomen und Nebenwirkungen befragt. Hierfür war ein unabhängiges Institut (Institut für Numerische Statistik GmbH, Köln) zuständig. Für die Dokumentation der Ärzte und die Follow-up-Interviews wurde *Remote Data Entry* (elektronische Ferndateneingabe) eingesetzt.

Einschlusskriterien waren: 1. Alter über 1 Monat; 2. Hauptbeschwerde: Hals-, Ohren- oder Nebenhöhlenschmerzen, Husten oder Rhinorrhö; 3. Beginn der Hauptbeschwerde innerhalb der letzten sieben Tage. – Ausschlusskriterien waren diverse schwere Erkrankungen. Alle Patienten wurden nach Ermessen ihres jeweiligen Arztes behandelt.

37 Ärzte aus Deutschland, Großbritannien, Niederlande, Österreich und den USA (26 anthroposophische Ärzte, 11 Schulmediziner) rekrutierten insgesamt 1 171 Patienten: 853 wurden anthroposophisch und 318 schulmedizinisch behandelt. 1 016 waren auswertbar. 155 hatten keine auswertbaren Follow-up-Daten und wurden aus der Analyse ausgeschlossen: 99-mal hatte ein Telefoninterviewer, zuständig für die USA, die Interviews nicht protokollgerecht durchgeführt; 49-mal konnte aus technischen Gründen kein Follow-up-Interview stattfinden, 7-mal lehnten die Patienten das Interview ab. Abgesehen von den 7 Ablehnungen waren diese Ausschlussgründe prognostisch neutral. (Eine ausführliche Dropout-Analyse konnte keine Auswirkungen dieser Patientenausschlüsse auf das Ergebnis finden.)

Eine vergleichende Analyse der beiden Gruppen ergab Folgendes (Tab. 6-5): Die

Tab. 6-5 Akute Infektionen oberer Atemwege und Ohren. Anthroposophie vs. Schulmedizin.

	Anthroposophie (n = 715)		Schulmedizin (n = 301)		
	n	%	n	%	
Land					
Deutschland	362	50,6 %	100	33,2 %	p < 0.0001
Großbritannien	52	7,3 %	40	13,3 %	p = 0.0038
Niederlande	152	21,3 %	104	34,6 %	n. s.
Österreich	101	14,1 %	57	18,9 %	n. s.
USA	48	6,7 %	0	0,0 %	p < 0.0001
Weibliches Geschlecht					
Alle Pat.	382	53,4 %	180	59,8 %	n. s.
Pat. im Alter ≥ 18 J.	148/227	65,2 %	135/208	64,9 %	n. s.
Altersgruppen					
< 5 J.	313	43,8 %	56	7,8 %	
6–17 J.	174	24,3 %	37	12,3 %	
18–34 J.	87	12,2 %	81	26,9 %	p < 0.0001
35–64 J.	129	18,0 %	111	36,9 %	
≥ 65 J.	11	1,5 %	16	5,3 %	
Erwachsene Raucher	38/171	22,2 %	40/176	22,7 %	n. s.
Hauptbeschwerde					
Husten	285	39,9 %	102	33,9 %	n. s.
Halsschmerzen	188	26,3 %	70	23,3 %	n. s.
Ohrenschmerzen	143	20,0 %	57	18,9 %	n. s.
Nebenhöhlenschmerzen	50	7,0 %	56	18,6 %	p < 0.0001
Rhinorrhö	49	6,9 %	16	5,3 %	n. s.
Dauer der Hauptbeschwerde					
0–≤ 24 h	192	26,9 %	33	11,0 %	
> 24–≤ 48 h	167	23,4 %	93	30,9 %	
> 2–≤ 3 Tage	134	18,7 %	85	28,2 %	p = 0.0043
> 3–≤ 5 Tage	153	21,4 %	62	20,6 %	
> 5–≤ 7 Tage	68	9,5 %	28	9,3 %	
Ausprägung der Hauptbeschwerde					
Leicht	35	4,9 %	16	5,3 %	
Mittel	248	34,7 %	122	40,5 %	p = 0.0031
Stark	325	45,5 %	143	47,5 %	
Sehr stark	105	14,7 %	18	6,0 %	
Symptomscore (0–4, MW ± SD)	1,3 ± 0,7		1,2 ± 0,6		

n. s. = statistisch nicht signifikant

Tab. 6-5   (Fortsetzung)

	Anthroposophie (n = 715)		Schulmedizin (n = 301)		
	n	%	n	%	
Starke oder sehr starke Schmerzen	403/666	60,5 %	152/285	53,3 %	p = 0.0444
Fieber ≥ 38,5 °C	143/666	21,5 %	40/285	14,0 %	p = 0.0071
Auftreten der Hauptbeschwerde innerhalb der letzten 12 Mo.	376	52,6 %	111	36,9 %	p < 0.0001
Begleiterkrankung vorhanden	226	31,6 %	97	32,2 %	n. s.
Atemwegserkrankung	65	9,1 %	30	10,0 %	n. s.
Arzneimittelanwendung für Begleiterkrankung	128	17,9 %	62	20,6 %	n. s.
Mittel bei obstruktiven Atemwegserkrankungen	12	1,7 %	10	3,3 %	n. s.
Rhinologika	4	0,6 %	5	1,7 %	n. s.
Glucocorticoide zur systemischen Anwendung	0	0,0 %	1	0,3 %	n. s.
Antibiotika zur systemischen Anwendung	0	0,0 %	0	0,0 %	n. s.
SF-12® Gesamtscore (MW ± SD)	32,2 ± 5,8		33,5 ± 6,5		n. s.
KINDL® Gesamtscore (MW ± SD)	44,9 ± 6,9		43,4 ± 5,6		n. s.

n. s. = statistisch nicht signifikant

Hauptbeschwerden waren vergleichbar, nur Nebenhöhlenschmerzen waren bei den anthroposophisch behandelten Patienten prozentual seltener. Keine signifikanten Unterschiede gab es hinsichtlich Symptomscore bei Studienaufnahme, SF-12®, KINDL®, Atemwegserkrankungen oder anderen Begleiterkrankungen, laufende Arzneimitteltherapien gegen Begleiterkrankungen, Geschlecht und Raucherverhalten. Die anthroposophisch behandelten Patienten hatten eine stärkere Ausprägung der Hauptbeschwerde, häufiger eine rezidivierende Hauptbeschwerde, starke Schmerzen und Fieber, andererseits eine kürzere Dauer der aktuellen Beschwerden. Hinsichtlich Länderverteilung und Alter ergaben sich signifikante Unterschiede.

Zu Beginn der Studie wurden Arzneimittel für alle anthroposophisch behandelten und 97 % der schulmedizinisch behandelten Patienten verschrieben (Tab. 6-6). Antibiotika wurden für 26,6 % (80/301) der schulmedizinisch behandelten, aber nur für 0,8 % (6/715) der anthroposophisch behandelten Patienten verschrieben (p < 0.0001). Analgetika, Antiphlogistika/Antirheumatika und Antihistaminika wurden ebenfalls in der schulmedizinisch behandelten Gruppe signifikant häufiger verschrieben. Während des Follow-up nahmen diese Unterschiede noch weiter zu: 33,6 versus 5,5 % Antibiotika, 21,9 versus 3,2 % Analgetika (Tab. 6-7).

Tab. 6-6 Beim Arztbesuch zu Beginn der Studie verschriebene Therapien

Therapie	Anthroposophie (n = 715)		Schulmedizin (n = 301)		
	n	%	n	%	
Anthroposophika	715	100,0 %	0	0,0 %	p < 0.0001
Homöopathika	96	13,4 %	0	0,0 %	p < 0.0001
Phytotherapeutika	80	11,2 %	10	3,3 %	p < 0.0001
Andere Arzneimittel = keine Anthroposophika, Homöopathika oder Phytotherapeutika	72	10,1 %	292	97,0 %	p < 0.0001
Keine Arzneimittel	0	0,0 %	9	3,0 %	p < 0.0001
Äußere Anwendungen	61	8,5 %	nicht dokumentiert		

n = Anzahl der Patienten, denen die betreffende Therapie verschrieben wurde; Mehrfachangaben möglich

Tab. 6-7 Verschreibungen von Arzneimitteln bis zum Tag 28: die sechs häufigsten Arzneimittelgruppen im *Anatomical Therapeutic Chemical Index* (ATC-Index). Prozentanteile der Patienten mit Verschreibung.

Arzneimittel-gruppe	Tag 0					Kumulativ: Tag 0–28				
	A-Gruppe (n = 715)		S-Gruppe (n = 301)			A-Gruppe (n = 715)		S-Gruppe (n = 301)		
	n	%	n	%		n	%	n	%	
J01 Antibiotika zur systemischen Anwendung	6	0,8 %	80	26,6 %	p < 0.0005	39	5,5 %	101	33,6 %	p < 0.0001
M01 Antiphlogistika und Antirheumatika	2	0,3 %	24	8,0 %	p < 0.0001	2	0,3 %	26	8,6 %	p < 0.0001
N02 Analgetika	14	2,0 %	65	21,6 %	p < 0.0001	23	3,2 %	66	21,9 %	p < 0.0001
R01 Rhinologika	127	17,8 %	61	20,3 %	n. s.	137	19,2 %	67	22,3 %	n. s.
R05 Husten und Erkältungspräparate	130	18,2 %	46	15,3 %	n. s.	147	20,6 %	56	18,7 %	n. s.
R06 Antihistaminika zur systemischen Anwendung	0	0,0 %	14	4,7 %	p < 0.0001	1	0,1 %	16	5,3 %	p < 0.0001

n. s. = statistisch nicht signifikant

Ergebnis: Die primäre Hypothese – Nicht-unterlegenheit der anthroposophischen Therapie hinsichtlich Responsrate am Tag 14 – wurde als hochsignifikant bestätigt (p < 0.00001). Daraufhin wurde im Weiteren auf Überlegenheit untersucht, mit folgenden Ergebnissen: Innerhalb von 24 Stunden trat eine Besserung bei 30,9 % (221/715) der anthroposophisch behandelten Patienten und 16,6 % (50/301) der schulmedizinisch

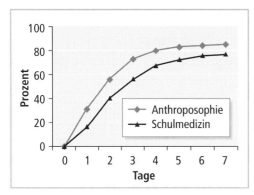

Abb. 6-1   Erste Besserung, kumulative Prozentanteile. A-Gruppe: n = 715; S-Gruppe: n = 301.

behandelten Patienten auf (p < 0.0001); innerhalb von 3 Tagen gab es eine Besserung bei 73,1 bzw. 57,1 % (p < 0.0001) (Abb. 6-1). Die Rate der Beschwerdefreiheit der anthroposophisch behandelten Patienten lag an Tag 7 (p = 0.02) und Tag 14 (p < 0.0005) statistisch signifikant höher. Die Schnelligkeit der Abheilung unterschied sich zwischen den Gruppen bei der Hauptbeschwerde und beim Alter erheblich. Vor allem die Kinder sprachen auf die Anthroposophische Medizin gut an.

Die Zufriedenheit mit der Behandlung war bei den anthroposophisch behandelten Patienten höher (p < 0.0001), auch die Zufriedenheit mit dem Arzt (p = 0.0028). 95,7 % der anthroposophisch behandelten Patienten und 83,4 % der Kontrollpatienten würden sich wieder für die gleiche Behandlung ihrer Beschwerden entscheiden (p < 0.0001); 98,9 bzw. 96,3 % würden sich wieder für den gleichen Arzt entscheiden (p = 0.01).

Um *ergebnisrelevante Ungleichheiten der beiden Patientengruppen* auszugleichen wurden hinsichtlich sieben vorab definierter Variablen adjustiert: Land (5 Gruppen), Geschlecht (2), Alter (6), Hauptbeschwerde (5), Dauer der Hauptbeschwerde (3), Auftreten der Hauptbeschwerde im letzten Jahr (2),

Symptomscore bei Studienaufnahme (4). Die Adjustierung für Alter hatte den stärksten Einfluss auf die Ergebnisse, während die Einzel-Adjustierung für die anderen sechs Variablen nur geringe Auswirkungen zeigte.

Nach multipler logistischer Regressionsanalyse mit kombinierter Adjustierung für alle sieben Variablen fielen die Odds Ratios für alle analysierten Zielparameter zugunsten der anthroposophisch behandelten Gruppe aus (Tab. 6-8).

Unerwünschte Arzneimittelwirkungen traten seltener bei anthroposophisch behandelten als bei schulmedizinisch behandelten Patienten auf (p = 0.02). Details s. S. 206 ff.

Resümee und Kommentar: In dieser Studie wurden bei einer der häufigsten allgemeinmedizinischen, ökonomisch sehr relevanten Indikation (hohe Arbeitsunfähigkeitsrate) die Behandlungserfolge von anthroposophischer und schulmedizinischer Behandlung unter den Bedingungen der Alltagspraxis (real world) verglichen. Die Patienten kamen selbstselektiert entweder zu anthroposophischen oder schulmedizinischen Ärzten zur hausärztlichen Behandlung; eine randomisierte Therapiezuteilung hätten 97 % der anthroposophisch behandelten Patienten abgelehnt. Es wurde auf die wichtigsten Einflussparameter adjustiert. Es zeigte sich eine raschere Abheilung der Beschwerden unter anthroposophischer Behandlung, wobei insbesondere Kinder gut auf die Therapie ansprachen. Nebenwirkungen waren seltener. Interessant ist, dass nur 5,5 % der anthroposophisch behandelten Patienten Antibiotika erhielten. Auch Analgetika wurden den anthroposophisch behandelten Patienten viel weniger verschrieben, obschon starke Schmerzen und hohes Fieber in der anthroposophischen Gruppe häufiger als in der schulmedizinischen Gruppe vorkamen. Die Patientenzufriedenheit war größer im anthroposophischen Arm.

Tab. 6-8 Hauptzielparameter: Häufigkeit, unadjustierte Odds Ratios mit 95%-Konfidenzintervall, Odds Ratios nach multipler logistischer Regressionsanalyse mit kombinierter Adjustierung für Land, Geschlecht, Alter, Hauptbeschwerde, Dauer der Hauptbeschwerde, Auftreten der Hauptbeschwerde im letzten Jahr und Symptomscore an Tag 0. Odds Ratio > 1 bedeutet ein günstigeres Ergebnis in der A-Gruppe.

Hauptzielparameter	Häufigkeit				Unadjustierte Odds Ratio (A- vs. S-)		Adjustierte Odds Ratio (A- vs. S-)	
	A-Gruppe (n = 715)		S-Gruppe (n = 301)					
	n	%	n	%	OR	(95%-KI)	OR	(95%-KI)
Besserung innerhalb 24 h	221	30,9%	50	16,6%	2,25	(1,59–3,16)	1,54	(1,03–2,31)
Besserung innerhalb 3 Tage	523	73,1%	172	57,1%	2,04	(1,54–2,71)	1,61	(1,16–2,22)
Response an Tag 7	551	77,1%	199	66,1%	1,72	(1,28–2,31)	1,50	(1,07–2,11)
Response an Tag 14	641	89,7%	254	84,4%	1,60	(1,08–2,38)	1,29	(0,82–2,00)
Beschwerdefrei an Tag 7	218	30,5%	70	23,3%	1,45	(1,06–1,98)	1,05	(0,72–1,54)
Beschwerdefrei an Tag 14	459	64,2%	149	49,5%	1,83	(1,39–2,40)	1,35	(0,98–1,86)
Sehr zufrieden mit Therapie[1]	452	63,2%	146	48,5%	1,79	(1,36–2,36)	1,39	(0,98–1,95)
Entscheidung für gleiche Therapie in Zukunft[1]	684	95,7%	251	83,4%	4,40	(2,74–7,04)	3,54	(2,13–5,90)

[1] = bei allen auswertbaren Follow-up-Interviews

Carlsson 2001 und 2004 [124, 125]

Von der Universität Uppsala/Schweden wurde eine klinische Studie durchgeführt zum Vergleich der Lebensqualität von Mammakarzinom-Patientinnen, die entweder in der Vidar-Klink anthroposophisch oder in einer onkologischen Ambulanz im südlichen Stockholm konventionell behandelt wurden. Eine randomisierte Zuteilung zu der jeweiligen Therapieform (RCT) konnte nicht durchgeführt werden, zum einen wegen der Art des schwedischen Gesundheitssystems, wo Patienten nur aufgrund der eigenen Initiative zu einer anthroposophischen Behandlung überwiesen werden, und zum anderen, da die schwedische Krebsgesellschaft und andere Geldgeber ablehnten, einen Aufenthalt der Patienten in dem anthroposophischen Krankenhaus zu vergüten. [294] Die Patienten wurden daher gematcht

nach: Krankheitsstadium (fortgeschritten, lokal begrenzt), Alter (> 50 J., ≤ 50 J.), Behandlung während der 3 Monate vor Therapiebeginn (Bestrahlung, Chemotherapie oder keine Behandlung), günstige oder ungünstige Prognose. Die Lebensqualität wurde erhoben mittels der Fragebögen EORTC QLQ-C30 und *Life Satisfaction Questionaire* (LSQ), und zwar zu Studienbeginn, nach 4 Wochen, 3 und 6 Monaten und nach 1 Jahr. Bei Studienbeginn war die Lebensqualität der anthroposophisch zu behandelnden Frauen signifikant schlechter als die der konventionell zu behandelnden Frauen.

60 Patientinnen, die zwischen 11/1995 und 1/1999 zur Vidar-Klinik eingewiesen wurden, wurden in die anthroposophische Behandlungsgruppe aufgenommen, 8 weitere hatten die Teilnahme abgelehnt. (Einschlusskriterien: Wahl der Anthroposophischen Medizin, Mammakarzinom, Alter ≤ 75 J., Schwedisch sprechend, Wohnsitz in der Gegend von Stockholm, Lebenserwar-

tung ≥ ½ J.) Jede dieser 60 Patientinnen wurde gematcht nach den oben genannten Kriterien mit einer Patientin einer konventionell behandelnden onkologischen Ambulanz. Je 42 Patientinnen hatte eine fortgeschrittene, 18 eine lokal begrenzte Erkrankung. Das Durchschnittsalter betrug 49 Jahre (28–75). In den vorangegangenen 3 Monaten waren je 41 Patientinnen mit Chemo- oder Strahlentherapie behandelt worden. Je 35 hatten eine bessere und 25 eine schlechtere Prognose.

Für 36 Paare lagen nach 1 Jahr alle Daten vor. 11 Patientinnen der anthroposophisch und 9 der konventionell behandelten Gruppe waren verstorben; 8 bzw. 4 weitere Patientinnen hatten über das Jahr an den weiteren Befragungen nicht mehr teilgenommen (Krankheitsprogredienz, Aufwand, Unzufriedenheit mit der konventionellen Behandlung). Zur Auswertung wurde dann der entsprechende Zwilling ausgeschlossen. Für Erhebungen im Studienjahr wurden teils auch die Zwillingspaare berücksichtigt, die später ausfielen.

Die anthroposophisch behandelten Patienten wurden im Mittel über 14,3 Tage (5–29) in der Vidarklinik behandelt; die Behandlung bestand aus anthroposophischen Arzneimittelanwendungen einschließlich Iscador®, Diät, Kunsttherapie, Heileurythmie, Rhythmischer Massage, Bäderanwendungen. Die konventionell behandelten Patienten nahmen an einem speziellen regionalen Behandlungsprogramm in Stockholm/Gotland teil (inkl. Bestrahlung, Chemotherapie, Hormonbehandlung).

Die anthroposophisch behandelten Patienten zeigten über das Jahr hin eine signifikant ansteigende Lebensqualität, während die Kontrollpatienten keine Veränderung der Lebensqualität aufwiesen. Während vor der Therapie die Lebensqualität der anthroposophisch behandelten Patienten schlechter war als die der Kontrollpatienten, war sie nach der Therapie besser. Die anthroposophische Therapie wurde zwar nur innerhalb der ersten 4 Wochen durchgeführt, jedoch

verbesserte sich danach die Lebensqualität kontinuierlich über das ganze Jahr.

Unter anthroposophischer Therapie zeigten sich Verbesserungen im EORTC QLQ-C30 Fragebogen (30 Items, 6 funktionelle Skalen und 9 Symptomskalen, je von 0–100, Tab. 6-9a). 13 von 15 Werten verbesserten sich in der 1-Jahr-Periode, hiervon zwei statistisch signifikant: Emotionale Funktionalität (EF) von 51,9 auf 70, generelle Lebensqualität (QF) von 49,5 auf 62,5. In der konventionell behandelten Gruppe gab es in der 1-Jahr-Periode bei 5 der 15 Werte eine leichte Besserung, die in keinem Fall statistisch signifikant war (s. Tab. 6-9a). Im *Life Satisfaction Questionaire* (LSQ: 34 Items, 6 Bereiche, je 0–100 Punkte) ergaben sich bei den anthroposophisch Behandelten in 4 von 6 Werten statistisch signifikante Verbesserungen in der 1-Jahr-Periode: physische Symptome (82,0 auf 88,2), Krankheitsbedeutung (58,9 auf 64,6), Qualität der täglichen Aktivitäten (61,6 auf 70,6), sozioökonomische Situation (64,9 auf 71,9). In der konventionell behandelten Gruppe gab es in 6 von 7 Werten einen Trend zur Verschlechterung (Tab. 6-9b).

Beim Vergleich der Lebensqualitätsänderungen in beiden Behandlungsgruppen erwies sich die anthroposophische Behandlungsgruppe im EORTC QLQ-C30 in 11 von 15 Bereichen überlegen, hiervon 5-mal statistisch signifikant (EC, CF, QL, SL, AP); im LSQ war sie in 5 von 6 Bereichen überlegen, hiervon 3-mal statistisch signifikant (PS, QDA, SES) (Tab. 6-10 und 6-11). Das heißt unter anthroposophischer Therapie zeigten sich statistisch signifikant größere Verbesserungen der Lebensqualität als unter konventioneller Therapie.

Resümee und Beurteilung: Diese Studie stellt einen Systemvergleich zwischen anthroposophisch und konventionell behandelten Krebspatienten dar. Solche Systemvergleiche wurden bisher – auch außerhalb der Anthroposophischen Medizin – nur selten durchgeführt. In randomisierter Form lässt

Tab. 6-9a Durchschnittliche Werte für die Skalen des EORTC QLQ-C30 zu fünf verschiedenen Zeitpunkten. Hohe Werte sind positiv für die funktionellen Skalen, niedrige Werte sind positiv für die Symptomskalen (ABCW: n = 36; CBCW: n = 36). [124]

Skala		Aufnahme		4 Wo.		3 Mo.		6 Mo.		1 J.	
		ABCW	CBCW	ABCW	CBCW	ABCW	CBCW	ABCW	CBCW	ABCW	CBCW
Funktionell	PF	80.0	72.2	79.4	76.0	75.6	76.7	77.2	74.4	79.2	75.5
	RF	58.3	69.8	60.7	62.9	62.5	62.5	63.9	69.1	63.9	66.7
	EF	51.9	70.0	63.5	70.3	65.5	64.8	71.1	68.1	70.0	63.7
	CF	67.6	76.9	74.1	78.7	76.2	72.7	77.8	73.2	78.7	71.3
	SF	58.8	71.8	71.1	73.6	69.9	74.1	73.6	10.4	63.4	64.8
	QL	49.5	59.5	60.3	60.7	59.3	59.5	63.7	60.4	62.5	54.7
Symptom	FA	52.2	41.7	47.8	37.0	48.2	36.1	47.1	40.1	42.9	43.8
	NV	15.3	9.3	13.4	7.2	11.1	6.5	13.0	5.6	8.6	11.1
	PA	36.6	25.5	24.3	26.9	26.9	25.0	23.6	28.2	25.9	25.0
	DY	25.0	33.3	25.9	36.1	25.9	37.0	25.0	29.6	29.6	40.7
	SL	38.9	33.3	31.9	35.2	34.3	40.7	29.1	45.7	28.7	38.0
	AP	17.6	10.2	13.9	7.4	12.0	10.2	15.7	10.2	8.3	19.4
	CO	26.9	15.7	23.2	19.4	17.6	18.5	18.1	12.0	14.8	14.8
	DI	10.2	19.2	8.8	13.9	11.1	12.7	7.4	13.0	3.7	13.9
	FI	46.3	27.8	44.9	33.8	43.5	29.6	46.3	32.4	42.6	28.5

ABCW = Frauen mit Brustkrebs und anthroposophischer Therapie; AP = Appetitlosigkeit; CBCW = Frauen mit Brustkrebs und konventioneller Behandlung; CF = kognitive Funktion; CO = Verstopfung; DI = Durchfall; DY = Atemnot; EF = emotionale Funktion; FA = Müdigkeit; FI = finanzielle Probleme; NV = Übelkeit und Erbrechen; PA = Schmerz; PF = körperliches Befinden; QL = generelle Lebensqualität; RF = Rollenfunktion; SF = soziale Funktion; SL = Schlaflosigkeit

Tab. 6-9b Die durchschnittlichen Werte für die LSQ-Faktoren zu fünf verschiedenen Zeitpunkten. Hohe Werte sind positiv (ABCW: n = 36; CBCW: n = 36). [124]

Faktoren	Aufnahme		4 Wo.		3 Mo.		6 Mo.		1 J.	
	ABCW	CBCW	ABCW	CBCW	ABCW	CBCW	ABCW	CBCW	ABCW	CBCW
PS	82.0	87.0	86.2	86.6	86.1	86.1	87.3	89.1	88.2	84.3
SI	58.9	65.3	64.0	63.4	64.6	64.6	66.5	63.8	64.6	64.8
QDA	61.6	65.0	65.4	68.8	69.8	61.5	72.5	68.1	70.6	65.6
SES	64.9	72.3	66.9	70.4	68.3	69.5	70.2	69.0	71.9	67.8
QFA	74.3	71.9	73.7	75.0	72.9	72.9	77.1	75.8	75.3	69.4
QFR	76.6	75.6	76.3	75.0	71.7	70.0	74.4	72.9	74.0	71.8

ABCW = Frauen mit Brustkrebs und anthroposophischer Therapie; CBCW = Frauen mit Brustkrebs und konventioneller Behandlung; PS = körperliche Symptome; QDA = Qualität der Tätigkeiten des Alltags; QFA = Qualität der Familienbeziehungen; QFR = Qualität der Beziehungen zu nahen Freunden; SES = sozioökonomische Situation; SI = Einfluss der Erkrankung

Tab. 6-10   Durchschnittliche Differenz der Skalen des EORTC-QLQ-C30 (Tab. 6-9 a) zwischen Aufnahme, 6 Monaten und 1 Jahr (n = 36 Paare) [124]

Skala	6 Mo.			1 J.		
	Differenz	CI	p	Differenz	CI	p
PF	− 5.0	±11.0	0.363	− 4.2	± 9.7	0.388
RF	5.9	±17.6	0.501	8.7	±17.4	0.319
EF	21.1	±18.5	0.005	23.4	±10.2	0.000
CF	13.9	±13.9	0.041	16.6	±12.3	0.009
SF	16.2	±16.2	0.033	14.4	±23.7	0.354
QL	13.1	±13.3	0.052	17.8	±13.9	0.013
FA	− 3.5	±14.9	0.84	9.1	±14.0	0.107
NV	1.4	±11.4	0.806	− 8.1	± 9.8	0.101
PA	15.7	±13.2	0.021	10.2	±10.4	0.054
DY	3.7	±13.6	0.593	− 2.8	±14.6	0.702
SL	−21.1	±14.2	0.007	−14.8	±14.6	0.047
AP	− 1.9	±12.9	0.773	−18.5	±15.1	0.018
CO	− 5.1	±17.6	0.561	−11.1	±19.3	0.249
DI	3.4	±11.8	0.431	1.2	±11.9	0.124
FI	− 4.6	±10.8	0.392	− 4.41	±12.7	0.483

CI = Konfidenzintervall; p = p-Wert (Student's t-Test); Abkürzungen s. Tab. 6-9a

Tab. 6-11   Durchschnittliche Differenz der LSQ-Skalen (Tab. 6-9 b) zwischen Aufnahme, 6 Monaten und 1 Jahr (n = 36 Paare) [124]

Faktoren	6 Mo.			1 J.		
	Differenz	CI	p	Differenz	CI	p
PS	3.1	±6.8	0.368	8.7	±6.2	0.007
SI	9.1	±7.8	0.022	6.2	±7.7	0.109
QDA	7.9	±9.4	0.098	8.5	±7.8	0.033
SES	8.6	±5.4	0.003	11.6	±5.3	0.000
QFA	−1.1	±6.6	0.742	3.5	±6.3	0.274
QFR	0.6	±7.6	0.883	1.3	±5.5	0.647

CI = Konfidenzintervall; p = p-Wert; Abkürzungen s. Tab. 6-9b

sich ein solcher Vergleich vermutlich nur schwer durchführen und scheiterte selbst bei einer hochrangigen Medizinergruppe an der Universität Bern (s. S. 94 ff.).

Es zeigt sich unter anthroposophischer Therapie in den wiederholten Messungen ein Anstieg der Lebensqualität von kleinem bis moderatem Ausmaß über das ganze Jahr hin. Vor Therapiebeginn war die Lebensqualität der in das anthroposophische Krankenhaus aufgenommenen Patientinnen schlechter als in der Kontrollgruppe, nach anthroposophischer Behandlung hingegen lag sie darüber. Bei den konventionell behandelten Patienten zeigte sich keine signifikante Veränderung der Lebensqualität. Bemerkenswert ist, dass die anthroposophische Therapie zwar nur innerhalb der ersten 4 Wochen durchgeführt wurde, die Lebensqualität sich aber kontinuierlich über das ganze Jahr verbesserte. Dies kann ein Indiz für die salutogenetische Intention sein, das heißt, dass die Patienten ein Gesundungsverhalten erlernen und weiterführen, und dass therapeutische Prozesse angestoßen werden, die im langfristigen Verlauf ihre volle Wirkung zeigen.

Insgesamt wurde die Studie gut und adäquat durchgeführt. Nachteilig ist der hohe Dropout, der jedoch bei einer Studie mit fortgeschritten erkrankten Krebspatienten und einer Laufzeit von einem Jahr realistischerweise akzeptiert werden muss. Die Matching-Kriterien waren weit gefasst und bezogen nur einen relativ kleinen Anteil prognostisch relevanter Faktoren ein, was aber bei einer reinen Lebensqualitätsstudie legitim sein kann. Jedoch scheint die anthroposophisch behandelte Gruppe ohnehin einen schlechteren Ausgangsstatus gehabt zu haben.

Anthroposophische Medizin Outcomes-Studie – AMOS (Hamre 2004, 2005) [283, 288]

Politischer Kontext: Von der Innungskrankenkasse Hamburg (IKK-Hamburg) und anderen Krankenkassen wurde zusammen mit der Gesellschaft Anthroposophischer Ärzte in Deutschland e.V. im Rahmen der so genannten Erprobungsregelung (Sozialgesetzbuch V der Bundesrepublik Deutschland, § 63 ff., SGB V) eine Erprobung der Versorgung mit Anthroposophischer Medizin vereinbart. Konkret ging es um die Versorgung mit Heileurythmie, Anthroposophischer Kunsttherapie, Rhythmischer Massage und anthroposophisch-ärztlichen Leistungen. Wissenschaftlich begleitet und ausgewertet wurde diese Erprobung vom Institut für angewandte Erkenntnistheorie und medizinische Methodologie e. V. (IFAEMM) in Kooperation mit dem Institut für Sozialmedizin, Epidemiologie und Gesundheitsökonomie, Universitätsklinikum Charité, Humboldt-Universität Berlin. Die Erprobung wurde März 2005 abgeschlossen, die Studie wird jedoch weiter fortgeführt.

Fragestellungen und Methodik: Die Fragestellungen der wissenschaftlichen Begleitung betrafen *Nutzen* (hier: Outcomes und Wirksamkeit), *Notwendigkeit* (Therapiebedürftigkeit der Indikationen und Wertigkeit therapeutischer Alternativen) und *Wirtschaftlichkeit* der Anthroposophischen Medizin. Diese Fragen sollten möglichst praxisnah untersucht werden. Da eine Randomisation nicht möglich (s. auch S. 24 ff.) und auch Systemvergleiche nur bei ausgewählten Indikationen realisierbar gewesen wären (s. S. 119 ff.), und da auch indikationsübergreifend ausgewertet werden sollte, waren neue Evaluationsperspektiven erforderlich. IFAEMM entwickelte hierfür das Gesamtkonzept der „Integrierten Therapieevaluationsstudie" [289]. Hierbei ist eine primäre Outcomes-Studie durch die so genannte BI-AS-Kontrollmethode methodisch aufgewertet und durch einen zusätzlichen Systematischen Outcomes-Vergleich (*Systematic Outcomes Comparison Review*) und ein *Medical Necessity Review* ergänzt.

I. Outcomes-Studie

In erster Hinsicht entsprach die Evaluation einer herkömmlichen Outcome-Studie (GCP-konform, inklusive Monitoring, SOPs etc.): In eine einarmige Kohortenstudie wurden bis Juni 2005 insgesamt 1 600 Patienten aufgenommen; bis zur Zwischenauswertung, deren Ergebnisse hier berichtet werden, waren es 898 (von 1095 gescreenten Patienten). Es gab keine Einschränkungen der Indikationen. Aufgenommen wurden Patienten, die für ihre Beschwerden erstmalig die oben genannten anthroposophischen Therapien in Anspruch nahmen (Heileurythmie, Anthroposophische Kunsttherapie, Rhythmische Massage oder anthroposophisch-ärztliche Beratung von wenigstens 30 min Länge).

Das Follow-up beträgt 4 Jahre (Erhebungstermine bei Patienten: 0, 3, 6, 12, 18, 24, 48 Mo.; bei Ärzten: 0, 6, 12 Mo.). Die Compliance der Patienten war hoch, Rücklaufquoten waren nach 3 Monaten 94 %, nach 6 Monaten 92 %, nach 12 Monaten 88 %, nach 24 Monaten 77 %, nach 48 Monaten 66 %. Im Laufe der 4 Jahre füllte jeder Patient ca. 130 Prüfseiten aus, der behandelnde Arzt zusätzlich ca. 20 Seiten.

Zielparameter waren:
- Schweregrad der Krankheitssymptomatik (Symptomscore: Patienteneinschätzung der bis zu sechs wichtigsten Symptome bei Studienaufnahme; Krankheitsscore: Arztangabe, jeweils Skalen von 0–10)
- gesundheitsbezogene Lebensqualität (SF-36® für Erwachsene, KINDL®-Fragebogen für Kinder 8–16 J., KITA für Kinder 1–7 J.)
- indikationsspezifische Erhebungsinstrumente für 4 Indikationen: depressive Symptomatik (Allgemeine Depressionsskala), LWS-Syndrom (Funktionsfragebogen Hannover + Low Back Pain Rating Scale), Coxarthrose und Gonarthrose (Western Ontario und McMaster Universities Arthroseindex); nach der Zwischenauswertung wurden noch für 7 weitere Indikationen spezifische Erhebungsinstrumente hinzugenommen
- Inanspruchnahme von Therapien und Gesundheitsleistungen im Vorjahr und im ersten Studienjahr, anthroposophische und nichtanthroposophische Arzneimittel, Arzt- und Zahnarztkonsultationen, Untersuchungen, Krankenhausaufenthalte und Kuranwendungen, chirurgische Verfahren, physikalische Therapien, Ergotherapien, Psychotherapien, Besuche bei Heilpraktikern, Arbeitsunfähigkeitstage
- Anwendung der in AWFM/AKDÄ-Leitlinien empfohlenen Standardtherapien
- Nebenwirkungen, unerwünschte Ereignisse
- soziodemografische Parameter

Die Repräsentativität der Patienten und behandelnden Ärzte und Patienten ist groß: 141 ärztliche Praxen waren an der Studie beteiligt, 118 Heileurythmisten, 51 anthroposophische Kunsttherapeuten, 33 rhythmische Masseure. Insgesamt waren 31 % der für das Modellprojekt registrierten Ärzte und Therapeuten beteiligt, aus 15 von 16 deutschen Bundesländern. Die teilnehmenden Ärzte und Therapeuten sind hinsichtlich geographischer Lage, Alter und Dauer der Berufserfahrung repräsentativ für die jeweilige Berufsgruppe in Deutschland. 77 % der Patienten wurden von Fachärzten für Allgemeinmedizin oder praktischen Ärzten aufgenommen, 23 % von Kinderärzten, Internisten oder anderen Fachärzten.

Die häufigsten Behandlungsindikationen betrafen den Bereich „Psychische und Verhaltensstörungen" (32 % der Patienten), ge-

Tab. 6-12 Die 10 häufigsten Diagnosegruppen [288]

Diagnosegruppe	ICD-10	Häufigste Diagnosen	n	%
Depression	F30–F39	Depression o. Ä. (n = 87)	93	10,4 %
Erschöpfungssyndrom	F480, R53	Erschöpfungssyndrom oder -zustand (n = 48)	57	6,3 %
LWS-Syndrom	M512, M541, M544, M545	LWS-Syndrom oder Lumbago (n = 27), LWS-Prolaps oder Ischias (n = 13)	49	5,4 %
Migräne/ Kopfschmerzen	G43, G44, R51	Migräne (n = 25), Kopfschmerzen (n = 12), Spannungskopfschmerzen (n = 3)	41	4,6 %
HWS-Syndrom	M472–M509, M531, M542	HWS-Syndrom (n = 22), Zervikaler Bandscheiben-prolaps (n = 4), Degenerative HWS-Beschwerden (n = 5)	35	3,9 %
Asthma	J44–J45	Asthma (n = 30)	33	3,7 %
Malignome	C00–C97	Mammakarzinom (n = 11), Gastrointestinale Karzinome (n = 4), Schilddrüsenkarzinom (n = 3), Malignes Melanom (n = 3)	28	3,1 %
ADHS-SSV	F909, F91–F92, F988	Hyperkinetisches Syndrom (n = 10), Aufmerksamkeitsdefizitsyndrom (n = 10)	27	3,0 %
Angststörung	F41	Angststörung, nicht näher bezeichnet (n = 16), Panikstörung (n = 4)	25	2,8 %
Sinusitis	J32, J40–J42	Chronische Sinusitis (n = 10), Chronische Sinubronchitis (n = 6)	22	2,3 %
Andere Diagnosen			488	54,3 %
Gesamt Patienten			898	100,0 %

ADHS-SSV = Aufmerksamkeitsdefizit-/Hyperaktivitätsstörung-Störung des Sozialverhaltens; HWS = Halswirbelsäule; LWS = Lendenwirbelsäule

folgt von Erkrankungen des Muskel-Skelett-Systems (18,9 %) (Tab. 6-12).

Die vorangegangene mediane Dauer der Erkrankung war 3 Jahre, die durchschnittliche Dauer 6,5 Jahre. Hinsichtlich der gesundheitsbezogenen Lebensqualität wiesen bei Studienaufnahme alle erwachsenen Patienten in allen 8 Subskalen des SF-36® Fragebogens eine im Vergleich zur Bevölkerung in Deutschland signifikante Beeinträchtigung auf. 8 % der Patienten hatten eine dauerhafte Berufs- oder Erwerbsunfähigkeit. Die erwachsenen Patienten waren im Jahr vor Studienaufnahme durchschnittlich 29 Tage krankheitsbedingt arbeitsunfähig, was 12 Tage über dem Bevölkerungsdurchschnitt liegt. Von den 898 Patienten bekamen pri-

mär 419 (47 %) Heileurythmie, 161 (18 %) anthroposophische Kunsttherapie, 85 (9 %) Rhythmische Massage und 233 (26 %) anthroposophisch-ärztliche Therapien. Die Patienten erhielten median 12 Therapiesitzungen Heileurythmie, Kunsttherapie oder Rhythmische Massage oder median 1-mal eine ärztliche Konsultation von $\geq$ 60 min plus 1-mal von 30 bis 60 min plus 1-mal von 7 bis 30 min. Knapp ein Drittel der Patienten erhielt mehr als eine Studientherapie. Zur Soziodemographie s. S. 204.

Klinische Ergebnisse

Der *Krankheitsscore* (Skala von 0–10, Angabe des Arztes) verbesserte sich von durchschnittlich 6,4 auf 3,4 Punkte nach 6 Mona-

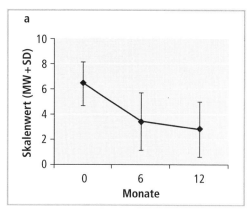
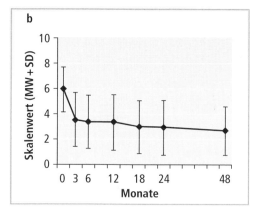

Abb. 6-2a Krankheitsscore (Arztangabe); **b** Symptomscore (Patientenangabe). Jeweils 0 = nicht vorhanden, 10 = schwerst möglich. MW = Mittelwert; SD = Standardabweichung.

ten (p < 0.001) (Abb. 6-2a). Der Symptomscore (Skala von 0–10, Angabe des Patienten) war nach 6 Monaten von 5,9 auf 3,4 Punkte verbessert (p < 0.001) (Abb. 6-2b).

Die Verbesserungen bei Erwachsenen und Kindern waren vergleichbar, ebenso die Ergebnisse unter den verschiedenen Therapien (Heileurythmie, Kunsttherapie, Rhythmische Massage, ärztliche Therapie). Die Werte verbesserten sich signifikant in allen 10 größten diagnostischen Gruppen. Die Prä-post-Effektstärken des Krankheits- und Symptomscores waren in allen 10 Diagnosegruppen groß (d. h. ≥0,80), nicht allerdings die Veränderungen des Krankheitsscores bei Malignomen.

Die *gesundheitsbezogene Lebensqualität* der Erwachsenen verbesserte sich nach 6 Monaten auf der körperlichen Summenskala des SF-36® von durchschnittlich 43,3 auf 47,4 (p < 0.001) und auf der psychischen Summenskala des SF-36® von 38,8 auf 44,9 (p < 0.001) (Abb. 6-3a und b).

Insgesamt verbesserten sich alle 8 Subskalen des SF-36® signifikant, auch für die einzelnen Therapiegruppen. Die Lebensqualität der Kinder verbesserte sich ebenfalls statistisch signifikant: Der KINDL®-Gesamtscore (8–16 J.) stieg innerhalb der ersten 6 Monate um median 4,6 Punkte an

(p < 0.001), wobei sich alle KINDL®-Subskalen mit Ausnahme der Subskala „Sozial" signifikant verbesserten. Beide KITA-Subskalen („Psychosoma" und „Alltag") stiegen um median 9,4 (p < 0.001) bzw. 8,3 Punkte (p < 0.001) in den ersten 6 Monaten an.

Alle diese Verbesserungen blieben über 24 Monate (KINDL®, KITA) bzw. 48 Monate (Symptomscore, SF-36®) stabil. Die Patienteneinschätzung des Therapieerfolgs war mit durchschnittlich 7,4 (0 = gar nicht geholfen, 10 = sehr gut geholfen) nach 6 Monaten hoch, ebenfalls die Patientenzufriedenheit mit 8,1 (0 = sehr unzufrieden, 10 = sehr zufrieden). Als „sehr wirksam" oder „wirksam" schätzen 86 % der antwortenden Patienten (73 % aller Patienten) die Heileurythmie/Kunsttherapie/Rhythmische Massage ein. Die Wirksamkeitseinschätzung der Ärzte fiel ähnlich aus.

Die *Inanspruchnahme zusätzlicher Therapien, weitere Gesundheitsleistungen, Arzneimittelverbrauch und Arbeitsunfähigkeitstage* im Jahr vor der Studie (retrospektiv erfragt) und im ersten Studienjahr sind in Tabelle 6-13 aufgeführt. Es ergab sich eine signifikante Abnahme von Krankenhausaufenthalten und von medizinischen Untersuchungen sowie eine signifikante Zunahme des Verbrauchs anthroposophischer Arzneimittel

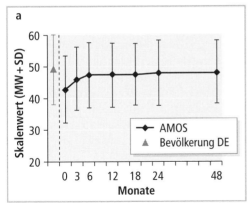
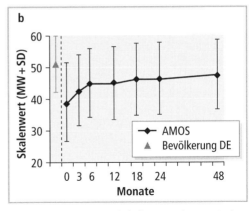

Abb. 6-3a SF-36® Körperliche Summenskala und **b** SF-36® Psychische Summenskala bei erwachsenen Patienten und in deutscher Bevölkerungsstichprobe (DE). MW = Mittelwert; SD = Standardabweichung.

Tab. 6-13 Begleittherapien, Gesundheitsleistungen und Arbeitsunfähigkeitstage im Jahr vor Studienaufnahme und im ersten Studienjahr

| | −12 bis 0 Mo. | | 0 bis 12 Mo. | | p-Wert | Median der Differenzen (95%-CI) |
	MW	± SD	MW	± SD		
Arztbesuche	17,96	±20,87	16,73	±17,48	n. s.	n. s.
Medizinische Untersuchungen	6,13	± 8,80	5,08	± 6,01	< 0.001	−1,00 (−0,50 bis −1,50)
Krankenhaustage	4,64	±17,44	2,62	±15,41	0.001	−4,50 (−2,00 bis −7,50)
Kurtage	1,73	± 7,70	1,93	± 7,51	n. s.	n. s.
Operationen	0,19	± 0,49	0,13	± 0,43	n. s.	n. s.
Einheiten mit physikalischer Therapie oder Ergotherapie	9,17	±20,72	9,48	±26,88	n. s.	n. s.
Psychotherapieeinheiten	3,19	±13,31	4,26	±13,66	0.016	+4,00 (0,50 bis 7,50)
AM-Arzneimittel/Tag	0,29	± 0,65	0,62	± 0,85	< 0.001	+0,33 (0,26 bis 0,29)
Nicht-AM-Arzneimittel/Tag	0,69	± 1,05	0,78	± 1,08	n. s.	n. s.
Arbeitsunfähigkeitstage	30,51	±61,53	32,30	±78,31	n. s.	n. s.
Patienten mit Heilpraktikerbesuch*	82/556	(14,8%)	69/556	(12,4%)	n. s.	

CI = Konfidenzintervall; n. s. = nicht signifikant; * = Heilpraktikerbesuch: Anzahl der Patienten

(was selbstverständlich ist) und Psychotherapie. Ein eventueller Recall-Bias würde die Inanspruchnahme vor allem im Jahr vor der Studie unterschätzen und sich somit eher konservativ, also zu Ungunsten der anthroposophischen Studienbehandlung auswirken.

Nebenwirkungen von Kunsttherapie, Heileurythmie und Rhythmischer Massage traten bei 2,7 % der Patienten auf, Nebenwirkungen von anthroposophischen Arzneimitteln bei 4,5 % und von nichtanthroposophischer Arzneimitteln bei 10,4 % der Patienten. (s. S. 210 ff.)

Ob und inwieweit für die Haupterkrankung neben der anthroposophischen Behandlung auch eine Standardtherapie verabreicht wurde, wurde für 9 Diagnosegruppen analysiert (jedoch nicht bei Malignomen, weil Tumorstadium und Bestrahlung nicht dokumentiert wurden): 63 % der Patienten hatten innerhalb der ersten 6 Monate nach Studienaufnahme keine Leitlinien-gestützte Standardtherapie, die Häufigkeit reichte von 40 % (bei LWS-Syndrom) bis 96 % (bei ADHS-SSV). Im ersten Jahr nach Studienaufnahme wurden die folgenden Therapien bei keinem Patienten angewendet: prophylaktische Arzneimittel gegen Migräne oder andere Kopfschmerzen; Antidepressiva, Anxiolytika oder Buspiron gegen Angststörungen; Corticosteroide oder Operation wegen Sinusitis; ZNS-Stimulanzien für hyperkinetische und verwandte Störungen.

Zur Kostenberechnung s. S. 220 ff. Insgesamt wurde im 1. Studienjahr gegenüber dem Vorjahr 152 Euro (4,2 %) pro Patient eingespart.

II. Wirksamkeitsprüfung mit BIAS-Kontrolle (Therapeutic Causality Outcomes Study)

Da AMOS nicht primär als vergleichende Studie angelegt war (abgesehen von der Indikation Low Back Pain, wozu eine schulmedizinisch behandelte Kontrollgruppe rekrutiert wurde, s. S. 119 ff.), wurde eine spezielle Auswertungstechnik integriert, die so genannte „BIAS-Kontrolle". Hiermit soll pragmatisch geklärt werden, ob die dokumentierten Besserungen im Symptom- und Krankheitsverlauf als Folge der Therapie oder als Folge anderer Einflussfaktoren aufzufassen sind. Diese Auswertungstechnik ist eine Methodenentwicklung auf der Grundlage der *Komplementären Methodenlehre klinischer Forschung* [383]. Während die herkömmliche Methodenlehre nur die Wirksamkeitsbestimmung durch Kohortenvergleich kennt (Verum versus Kontrolle), wurden in der komplementären Methodenlehre die Kriterien der Wirksamkeitsbeurteilung am Einzelpatienten (durch Erkennen von Gestaltkorrespondenzen und Kausalgestalt) identifiziert und analysiert. Einige dieser Kriterien lassen sich auch bei Kohorten einsetzen und ermöglichen eine vergleichsunabhängige Wirksamkeitsbeurteilung an der Kohorte.

Zur Erklärung: Eines der Kriterien zur vergleichsunabhängigen Wirksamkeitsbeurteilung ist das „Vorher-nachher-Zeitverhältnis" der Krankheitsdauer. Wenn nach längerer Krankheitsdauer eine deutliche Besserung der Krankheit kurz nach Behandlungsbeginn eintritt, so ist dies ein Indiz für die Wirksamkeit der Behandlung. (Dies ist der Ausgangspunkt, der für AMOS zutrifft: Nach durchschnittlich 6,3 Jahren Krankheits- bzw. Symptomdauer kam es innerhalb von 3 Monaten zu einer statistisch signifikanten und im Durchschnitt klinisch relevanten Besserung.) Andere, zum Teil stärkere Indizien sind z. B. komplexe zeitliche Korrespondenzmuster zwischen Intervention und Outcome [383]. Ein hinreichender Beleg für die Wirksamkeit setzt jedoch voraus, dass die Verursachung des Ergebnisses durch andere Faktoren („Bias-Faktoren", z. B. Spontanremission, Begleittherapien) ausgeschlossen oder sehr unwahrscheinlich ist.

Hierfür wurde die Methode der *BIAS-Kontrolle* (**B**ias **I**dentification, **A**ssessment und **S**uppression) entwickelt. Sie umfasst drei Hauptschritte:

- **Bias Identification:** *Die für die betreffende Untersuchung in Frage kommenden Bias-Faktoren wurden identifiziert:* Für AMOS wurden als relevante potenzielle Bias-Faktoren identifiziert: Bias durch multiples Testen, positive Lebensereignisse, Placeboeffekt, Dropouts, Symptomverschiebung, Begleittherapie, Spontanverbesserung, „Regression to the Mean" und Observation Bias (Self-Observation Bias).

- **Bias Assessment:** *Diese potenziellen Bias-Faktoren wurden hinsichtlich ihrer quantitativ bedeutsamen Relevanz für das betreffende Studienergebnis überprüft:*
  - Folgende Bias-Möglichkeiten wurden verworfen: 1. Bias durch multiples Testen, da alle klinischen Ergebnisse ohne Ausnahme signifikant waren; 2. Bias durch positive Lebensereignisse, da die Patienten für den Beobachtungszeitraum gleich viele positive wie negative Lebensereignisse angaben; 3. Bias durch Placeboeffekt, da der Placeboeffekt im weiteren Sinne (d.h. Anregung von Selbstheilungsprozessen, vertrauensvolles Verhältnis zwischen Patient und Arzt bzw. Therapeut samt dem daraus resultierenden besseren Informationsfluss zwischen den Beteiligten, der besseren Compliance des Patienten, der engeren Überwachungs- und Führungsmöglichkeit durch den Arzt etc.) als integraler Bestandteil zum Gesamttherapiepaket der hier zu evaluierenden Anthroposophischen Medizin dazugehört; und da andererseits der Placeboeffekt im engeren Sinne (d.h. Therapieeffekte durch Täuschung oder Selbsttäuschung) nach kritischen systematischen Reviews [395, 396] und einer nachfolgenden Meta-Analyse [342] von 114 randomisierten Studien (Placebo versus Nullbehandlung) – entgegen dem verbreiteten Glauben an die Allmacht des Placeboeffekts –

von irrelevanter Größenordnung oder überhaupt inexistent zu sein scheint.

  - Die Problematik eines potenziellen Observation (und Self-Observation) Bias wurde wie folgt aufgefasst: Wahrscheinlichkeit und Ausmaß eines Observation Bias wurde als gering eingeschätzt, da eine kontinuierliche Verbesserung der Krankheitsbeschwerden und der Lebensqualität nach 3, 6, 9, 12, 18, 24 Monaten berichtet wurde (wobei die Patienten beim jeweiligen Follow-up nicht die Vorwerte vorgelegt bekamen). Demgegenüber wären Übertreibungen (self observation bias, social desirability bias), wenn sie denn vorkommen, vor allem am Anfang der Befragung zu erwarten gewesen. Was die Restunsicherheit betrifft, die dennoch verbleibt, wurde betont, dass sie auch in randomisierten Studien nicht zu eliminieren gewesen wäre, da sie ebenfalls einen Observation Bias nicht ausschalten, es sei denn unter Verblindung, was aber bei den betreffenden Therapien (Heileurythmie, Rhythmische Massage, Kunsttherapie) nicht möglich ist (s. S. 24 ff.). Hier trifft man auf unübersteigbare Grenzen der klinischen Forschung, die wohl zu akzeptieren sind.

- **Bias Suppression:** *Die Bias-Faktoren, die sich bei diesem Prüfverfahren als quantitativ relevant erweisen (dies sind: Bias durch Dropout, durch Symptomverschiebung, durch Spontanbesserung, durch Begleittherapie), wurden sodann unterdrückt:*
  - *Dropout:* Die Dropout-Raten waren gering (6 %, 8 %, 12 %, 23 % nach 3, 6, 12 bzw. 24 Mo.); der dennoch eventuell vorhandene Bias wurde supprimiert durch die Methode des Last Value Carried Forward (Ergebnis s. Abb. 6-4a).
  - *Symptomverschiebung:* Dieser Bias könnte auftreten, wenn z.B. Nackenschmerzen verschwinden, dafür aber Rückenschmerzen auftreten. Zur Un-

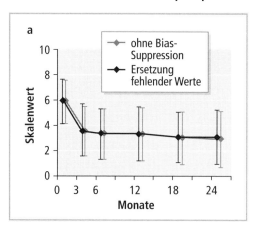

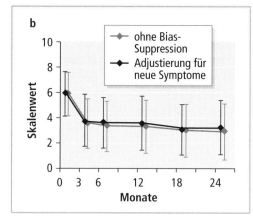

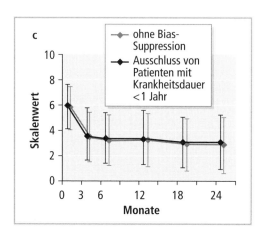

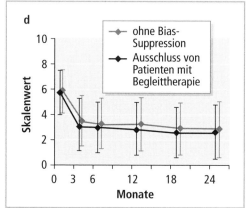

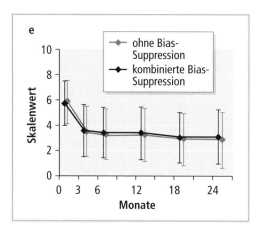

Abb. 6-4   Symptomscore mit Bias-Suppression: je einzeln für **a** Dropout-Bias; **b** Bias durch Symptomverschiebung; **c** Bias durch Spontanverbesserung; **d** Bias durch Begleittherapie; **e** kombinierte Bias-Suppression für alle vier Biasfaktoren

terdrückung dieses Bias wurden bei jedem Follow-up die neu auftretenden Beschwerden dokumentiert und der Symptomscore entsprechend adjustiert (Ergebnis s. Abb. 6-4b).

– *Spontanbesserung:* Da die Wahrscheinlichkeit von kurzfristigen Spontanbesserungen am höchsten bei erst kurz oder akut aufgetretenen Symptomen und relativ spätem Follow-up ist (nach einer Grippe erfasst ein 1-Jahr-Follow-up selbstverständlich eine Besserung), und am geringsten bei bereits lange bestehender Symptomatik, wurden alle Patienten aus der Auswertung ausgeschlossen, deren Krankheitsbeginn weniger als 12 Monate vor Studienbeginn lag (Ergebnis s. Abb. 6-4c).

– *Begleittherapie:* Alle Patienten mit einer Begleittherapie (Krankenhausaufnahme, Kuraufenthalt, nichtanthroposophische Arzneimittel, Physiotherapie, Psychotherapie) wurden aus der Auswertung ausgeschlossen (Ergebnis s. Abb. 6-4d).

Jede einzelne dieser Suppressionen und auch die kombinierte Bias-Suppression ergab keine Änderung im Kurvenverlauf (s. Abb. 6-4e).

– *„Regression to the Mean":* Eine Sonderform der Spontanbesserung, die nicht durch den oben genannten Ausschluss von Patienten mit einer Krankheitsdauer von unter einem Jahr supprimiert wird, ist das „Regression to the Mean". Es kommt zustande durch Fluktuation der Symptome bei chronisch rezidivierender Erkrankung, bei denen es in mehr oder minder regelmäßiger Aufeinanderfolge zur Verschlechterung gegenüber dem Normalwert („Egression from the Mean" [EftM]) und dann wieder zu Verbesserungen („Regression to the Mean" [RttM]) kommt, dann wieder zu Verschlechterungen. Wenn solche Patienten den Arzt am Beschwerdegipfel aufsuchen, ergibt sich danach eine Besse-

rung von allein, ein „RttM-Bias". Da zu potenziellem RttM auch EftM gehört, wurden alle Patienten mit EftM aus der Auswertung ausgeschlossen: 1. Patienten, die bei Studienaufnahme im SF-36®-Item *Gesundheitsveränderung* („Gesundheitszustand im Vergleich zum vergangenen Jahr") für das vorangegangene Jahr einen besseren Gesundheitszustand als derzeit angaben; 2. Patienten, die nach dem 3-Monate-Follow-up wieder eine Verschlechterung im Beschwerdeverlauf hatten. – Da beide Ausschlüsse praktisch keine Änderung der Ergebnisse erbrachten (hier nicht gezeigt), wurde in AMOS nicht von einem relevanten RttM-Bias ausgegangen.

Zusammenfassend wurde geschlossen, dass die betreffenden Bias-Faktoren keinen relevanten oder allenfalls geringen Einfluss auf das Ergebnis hatten.

III. Systematischer Outcomes-Vergleich: AMOS versus andere Kohorten [288]

Um den Stellenwert der in AMOS erzielten Effekte (den vergleichsweisen Nutzen der Behandlung) beurteilen zu können, wurde ein systematischer Outcomes-Vergleich durchgeführt. Für die 7 häufigsten AMOS-Indikationen (Depression, LWS-Syndrom, Kopfschmerzsyndrome, Migräne, Asthma, Angststörungen, chronische Sinusitis) wurden systematische Literaturrecherchen durchgeführt: nach Studien zu denselben Indikationen, mit Patienten von vergleichbarer Altersverteilung, mit vergleichbarer Follow-up-Dauer (± 20 %) und mit SF-36® als Zielparameter. Die Literaturrecherche wurde durchgeführt in Medline, Psychlit, in der online SF-36®-Literaturdatenbank (www.SF-36.org) und in den Literaturlisten aller so erhaltenen Artikel.

57 Vergleichsgruppen mit insgesamt 7 305 Patienten aus westlichen Ländern wurden gefunden: 20 für Depression, 14 für LWS-Syndrom, 4 für Kopfschmerzsyndrome, 10 für Migräne, 2 für Asthma, 2 für Angststörungen, 5 für chronische Sinusitis. In diesen Gruppen konnte die zum Vergleich herangezogene Prä-post-Effektstärke nach Kazis [377] berechnet werden: $(MW_{post} - MW_{prä})/SD_{prä}$. Die häufigsten Therapien in diesen Vergleichsgruppen waren Standardbehandlung (n = 23), Arzneimittelanwendung (n = 19), Arzt- oder Patientenschulung (n = 5), Chirurgie (n = 4). Jede Vergleichsgruppe konnte mit den AMOS-Gruppen in Hinblick auf drei SF-36®-Parameter (Körperliche Summenskala, Psychische Summenskala oder die 8 Subskalen) und vier Follow-up-Zeiträume (3, 6, 12, 24 Monate) verglichen werden.

Bei 59 von insgesamt 98 Vergleichen waren die Effektstärken in den AMOS-Gruppen größer als in den Vergleichsgruppen, bei 30 Vergleichen gab es minimale Differenzen (< ±0.19), bei 9 Vergleichen waren die Effektstärken der Vergleichsgruppen größer als die der AMOS-Gruppen. Zusammengerechnet waren die AMOS-Effektstärken median 0,27 (Interquartilbereich 0,05–0,55) größer als die Effektstärken der Vergleichsgruppen (Abb. 6-5). Sechs alternative Analysen mit abweichenden Berechnungsverfahren für Effektstärken und mit Korrektur für multiple Zielparameter und Follow-up-Zeitpunkte ergaben nur geringfügig abweichende Ergebnisse. Diese Überlegenheit der AMOS-Gruppen ließ sich nicht durch deren geringere Beeinträchtigung bei Studienaufnahme erklären, im Gegenteil waren sie bei Studienaufnahme tendenziell stärker beeinträchtigt als die Vergleichsgruppen.

Es wurde ausdrücklich betont, dass dieser SOC-Vergleich rein deskriptiv ist und nicht die Funktion eines konfirmativen Wirksamkeitsnachweises hat, sondern der Einschätzung des globalen Stellenwerts der Behandlungseffekte dient.

IV. Untersuchungen zur Notwendigkeit der Behandlung

Um die Notwendigkeit der anthroposophischen Behandlung abzuklären, wurden umfangreiche Erhebungen als so genannte *Medical Necessity Reviews* erstellt:

1. zu den *AMOS-Indikationen:* Häufigkeit, Relevanz, Spontanverlauf und Krankheitskosten der wichtigsten Indikationen (Depressive Störungen, insbesondere Major Depression und Dysthyme Störung, LWS-Syndrom einschließlich Bandscheibenerkrankungen, Kopfschmerzsyndrome, insbesondere Migräne und Spannungskopfschmerzen, HWS-Syndrom einschließlich Bandscheibenerkrankungen, Asthma bronchiale, Angststörungen, insbesondere generalisierte Angststörung und chronische Sinusitis).

2. zu den *Standardtherapien* dieser Indikationen: Wirksamkeit und Outcomes (Effektstärken, Ansprechquoten u. Ä.) in Meta-Analysen bzw. systematischen Reviews klinischer Studien, externe Validität der Studienergebnisse; Akzeptanz, Verbreitung, Effizienz und Sicherheit.

Die wichtigsten Ergebnisse waren:

Ad 1. zu den Indikationen:
Häufigkeit der Erkrankungen: Die betreffenden Indikationen kommen in der Bevölkerung häufig vor: Die 12-Monats-Prävalenz liegt zwischen 1,5 % für die generalisierte Angststörung [846] und 75 % für Rückenschmerzen [416].
Relevanz der medizinischen Problematik: Die Beeinträchtigung der Betroffenen mit diesen Erkrankungen ist am geringsten in Bevölkerungsstichproben und nimmt in Studien an Patienten der primären, sekundären oder tertiären medizinischen Versorgung deutlich zu. Aber auch bevölkerungsbasierte Studien zeigen bedeutsame Behinderungen in Alltagsfunktionen, im Familienleben oder im Berufsleben bei einem Großteil der durch depressive Störungen [304], Rücken-

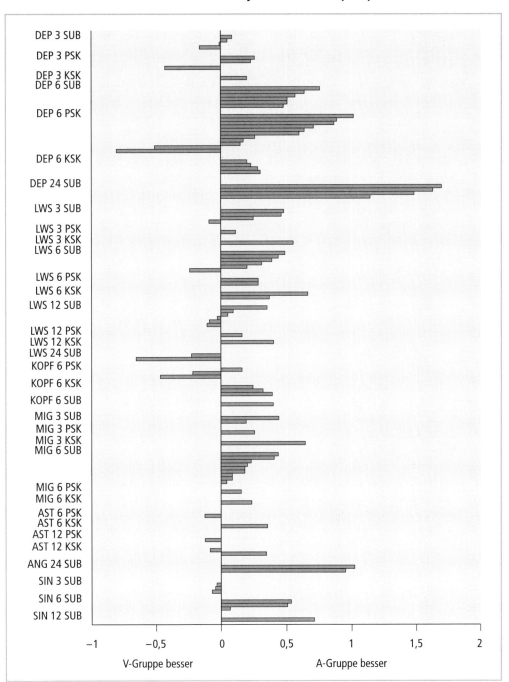

Abb. 6-5 AMOS Subgruppen und externe Kohorten: Differenzen (A-Gruppe minus V-Gruppe) der Prä-post-Effektstärken für SF-36® Körperliche Summenskala (KSK), SF-36® Psychische Summenskala (PSK) und die acht SF-36®-Subskalen (SUB; Differenzen der jeweiligen Mittelwerte der acht Prä-post-Effektstärken). Die Effektstärkendifferenzen sind gruppiert nach Diagnose (DEP = Depression; LWS = Lendenwirbelsäulen-Syndrom; KOPF = Kopfschmerzen; MIG = Migräne; AST: Asthma; ANG = Angststörung; SIN = Sinusitis), Follow-up-Zeitpunkt (3, 6, 12 oder 24 Mo.) und Zielparameter.

schmerzen [418], Migräne, Spannungs-kopfschmerzen [576] oder Angststörungen [847] betroffenen Patienten. Zum Teil sind die Krankheiten mit einer erhöhten Sterblichkeit gegenüber der Durchschnittsbevölkerung verbunden [152, 451].

Spontanverlauf der Erkrankung: Die Wahrscheinlichkeit von Spontanbesserungen wurde insgesamt als gering eingeschätzt: Für fünf typische AMOS-Indikationen (Migräne, Spannungskopfschmerz, Angststörung, LWS-Syndrom, Depression) wurden Spontanbesserungsraten aus Meta-Analysen und randomisierten Studien ermittelt: Für unbehandelte Patienten mit Migräne [334], Spannungskopfschmerz [73], LWS-Syndrom ab 3 Monate Schmerzdauer [562] und Angststörung [86] ergaben Meta-Analysen eine Vorher-nachher-Veränderung der Zielparameter von 5 % Verbesserung zu 5 % Verschlechterung, also keine relevante Spontanverbesserung. Nur zur Depression konnten positive Verlaufsergebnisse gefunden werden [404, 574], aber in Depressionsstudien, die Informationen zu Begleittherapien lieferten, wurden Antidepressiva von bis zur Hälfte der „unbehandelten" Patienten eingenommen, was zu der Verbesserung beigetragen haben könnte. Die Effektgrößen bei solchen Patienten waren klein bis mittel (0,37 bis 0,64), also nur ein viertel bis ein halb der entsprechenden Effektgröße der depressiven AMOS-Patienten.

Direkte und indirekte Krankheitskosten: Nach Kostenberechnungen aus Deutschland [83, 236, 818], den Niederlanden [85] und den USA [550, 585, 590] betragen die direkten und indirekten Krankheitskosten durch depressive Störungen und Angsterkrankungen, LWS- und HWS-Syndrom, Migräne, Asthma und Sinusitis für Deutschland jährlich 51 Milliarden Euro.

Zusammenfassend: Die untersuchten AMOS-Indikationen sind fraglos therapiebedürftig; zudem bedeuten sie einen hohen Kostenfaktor im Gesundheitswesen.

Ad 2. Zu den Standardtherapien
Die Standardtherapien für die betreffenden Erkrankungen werden in nationalen Leitlinien definiert und empfohlen. Häufig sind es Arzneimittelanwendungen, Physiotherapien und Psychotherapien, weniger häufig handelt es sich um multimodale, stationäre Behandlungen oder bei einigen Indikationen auch um Operationen [13, 38, 40, 165, 214]. Ziele dieser Therapien sind meistens die kurz- und mittelfristige Beseitigung oder Linderung der Krankheitssymptome, die Verbesserung der gesundheitsbezogenen Lebensqualität, die Behebung krankheitsspezifischer Funktionseinschränkungen und ggf. die Rückkehr zum Arbeitsleben. Unter anderem für Asthma und für Major Depression existieren auch langfristige Ziele wie Verhinderung einer Chronifizierung oder Rezidivprophylaxe [53, 91, 222].

Die Wirksamkeit der meisten Standardtherapien ist in randomisierten Studien nachgewiesen, die überwiegende Mehrzahl der randomisierten Studien hat jedoch kurze Beobachtungszeiten von Wochen bis wenigen Monaten; es wurden nur wenige Studien in primärmedizinischen Settings durchgeführt und es fehlen oft Daten zu relevanten Krankheitsfolgen (Lebensqualität, Funktionseinschränkungen). Die Studien zu physikalischen Therapien sind hinsichtlich Design heterogen und haben häufig widersprüchliche Ergebnisse; zu chirurgischen Interventionen gibt es nur in Ausnahmefällen randomisierte Vergleiche mit konservativer Therapie oder Nichtbehandlung.

Die Effektstärken der Therapien waren für den Vergleich zu einer Nichtbehandlungssituation mit ½ bis 1 Standardabweichung mäßig bis groß [21, 32, 86, 340, 633, 791], bei LWS-Syndrom wurden zum Teil geringe Effektstärken unter ½ SD ermittelt [762]. Viele Patienten haben von diesen Therapien jedoch keinen Nutzen: Nach Ergebnissen klinischer Studien müssen zwischen drei Patienten (Triptane bei akuter Migräne, Antidepressiva bei Major Depression [7, 196]) und acht Patienten (Antibiotika bei chronischer Sinusitis [531]) behandelt werden, damit ein Patient durch die Behandlung profitiert. Standardtherapien führen normalerweise zu keiner Heilung, und die meisten Arzneimittel wirken nur, solange sie kontinuierlich eingenommen werden. Außerdem sind die Ergebnisse von Wirksamkeitsstudien oft aufgrund von engen Einschlusskriterien erstaunlich wenig generalisierbar. Im Falle der nichtpsychotischen unipolaren Major Depression gelten Ergebnisse aus randomisierten Arzneimittelstudien für 86 % der Patienten nicht, da sie wegen abweichender Dauer und Schweregrad der Erkrankung oder aufgrund von Komorbidität aus solchen Studien routinemäßig ausgeschlossen werden [859]. Eine Psychotherapie durch niedergelassene Psychotherapeuten unterscheidet sich hinsichtlich Patientenauswahl, Erkrankungsspektrum, Therapiedauer und Technik erheblich von Psychotherapien, die in randomisierten Studien getestet wurden [447, 832].

Viele Untersuchungen zeigen außerdem eine Kluft zwischen den Therapieempfehlungen der Leitlinien und ihrer Durchführung in der ärztlichen Praxis und in der Bevölkerung [297, 341, 448]. Es wurde erstens eine Unterdiagnostik u. a. von Angsterkrankungen [341], depressiven Störungen [103, 169, 411, 463, 763] und Migräne [465] festgestellt. Zweitens finden die Leitlinien nicht immer allgemeine Akzeptanz in der Ärzteschaft und werden oft wenig befolgt [297, 448]. So wird eine Unterversorgung der erkrankten Bevölkerung u. a. bezüglich Antidepressiva, inhalativen Glucocorticoiden, migräne- und kopfschmerzprophylaktischen Arzneimitteln und Psychotherapien beklagt [177, 297, 479]. Beispielsweise wurde festgestellt, dass nur 5 % der Migräne-Patienten und nur 2 % der von Spannungskopfschmerz Betroffenen eine Standard-Arzneimittelprophylaxe anwenden [177]. Andererseits gibt es die Gefahr einer unkritischen Überdiagnostik und Überverschreibung von Arzneimitteln, z. B. Antidepressiva

bei geringfügigen Störungen [378, 523, 545] oder Antiasthmatika bei Asthma niedrigeren Schweregrades, die für hohe Schweregrade vorbehalten werden sollten [226].

Ein Grund für Nicht- oder Unteranwendung von Arzneimitteln sind ihre Nebenwirkungen. Zum Teil sind es häufig auftretende Nebenwirkungen (beispielsweise durch Betablocker zur Migräneprophylaxe [235]) oder durch nichtsteroidale Antirheumatika beim HWS- oder LWS-Syndrom [97]), die von Patienten nicht toleriert werden und zum Absetzen führen [335]. Zum Teil handelt es sich um selten auftretende, jedoch gravierende, evtl. lebensbedrohliche Nebenwirkungen [39, 155, 235, 577, 815]. Schließlich führt die Unsicherheit hinsichtlich Spätnebenwirkungen [134, 216, 343, 666, 686, 856] zu einer restriktiveren Verschreibungspraxis durch den Arzt oder zur *a priori* Ablehnung durch den Patienten. Die Anwendbarkeit von Psychotherapien ist oft durch die Kapazität der vor Ort vorhandenen Therapeuten eingeschränkt. Komplexe Rehabilitierungsprogramme setzen starke Motivation voraus oder müssen diese generieren; im Übrigen ist ihre Wirksamkeit in kontrollierten Studien nicht gut belegt [181, 276, 374, 470] – außer einer schmerz- und funktionsverbessernde Wirkung sehr intensiver multidisziplinärer biopsychosozialer Programme beim LWS-Syndrom [271].

Die gezogene Schlussfolgerung war: Eine kritische Analyse der Forschungsliteratur zeigt, dass die langfristige Wirksamkeit der Standardtherapien der häufigsten AMOS-Indikationen und ihre Effizienz in der hausärztlichen Praxis und in der Bevölkerung weitgehend ungeklärt ist. Insbesondere aufgrund der Anteile der Nonresponder in klinischen Studien sowie der Nebenwirkungsproblematik medikamentöser Therapiestrategien ergibt sich ein Bedarf an therapeutischer Alternativen, wie sie durch die in AMOS untersuchten anthroposophischen Therapieverfahren realisiert sind.

Resümee und Kommentar

Es handelt sich um die bislang größte GCP-konforme Studie zur Anthroposophischen Medizin. Die Auswertung der Studie war sehr aufwändig und umfasste als zusätzliche methodologische Elemente eine BIAS-Kontrolle, ein *Systematic Outcomes Comparison Review* und ein *Medical Necessity Review*. In die Studie wurden Patienten aller Indikationen aufgenommen; wegen der Einschluss-kriterien waren es zumeist chronisch Kranke, im Durchschnitt hatten sie ihre Beschwerden seit 6,5 Jahren. Viele dieser Patienten hatten keine Leitlinien-Therapie, was angesichts der für die betreffenden Indikationen zum Teil nur wenig oder nur bei Respondern wirksamen Therapien bzw. ihrer Belastung mit Nebenwirkungen nicht unverständlich ist. Beim ersten Follow-up waren Krankheits- und Symptomscore sowie die gesundheitsbezogene Lebensqualität (SF-36®, KINDL®, KITA) in einem klinisch relevanten und statistisch signifikanten Maße gebessert, was sich sodann über die weiteren, bis 4 Jahre nachfolgenden Follow-ups noch weiter stabilisierte. Die direkten und indirekten Krankheitskosten sanken unter der Behandlung (im Vergleich zum Vorjahr) um durchschnittlich 152 Euro pro Patient. Mithilfe der BIAS-Kontrollmethode wurde pragmatisch analysiert, dass die erzielten positiven klinischen Effekte eine kausale Folge der Behandlung war. Der Systematische Outcomes-Vergleich zeigte vergleichbare oder bessere Ergebnisse als in einer Vielzahl sonstiger untersuchter Behandlungen. Das *Medical Necessity Review* ergab ausreichende Notwendigkeiten zur anthroposophischen Behandlung.

Simon 1997 [690, 694]

Eine prospektive Beobachtungsstudie zur Behandlung *chronisch entzündlicher rheumatischer Beschwerden* mit einem anthroposophischen Therapiekonzept wurde am Krankenhaus Herdecke von August 1992 bis Februar 1994 durchgeführt; es handelt sich um eine Pilotstudie für eine große, vom deutschen Bundesministerium für Forschung und Technologie geförderte Studie in der die anthroposophische Behandlung mit der konventionellen Langzeittherapie der frühen chronischen Polyarthritis verglichen wird. Diese Studie befindet sich derzeit in der Auswertungsphase und ist noch nicht publiziert. In der vorangegangenen, hier nun beschriebenen Pilotstudie wurden alle 19 Patienten, die in dem Rekrutierungszeitraum von 7 Monaten in Herdecke wegen der Diagnose einer chronisch verlaufenden Polyarthritis zur Behandlung kamen, aufgenommen. Einer der Patienten wurde wegen Fehldiagnose (chronisches Müdigkeitssyndrom) wieder ausgeschlossen. Von den verbleibenden 18 Patienten hatten 10 eine chronische Polyarthritis (cP, ACR-Kriterien), 5 eine chronische Spondylarthritis (ESSG-Kriterien), 2 eine Polyarthritis im Rahmen einer Kollagenose und 1 ein Still-Syndrom des Erwachsenen. Die durchschnittliche Krankheitsdauer betrug 5,4 Jahre (2 Mo.–26,8 J.). 5 der Patienten hatte eine hohe Krankheitsaktivität; 3 Patienten nahmen bei Aufnahme ein langwirkendes Antirheumatikum (Basistherapeutikum); 3 weitere Patienten hatten eine oder mehrere erfolglose Therapieversuche mit Basistherapeutika (Auranofin, Sulfasalazin, Methotrexat, Chloroquin) hinter sich, diese lagen mehr als 3 Monate zurück. 12 der 18 Patienten hatten keine Basistherapeutika erhalten; 8 von 18 Patienten nahmen nichtsteroidale Antirheumatika; 2 erhielten eine Glucocorticoid-Dauertherapie, 2 weitere Patienten hatten das ihnen verordnete Steroid innerhalb der letzten 4 Wochen vor Aufnahme wegen befürchteter

Nebenwirkungen wieder abgesetzt. Alle Patienten wiesen bei Aufnahme eine chronisch verlaufende Synovitis in mehr als 3 Gelenkregionen auf.

Der Verlauf wurde umfassend beschrieben; Endpunkte waren:

1. systemische Entzündungsaktivität: primär *BSG* (ferner deskriptiv CRP, Albumin-Globulin-Quotient in der Serumelektrophorese, Thrombozytenzahl und Hämoglobin)
2. lokale Entzündungsaktivität anhand Summenindizes für *Druckschmerzhaftigkeit* (primär), Gelenkschwellung, lokale Überwärmung (aus dem Gelenkmannequin des Düsseldorfer Rheumaregisters, ähnlich dem Ritchie-Gelenkindex)
3. funktionelle Kapazität nach dem *MOPO*-Fragebogen; ferner Faustschlusskraft, Faustschlussdefizit, Knöpftest und die modifizierte 25-m-Gehstrecke (inkl. Aufstehen vom Stuhl)
4. Befindlichkeit, anhand der Scores für die Subdimensionen Depressivität und Schmerz des MOPO
5. Selbstbeurteilung der Wirksamkeit und Verträglichkeit der Therapie, einerseits global (3 VAS-Skalen), andererseits speziell in Bezug auf die krankheitstypischen Beschwerden (5 doppelte VAS: Gelenkschmerzen, morgendliche Gelenksteifigkeit, Beweglichkeit, Kraft und innerer Schwung, innere Durchwärmung)
6. Remission, bei cP nach Pinals-Kriterien

Primäre Zielkriterien waren: BSG, Druckschmerzhaftigkeit und MOPO-Summenscore.

Die Therapie bestand aus einer 3- bis 7-wöchigen stationären Behandlungsphase mit anschließender kontinuierlicher ambulanter Weiterbetreuung. Im Mittel wurde 12 Monate (8–16,6 Mo.) behandelt. Die Behandlung bestand aus einem komplexen anthroposophischen Therapieregime:

- anthroposophische Arzneimittel, insbesondere Insektenpräparate (*Apis mellifica, Formica rufa, Vespa crabro*), höher poten-

zierte Misteltherapie, und andere Arzneimittel wie *Atropa belladonna, Bryonia dioica, Rhus toxicodendron*; wurden oral, s.c oder i.c., teils i.v. appliziert, nie aber i.a., täglich bis 2-mal wöchentlich
- diätetische Therapie, vegetarische und zuckerfreie Diät, ggf. 1-wöchige Saft-Fastenkur mit anschließender allergenarmer Additionsdiät
- äußere Anwendungen, z.B. Ingwer-, Kohlwickel, Öldispersionsbäder, Einreibungen und Metallsalbenverbände (v.a. zur lokalen Abschwellung, Schmerzlinderung und inneren Durchwärmung des Organismus)
- Krankengymnastik, Heileurythmie, Musiktherapie, Maltherapie, Kunsttherapie oder Sprachtherapie
- ggf. biografisch beratende Arbeit
- konventionelle Pharmaka, Corticosteroide und NSAR, Sulfasalazin in einzelnen Fällen, je nach Schwere- und Aktivitätsgrad der Erkrankung, meist vorübergehend; in einem Fall wurde eine bei Aufnahme bestehende Basistherapie beibehalten

Ziel der Behandlung: Verbesserung der Gelenkfunktion und der krankheitstypischen Beschwerden und wirksames Ersetzen der herkömmlichen langwirkenden Antirheumatika durch die Anthroposophische Therapie.

Nach durchschnittlich 1-jähriger Beobachtungszeit hatten sich gegenüber dem Aufnahmezeitpunkt die folgenden wichtigsten Befunde verändert:

Ad 1. BSG sank um 69 % von 44,8 auf 13,8 mm/1 h (in der Gruppe der cP-Patienten um 70 % von 45,3 auf 13,7mm/1 h). CRP sank von 4,3 auf 1,3 mg/dl (bei cP von 5,3 auf 1,9).

Ad 2. Der *Summenindex für Druckschmerzhaftigkeit* sank um 61 % von 35,2 auf 13,6 (bei cP von 48 auf 16,6); der Schwellungsindex sank von 33,2 auf 10,3 (bei cP von

41,4 auf 12,9); der Summenindex für Zahl und Ausprägung überwärmter Gelenke sank von 5,2 auf 0,3 (cP: 4,6 auf 0,2) Punkte.

Ad 3. In den Subskalen (je maximal 10 Punkte) des Funktionsfragenbogens MOPO zeigte sich ein Anstieg der Mobilität von 7,2 auf 9,0 Punkte (cP: 6,9 auf 9,1), der allgemeinen körperlichen Aktivität von 5,3 auf 7,5 (cP: 4,7 auf 7,5), der Befähigung zu Haushaltstätigkeiten von 7,9 auf 9,6 (cP: 7,3 auf 9,5), der feinmotorischen Funktion der Schreibhand von 7,5 auf 9,0 (cP: 6,1 auf 8,5), der Selbstständigkeit in Bezug auf Aktivitäten des täglichen Lebens von 7,2 auf 9,1 (cP: 6,2 auf 9,3). Die ärztliche Einschätzung der Funktionsklasse nach Steinbrocker ergab bei 3 von 10 Patienten eine Verbesserung um eine Funktionsklasse und in keinem Fall eine Verschlechterung. Der Knöpftest zeigte eine beidhändige Verbesserung von 26,6 auf 17,6 s (cP: 28,3 auf 17,0 s), ähnliche Ergebnisse für die rechte und linke Hand. Faustschlussdefizit verbesserte sich von 0,6 auf 0,2 cm rechts und von 0,5 auf 0,1 cm links (cP: 1,0 auf 0,3 cm rechts, 0,8 auf 0,1 cm links). Die Faustschlusskraft stieg von 571 auf 805 mbar rechts und von 512 auf 722 mbar links (cP: 469 auf 710 rechts, 401 auf 597 links). Die für die modifizierte Gehstrecke von 25 m (inkl. Aufstehen vom Stuhl) benötigte Zeit sank von 18,9 auf 8,5 s (cP: 15,8 auf 8,1 s).

Ad 4. MOPO: Die soziale Aktivität stieg von 5,0 auf 5,8 Punkte (cP: 4,2 auf 6,7); die Ängstlichkeit verringerte sich von 5,6 auf 3,7 Punkte (cP: 5,5 auf 3,7) und die Depressivität von 3,8 auf 3,4 (cP: 4,3 auf 2,6). Der MOPO-Summenscore nach Jaeckel et al. verbesserte sich von um 31 % von 5,97 auf 7,82 Punkte (bei cP um 41 % von 5,39 auf 7,6 Punkte).

Ad 5. Die globale und spezifische Selbstbeurteilung von Wirksamkeit und Befindlichkeit fiel in allen Skalen durchweg positiv aus und reichte von 65 % (Besserung der mor-

gendlichen Steifigkeit) bis zu 98 % (Verträglichkeit).

Ad 6. Bei 9 von 10 Patienten mit cP ließ sich, entsprechend der Kriterien von Pinals, eine partielle Remission des Krankheitsbildes feststellen.

Von den 8 Patienten mit NSAR nahmen nach 1 Jahr nur noch 3 NSAR ein, wobei bei einem Patienten die Einnahme im Rahmen eines Analgetikaabusus bei Migräne stattfand. Bei den verbleibenden 2 Patienten ließ sich der Analgetikaverbrauch von 47 auf 12 % der maximalen Tagesdosis reduzieren. 2 Patienten hatten bei Studienbeginn Corticosteroide eingenommen; bei 4 Patienten mit hoher Krankheitsaktivität mussten Corticosteroide neu angesetzt werden; bei Studienende nahmen insgesamt noch 4 Patienten eine Erhaltungsdosis von im Mittel 8,75 mg Prednisolonäquivalent ein.

Basistherapeutika wurden in 1 Fall vorübergehend eingesetzt (Sulfasalazin), in einem weiteren Fall fortgeführt (Chloroquintherapie bei SLE); in den übrigen 16 Fällen konnte unter völligem Verzicht auf Basistherapeutika der Verlauf gebessert werden.

Die drei Hauptzielvariablen (Schmerzindex, BSG, MOPO-Summenscore, Abb. 6-6a bis c) besserten sich statistisch signifikant (jeweils $p < 0.01$, mit Korrekturverfahren für multiple Testung nach Holm).

Resümee und Beurteilung: Insgesamt handelt es sich hierbei um eine sorgfältig durchgeführte Beobachtungsstudie, in der die Patienten und ihre Behandlung detailliert und dem modernen Stand entsprechend dokumentiert wurden. Es zeigte sich bei den Patienten über den Behandlungszeitraum von 12 Monaten eine relevante Senkung der lokalen und systemischen Entzündungsaktivität, eine Linderung der krankheitstypischen Beschwerden und eine Verbesserung der funktionellen Kapazität einschließlich der psychosozialen Dimensionen. Dabei konnte der Einsatz konventioneller Therapien ein-

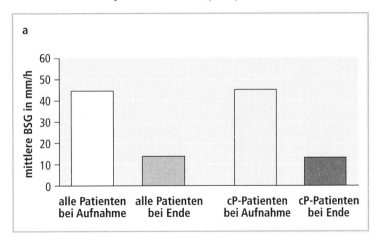

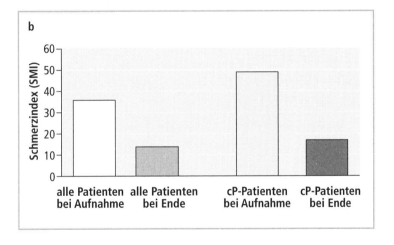

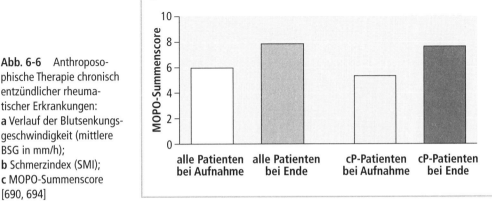

Abb. 6-6 Anthroposophische Therapie chronisch entzündlicher rheumatischer Erkrankungen:
a Verlauf der Blutsenkungsgeschwindigkeit (mittlere BSG in mm/h);
b Schmerzindex (SMI);
c MOPO-Summenscore
[690, 694]

geschränkt und großteils vermieden werden. Bemerken muss man hierbei, dass es sich um Patienten handelt, die von sich aus die Anthroposophische Medizin gesucht hatten, die vorab keine rheumatische Langzeittherapie erhalten oder sie abgelehnt oder nach kurzer Zeit wieder abgesetzt hatten.

Die sich an diese Studie anknüpfende Frage nach dem Stellenwert der anthroposophischen Rheumatherapie im Vergleich mit konventionellen modernen Therapieverfahren wird derzeit in der oben genannten vergleichenden BMBF-geförderten Studie überprüft, die eine 4-jährige Nachbeobachtungszeit umfasst und sich derzeit in der Auswertung befindet.

Von Rohr 2000 [783, 784]; Cerny 1999 [127], Pampallona 2002 [556] Heusser 2004 [317–319, 322]

Vom Schweizer Nationalfond (NFP 34) wurde eine Studie zur Evaluation der Anthroposophischen Medizin gefördert. In einem interdisziplinären, hochkarätigen Team einigte man sich über einen zunächst längeren Prozess auf ein aus Sicht verschiedener Seiten (Anthroposophische Medizin, universitäre Schulmedizin) vernünftiges Konzept, das die wesentlichen Elemente der Anthroposophischen Medizin berücksichtigt, aber dennoch eine stringente und valide klinische Studie ermöglicht. So entstand ein komplexes Projekt mit drei Teilstudien zur palliativen Tumortherapie:

1. In einer *Registrierungsstudie* wurden Patienten der anthroposophischen Lukas Klinik und der Universitätsklinik Bern erfasst und hinsichtlich demographischer, medizinischer Charakteristika und wichtiger Einstellungen und Ansichten beschrieben und miteinander verglichen.
2. Eine *dreiarmige randomisierte Studie* sollte die Wirksamkeit von zusätzlicher an-

throposophischer Therapie oder zusätzlicher psychosozialer Gruppentherapie auf die Lebensqualität von Krebspatienten untersuchen, im Vergleich zur alleinigen onkologischen Standardtherapie.
3. Eine *longitudinale Studie* sollte den kurz- und langfristigen Verlauf der Lebensqualität von Patienten untersuchen, die an der Lukas Klinik behandelt wurden.

Ad 1. Für die *Registrierungsstudie* [556, 783] wurden alle konsekutiven Patienten eingeschlossen, die zwischen Mai 1995 und Juni 1997 die Lukas Klinik oder das Institut für Medizinische Onkologie (IMO) der Universitätsklinik Bern konsultierten und folgende Einschlusskriterien erfüllten: erstmalig diagnostiziertes lokal fortgeschrittenes oder distal metastasiertes Stadium eines Mamma-, Bronchial-, Ovarial-, Endometrium-, Zervixkarzinom oder gastrointestinales Karzinoms, oder eines Karzinoms mit unbekanntem Primärtumor. Registriert wurden zunächst 567 Patienten, 221 an der Lukas Klinik und 346 am IMO. 166 bzw. 291 wurden voll registriert und 148 bzw. 195 Patienten interviewt. (Ausgeschlossen wurden Patienten wegen Sprachschwierigkeiten, schlechtem psychischem oder physischem Befinden, Verweigerung oder logistischen Problemen.) Die Patienten der Lukas Klinik gingen bei Einverständnis in die *longitudinale Studie* (s. unten) ein.

Die Patienten der Lukas Klinik waren weit häufiger Frauen als die des IMO (87 vs. 57 %), sie waren etwas jünger (57 vs. 60 J., Anteil der unter 50-Jährigen 28 vs. 19 %), besser ausgebildet (College oder Universität 36 vs. 13 %), hatten eine schon länger zurückliegende Diagnose der metastasierten Erkrankung (3,5 vs. 1 Mo.), eine längere Gesamtdauer der Erkrankung (53 vs. 38 % der Patienten mit einer Erkrankungsdauer $\geq$ 1 J.) und eine längere Zeitspanne zwischen Primärdiagnose und Diagnose der metastasierten Erkrankung (40 vs. 30 % der Patienten mit einem Intervall $\geq$ 1 J.). Dazu passend hatten die Patienten der Lukas Klinik im Vergleich zu den IMO-Patienten mehr Chemo-, Hormon- und Strahlentherapie und etwa gleich viele chirurgische Interventionen erhalten. Die Patienten der Lukas Klinik hatten einen schlechteren Gesundheitszustand, aber weniger Begleiterkrankungen.

Die Patienten der Lukas Klinik hatten eine kritischere Einschätzung zur konventionellen Medizin, mit der sie schlechtere Erfahrungen gemacht hatten, während sie die Komplementärmedizin durchwegs positiv sahen. Sie setzten wenig Hoffnung in die Wirksamkeit der Schulmedizin, weder was die Tumorerkrankung noch was die Lebensqualität angeht. – Wie die Autoren vermuten, kann die längere Zeitspanne, die bei den Patienten der Lukas Klinik zwischen der Diagnosestellung und dem Studienbeginn lag, zu einer vergleichsweise größeren Desillusionierung gegenüber den Möglichkeiten der konventionellen Medizin geführt haben, da trotz konventioneller Therapie die Krankheit weiter fortgeschritten ist. Sodann wechsle die konventionelle Medizin, wenn der Tumor trotz Therapie progredient ist, in der Regel abrupt von einer aktiven zu einer rein supportiven Therapie, was in den Patienten das Gefühl des Alleingelassenseins und des Aufgegebenseins hervorrufen kann.

Ad 2. Für die *randomisierte Studie* [784] wurden nur Patienten aufgenommen, die das IMO konsultierten und folgende Kriterien erfüllten: lokal fortgeschrittenes oder metastasiertes Mammakarzinom oder gastrointestinales Karzinom (Magen, Gallenblase, Gallengang, Pankreas, Dünndarm, Kolon, Rektum), Alter 18 bis 75 Jahre, Performance-Status < ECOG 3, keine vorangegangene Mistelbehandlung, Verständnis der deutschen Sprache, keine schwere psychiatrische Erkrankung, Fahrzeit zum IMO ≤ 1 Stunde und Einverständnis. Als sich erhebliche Rekrutierungsschwierigkeiten zeigten (nach 1 J. waren nur 18 randomisierbare Patienten aufgenommen, bei einem Bedarf von mindestens 120), wurde die Studie auch für weitere Diagnosen geöffnet (NSCLC,

Leberkarzinom, gynäkologische Karzinome, Adeno-CUP). Die Basisbehandlung war für alle Patienten die jeweilige onkologische Standardtherapie. Der anthroposophische Arm wurde zusätzlich von einem in Anthroposophischer Medizin ausgebildeten Arzt behandelt; der Gruppentherapie-Arm erhielt zusätzlich zur Basistherapie von einem ausgebildeten Psychologen eine psychosoziale Gruppentherapie nach Spiegel; im Kontrollarm gab es keine über die Standardtherapie hinaus gehende Zusatzbehandlung. Primärer Endpunkt war die Lebensqualität. Um dem spezifischen Menschenverständnis der Anthroposophischen Medizin gerecht zu werden, wurde ein multidimensionales Konzept der Lebensqualität entwickelt und mithilfe mehrerer etablierter Fragebögen erfasst: HADS („Hospital Anxiety and Depression Scale"), EORTC-C30 („European Organization for Research and Treatment of Cancer Core Quality of Life Questionnaire"), LASA („Linear Analogue Self Assessment scale"); zur Erfassung der Spiritualität: modifizierter SELT („Skalen zur Erfassung von Lebensqualität bei Tumorpatienten"); zur Erfassung des Coping: ein halbstrukturiertes Interview. Befragt werden sollten die Patienten mit den LASA- und EORTC-C30-Fragebögen alle 2 Monate, mit dem kompletten Set nach 4, 8, 12, 18 und 24 Monaten.

Die Implementierung der Anthroposophischen Medizin in die universitäre Einrichtung war problemlos, weit einfacher als die der psychosozialen Gruppentherapie, die erhebliche logistische Schwierigkeiten bot. (Schwerkranke Patienten müssen regelmäßig zu Gruppenveranstaltungen kommen; es muss von Anfang an eine Gruppe bestehen, auch wenn erst ein Patient in die Studie aufgenommen wurde.) Die anthroposophische Therapie konnte außerdem als individuelles Behandlungsverfahren leicht auf die persönliche Situation und den eventuell reduzierten Gesundheitszustand der jeweiligen Patienten adaptieren und bis zum Tod angewendet werden, was mit der Gruppentherapie nicht möglich war. Entsprechend war die Compliance mit der anthroposophischen Therapie gut, die mit der Gruppentherapie sehr schlecht. Als schwierig erwies sich auch die Aufklärung der Patienten über das randomisierte Setting. Die verschiedenen Behandlungsarme wurden von den Patienten nicht als gleichwertig angesehen. Die anthroposophische Behandlung wurde als tumorspezifische Therapie gesehen, die Gruppentherapie jedoch als eine Behandlung, die auf das psychologische Wohlbefinden abzielt.

Von ursprünglich 346 Patienten konnten nur 61 Patienten in die Studie aufgenommen und in die drei Gruppen randomisiert werden (je 20 oder 21 Patienten), was bei weitem nicht ausreichend war. Die Rekrutierung und Randomisierung der Patienten erwies sich als äußerst schwierig: Bei 55 der 346 Patienten war kein Interview zur Registrierung möglich; von den verbleibenden 291 registrierten Patienten mussten 141 wieder ausgeschlossen werden; es gab folgende Gründe für den Ausschluss: zu große Entfernung zum IMO (57-mal), bereits angesetzte Misteltherapie (31-mal), zu schlechter Gesundheitszustand (30-mal), keine Einwilligung zur Lebensqualitätsbefragung (29-mal) und weitere Gründe. Von den 150 verbliebenen Patienten gaben 89 keine Einwilligung zur Randomisation, als Gründe wurden genannt: keine Akzeptanz der randomisierten Therapiezuteilung (55-mal), der Studienteilnahme überhaupt (55-mal), der Gruppentherapie (69-mal), der anthroposophischen Therapie (63-mal), der Kontrollgruppe (26-mal). Patienten mit schlechter Bildung und Patienten mit gutem emotionalem Zustand lehnten 2-mal so häufig die Randomisation ab. Das zweite große Problem der Studie war der sich rasch verschlechternde Gesundheitszustand der Patienten; die Patienten starben viel früher als erwartet, so dass es zu einem drastischen Dropout kam und sich das geplante 24-monatige Follow-up als undurchführbar erwies. Schon nach 8 Monaten konnten die Daten nur noch für weniger als die Hälfte der Patienten erhoben werden.

Nach einer Laufzeit von 25 Monaten wurde die Studie dann abgebrochen.

Die wesentliche Schlussfolgerung aus diesem Studienunternehmen ist, dass theoretisch viele Studiendesigns angeführt werden können, die geeignet erscheinen für die gesamthafte Evaluation medizinischer Systeme, dass aber in der Praxis erhebliche Schwierigkeiten auftreten, die eine erfolgreiche Durchführung dann verhindern. Bei der künftigen Planung von Studien sollte deshalb sehr sorgfältig die praktische Durchführung vergangener Studien analysiert werden. Es sollten auch dahingehend Überlegungen angestellt werden, wie eine gute Kooperation in einem interdisziplinären Team hergestellt werden kann.

Ad 3. In die *longitudinale Kohortenstudie* [317–319, 322] wurden die Patienten der Lukas Klinik aufgenommen, die schon in der Registrierungsstudie erfasst waren und zudem in ein 2-jähriges Follow-up eingewilligt hatten. Dies waren 144 von 166 Patienten. Für diese Patienten wurde 1. ausführlich die Soziodemographie erhoben, 2. die Therapie beschrieben, die die Patienten 4 Monate vor, während und 4 Monate nach dem Aufenthalt in der Lukas Klinik erhielten, 3. die Lebensqualität während des stationären Aufenthaltes und 2 Jahre nach der Behandlung in der Lukas Klinik erhoben und 4. der subjektive, persönliche Nutzen der Therapie retrospektiv erfragt.

a) *Zur Soziodemographie:* siehe das entsprechende Kapitel S. 203.

b) *Zur Therapie:* Einige der konventionellen Therapien erhielten die Patienten überwiegend nur vor und dann teilweise vermehrt auch wieder nach dem Aufenthalt in der Lukas Klinik, z. B. Chemotherapie (vorher: 24 % der Patienten, – während: 2 %, – nachher: 24 %), Radiotherapie (15 % – 1 % – 4 %), Schlafmittel (27 % – 17 % – 17 %), Schmerzmedikamente WHO I und II (28 % – 17 % – 17 %) und einige Psychopharmaka. Andere Therapien wurden vergleichbar verabreicht, z. B. Hormontherapie (23 % –

24 % – 27 %), Schmerzmedikamente WHO III (19 % – 19 % – 22 %). Hierbei muss ein Recall-Bias für die Dauer der 4 Monate vor und nach Aufenthalt in der Lukas Klinik angenommen werden, da die Patienten hierfür retrospektiv befragt wurden, während die Medikation während in der Lukas Klinik kontinuierlich dokumentiert wurde. Die anthroposophischen Therapien, die in der Lukas Klinik verabreicht wurden, waren: Mistelpräparate (subkutan, intravenöse Infusionen, intrapleural, intraperitoneal, oral, 1–96 %), andere anthroposophische Medikamente (81–97 %), homöopathische oder phytotherapeutische Medikamente (16 %), externe Applikationen wie Einreibungen, Auflagen, Wickel (48–97 %), Massage, Bäder (85 %), Heileurythmie (86 %), Kunsttherapien (Malen, Plastizieren, Musik, Sprache, Licht, 2–97 %), ärztliche Beratung (ca. 100 %). Im Anschluss an die Lukas Klinik wurde von der Hälfte der Patienten weiterhin ein anthroposophischer Arzt als Primärbehandelnder konsultiert (was vorher nur von einem einzigen Patienten getan worden war), und es wurde die anthroposophische Therapie in hohem Maße beibehalten (Misteltherapie in 90 %, weitere anthroposophische Arzneimittel in 74 %, weitere Maßnahmen der Anthroposophischen Medizin, wie äußere Anwendungen, Heileurythmie, Diät, Kunsttherapie, von einem bis zwei Drittel der Patienten). Dies lässt vermuten, dass die Gründe und Hoffnungen, mit denen die anthroposophische Therapie aufgesucht wurde, weitgehend erfüllt wurden. – Dies ist eine der wenigen Untersuchungen, die den Einsatz der Komplementärmedizin im Längsschnitt untersucht, ob sie über die Zeit konstant angewendet wird (die Patienten also eher damit zufrieden sind) oder ob sie gleich wieder abgebrochen und durch andere Therapien ersetzt werden.

c) Zur Lebensqualität: Die Patienten füllten zu Beginn und bei Entlassung in der Lukas Klinik vier Lebensqualitätsbögen aus: EORTC QLQ-C30 (30 Fragen, 14 funktionelle Skalen, verschiedene Dimensionen

und Symptome), HADS (14 Fragen, 2 Dimensionen Angst und Depression), SELT-M (mehrdimensional; dieser Bogen wurde etwas modifiziert, die Fragen zu physischen Aspekten, die schon vom EORTC QLQ-C30 abgedeckt waren, wurden gestrichen und stattdessen Fragen zu spirituellen Aspekten eingefügt; zu positiven Erfahrungen mit der Erkrankung; Umgang mit Fragen zu Leben und Tod; neue innere Ziele finden; Interessen und Hoffnungen jenseits des physischen Lebens; mehr Mut zu sich selbst zu haben; Fähigkeit, das wesentliche vom unwesentlichen zu unterscheiden) und LASA.

Von den 144 Patienten der Studie füllten aus organisatorischen Gründen nur 115 bei Entlassung die Bögen aus. Von diesen waren wiederum nur 110 auswertbar. Im Verlauf des Krankenhausaufenthaltes in der Lukas Klinik zeigten alle Lebensqualitätsdimensionen eine Verbesserung, besonders bei globaler Lebensqualität/Allgemeinzustand, emotionaler Funktionalität, Grundstimmung, Müdigkeit, Appetit und Schmerz. Angst und Depression nahmen deutlich ab. Der Anstieg in sozialen, spirituellen und somatischen Bereichen war weniger ausgeprägt. Der Anstieg war in 12 der 20 Skalen statistisch signifikant (korrigiert für multiple Testungen). Dies betraf die vier emotionalen, zwei kognitiv-spirituellen und eine von zwei sozialen QOL-Dimensionen. Den geringsten Anstieg zeigten die physischen, körperbezogenen Dimensionen; hier waren fünf von 12 Skalen statistisch signifikant gebessert. Eine Subgruppenanalyse legt nahe, dass Patienten, die in den 4 Wochen vor Aufnahme in die Lukas Klinik eine konventionelle Intervention erhalten hatten, die größte Verbesserung der Lebensqualität in allen Dimensionen erfuhr, während Patienten, deren letzte konventionelle Therapie mehr als 4 Wochen vor der Aufnahme in die Lukas Klinik lag, gemeinhin eher eine Verbesserung im emotionalen, im kognitiv-spirituellen und im sozialen Bereich und in der allgemeinen Lebensqualität/Allgemeinbefinden, im physischen Wohlbefinden und Müdigkeit erfuhren. Ferner profitierten eher die Patienten mit besserem Allgemeinbefinden in emotionellen, kognitivspirituellen und sozialen Funktionen als Patienten mit schlechterem Allgemeinbefinden. In Bezug auf Tumorlokalisation zeigte sich die größte Verbesserung der Lebensqualität bei Patienten und Patientinnen mit Brustkrebs und gastrointestinalen Tumoren.

Das Ausmaß der Verbesserung der mehrdimensionalen Lebensqualität ist von klinischer Relevanz und großer Bedeutung für die Patienten. Wichtig ist beispielsweise die Verbesserung der Müdigkeit, die in der Medizin oft ignoriert wird, aber für die Patienten ein stark einschränkendes Problem darstellt, für das es keine allgemein anerkannte spezifische Therapie gibt. Im Vergleich mit 8 Studien aus der Literatur, die mit denselben Fragebögen die Lebensqualität von Tumorpatienten in der palliativen Behandlung in einem vergleichbaren Zeitrahmen untersuchten, sind die Veränderungen in der Lukas Klinik bemerkenswert.

d) Zum subjektiven Nutzen: Im Langzeit-Follow-up (der Langzeitverlauf wurde mit einem vereinfachten Fragebogen, LASA, mit 6 Dimensionen erfragt) sank die Lebensqualität in den folgenden 4 Monaten nach Entlassung aus der Lukas Klinik in allen 6 Dimensionen wieder ab, ohne jedoch auf den Stand bei Aufnahme in die Lukas Klinik (Baseline) zurückzufallen. Der noch weitere Verlauf variierte stark, teils fiel er weiter ab, bis zum Ausgangsbefund oder darunter (allgemeine Lebensqualität, Müdigkeit, Schmerz), oder blieb weiterhin erhöht (physisches Wohlbefinden, Grundstimmung, kognitiv-spirituelle Lebensqualität). Die Dimensionen der kognitiv-spirituellen Lebensqualität und der Grundstimmung variierten weniger als die körperbezogenen Dimensionen.

Die Patientenzahl, die im Follow-up der Studie untersucht werden konnte, nahm drastisch ab, vor allem wegen Tod, aber auch wegen logistischer Studienprobleme. Von den ursprünglich 144 Patienten beantworteten bei Entlassung noch 80 % (115) die Fragen, nach 4 Monaten noch 36 % (52), nach 8 Monaten 32 % (46) und nach 12 Monaten nur noch 22 % (31).

Zusätzlich zur Lebensqualität wurden die Patienten nach 4 Monaten gebeten, eine subjektive, retrospektive Einschätzung des Nutzens der Therapie (anthroposophische und konventionelle) zu geben. Die spontan gegebenen Antworten wurden nach bestimmten Bereichen geordnet. Insgesamt bekam die Therapie der Lukas Klinik mehr positive Antworten als die konventionelle Therapie in fast allen Bereichen. Die konventionelle Therapie erhielt mehr positive Antworten hinsichtlich der Wirkung auf Tumor und Körper. Die stärksten Bereiche der Lukas Klinik waren in den Augen der Patienten die Wirkung auf emotionale und spirituelle Aspekte der Erkrankung, die Qualität der menschlichen Beziehung und der Pflege und im physischen Bereich die allgemeine Verbesserung der Stärke und des physischen Wohlbefindens. Bei der konventionellen Behandlung hingegen waren die stärksten Bereiche die direkte Tumorwirkung, die Verbesserung von Symptomen und die Linderung von Schmerzen.

Resümee und Kommentar: Insgesamt gesehen handelt es sich um ein interessantes Projekt. In einem teils hochrangigen interdisziplinärem Team wurde ein Studienkonzept entwickelt, so dass die Besonderheiten der Anthroposophischen Medizin berücksichtigt und dennoch die Studie mit validen Instrumenten und guter Datenqualität geplant und durchgeführt wurde. Interessant und hilfreich ist die ausführliche Darstellung und Diskussion der zahlreichen Schwierigkeiten, die aufgetreten sind. Dies kann helfen, die pauschale und manchmal naive Forderung nach kontrollierten Studien in realistischere Projekte zu überführen und kann vor dem blinden Einsatz von Geldern und Manpower in unrealistische Vorhaben schützen – wenn denn diese Schwierigkeiten zur Kenntnis genommen werden. Inhaltlich interessant sind die leichte Implementierbarkeit der Anthroposophischen Medizin in eine Universitätsklinik, ebenso ihre gute Adaptionsmöglichkeit auf verschiedene Gesundheitsstadien der Patienten. (Dies spiegelt den weiten Einsatz der Anthroposophischen Medizin wieder: von Bagatellerkrankungen bis hin zur adjuvanten Intensivmedizin oder Palliativmedizin.) Die Lebensqualität der Patienten stieg im Verlauf der stationären Behandlung statistisch signifikant und klinisch relevant in allen Dimensionen, um anschließend wieder abzufallen. Letzteres liegt zum Teil sicher daran, dass die Erkrankung schon zu Studienbeginn progredient war und palliativ behandelt wurde und dann weiter fortschritt (und die Patienten in der Folge auch bald starben). Hinzu kommt, dass nach Entlassung aus der Lukas Klinik wieder vermehrt die konventionellen Therapien eingesetzt wurden, was aufgrund der Nebenwirkungen ebenfalls die Lebensqualität beeinträchtigen kann. Die Interpretation des langfristigen Verlaufs der Lebensqualität ist schwierig wegen der zahlreichen Ko-Therapien und der hohen Dropout-Rate.

Schäfer 1997 (1998) [643, 644]

In einer katamnestischen Untersuchung wertete Schäfer die Ergebnisse der Anorexiebehandlung in der kinder- und jugendpsychiatrischen Abteilung der anthroposophischen Filderklinik aus, wo ein als „integrativ" bezeichnetes Therapiekonzept eingesetzt wird: Neben der rein somatischen Versorgung (diätetisch, ggf. Sondenernährung und Psychopharmaka) fließen auch verhaltens-, gesprächs- und familientherapeutische Aspekte mit ein; einen großen Stellenwert haben besondere Therapien und Gesichtspunkte der Anthroposophischen Medizin: spezielle anthroposophische Medikamente, äußere Anwendungen wie Wickel, Einreibungen, Bäder sowie verschiedene künstleri-

sche Therapien, die bei allen Patienten zum Einsatz kommen. Dazu kommt auch eine spezielle Alltagsgestaltung, wobei beispielsweise bei den gemeinsamen Mahlzeiten das Essverhalten und das Gewicht nicht im Mittelpunkt der Aufmerksamkeit stehen; deren Normalisierung soll sich vielmehr als Folge der gesamten therapeutischen Bemühungen von alleine ergeben. Bestrafungs- und Belohnungsverfahren fehlen dabei ganz. An die stationäre Behandlung schloss sich eine stationäre Nachbehandlung an.

In die katamnestische Untersuchung ging eine ins Detail gehende Reflexion über die methodischen Probleme solcher katamnestischen Erhebungen ein, mit Bezug auf internationale Erfahrungen und Empfehlungen, wie sie auch für die eigene Untersuchung berücksichtigt wurden. Die Patienten wurden so weit möglich persönlich nachuntersucht; benutzt wurde ein halbstrukturiertes Interview, modifiziert nach Wewetzer (1990) und Wienand (1991); beurteilt wurde der Erfolg mehrdimensional (Kernsymptome, Gewichtsverlust, Amenorrhoe, aktuelles Essverhalten, psychischen Empfinden, psychiatrischer Status, verschiedene Aspekte der familiären und sozialen Reintegration); verwendet wurde der *General Outcome Score* nach Morgan und Russell (1975) ([643], S. 13); und in einer internen Fallkonferenz wurde der jeweilige Heilungsverlauf zusammenfassend beurteilt. Verglichen wurden die Ergebnisse zuletzt mit anderen Katamneseergebnissen.

Alle im Zeitraum von 1983 und 1994 in der kinder- und jugendpsychiatrischen Abteilung behandelten Patienten, die den DSM-III-R- und ICD-10-Kriterien der Anorexia nervosa entsprachen, wurden angeschrieben bzw. antelefoniert und zu einer persönlichen Nachuntersuchung eingeladen. War dies nicht möglich, so wurde ihnen ein Fragebogen zugeschickt. Insgesamt hatten 85 Patienten die Diagnose einer Anorexia nervosa im Arztbrief, davon entsprachen 3 nicht den Diagnosekriterien nach DSM-III-R und ICD-10. 3 weitere Patienten mussten ausgeschlossen werden, da es während ihres stationären Aufenthaltes zu keinen wesentlichen therapeutischen Maßnahmen gekommen war (ein Patient brach die Behandlung nach 4 Tagen ab, 2 weitere wurden nach diagnostischen Maßnahmen nach 12 bzw. 22 Tagen in die ambulante Weiterbehandlung entlassen). Die verbleibenden 79 Patienten wurden der Untersuchung zu Grunde gelegt.

Das durchschnittliche Alter dieser Patienten lag zu Krankheitsbeginn bei 14,3 Jahren (7–18), bei stationärer Aufnahme bei 15,5 Jahren (8–18). 65 % der Patienten waren ambulant, 33 % stationär vorbehandelt. Das mittlere Aufnahmegewicht lag bei 35,2 kg (Median 36 kg), die mittlere prozentuale Abweichung vom Idealgewicht lag bei 32,3 % (Median 33,6 %). Bei allen weiblichen Patienten (n = 78) bestand bei Aufnahme eine Amenorrhoe, bei 37 % war sie primär und bei 63 % sekundär. Zu Essverhalten, Hyperaktivität, körperlichen Symptomen lagen nicht immer Angaben vor, so dass diesbezügliche Befunde unterschätzt sein können; bulimische Attacken gab es in 14 % (7 % keine Stellungnahme); Erbrechen, Benutzung von Abführmitteln oder Appetitzüglern lag in 9 bzw. 6 bzw. 1 % vor und wurde sonst nicht erwähnt. Hyperaktivität lag bei 61 % vor. Körperliche Symptome (Bradykardie, Obstipation, Hypothermie) bestanden bei 58 bis 89 % der Patienten. Bei 51 % der Patienten lag zugleich eine depressive und bei 27 % eine zwanghafte Symptomatik vor. Bei 34 % der Patienten lag entweder keine weitere Störung vor oder war nicht dokumentiert worden.

Die stationäre Behandlungsdauer betrug im Mittel 107 Tage (Streubreite 36–243 Tage). 6 Patienten hatten mehr als 1 stationären Aufenthalt. 2 Patienten verstarben. 43 Patienten (54,4 %) erhielten psychotrope Medikamente, in der Regel zeitlich begrenzt auf die Eingangsphase.

Ergebnis der Nachuntersuchung:
Von den 79 Patienten kamen 53 (67 %) zum Interview, von 14 (17,7 %) der Patienten waren ausführliche schriftliche Angaben verfügbar, von einem Patienten ausführliche telefonische Angaben, 2 waren verstorben. Somit lagen von 70 Patienten (88,6 %) auswertbare Informationen vor. Die mittlere Katamnesezeit betrug 4 Jahre und 7 Monate (1–11 J.).

Körpergewicht: 46 Patienten (67 %) lagen innerhalb 85 bis 115 % des Idealgewichts. 12 darunter, 10 darüber. Bemerkenswert ist, dass das Gewicht und der BMI (Body-Mass-Index) nicht nur über den stationären Aufenthalt zugenommen hatte und die Abweichung vom Idealgewicht entsprechend abgenommen hatte, sondern dass die Normalisierung auch nach Entlassung weiterging (z. B. mittlere prozentuale Abweichung vom Idealgewicht: –28 %, –15,5 %, –2 % bei stationärer Aufnahme, stationäre Entlassung und bei Nachuntersuchung). Bei 23 Patientinnen (35,4 %) war die *Menstruation* wieder aufgetreten, bei weiteren 14 (21,5 %) vor einer aktuellen oralen Kontrazeption. Bei 18 Probandinnen (27,7 %) bestand keine oder nur eine sporadische Menstruation; 10 nahmen die Pille, ohne dass vorher die Menstruation wieder aufgetreten wäre. *Essverhalten:* Nach Angaben der Probanden (bei allgemeiner Verleugnungstendenz von Magersüchtigen nur eingeschränkt aussagefähig) bestand bei 37 (54,4 %) keinerlei anorektisches Verhalten zum Katamnesezeitpunkt mehr, bei 20 (29,4 %) traten die Symptome in weniger als der Hälfte der Zeit auf, bei 10 Probanden häufiger. *Vegetative Beschwerden* bestanden bei 34 (50 %) nicht, bei 30 (44,1 %) wurden sie angegeben (4 nicht beurteilbar). Klinisch relevante *Essstörungen* fanden sich bei 30 Probanden (44,1 %), von denen 20 (29,4 %) weiterhin an einer Anorexia nervosa litten. Bei 10 Probanden (14,7 %) war es zu einem Umschlag zur Bulimie gekommen. Weitere zwei (2,9 %) hatten andere psychiatrische Erkrankungen. Bei 51 Probanden (75 %) lag eine uneingeschränkte schulische und berufliche *Leistungsfähigkeit* vor; 15 Probanden (22,1 %) waren diesbezüglich eingeschränkt. 45 Probanden (66 %) zeigten ein unauffälliges *Kontaktverhalten*, bei 21 (30,9 %) bestanden außerfamiliäre Kontaktschwierigkeiten. Bei 45 Probanden (66 %) lag ein unauffälliges, bejahendes Verhältnis zur *Sexualität* vor, bei 19 Probanden (27,9 %) fand sich eine ablehnende bzw. gestörte Einstellung zur Sexualität, was mit einem schlechten Heilungsverlauf korreliert.

Der *General Outcome Score* nach *Morgan und Russel* war bei 13 Patienten nicht beurteilbar (Gründe: Einnahme oralen Kontrazeptivums, präpubertärer oder männlicher Status); die restlichen 57 von 70 Patienten waren beurteilbar (Abb. 6-7): 30 (52,6 %) hatten hiernach einen guten, 17 (29,8 %) einen mittelmäßigen und 8 (14 %) einen schlechten Katamneseerfolg. Zwei sind verstorben (3,5 %).

Die abschließende Fallkonferenz, in Anlehnung an das Vorgehen von Deter und Herzog (1994), ergab bei 51,4 % der Probanden eine günstige und bei je einem Viertel mittlere oder desolate Verläufe (Tab. 6-14). Die Katamnesezeit war mit 4,6 Jahren sehr kurz und lässt eine weitere Besserung der Heilungsverläufe annehmen. Diese Zahlen sind im Vergleich mit anderen Kohorten sehr gut.

Der Vergleich mit anderen Literaturübersichten und einer fast zeitgleichen Studie zeigt Tabelle 6-15. Die Anzahl guter Verläufe sind vergleichbar, die Letalitätsrate liegt in der Filderklinik deutlich niedriger. Zu berücksichtigen ist bei dem Vergleich die unterschiedliche Katamneserate von 12,6 und 4,6 Jahren. Im Allgemeinen wächst bei zunehmender Katamnesedauer der Anteil guter Verläufe und der Heilungsraten, zugleich wächst aber auch die Rate desolater Verläufe und verstorbener Patienten.

Resümee und Beurteilung: Insgesamt handelt es sich um eine sorgfältig und medizinisch/wissenschaftlich adäquat durchgeführte Studie zur katamnestischen Beurteilung der anthroposophischen Anorexiebehandlung. Es handelt sich um Patienten mit relativ frühem Krankheitsbeginn; die Katamnesedauer war relativ kurz. Die Heilungsraten waren gut, auch im Vergleich mit Studienzusammenstellungen aus der Literatur; bessere Heilungsraten sind nach noch längerer Katamnesedauer zu erwarten.

Die Ergebnisse sind gleichlautend mit einer vorangegangenen katamnestischen Untersuchung der Patienten mit Anorexia nervosa der Kinder- und Jugendpsychiatrie der Filderklinik aus dem Jahr 1988 [654]. Zwei Ergebnisse seien hieraus erwähnt. So zeig-

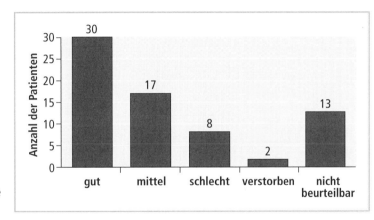

Abb. 6-7 Behandlung der Anorexia nervosa in der Filderklinik. Ergebnisse nach dem General Outcome Score (n = 70) [643]

Tab. 6-14   Behandlung der Anorexia nervosa in der Filderklinik. Abschließende Fallkonferenz zur Beurteilung des Krankheitsverlaufs und Verteilung der Probanden (n = 70). [643]

Kategorie	Krankheitsverlauf	Anzahl der Probanden (%)
1	gesund	36 (51,4 %)
2	geringe Restsymptome der Magersucht mit guter Prognose	10 (14,3 %)
3	deutliche Restsymptome der Magersucht mit fraglicher Prognose	3 (4,3 %)
4	chronische Verlaufsform der Magersucht	7 (10 %)
5	Umschlag in eine andere psychische Erkrankung mit leichter Symptomatik und guter Prognose	7 (10 %)
6	Umschlag in eine andere psychische Erkrankung mit ausgeprägter Symptomatik und fraglicher oder ungünstiger Prognose	5 (7,1 %)
7	verstorben	2 (2,9 %)

Tab. 6-15   Behandlung der Anorexia nervosa in der Filderklinik. Vergleich des Outcome mit dem anderer Studien. [643]

General Outcome Score nach Morgan und Russell (1975)	Mittlere Verläufe in 79 Studien aus den Jahren 1953–1992	Deter und Herzog (1995) (n = 84)	Vorliegende anthroposophische Studie von Schäfer (n = 57)
Gut	40–50 %	53,6 %	52,6 %
Mittelmäßig	20–30 %	25,0 %	29,8 %
Schlecht	15–25 %	10,7 %	14,0 %
Verstorben	0–22 %	10,7 %	3,5 %

te sich auch hier, dass sich das Gewicht im poststationären Verlauf weiter verbesserte und normalisierte; während das Gewicht eines zum Vergleich herangezogenen verhaltenstherapeutisch behandelten Patientenkollektivs der Hamburger Universitätsklinik nur während des stationären Aufenthaltes deutlich anstieg, in der Nachbeobachtung aber wieder abfiel. Auch dies weist darauf hin, dass die Anthroposophische Medizin intendiert, Langzeitprozesse anzustoßen, bei der sich die Symptomatik langfristig, auch nach Abschluss der direkten Therapie, verbessert. Das weist aber auch auf die Schwierigkeit hin, randomisierte Studien durchzuführen, die primär für Kurzzeiteffekte geeignet sind und deren langfristige Ergebnisse extrem unpräzise werden, weshalb RCTs zum Langzeitoutcome in der Medizin Raritäten sind (mit Ausnahme der Onkologie und der Kardiologie). Ein zweites bemerkenswertes Ergebnis in dieser Untersuchung war die Reaktion einer Patientin, die auf die Zusendung des Fragebogens mit einem entrüsteten, persönlichen Brief an den leitenden Arzt reagierte. *„... ich habe Ihren Brief mit beiliegendem Fragebogen vor einigen Tagen erhalten und muss ehrlich sagen, dass ich enttäuscht darüber bin. Sicher mag es sein, dass dieser ‚Test‘ sehr wichtig ist für die Wissenschaft. Aber ich weigere mich, irgendwo als Nummer in irgendwelchen Tabellen zu stehen.*

... Die Fragen auf dem Blatt sind für mich zu einfach und viel zu oberflächlich .... Eigentlich müssten Sie doch wissen, dass Magersucht viel schwieriger und differenzierter zu sehen ist. ... Ich halte sehr sehr viel von der Filderklinik und denke oft an meine Zeit dort zurück. Es war eine wunderschöne, wenn auch oft harte Zeit. Vielleicht hat mir die Menschlichkeit dort so viel geholfen. Doch eben dieser Fragebogen passt ganz und gar nicht zur Filderklinik. Ich hatte beim Lesen stark den Eindruck, als sei ich nur noch wichtig für die Wissenschaft. Ich dachte eigentlich, da wäre mehr als nur meine Krankheit, die mich mit der Klinik und Ihnen verbindet. Es tut mir sehr leid, dass ich Ihnen den Fragebogen unbeantwortet zurückschicken muss. Doch ich möchte Ihnen dennoch einiges von mir schreiben. Vielleicht können Sie den Fragebogen dann selbst ausfüllen.“ [654], S. 92 f. – Hier wird die hohe persönliche Wertschätzung der Behandlung in der Filderklinik deutlich, ebenso die Stellung der individuellen Beziehung, betont wird zugleich aber auch, wie problematisch wissenschaftliche Untersuchungen von Patientenseite gesehen werden können und wie Patienten im Rahmen einer Studie zu einer „Nummer“ degradiert zu werden drohen und wie die behandelnden Ärzte dem sensibel Rechnung tragen müssen.

Madeleyn 1986 [473]

Madeleyn untersuchte anlässlich der Publikation einer randomisierten Studie aus Berlin die Daten der bis dato in der Kinderklinik des anthroposophischen GKH Herdecke behandelten Kinder mit Pseudokrupp: In der Berliner Studie war der Einfluss der Cortison-Gabe im Vergleich zur Placebogabe auf die Rückbildung der Krankheitserscheinungen geprüft worden. Als Grundbehandlung hatten die Kinder erhalten: Kaltluft, Mukolytika, Sedativa und Antipyretika; es waren nur Kinder im Stadium I und II eingeschlossen worden; 406 Kinder waren aufgenom-

men worden, davon 57 wieder ausgeschlossen (Grund: 19-mal offene Cortison-Gabe 4-mal Masernerkrankung, 34-mal ungenaue Protokollführung). Letztlich wurden 349 Kinder ausgewertet (s. Tab. 6-17).

In Herdecke waren zwischen 1978 und 1984 insgesamt 103 Kinder stationär mit Pseudokrupp behandelt worden. (Eine größere Anzahl von Kindern war ambulant behandelt worden, aber deren Verlauf war nicht mehr auswertbar, da viele Behandlungen per telefonischer Beratung erfolgten oder die Kinder nach raschem Rückgang der Symptome nicht mehr vorgestellt wurden.) Im Gegensatz zu Berlin wurden in Herdecke auch Kinder mit schwereren Stadien – III und IV (Tab. 6-16 und 6-17) – in die Auswertung mit eingeschlossen. Die Altersverteilung der in Herdecke und der in Berlin behandelten Kinder war vergleichbar. Behandelt wurden die Kinder in Herdecke mit Luftbefeuchtung, Kaltluft, anthroposophischen Arzneimitteln Bryonia/Spongia comp., Pyrit und mit Lavendelöl-Brustwickeln. 2 der 103 Kinder bekamen Cortison, 5 inhalierten mit Mikronephrin (Adrenalin).

Der Rückgang der Krankheitserscheinungen unter Berliner und Herdecker Behandlung kann nicht verglichen werden, da unterschiedlich dokumentiert wurde. Vergleichbar ist jedoch die Komplikationsrate: Eine Pneumonie oder spastische Bronchitis bekamen in dem Berliner Kollektiv insgesamt 24 Kinder, das heißt 6,9 % (davon 4 in der Verum- und 20 in der Placebogruppe, d.i. 2,3 bzw. 11,6 %). In Herdecke bekam je 1 Kind, das heißt 1,9 % eine Pneumonie und eine spastische Bronchitis. Intubiert werden musste in Herdecke 1 Kind, das bei Aufnahme jedoch schon Stadium III–IV hatte (im Berliner Kollektiv also nicht aufgenommen wäre); in der Berliner Gruppe wurden in jeder Gruppe 1 Kind intubiert, rechnet man die Dropouts hinzu (insgesamt n = 406 Patienten), dann wurden sogar 5 Kinder intubiert. 66 % der Kinder in Herdecke wurden innerhalb der ersten 2 Tage wieder entlassen.

Tab. 6-16   Behandlung von Kindern mit Pseudokrupp im Krankenhaus Herdecke – Stadienverteilung (103 Patienten) [473] Therapie: Kaltluft, Bryonia Spongia comp., Pyrit u. a. [473]

Stadium	I	I–II	II	II–III	III	III–IV	fehlt
Patienten	5	6	69	17	4	1	1
%	4,9	5,9	67,7	16,7	3,9	1,0	1,0

Tab. 6-17   Behandlung von Kindern mit Pseudokrupp in Berliner Kinderkliniken – Stadienverteilung (349 Patienten) [535]. Therapie: Kaltluft, Mukolytika, Sedativa, Antipyretika. [473]

Stadium	I	II
Verum (+ 6 mg Dexamethason), 176 Patienten		
Patienten	18	158
%	10,2	89,8
Placebo, 173 Patienten		
Patienten	7	166
%	4	96

Resümee und Kommentar: Es handelt sich um einen Vergleich der Komplikationsrate zwischen zwei Gruppen von Kindern mit Pseudokrupp, die entweder anthroposophisch oder konventionell behandelt worden waren, in je zwei verschiedenen Institutionen und verschiedenen Städten. Bei dem Krankenhaus Herdecke handelt es sich um ein Versorgungskrankenhaus mit intensivmedizinischen Versorgungsmöglichkeiten, so dass eine Selektion bei Aufnahme hinsichtlich weniger erkrankter Kinder unwahrscheinlich ist. Ein Vergleich der Stadien wurde durchgeführt (s. Tab. 6-16 und 6-17) und zeigt eine Benachteiligung des anthroposophischen Kollektivs, da hier auch schwerer erkrankte Kinder (Stadium III und IV) eingingen, was für das Ergebnis – die Komplikationsrate – bedeutsam ist. Keine Angaben sind über Begleiterkrankungen publiziert. Aufgrund des Penalty (mehr schwerer erkrankte Kinder in Herdecke) kann dem Vergleich der Komplikationen eine Aussagekraft zuerkannt werden. Weitere Vergleiche wie Abheilungsgeschwindigkeit oder Nachlassen der Beschwerden wären hingegen wegen der unterschiedlichen Dokumentationsweisen unzuverlässig gewesen und wurden von den Autoren nicht vorgenommen. Die Studie zeigt, dass bei der anthroposophischen Behandlung die Komplikationen des Pseudokrupp mindestens ebenso gut vermieden werden können wie unter konventioneller Behandlung.

Ecker 2001 [172, 754]

In einer retrospektiven Untersuchung zum Asthma bronchiale bei Kindern wurde der Verlauf unter anthroposophischer Behandlung (Krankenhaus/Ambulanz der Filderklinik Deutschland) mit dem Verlauf unter konventioneller schulmedizinischer Behandlung (Krankenhaus/Ambulanz des Martiniziekenhuis Groningen, NL) verglichen. Aufgenommen wurden Kinder mit atopischem Asthma bronchiale, Alter zwischen 7 und 13 Jahren, deren Asthma mindestens 1 Jahr behandelt worden war. Die Patienten wurden „zufällig" aus dem Aufnahmebuch oder dem Ambulanzeintrag ausgewählt. (Das Auswahlverfahren ist nicht näher beschrieben.) Von 23 (anthroposophisch) bzw. 22 (allopathisch behandelten) Kindern erfüllten je 19 alle Aufnahmekriterien. Die Studienautorin untersuchte persönlich zuerst die 23 Kinder in der Filderklinik, dann die 22 Kinder im Martiniziekenhuis. Erhoben wurden Anamnese, körperlicher Untersuchungsbefund, IgE im Serum und Lungenfunktion (letzteres in Holland von einer MTA, in der Filderklinik nach Unterweisung von der Studienautorin selbst). [754]

Die anthroposophische Behandlung bestand aus oralen und inhalativen, meist pflanzlichen Medikamenten (z.B. Cuprum aceticum, Tabacum, Levico-Wasser, Eichenrinde-, Ehrenpreistee), lokalen Wickeln und Anwendungen (z.B. Senfmehl-, Ingwer- und Lavendelwickel), anthroposophisch-künstlerischen Therapien (z.B. Heileurythmie, Musiktherapie, Maltherapie, Sprachtherapie) und psychopädagogischen am anthroposophischen Weltbild orientierten Elterngesprächen.

Die anthroposophisch behandelten Kinder waren etwas älter (durchschnittlich 9,95 vs. 9,5 J.), sie waren sehr viel länger erkrankt (7–12 J. Erkrankungsdauer: 100 vs. 68 %) und hatten vor Beginn der Therapie eine deutlich höhere Anfallshäufigkeit (Abb. 6-8a) und häufiger Neurodermitis (10 vs. 7)

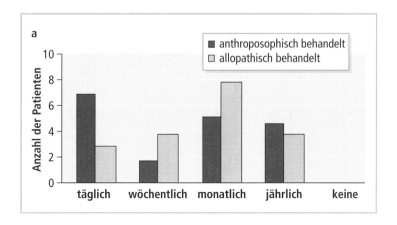

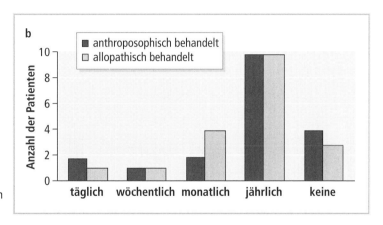

Abb. 6-8 Häufigkeit von Asthmaanfällen **a** vor und **b** nach einer anthroposophischen versus konventionellen Behandlung [172]

als die Kinder der holländischen Kontrollgruppe. Ebenfalls häufiger waren die Eltern Akademiker, lebten vom Lebenspartner getrennt, waren die Kinder gestillt worden und hatten im ersten Lebensjahr Kuhmilch erhalten. 11 der 23 anthroposophisch behandelten Kinder waren vorher über 1 bis 9 Jahre konventionell behandelt worden.

Unter Therapie ging die Anfallshäufigkeit in beiden Gruppen deutlich zurück und war nun in beiden Gruppen vergleichbar (s. Abb. 6-8b). Erhebliche Unterschiede zeigte dann der Verbrauch konventioneller Asthmatherapeutika (s. Abb. 6-9a und b): Die konventionell behandelten Kinder inhalierten alle mit Cortison, zusätzlich 11 regelmäßig und 6 gelegentlich mit Betamimetika. Von

den anthroposophisch behandelten Kindern hatte keines ein inhalatives Cortison erhalten und 7 benützten gelegentlich ein inhalatives Betamimetikum und 6 Chromoglycinsäure (Bei Beginn der anthroposophischen Behandlung hatten 7 Kinder inhalative Glucocorticoide verwendet, 10 Cromoglycinsäure, 7 Betamimetikum und 6 gelegentlich ein Betamimetikum). Die Lungenfunktion war bei den anthroposophisch behandelten Kindern etwas schlechter als in den schulmedizinisch behandelten Kindern (die Funktionsmessung war bei den schulmedizinisch behandelten Kindern von einer Fachkraft (MTA), bei den anthroposophisch behandelten Kindern von einer hierfür angelernten Kraft, der Studienautorin, durchgeführt

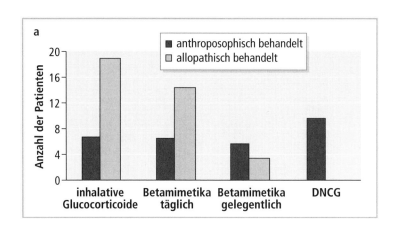

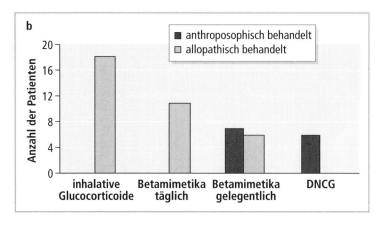

Abb. 6-9 Arzneimittelgebrauch **a** vor und **b** nach einer anthroposophischen versus konventionellen Asthma-Behandlung [172]. DNCG = Cromoglicinsäure.

worden). Die IgE-Werte lagen in der anthroposophisch behandelten Gruppe etwas höher, sie hatten sich trotz Rückgang der Asthmaanfälle erhöht. Stationäre Aufenthalte im Jahr vor dem Untersuchungszeitpunkt: 1 bei den Kindern der Filderklinik und 3 von den Kindern der Kontrollgruppe.

Resümee und Kommentar: Es zeigt sich unter der anthroposophischen Behandlung ein Rückgang der asthmatischen Symptomatik bei gleichzeitiger Einsparung konventioneller Medikamente. Der Vergleich zwischen beiden Gruppen ist schwierig, jedoch lag in der anthroposophisch behandelten Patientengruppe möglicherweise eine prognostische Benachteiligung vor, insofern die Patienten schwerer und länger erkrankt waren. Zum Untersuchungszeitpunkt, nach Durchführung der Therapie, zeigten beide Gruppen eine vergleichbare Ausprägung der Symptomatik. Die Lungenfunktion ist dabei nur bedingt vergleichbar, da zum einen der Ausgangsbefund fehlt und zum anderen die Untersuchung einmal von einer Fachkraft, das andere Mal nach Unterweisung von einer diesbezüglich ansonsten unerfahrenen Person durchgeführt wurde. Der Untersuchung mangeln viele Details zur Charakterisierung des Asthmas und der Untersuchungsmethodik, beispielsweise der Methode zur Auswahl der Patienten und zur Erhebung der Anfallshäufigkeit vor Beginn der Therapie (beides sind entscheidende Elemente einer solchen Untersuchung) oder der Zeitdauer zwischen Vorbefund und Nachuntersuchung). Die meisten Daten wurden anamnestisch und retrospektiv erhoben und sind daher mit einer gewissen Unsicherheit und unklaren Vergleichbarkeit zwischen den beiden Gruppen behaftet. Dennoch zeigt sich, von derselben Untersucherin erhoben, ein vergleichbarer symptomatischer Status Quo beider Gruppen nach Therapie. Es ergab sich eine deutliche Besserung der anthroposophisch behandelten Patienten bei schlechterem Ausgangsbefund und bei weit geringerem Einsatz konventioneller Asthmatherapeutika.

Weiteres

Ein *weiterer Systemvergleich* ist die Studie von Rivoir 1995 [599], die im Kapitel der Studien zur Behandlung schmerzhafter Erkrankungen dargestellt wird (s. S. 144 f.). Zudem wurde im Kontext von AMOS ein Systemvergleich zur Behandlung des LWS-Syndroms durchgeführt ([288, 291], s. S. 119 ff.).

Klinische Studien zur Behandlung schmerzhafter Erkrankungen oder Wundpflege

Gesamtauswertung und tabellarische Ergebnisse

Es wurden 18 Studien identifiziert und eingeschlossen, die die Behandlung von schmerzhaften Erkrankungen oder Wundpflege mit AM evaluieren (Tab. 6-18 bis 6-21). Weitere Studien zur AM-Behandlung von Erkrankungen mit schmerzhafter Symptomatik finden sich auch in den anderen Domänen. Einige weitere Studien zur Behandlung schmerzhafter Erkrankungen, die allerdings aufgrund des Studiendesigns und der Darstellungsart kaum Schlüsse hinsichtlich Wirksamkeit erlauben, sind im Anhang tabelliert (s. 283 ff.). Von jenen 18 Studien sind 6 prospektiv vergleichende Studien, drei davon randomisiert und doppelblind (placebokontrolliert); 10-mal handelt es sich um Kohortenstudien ohne Vergleichsgruppe, davon 6 prospektiv und 4 retrospektiv; 2 Studien sind retrospektiv vergleichend. Insgesamt beinhalten diese Studien 2 308 AM-behandelte Patienten, in den einzelnen Studien wurden zwischen 21 und 415 Patienten mit AM behandelt. Die Patientenzuteilung zur jeweiligen Therapie war in drei Studien randomisiert, wobei in zwei der RCTs die Patienten nacheinander sowohl die Prüf- als auch die Kontrolltherapie erhielten; in einer Studie war die Zuteilung quasirandomisiert. In den übrigen Studien war die Therapiezuteilung selbstselektiert, insofern die Therapie zum Standard der entsprechenden behandelnden Institution gehörte oder von dem Patienten AM dezidiert gewünscht war. 11 der Studien waren publiziert, 3 sind als Abstract oder auszugsweise in einem Buch publiziert (bei zweien steht ein weiteres Manuskript zur Verfügung), 4 sind nicht publiziert, eine davon ist zur Publikation eingereicht.

Die behandelten Krankheiten waren (s. auch Tab. 6-21): LWS-Syndrom, Bandscheiben-bedingte Erkrankungen, akute oder chronische Ischialgie, Nabelheilung bei Säuglingen, Abschwellung nach Operation eines Karpaltunnelsyndroms, Kopfschmerz, Migräne, Gesichtsschmerz, akuter muskulärer Okzipitalschmerz, chronische Schmerzen, Cox-, Gonarthrose, diverse Schmerzzustände bei stationären Patienten, Verbrennungen. Die Endpunkte waren jeweils klinisch relevante Parameter oder etablierte Erhebungsbögen für die betreffende Indikation bzw. Fragestellung (s. Tab. 6-21). Die jeweils untersuchte AM-Therapie (s. Tab. 6-21) bestand entweder aus bestimmten Einzelmitteln oder aus festen Therapiekombinationen oder aus diversen, bzw. mehreren gleichzeitigen Therapien; im einzelnen handelte es sich um: Wecesin® (Arnica/Echinacea-Pulver), Arnica, Kephalodoron®, Ferrum-Quarz, Aconit comp. und ggf. weitere AM-Arzneimittel, Gelsemium comp., rhythmische Einreibungen mit Solum-Öl, Articulatio coxae bzw. genus D 30 und Viscum mali, Combudoron®, Wala Organpräparate, diverse Arzneimittel mit oder ohne weitere nichtpharmakologische Therapien (Kunsttherapien, Heileurythmie, Massage, Beratung, äußere Anwendungen etc.). Eine zusätzliche schulmedizinische Behandlung kam nur selten, kurz oder ausschleichend zum Einsatz. Die konventionelle Vergleichstherapie war jeweils eine schulmedizinische Standardbehandlung oder Placebobehandlung, in einem Fall eine paravertebra-

Tab. 6-18 Prospektive Studien im Parallelgruppendesign (teils mit denselben Patienten [205, 386, 422]) – Beurteilung der Studienqualität und Praxisrelevanz (Kodierung der Beurteilungskriterien s. S. 54 f.)

Autor, Jahr [Literatur]	Diagnose	Ergebnis	Beurteilung der Studienqualität											Beurteilung der Praxisrelevanz							Kommentar
			A	B	C	D	E	F	G	H	I	J	K	I	II	III	IV	V	VI	VII	
Hamre 2005 [288, 291]	LWS-Syndrom	↑	(–)*	–	n. a.	n. a.	+	(+)	+	+	+	+	+	+	+	++	+	+	+	++	optimal für hohe Praxisrelevanz, GCP-konform, * Adjustierung
Guala 2003 [259]	Nabelheilung, gesunde Säuglinge	↑	(+)**	(+)	–	(+)	+	+	+	+	+	+	–	(+)	+	+	+	(+)	+	(+)	** keine Randomisation, jedoch ist ein Selektions-Bias durch die Art der Patientenzuteilung weitgehend ausgeschlossen
Janke 1997 [365]	Nabelheilung, gesunde Säuglinge	↑	–	(+)	–	(+)	(+)	(+)	+	+	+	+	–	(+)	+	+	+	(+)	+	(+)	
Jeffery 2002 [367]	Karpaltunnelsyndrom	0/↑	+	n. a.	+	(+)	+	+	(+)	(+)	(–)	(+)	–	(+)***	+	+	+	+	+	(+)***	1 Outcome-Parameter ungeeignet
Flemming 1974 [205, 386]	Kopfschmerz	↑	+	+	+	(+)	+	(+)	–	–	(–)	(–)	–	+	+	++	+	+	+	+	intraindividuelle Kontrolle
Krabbe 1980 [422]	Migräne	0	+	–	+	(+)	+	+	(+)	(–)	(–)	(–)	–	+	+	++	(+)	+	(+)	(+)	Therapiedauer eventuell ungenügend

*** Grundsätzliches Problem bei den randomisierten Studien: Patienten, die sich überhaupt randomisieren lassen, sind nie repräsentativ für die Anthroposophische Medizin. Entsprechend ist auch die Praxisrelevanz stets bedingt. Ausnahmen z. B. Flemming/Kienle Biodoron®-(Kephalodoron®-)Studie

Tab. 6-19   Kohortenstudien im Vorher-nachher-Design – Beurteilung der Studienqualität und Praxisrelevanz (Kodierung der Beurteilungskriterien s. S. 54 f.)

Autor, Jahr [Literatur]	Diagnose	Ergebnis	Beurteilung der Studienqualität								Beurteilung der Praxisrelevanz							Kommentar
			L	M	N	O	P	Q	R	S	I	II	III	IV	V	VI	VII	
Prospektiv																		
Astrup 1976 [41]	Gesichtsschmerzen	↑	+	+	+	+	+	+	+	(+)	+	+	++	+	+	+	+	
Brachmann 1983 [92]	Kopfschmerz, Migräne	↑	+	+	(+)	+	+	(−)	+	+	+	+	++	+	+	+	+	
Baranzewitch 1997 [51, 52]	Kopfschmerz	↑	+	(+)	(+)	+	−	(+)	(+)	(−)	+	+	+	(+)	+	+	+	sehr kurze Therapiedauer
Gärtner 1999 [218]	akuter muskulärer Okzipitalschmerz	↑	+	−	(−)	(+)	(+)	(+)	(+)	−	+	+	+	+	+	+	+	
Wolff 1973 [853]	Kopfschmerz	↑	+	(−)	(−)	+	−	(−)	(−)	(+)	+	+	++	++	+	++	+	
Ostermann 2003 [554]	chronische Schmerzen	↑	+	−	(−)	(+)	−	(+)	(−)	−	+	+	+	+	+	+	+	Beurteilung nur anhand von Abstract
Retrospektiv																		
Gärtner 1999 [217]	Coxarthrose, Gonarthrose	↑	−	(−)	+	+	(+)	+	+	+	+	+	+	+	+	+	+	
Simon 1985 [692]	Verbrennungen	(↑)	−	(+)	(−)	+	+	(−)	+	+	+	+	++	+	+	+	+	
Halblützel 1980 [279]	Kopfschmerz	↑	−	+	(+)	+	+	(−)	(+)	−	+	+	+	++	+	+	+	
Simon 1987 [689]	diverse Schmerzzustände	↑	−	(−)	(+)	+	(−)	(−)	−	−	+	+	+	+	+	+	+	

Tab. 6-20 Retrospektive Studien mit Vergleichsgruppe – Beurteilung der Studienqualität und Praxisrelevanz (Kodierung der Beurteilungskriterien s. S. 54 f.)

Autor, Jahr [Literatur]	Diagnose	Ergebnis	Beurteilung der Studienqualität									Beurteilung der Praxisrelevanz							Kommentar
			T	U	V	W	X	Y	Z	Ψ	Ω	I	II	III	IV	V	VI	VII	
Rivoir 2001 [599]	bandscheibenbedingte Erkrankung	(↑)	(–)	–	+	(+)	(+)	(–)	(+)	(+)	–	+	+	+	+	+	+	+	
Harter 1995 [296]	akute oder chronische Ischialgie	(↑)	–	–	(+)	–	(+)	(+)	(–)	(+)	–	+	+	++	++	+	+	+	prospektiv beschrieben, retrospektiv genannt

le Opioid-Injektion. Die Behandlungsdauer der AM reichte von einmaliger Applikation (akuter muskulärer Okzipitalschmerz) bis zu mehreren Wochen oder einigen Monaten. Die Beobachtungsdauer war abhängig von der behandelten Erkrankung und dem Therapieziel und lag entsprechend zwischen 100 min (akuter muskulärer Okzipitalschmerz) und 9 Jahren (Migräne). In 11 der 18 Studien wurde die AM-Therapie in anthroposophischen Krankenhäusern, Ambulanzen oder Praxen durchgeführt, in 7 der Studien in sonstigen, meist konventionellen Krankenhäusern, Ambulanzen oder Praxen. In den Studien aus nichtanthroposophischen Einrichtungen wurden keine Therapiesysteme untersucht, sondern Einzeltherapien.

In den prospektiv vergleichenden Studien (LWS-Syndrom, Nabelheilung bei Säuglingen, Abschwellung nach Operation des Karpaltunnelsyndroms, Kopfschmerz und Migräne) zeigte sich bei 4 von 6 Studien unter AM eine statistisch signifikant größere oder raschere Besserung als unter konventioneller Therapie; in einer der Studien zeigte sich eine signifikante Besserung nur in einem Parameter, nicht aber in einem zweiten Parameter (der zum Messzeitpunkt in beiden Gruppen bereits abgeheilt war). Eine dieser Studien zeigte keinen Vorteil der AM-Therapie (s. Tab. 6-21).

Von den 10 Kohortenstudien waren 7 zu chronisch schmerzhaften Erkrankungen (Kopfschmerz, Migräne, Cox-Gonarthrose) durchgeführt worden. Teilweise waren die Patienten schulmedizinisch vorbehandelt, aber weiterhin behandlungsbedürftig. Unter AM wurde eine klinisch relevante und statistisch signifikante Besserung der Beschwerden bzw. der Erkrankung dokumentiert. In manchen Studien war diese Besserung lang anhaltend, in anderen Studien wurde die Dauer der Besserung nicht beschrieben. Drei der 10 Kohortenstudien waren, zumindest teilweise, zu akuten Erkrankungen durchgeführt worden (akuter okzipitaler Gesichtsschmerz, diverse Schmerz-

Tab. 6-21 Inhaltliche Darstellung der Studien (prospektive Studien im Parallelgruppendesign, prospektive und retrospektive Kohortenstudien im Vorher-nachher-Design, retrospektive Studien mit Vergleichsgruppe)

Autor, Jahr, [Literatur]	n T/K	Alter Patientencharakteristika	Diagnose (Indikation)	Intervention	Dosierung, Therapiedauer	Zielparameter	Ergebnis	Länge des Follow-up	Verlustrate, Art des Verlusts	Verträglichkeit	Kommentar
Prospektive Studien im Parallelgruppendesign											
Hamre 2005 [288, 291]	44/50	35 w, 9 m vs. 28 w, 12 m; Krankheitsdauer 8,5 vs. 0,5 J.	LWS-Syndrom	anthroposophische Therapien (Kunsttherapie, Heileurythmie, Rhythmische Massage, ärztliche Therapien) vs. schulmedizinische Behandlung	Details s. Text	Funktionsfragebogen Hannover für Rückenschmerzen; Low Back Pain rating Scale-Schmerzscore; SF-36®; Symptomscore	nach 1 J. statistisch signifikante Besserung in beiden Gruppen in FFbHR, LBPRS, Symptomscore und 3 SF-36®-Subskalen, im anthroposophischen Arm in weiteren 3 SF-36®-Subskalen; nach Adjustierung Überlegenheit im anthroposophischen Arm in 3 SF-36®-Subskalen, sonst keine statistisch signifikanten Unterschiede	1 J.	23 vs. 44 %	+	Real World Evaluation
Guala 2003 [259]	100 (400)	gesunde Neugeborene; Geburtsgewicht > 2 500 g; Apgar score (5 min) > 7	Nabelpflege	Arnika/Echinacea Puder vs. WHO-Standard (4 weitere Prüftherapien)	bis zum Nabelabfall	primärer Endpunkt: Abfall des Nabelschnurrests; weitere Endpunkte: Komplikationen, Zufriedenheit der Anwender	Abfall des Nabelschnurrests: 4 vs. 12 Tage (p > 0.01mit Bonferroni Korrektur); keine Komplikationen	1 Mo.	keine	−	

Tab. 6-21 (Fortsetzung)

	n										
Janke 1997 [365]	190/96	gesunde Neugeborene; Geburtsgewicht 3 380 vs. 3 322 g; Spontangeburt 80 vs. 58 %; grünes Fruchtwasser 15 vs. 4 %; Krankenhaustage 7,3 vs. 6,8	Nabelpflege	Wecesin® (Arnika/Echinacea) vs. Routine (80%iges Ethanol/Silbernitratpulver)	bis zum Nabelabfall	1) Abfall des Nabelschnurrests 2) Heilung des Nabelgrundes 3) Infektionshäufigkeit 4) Keimbesiedlung des Nabels	1) 4 vs. 10 Tage (p < 0.001) 2) bei Abfall Nabelgrund trocken bei 42 vs. 1 %; keine Nabelschnurblutungen 3) 1 vs. 0 leichte Nabelrötungen 4) 9/15 vs. 1/15 grammegative Keimbesiedlung	bis zum Abfall des Nabels	7/61 %	+	gute Verträglichkeit
Jeffery 2003 [367]	37	12 vs. 6 m; 8 vs. 11 w; 51 vs. 55 J.	Karpaltunnelsyndrom, endoskopische Operation	Arnika oral und lokal (Salbe) vs. Placebo	3 Tab./Tag, 3 x Einreiben/Tag	Jama Dynamometer, Umfang des Handgelenks, Comfort/Schmerz VAS	n. s. / n. s. / 1,3 vs. 2,5 (p < 0.03)	2 Wo.	3 ausgeschlossen	+	keine Nebenwirkungen
Flemming 1974 [205, 386]	21	9 x Migräne; 8 x Zephalgie; 4 x postkontusionelle Beschwerden; 16 x Vorbehandlung (Analgetika, konventionelle Migränetherapeutika)	Kopfschmerz	Kephalodoron® (Biodoron®) und Placebo für jeden Pat. (verblindet)	Kapseln bei Anfall in beliebiger Anzahl (max. 20) und Reihenfolge, jedoch nur von einer Sorte	Urteil des Pat.: Welche Kapseln helfen besser? (Besserung unter Verum oder unter Placebo?)	13 x besser unter Kephalodoron® (Biodoron®), 2 x besser unter Placebo (p < 0.01)	je nach Entscheid. des Pat.	k. A.	–	intraindividuelle Randomisation, doppelblind

Fortsetzung auf nächster Seite

n = Anzahl der Patienten; T = Therapiegruppe; K = Kontrollgruppe

Tab. 6-21 (Fortsetzung)

Autor, Jahr, [Literatur]	n T/K	Alter Patientencharakteristika	Diagnose (Indikation)	Intervention	Dosierung, Therapiedauer	Zielparameter	Ergebnis	Länge des Follow-up	Verlustrate, Art des Verlusts	Verträglichkeit	Kommentar
Krabbe 1980 [422]	30	21 w, 9 m; 41 J. (24–59); 3,2 Anfälle/Mo.	Migräne	Ferrum Quarz vs. Placebo im Crossover-Design	1 Kapsel tägl. über 3 Mo.	Häufigkeit, Intensität, Dauer der Anfälle, Begleitsymptome, Medikamentenverbrauch	kein signifikanter Unterschied zwischen beiden Gruppen; keine genauen Angaben	8 Mo.	3/33 Pat.	+	Behandlung in Mo. 2–4 und 6–8; Mo. 1 und 5 Washout (nur Placebo), keine schweren Nebenwirkungen

Prospektive Kohortenstudien im Vorher-nachher-Design

Autor, Jahr, [Literatur]	n T/K	Alter Patientencharakteristika	Diagnose (Indikation)	Intervention	Dosierung, Therapiedauer	Zielparameter	Ergebnis	Länge des Follow-up	Verlustrate, Art des Verlusts	Verträglichkeit	Kommentar
Astrup 1975 [41]	212	79 % w, 21 % m; 62 % 50–69 J.; 47 % Erkrankungsdauer > 10 J.	Gesichtsschmerzen: Trigeminusneuralgie typisch (154), atypisch (15), nicht neuralgieforme Gesichtsschmerzen (43)	Aconit comp. Injekt. und Globuli und Öl; ggf. weitere Medikamente	1 Amp 3/Wo, 10 Gl. 3/Tag, lokale Appl. 3/Tag	Intensität und Häufigkeit der Anfälle, Besserung, Medikamentenverbrauch	60–69 % seltenere Anfälle; 27–56 % leichtere Anfälle; 47–70 % Besserung; deutlich herabgesetzter Gebrauch stark wirksamer Medikamente	½–1¼ J.	30 Pat. (keine/unvollständige Antwort)	+	keine Nebenwirkungen; Bias-Reduktion

Tab. 6-21 (Fortsetzung)

	n									
Brachmann 1983 [92]	49	77 % w, 23 % m; 35 J. (12–64); 38 x Migräne; 10 x Stress-Kopfschmerz; 1 x zervikales Syndrom; Kopfschmerzdauer 71 % > 10 J.; i. d. R. vorbehandelt (Analgetika, Migränetherapeutika)	Kopfschmerz, Migräne	Biodoron®	2 Kapseln/Tag, bei Anfall bis zu 8/Tag	Häufigkeit, Intensität, Dauer der Anfälle, Begleitsymptome	22 % komplettes Verschwinden der Anfälle; 45 % wesentliche Besserung der Anfälle; 33 % leichte oder keine Besserung	7 Mo. im Mittel	2/49 Pat. keine Beurteilung möglich	–	1 x Schlafwandel, 1 x Verstärkung der Kopfschmerzen
Baranzevitch 1997 [51, 52]	75	60 % w, 40 % m; 6–54 J.; 28 x Migräne; 32 x Spannungs-Kopfschmerz; 15 x posttraumatischer Kopfschmerz	Kopfschmerz	Kephalodoron® (Biodoron®)	3 x 1/Tag über 1 Mo.	VAS; Hamilton-Depressionsskala; Burdon; Krepelin; Rheo-Enzephalographie; Ultraschallenzegralographie; Muskeltonus; Einschätzung der Wirksamkeit	erhebliche Verbesserung der Schmerzen bei Migräne und Spannungskopfschmerz, weniger bei posttraumatischem Kopfschmerz; entsprechende Verbesserung in allen weiteren Parametern	1 Mo.	0 %	+	
Gärtner 1999 [218]	106	–	akuter muskulärer Okzipitalschmerz	Gelsemium comp.	je 1 ml i. m. in Ansatz von M. erector tunci	1) Schmerzfreiheit 2) Dauer bis Schmerzfreiheit	1) 79 % nach 1. Inj., weitere 10 % nach 2. und 3. Inj., 5 % kein Erfolg 2) 89 % innerhalb 1 h	100 min	k. A.	+	keine Nebenwirkungen

n = Anzahl der Patienten; T = Therapiegruppe; K = Kontrollgruppe

Fortsetzung auf nächster Seite

Tab. 6-21 (Fortsetzung)

Autor, Jahr, [Literatur]	n T/K	Alter Patientencharakteristika	Diagnose (Indikation)	Intervention	Dosierung, Therapiedauer	Zielparameter	Ergebnis	Länge des Follow-up	Verlustrate, Art des Verlusts	Verträglichkeit	Kommentar
Wolff 1973 [853]	415	79 % w, 21 % m; 11–76 J.; Migräne 32 %; vasomotorischer Kopfschmerz 45 %; postkommotioneller Kopfschmerz 7 %; zervikaler Kopfschmerz 4 %; sonstige Kopfschmerzen 12 %	Kopfschmerz	Ferrum Quarz Kapseln	1–3 Kapseln täglich oder Anfallsbehandlung	Ärztefragebogen: Skala mit 3 Items: • wesentlich gebessert • gebessert • gering beeinflusst – unbeeinflusst	55 % wesentliche Besserung 20 % Besserung 25 % unbeeinflusst	k. A.	16 % nicht ausgewertet	+	8 % Unverträglichkeit (z. B. Magen-Darm-Beschwerden, Obstipation); 5 % leicht; 2,6 % Behandlungsabbruch
Ostermann 2003 [554]	105	89 % Frauen	chronische Schmerzen (low-back pain)	Solum Öl rhythmische Einreibungen	3 x in 24 Tagen	1) Mood Scale Bf-S 2) Affective Pain Perception Scale PPS 3) Sensory PPS	1) 25,8 → 13,3 2) 29,8 → 21,1 3) 18,8 → 15,2 Effektgrößen 0,51–0,86	k. A.	k. A.	–	es liegt nur ein Abstract vor

Retrospektive Kohortenstudien im Vorher-nachher-Design

Autor, Jahr, [Literatur]	n T/K	Alter Patientencharakteristika	Diagnose (Indikation)	Intervention	Dosierung, Therapiedauer	Zielparameter	Ergebnis	Länge des Follow-up	Verlustrate, Art des Verlusts	Verträglichkeit	Kommentar
Gärtner 1999 [217]	367	Überwiesen an Fachambulanz, da vorherige Therapie erfolglos war	Gonarthrose, Coxarthrose	Articulatio coxae bzw. genus D30 Wala und Viscum mali 2 % Wala	s. c. 2/Wo. Dauertherapie	VAS Belastungsschmerz; VAS Nachtschmerz; Gehstrecke; NSAR-Verbrauch	58 % Response-Rate (erhebliche Verbesserung, kein Bedarf für NSAR oder konventionelle Schmerzmittel) Reduktion der Schmerzen auf 1/3 (VAS), Verlängerung der Gehstrecke auf das 15-Fache	12 Mo.	0 %	+	gute Verträglichkeit, lokal Schmerzen bei der Inj., sonst keine Nebenwirkungen

Tab. 6-21 (Fortsetzung)

Studie	n	Patienten	Therapie	lokale Appl.	Abheilung; Komplikationen	Gruppe / Ergebnisse	Dauer	auswertbar	+/–	Bemerkung
Simon 1985 [692]	62 (22, 21 bzw. 19)	32 % < 6 J.; 26 % 6–21 J.; II°: 38–45 %; III°: 50–59 %	Verbrennungen	1.1 Combudoron® nur 1.2 Combudoron® und allopathisch 2 kein Combudoron® (allopathisch)	lokale Appl. als Flüssigkeit, Gelee oder Salbenkompresse	Abheilung; Komplikationen	Gruppe: 1.1 1.2 2 / •ohne 86 % 57 % 58 % / •primäre 0 % 14 % 21 % / •stationäre Komplikationen 14 % 28 % 21 %	bis Entlassung (15, 21 bzw. 17 Tage)	k. A.	–	detaillierte Beschreibung der Anwendung
Halblützel 1980 [279]	29	18 w, 11 m; 34 J. (11–56 J.); Kopfschmerzdauer 11 J.; 43 % Migräne; 17 Pat. vorbehandelt (Analgetika, Migräneetherapie)	Kopfschmerz	Biodoron®, Ferrum Quarz	individuell, meist 1–2 Tab. oder Kapseln/Tag	Häufigkeit, Intensität, Dauer der Anfälle, Begleitsymptome	35 % komplettes Verschwinden der Anfälle; 15 % wesentliche Besserung der Anfälle; 27 % leichte Besserung; 23 % keine Veränderung	2 Mo.–9 J.	3 von 29 nicht auswertbar	+	Verträglichkeit gut, in einzelnen Fällen Übelkeit
Simon 1987 [689]	155 (331 Anwendungen)	53 % postoperativ; 47 % konservativ	akute (75 %) oder chronische (25 %) Schmerzzustände in der Chirurgie	diverse potenzierte Substanzen	individuell	Abheilung; Komplikationen	1) sehr gute Besserung 2) deutliche Besserung 3) leichte Besserung 4) keine deutliche Wirkung 5) Verschlimmerung; Arzneimittelkosten, Opiatverbrauch	1) 25–66 % 2) 22–50 % 3) 3–16 % 4) 9–28 % 5) 0–3 % Abnahme von Arzneimittelkosten und Opiatverbrauch	k. A.	+	keine globale Auswertung; keine Nebenwirkung

Fortsetzung auf nächster Seite

n = Anzahl der Patienten; T = Therapiegruppe; K = Kontrollgruppe

Tab. 6-21   (Fortsetzung)

Autor, Jahr, [Literatur]	n T/K	Alter Patientencharakteristika	Diagnose (Indikation)	Intervention	Dosierung, Therapiedauer	Zielparameter	Ergebnis	Länge des Follow-up	Verlustrate, Art des Verlusts	Verträglichkeit	Kommentar
Retrospektive Studien mit Vergleichsgruppe											
Rivoir 2001 [599]	58/81	k. A.	bandscheibenbedingte Erkrankung	anthroposophisch erweitert vs. konventionell	nicht angegeben	1) Verbrauch von Analgetika und Muskelrelaxanzien 2) Liegezeit 3) poststationäre Befindlichkeit 4) Wiederaufnahme der Arbeit	1) Analgetika und Muskelrelaxanzien etwas weniger, Antiphlogistika deutlich weniger 2) vergleichbar 3) weniger Schmerzen 4) frühzeitiger	k. A.	Befragung: GKH 30 %, Spandau 40 %	–	Aktenanalyse und Patientenbefragung
Härter 1995 [296]	253 (62, 75, 72, 44)	k. A.	akute oder chronische Ischialgie	paravertebrale Inj. von 1) Lokalanästhetikum (LA) und Opioid 2) LA und Wala Organpräparate 3) Akupunktur 4) Akupunktur und Wala Organpräparate	2/Wo., 8 x, dann Krankengymnastik	Schmerzintensität auf Schmerzskala 0–10	Wala-Organpräparate besser als Opioide; keine Verbesserung der Akupunkturergebnisse; Verbesserung: 1) 3,27 2) 4,49 3) 4,74 4) 4,54	12 Wo.	k. A.	–	

n = Anzahl der Patienten; T = Therapiegruppe; K = Kontrollgruppe

zustände stationärer Patienten, Verbrennungen); hierbei wurde eine rasche Linderung der Schmerzen unter alleiniger AM bzw. eine gute Abheilung der Verbrennungen unter AM dokumentiert (s. Tab. 6-21).

Die retrospektiv vergleichenden Studien zeigten eine vergleichbar gute oder ausgeprägtere Besserung der Erkrankung bei weniger schulmedizinischer Medikation (Bandscheiben-bedingte Erkrankung) (s. Tab. 6-21).

Die Qualität der Studiendurchführung war in 3 von 18 Studien gut, die übrigen Studien hatten teils kleinere, teils größere Mängel in der Qualität; 14 der 18 Studien hatten eine hohe Praxisrelevanz, bei 4 war sie eingeschränkt, insbesondere bei Studien zu Einzeltherapien und bei 2 der drei RCTs (s. Tab. 6-18 bis 6-20).

AM wurde in allen Studien gut vertragen, es wurden keine schweren Nebenwirkungen beschrieben. Ebenfalls findet sich kein Hinweis auf eine erhöhte Komplikationsrate durch Ersetzen von schulmedizinischen Methoden.

Narrative Ergebnisse der einzelnen Studien

AMOS: LWS-Syndrom (Hamre 2005 [288])

Ein Systemvergleich zwischen anthroposophisch erweiterter und schulmedizinischer Behandlung von Patienten mit LWS-Symptomatik wurde im Kontext der *Anthroposophische Medizin Outcomes-Studie (AMOS)* durchgeführt. Parallel zu AMOS (Studiendesign, Fragestellungen, Sozidemographie, Zielparameter, Follow-up usw. s. S. 76 ff.) wurden nach gleichen Qualitätskriterien (GCP-konform) und mit gleichen Fragebögen Patienten rekrutiert und untersucht, die in schulmedizinischen Arztpraxen in

Berlin behandelt wurden. (Die Erhebungen erfolgten vom Institut für Sozialmedizin, Epidemiologie und Gesundheitsökonomie, Universitätsklinikum Charité, Humboldt-Universität zu Berlin) Aufgenommen wurden Patienten im Alter von 17 bis 75 Jahren, mit LWS-Schmerzen von wenigstens sechs Wochen Dauer und neuer diesbezüglicher Behandlung beim Studienarzt. Ausschlusskriterien waren diverse Erkrankungen, Verletzungen und Voroperationen der Wirbelsäule. Primäre Zielparameter waren: Funktionsfragebogen Hannover für Rückenschmerzen (FFbH-R); Low Back Pain Rating Scale – Schmerzscore (LBPRS). Sekundäre Zielparameter waren: Gesundheitsbezogene Lebensqualität (SF-36®); Symptomscore (0–10, erhoben durch Patienten); Inanspruchnahme von LWS-relevanten Therapien; Gesundheitsleistungen im Vorjahr und im ersten Studienjahr, Arbeitsunfähigkeit; Nebenwirkungen.

Aufgenommen wurden 44 Patienten in die anthroposophische und 50 Patienten in die schulmedizinische Behandlungsgruppe. Von den 44 Patienten der anthroposophischen Behandlungsgruppe wurden 33 zur Heileurythmie, 8 zur Rhythmischen Massage und 2 zur Kunsttherapie überwiesen, und 1 Patient erhielt nur ärztliche Behandlung.

Da die Förderung des Projekts im kooperierenden Institut der Humbolt-Universität zeitlich begrenzt war, wurde die Studie terminiert, als bei 6 anthroposophisch behandelten und bei 2 schulmedizinisch behandelten Patienten das 12-Monate-Follow-up noch nicht durchgeführt war. (Eine Komplettierung ist geplant.) Darüber hinaus gab es 4 anthroposophisch und 20 schulmedizinisch Behandelte, die die Befragung nach 6 oder 12 Monaten nicht beantworteten (Dropouts). Ausgewertet wurden zuletzt 34 Patienten im anthroposophischen und 28 im schulmedizinischen Behandlungsarm.

Im Vergleich zur konventionell behandelten Gruppe enthielt die anthroposophische Gruppe einen höheren Anteil Frauen (80 vs. 56%), einen höheren Anteil mit abgeschlossener Berufsausbildung (90 vs. 61 %) und einen geringeren Anteil an Rauchern (11 vs. 38 %). Hinsichtlich des klinischen Status bei Aufnahme (Tab. 6-22) wies die anthroposophische gegenüber der schulmedizinischen Therapiegruppe eine wesentlich längere Schmerzdauer (median 8,5 vs. 0,5 J.) und eine stärkere Beeinträchtigung der SF-36® Psychischen Summenskala auf, hingegen eine geringere aktuelle Schmerzintensität, eine geringere Beeinträchtigung der SF-36®

Körperlichen Summenskala und einen geringeren Anteil Übergewichtiger.

Im Vergleich zum Vorjahr verdoppelte sich der Gebrauch von Analgetika bzw. nichtsteroidalen Antirheumatika (NSAR) in der schulmedizinischen Gruppe von 36 auf 60 % bzw. von 31 auf 76 % der Patienten, wogegen er in der anthroposophischen Gruppe konstant auf niedrigem Niveau blieb: 15 → 21 % bzw. 12 → 12 %. Bei den übrigen Items (Krankenhausaufenthalt, Kuraufent-

Tab. 6-22   AMOS-LWS: Gesundheitsstatus bei Studienaufnahme. Vergleich von anthroposophischer und schulmedizinischer Behandlungsgruppe.

Item	Anthroposophische Behandlungsgruppe		Schulmedizinische Behandlungsgruppe		Differenz
Dauer der lumbalen Schmerzen in J. (median ± IQB)	8,48	(2,25–19,0)	0,50	(0,17–2,5)	$p < 0.001$
Funktionsfragebogen Hannover für Rückenschmerzen (0–100) (MW ± SD)	59,3	(± 22,6)	56,8	(± 19,3)	n. s.
Low Back Pain Rating Scale Schmerzscore (0–100) (MW ± SD)	33,89	(± 15,69)	51,20	(± 19,4)	$p < 0.001$
• Rückenschmerzen (0–50) (MW ± SD)	27,45	(± 11,07)	33,47	(± 8,64)	
• Unterschenkelschmerzen (0–50) (MW ± SD)	6,44	(± 9,37)	17,73	(± 15,34)	
Bandscheibenprotrusion, -prolaps mit Wurzelkompression (n + %)	9/44	(20 %)	6/49	(12 %)	n. s.
Allgemeine Depressionsskala – Langform (0–60) ≥ 24 Punkte = depressiver Bereich (n + %)	15/36	(42 %)	11/43	(26 %)	n. s.
SF-36® Körperliche Summenskala (MW ± SD)	35,75	(± 8,33)	31,95	(± 8,61)	$p = 0.031$
SF-36® Psychische Summenskala (MW ± SD)	41,08	(± 11,19)	48,91	(± 11,65)	$p = 0.001$
SF-36® Gesundheitsveränderung: (1: viel besser, 5: viel schlechter als vor 1 J.) (MW ± SD)	3,26	(± 1,09)	4,06	(± 1,02)	$p < 0.001$
Übergewichtig = Body-Mass-Index ≥ 25 (n + %)	16/37	(43 %)	32/50	(64 %)	$p < 0.001$
In den letzten 12 Mo. arbeitsunfähig (n + %)	19/25	(76 %)	16/31	(52 %)	n. s.
Arbeitsunfähigkeitstage in letzten 12 Mo. (Median +IQB)	14,0	(0,8–28,0)	35,0	(15,8–49,0)	n. s.
Einschränkung der Erwerbsfähigkeit (n + %)	9/39	(23 %)	10/49	(20 %)	n. s.
LWS-relevante Arztbesuche (Median +IQB)	8	(4–21)	8	(3–12)	n. s.
Frühere Behandlung beim Studienarzt (n + %)	30/38	(79 %)	25/50	(50 %)	$p = 0.008$

MW = Mittelwert; n. s. = statistisch nicht signifikant; IQB = Interquartilbereich

halt, Physiotherapie, Besuch von Heilprakti-kern, Arbeitsunfähigkeitstage, Wirbelsäule-noperationen) gab es im ersten Studienjahr im Vergleich zum Vorjahr keine statistisch signifikant Änderungen.

Klinische Ergebnisse (Tab. 6-23): In beiden Gruppen gab es nach 1 Jahr eine statistisch signifikante Verbesserung sowohl im FFbH-R, im LBPRS, im Symptomscore als auch in drei Subskalen des SF-36® (Körperliche

Funktionsfähigkeit, Körperliche Schmer-zen, Vitalität); in der anthroposophischen Gruppe gab es zusätzliche signifikante Bes-serungen in drei weiteren SF-36®-Subskalen (Körperliche Rollenfunktion, Psychisches Wohlbefinden, Allgemeine Gesundheits-wahrnehmung).

Im unadjustierten Vergleich beider Grup-pen sind die Ergebnisse der anthroposo-phischen Gruppe dreimal statistisch signifi-kant überlegen (SF-36®-Subskalen Körper-

Tab. 6-23 AMOS-LWS: klinische Ergebnisse. Differenzen zwischen Aufnahme und 12-Monats-Follow-up: MW (SD) und Standardized Response Mean (SRM) in A-Gruppe und S-Gruppe. Positive Werte bedeuten Verbesserung, negative Werte eine Verschlechterung. 0–6–12 Monate ANOVA.

Item	Differenz 0–12 Mo.					0–6–12 Mo. ANOVA
	A-Gruppe		S-Gruppe			A vs. S
	MW (SD)	SRM	MW (SD)	SRM		
Funktionsfragebogen Hannover für Rückenschmerzen	12,65 (14,79)	0,86	6,18 (18,32)	0,34		n. s.
Low Back Pain Rating Scale-Schmerzscore	8,72 (12,39)	0,70	11,44 (27,10)	0,42		n. s.
SF-36® Körperliche Summenskala	6,06 (9,59)	0,63	2,18 (11,05)	0,20		n. s.
SF-36® Psychische Summenskala	2,83 (11,02)	0,26	−1,32 (11,48)	−0,12		n. s.
SF-36® Subskalen						
Körperliche Funktionsfähigkeit	10,64 (22,81)	0,47	3,72 (26,24)	0,14		n. s.
Körperliche Rollenfunktion	23,48 (40,48)	0,58	0,83 (46,65)	0,02		un: p = 0.036 ad: n. s.
Emotionale Rollenfunktion	9,37 (45,78)	0,20	−2,78 (54,68)	−0,05		n. s.
Soziale Funktionsfähigkeit	9,19 (20,25)	0,45	−1,25 (20,85)	−0,06		n. s.
Psychisches Wohlbefinden	6,35 (17,37)	0,37	−0,93 (16,70)	−0,06		un: p = 0.012 ad: p = 0.045
Körperliche Schmerzen	15,88 (23,75)	0,67	11,10 (27,47)	0,40		n. s.
Vitalität	10,34 (17,38)	0,60	2,50 (14,31)	0,17		un: n. s. ad: p = 0.005
Allgemeine Gesundheits-wahrnehmung	4,38 (17,34)	0,25	−3,27 (17,34)	−0,24		un: p = 0.019 ad: p = 0.006
SF-Item Gesundheitsveränderung	0,88 (1,70)	0,52	1,17 (1,29)	0,91		nicht analysiert
Symptomscore	2,10 (2,07)	1,02	1,07 (2,32)	0,46		n. s.

ad = adjustiert; n. s.: statistisch nicht signifikant; un = unadjustiert

liche Rollenfunktion, Psychisches Wohlbefinden, Allgemeine Gesundheitswahrnehmung), nach Adjustierung der beiden Gruppen für Alter, Geschlecht, Symptomdauer vor Behandlung und Ausbildungsstatus wurden signifikante Unterschiede zwischen den Verbesserungen zugunsten der anthroposophischen Gruppe hinsichtlich drei SF-36® Subskalen beobachtet: psychisches Wohlbefinden (p = 0.045), allgemeine Gesundheitswahrnehmung (p = 0.006) und Vitalität (p = 0.005).

Eine klinisch relevante Verbesserung des FFbH-R von mindestens 12 Punkten [417] wurde in der anthroposophischen Gruppe, jedoch nicht in der schulmedizinischen Gruppe beobachtet. Eine klinisch relevante Verbesserung von SRM ≥ 0,50 [448] wurde in beiden Gruppen hinsichtlich des SF-36®-Items Gesundheitsveränderung beobachtet, in der anthroposophischen Gruppe zusätzlich bei FFbH-R, LBPRS, Symptomscore, SF-36® Psychische Summenskala und fünf SF-36®-Subskalen.

Therapienebenwirkungen wurden in der anthroposophischen Gruppe 5-mal (3-mal schwer) und in der schulmedizinischen Gruppe 4-mal (2-mal schwer) berichtet. (s. S. 206 ff.)

Resümee und Kommentar: Mit dieser Studie wurde im Kontext von AMOS ein Systemvergleich von anthroposophischer und schulmedizinischer Behandlung unter Bedingungen des ärztlichen Alltags (Real-World) durchgeführt. Aufgenommen wurden selbstselektierte Patienten mit Rückenschmerzen von mehr als 6 Wochen Dauer. In beiden Gruppen gab es Besserungen in unterschiedlichen Zielparametern. Nach Adjustierung für Alter, Geschlecht, Symptomdauer vor Behandlung und Ausbildungsstatus war der Krankheitsverlauf im anthroposophischen Behandlungsarm hinsichtlich dreier SF-36®-Subskalen signifikant günstiger als in der schulmedizinischen Gruppe, andere Unterschiede waren nicht signifikant. Hierbei ist allerdings ein β-Feh-

ler durch Power-Bias nicht auszuschließen, das heißt, dass die Unterschiede evtl. nur wegen beschränkter Fallzahlen (34 bzw. 28 Patienten) keine statistisch signifikanten Unterschiede erreichen. Zu berücksichtigen ist außerdem, dass zum Zeitpunkt der Studienaufnahme in der anthroposophischen Behandlungsgruppe die mediane Rückenschmerzdauer 8½ Jahren betrug und klinisch relevante depressive Symptome bei 42 % der Patienten vorkamen, in der Kontrollgruppe jedoch die Schmerzdauer nur 6 Monate betrug und depressive Symptome nur bei 26 % der Patienten vorkamen. Anderseits waren die Rücken- und Unterschenkelschmerzen in der schulmedizinischen Gruppe ausgeprägter. Offenkundig handelt es sich um sehr unterschiedliches Klientel. Ferner wurden die schulmedizinischen Patienten ausschließlich in Berlin behandelt, die AM-Patienten in ganz Deutschland. Auch wenn eine mathematische Adjustierung der vorgenommen wurde, bleibt die Frage, inwieweit bei derart substantiellen Gruppenunterschieden sinnvolle Vergleichsergebnisse entstehen. Verbesserungen in klinisch relevantem Umfang wurden in der anthroposophischen Gruppe bezüglich 8 Zielparametern, in der schulmedizinischen Gruppe nur für 1 Parameter beobachtet. Dieser prospektive Systemvergleich kann somit als eine Ergänzung zu den in AMOS durchgeführten weiteren systematischen Outcomes-Vergleichen (s. S. 77 ff.) gesehen werden.

Guala 2003 [259]

Eine 6-armige prospektive Studie wurde durchgeführt zur Nabelpflege bei 400 gesunden Neugeborenen. 6 verschiedene Behandlungsmethoden der Nabelpflege wurden gegeneinander getestet. Primärer Endpunkt war die Zeit bis zum Abfall des Nabels, weitere Endpunkte waren Infektionsrate, Komplikationen und die Zufriedenheit derjenigen, die die Nabelpflege durchführ-

Tab. 6-24 Nabelpflege und Zeit bis zum Abfall des Nabelschnurrests in gesunden Neugeborenen [259] (SD = Standardabweichung)

Gruppe	Nabelschnurbehandlung	Fälle (n)	Zeit bis zum Abfall in Tagen (n) $\pm$ 2 SD (Streubreite)
1	trockene Mullbinde und Kompresse unter dem Stumpf	100	12 ± 5 (6–20)[1]
2	Alkohol 70 %	50	14 ± 6 (6–24)[1]
3	Silberspray	50	9 ± 3 (5–15)[2]
4	Silberspray und Kompresse unter dem Stumpf	50	8 ± 3 (5–16)[2]
5	Silberpuder	50	8 ± 4 (4–16)
6	Arnika/Echinacea-Puder	100	4 ± 1 (2–8)

[1] = $p < 0.01$ Gruppe 1 vs. Gruppe 6 und Gruppe 2 vs. Gruppe 6 (nach Bonferroni Korrektur); [2] = $p < 0.05$ Gruppe 3 vs. Gruppe 6 und Gruppe 4 vs. Gruppe 6 (nach Bonferroni Korrektur)

ten. 431 konsekutive Neugeborene mit einem Geburtsgewicht > 2 500 g und einem 5-min-Apgar-Score > 7 kamen in die Säuglingsstation; davon mussten 31 auf die Intensivstation oder in die chirurgische Abteilung verlegt werden, so dass 400 Säuglinge für die Nabelpflege in der Säuglingsstation verblieben und in die Studie eingingen.

Die 400 Kinder wurden konsekutiv der Reihe nach in 6 verschiedene Gruppen aufgenommen (erst 100 Kinder in Gruppe 1, dann 50 Kinder in Gruppe 2, usw.), in denen je eine unterschiedliche Nabelpflege durchgeführt wurde (s. Tab. 6-24). Die erste Gruppe stellte die Kontrollgruppe dar, die eine Nabelpflege entsprechend der WHO-Empfehlungen erhielt. Die 6. Gruppe bekam ein anthroposophisches Arnika/Echinacin-Puder (Weleda) zur Nabelpflege. Die Nabelpflege wurde von den Schwestern und nach Entlassung von den dann darin eingewiesenen Müttern nach einem bestimmten Protokoll durchgeführt. Der Nabel wurde bei jedem Windelwechsel inspiziert und 3-mal täglich behandelt. Vor Entlassung wurde bei einer Zufallsstichprobe von 10 % eine Kultur der Nabeloberfläche angelegt. 1 Monat nach Geburt wurden alle Kinder noch einmal untersucht.

Die Gruppen waren vergleichbar hinsichtlich Entbindung, Geburtsgewicht, Schwangerschaftsalter und Geschlechtsverteilung. Heilungsstörungen traten nicht auf. Die Zeit bis zum Abfall des Nabels zeigt Tabelle 6-24. Die längste Zeit benötigte die WHO-Standardbehandlung und die Behandlung mit Alkohol (Gruppe 1 und 2). Die kürzeste Zeit erzielte die Gruppe, die mit Arnika/Echinacin behandelt wurde. Der Unterschied war statistisch signifikant (korrigiert nach Bonferroni für multiples Testen). Unter der Arnika/Echinacin-Behandlung kam es nicht zu einer trockenen Nekrose des Nabels, sondern er erschien feucht, gummiartig und von graugrünlicher Farbe; eine Infektion entwickelte sich in keinem Fall und in keiner Gruppe. In fast allen Abstrichen fand sich eine normale Bakterienflora. Es entwickelten sich keine Komplikationen, kein Kind wurde im ersten Lebensmonat antibiotisch behandelt.

Resümee und Kommentar: In dieser 6-armigen Studie zeigte sich bei der anthroposophischen Behandlung mit Arnika/Echinacin eine deutlich raschere Abheilung des Nabels bei Neugeborenen als unter Standard-Behandlung. Die Studie ist gut und praktisch durchgeführt, knapp und klar beschrieben.

Es handelt sich zwar nicht um eine randomisierte Studie, ein Selektionseffekt ist aber unwahrscheinlich. Die Kinder wurden konsekutiv, das heißt ohne Ausnahme (wenn nicht aus anderem Grund intensivmedizinisch oder chirurgisch behandelt werden musste) aufgenommen, eine Gruppe nach der anderen wurden der Reihe nach aufgefüllt. Nur durch die Reihenfolge der Patientenaufnahme hätte die Gruppenzuteilung manipuliert werden können, da aber die Geburt über die Reihenfolge entschied, ist dies unwahrscheinlich, da der Geburtszeitpunkt nicht in relevantem Ausmaß willkürlich verschoben werden kann. Die Studie lief ohne finanzielle Unterstützung einer der Arzneimittelfirmen der verwendeten Präparate. Einzig ein jahreszeitlicher Effekt wäre denkbar, dieser hätte sich in diesem Ausmaß jedoch vermutlich eher in der Häufigkeit von Infektionen gezeigt, die jedoch überhaupt nicht auftraten. Ein Beobachter-Bias dürfte bei dem gewählten Zielparameter weitgehend ausgeschlossen sein.

Janke 1997 [365]

Eine ähnliche Studie wie die von Guala 2003 [259] hatten 6 Jahre vorher Janke et al. in Düsseldorf durchgeführt. Hier wurden im Zeitraum vom 26.05. bis 01.11.1992 die Neugeborenen des Vinzent-Krankenhauses mit den Neugeborenen der Universitätsklinik Düsseldorf (Neugeborenenzimmer) bezüglich der Nabelheilung miteinander verglichen. Im Vinzent-Krankenhaus wurden die Nabelschnurreste mit Wecesin®-Puder (Arnika/Echinacin von Weleda) behandelt, in der Universitätsklinik mit der üblichen Routineversorgung (80%iges Ethanol/Silbernitratpulver). Im Übrigen verlief die Nabelschurpflege nach einem standardisierten Verfahren. Endpunkte waren 1. Zeitpunkt des Abfalls der Nabelschnurrests, 2. Heilung des Nabelgrundes, 3. Infektionshäufigkeit und 4. Keimbesiedlung des Nabels. Weiter-

hin wurde der Einfluss weiterer Parameter (Schwangerschaftsdauer, Geburtsgewicht, Geburtsmodus, Geschlecht, Fruchtwasserqualität) auf die Zeitdauer bis zum Nabelschnurrestabfall untersucht.

In der Verumgruppe wurde bei 190 von 204 Säuglingen der Zeitpunkt des Abfalls des Nabelschnurrests dokumentiert, in der Kontrollgruppe bei 96 von 243 Säuglingen. Die große und ungleiche Anzahl fehlender Daten, vor allem der Kontrollgruppe, ist dadurch bedingt, dass die Mütter, wenn bis zur Entlassung (im Mittel nach 7 Tagen) der Nabelschnurrest noch nicht abgefallen war, mit einer Postkarte angeschrieben und nach dem weiteren Verlauf befragt wurden. Der Rücklauf der Karten betrug nur 69 %. In der Verumgruppe waren bei Entlassung fast alle Nabelschnurreste abgefallen, in der Kontrollgruppe jedoch bei nur bei etwa ¼, weshalb in der Kontrollgruppe die Dropout-Rate um ein vielfaches höher lag. Die dennoch verbleibende Differenz wird von den Autoren nicht erklärt.

Alle Neugeborenen waren gesund, hatten keine Infektionen und keine Fehlbildungen, insbesondere auch nicht an Bauchwand, Nabel und Nabelschnurgefäßen. Es gab keine klinisch relevanten Unterschiede hinsichtlich Schwangerschaftsdauer, Geburtsgewicht, Geschlechtsverteilung, Ernährung und Krankenhausentlassung. Unterschiede gab es zwischen Verum- und Kontrollgruppe hinsichtlich Geburtsmodus (spontan: 80 vs. 58 %; Sectio: 20 vs. 42 %) und hinsichtlich grünem Fruchtwasser (15 vs. 4 %). Die Nabelschnur war in der Verumgruppe etwas kürzer (1,48 vs. 1,83 cm). Die durchschnittliche Aufenthaltsdauer im Krankenhaus betrug 7,3 versus 6,8 Tage.

Unter dem anthroposophischen Präparat Wecesin® fiel der Nabelschnurrest signifikant früher ab als in der Kontrollgruppe (unter Routineversorgung), im Mittel nach 4 Tagen versus 10 Tagen (p < 0.001). Alle mit Wecesin® behandelten Nabelreste waren nach 8 Tagen abgefallen; zu diesem Zeitpunkt waren in der Kontrollgruppe ein

Drittel der Nabelschnurreste abgefallen; alle Nabelschnurreste der Kontrollgruppe waren erst nach 22 Tagen abgefallen. Bei Abfall des Nabelschnurrests war der Nabelgrund bei 42 % der Wecesin®-Gruppe trocken, in der Kontrollgruppe nur bei 1 %. Es gab keine Nabelschnurblutungen. Bei 1/190 Säuglingen in der Wecesin®-Gruppe trat eine leichte Nabelrötung auf, bei 9/15 Säuglingen (1/15 in der Kontrollgruppe) ließen sich gramnegative Keime nachweisen, ohne jedoch von klinisch relevantem pathogenen Einfluss zu sein. Nebenwirkungen traten nicht auf. Ein Zusammenhang zwischen Zeitpunkt des Abfallens des Nabelschnurrests und dem Vorliegen grünen Fruchtwassers oder der Länge des Nabelschurrests fand sich nicht.

Resümee und Kommentar: Es zeigt sich unter Wecesin® ein deutlich rascherer Abfall des Nabelschnurrests, worin zahlreiche Vorteile der Neugeborenenpflege gesehen werden. Auch wurde hierin ein ökonomischer Vorteil gesehen, da sich hierdurch der Zeitaufwand für die professionell Pflegenden verringert. Zwar fand sich zugleich eine vermehrte Besiedlung mit gramnegativen Keimen, was jedoch ohne pathogenen Einfluss war. Nachteile der Behandlung fanden sich nicht. In der Studie fand keine randomisierte Zuteilung zur jeweiligen Therapie statt, jedoch ist eine Ungleichverteilung von Neugeborenen mit derartigem Einfluss auf die Geschwindigkeit des Nabelschnurabfalls wenig wahrscheinlich. Die Neugeborenen waren all gesund und ohne Fehlbildungen. Die wesentlichen prognostischen Faktoren waren gleich verteilt, die ungleich verteilten Faktoren zeigten keinen Einfluss auf die Geschwindigkeit des Nabelschnurabfalls. In der Studie kam es zu einem erheblichen Dropout in der Kontrollgruppe, der nicht vollständig erklärt ist, zur Hauptsache aber wohl dadurch zu Stande kam, dass bei den Säuglingen der Kontrollgruppe bei Entlassung in vielen Fällen der Nabelschnurrest noch nicht abgefallen ist. Theoretisch wäre das Argument anführbar, dass die Grund-

versorgung in einem peripheren Krankenhaus um ein vielfaches besser ist, als in einer Universitätsklinik, so dass sich hierdurch eine raschere Abheilung des Nabelschnurrests erklärt; dieses Argument ist jedoch völlig unplausibel. Die Studie bestätigt also das Ergebnis der italienischen Studie von Guala et al. 2003 [259].

Jeffrey 2002 [367]

Eine prospektiv randomisierte, placebokontrollierte und doppelblinde Studie zum Einfluss von Arnika D6 (3 Tabletten pro Tag und lokale Salbenauftragung) auf Schmerzen, Händedruck und Schwellung nach operativer Behandlung des Karpaltunnelsyndroms wurde von Jeffery und Belcher aus dem Queen Victoria Krankenhaus in East Grinstead/England durchgeführt. Berücksichtigt wurden alle Patienten, die zwischen Juni 1998 und Januar 2000 von dem Chirurgen (Senior Consultant, HJCRB) endoskopisch und bilateral an einem Karpaltunnelsyndrom behandelt wurde. Randomisiert wurde beim Hersteller (Weleda), der dann das verblindete Präparat (Tabletten und Salbe, identisch in Geschmack, Geruch und Aussehen) zuschickten. Arnika wurde vom Tag der Operation an über 2 Wochen genommen; die Salbe sollte ab dem 3. Tag 3-mal täglich um die Wunde herum eingerieben werden. Der Befund (inkl. Nebenwirkungen) wurde einmal präoperativ sowie 1 und 2 Wochen nach der Operation erhoben. Gemessen wurde: Händedruck (mit Jamar Dynamometer), Umfang des Handgelenks sowie Comfort/Schmerzen mittels Visueller Analogskala (VAS). Die Verblindung wurde erst nach kompletter Datenanalyse aufgehoben.

40 Patienten wurden in die Studie eingeschlossen; 3 wurden ausgeschlossen, da sie zu einem offenen operativen Verfahren wechselten. So blieben 20 Patienten in der Verum- und 17 Patienten in der Placebo-

Tab. 6-25 Arnika in der postoperativen Behandlung des Karpaltunnelsyndroms. [367] Umfang des Handgelenks und Händedruck (prozentuale Veränderung gegenüber dem präoperativen Wert, Durchschnitt ± SD).

	Veränderung gegenüber dem präoperativen Wert in %		
	Arnika	Placebo	p
Umfang des Handgelenks			
Wo. 1	+1.7 (1.8)	+1.5 (1.4)	n. s.
Wo. 2	+1.8 (2.1)	+2.1 (2.4)	n. s.
Händedruck			
Wo. 1	74.0 (38.1)	62.6 (28.4)	n. s.
Wo. 2	100.2 (63.0)	94.8 (41.7)	n. s.

gruppe. Nebenwirkungen traten nicht auf. Comfort/Schmerz in der Hand waren in der Verumgruppe nach 1 Woche im Trend (2,6 vs. 3,5) und nach 2 Wochen signifikant besser (1,3 vs. 2,5; p < 0.03) (Tab. 6-25). Kein signifikanter Unterschied fand sich in der Stärke des Händedrucks und im Ausmaß der Schwellung (Abb. 6-10), allerdings hatte sich die Schwellung in der ersten Woche (bei nur 2 % Abweichung vom präoperativen Wert) ohnehin schon normalisiert.

Resümee und Beurteilung: In dieser Studie zeigte sich unter randomisierten und verblindeten Bedingungen ein positiver Effekt von Arnika bei postoperativer Heilung auf

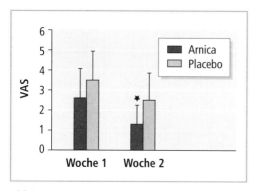

Abb. 6-10 Arnika in der postoperativen Behandlung des Karpaltunnelsyndroms. [367] Comfort bzw. Schmerzen auf der Visuellen Analogskala (VAS).

Schmerz und Befinden. Kein Effekt zeigte sich auf die Abnahme der Schwellung, was jedoch nicht an einer fehlenden Wirkung liegen muss; vielmehr konnte sich hier kein Effekt mehr zeigen, da die Schwellung ohnehin schon abgeheilt war und sich vom präoperativen Befund nur noch marginal unterschied.

Flemming 1974 [205, 386]

Mittels eines originellen Designs wurden die ärztlich-ethischen Probleme umgangen, um eine placebokontrollierte, doppelblinde Studie zur Behandlung von Kopfschmerzanfällen mit Kephalodoron® (Biodoron®) durchzuführen. Da aufgrund der ethischen Probleme von vielen Ärzten eine konventionelle randomisierte placebokontrollierte Studie abgelehnt wurde – da sie Patienten täuschen, wenn sie ihnen eine Scheinsubstanz verabreichen und da der Patient nicht mehr Subjekt ist sondern Objekt einer Untersuchung wird [386] – wurde die Urteilsfähigkeit des Patienten gezielt in die Untersuchung einbezogen: der Patient, der über die Versuchssituation aufgeklärt war, sollte selber beurteilen, welches Medikament besser wirksam ist. Jedem der Patienten wurde sowohl Verum als auch Placebo (Milchzucker) gegeben, verpackt in magensaftresistenten Kapseln. Die Kapseln waren zu je 20 Stück in je einer Schachtel verpackt und paarweise (1-mal Verum, 1-mal Placebo) gebündelt. Die Patienten wurden angewiesen, durch wechselnde Einnahme auszutesten, ob eine der Kapselarten eine bessere Wirkung zeige. Patienten mit Migräne, postkontusionellen Beschwerden, Zephalgien bei HWS-Syndrom und Zephalgien unklarer Genese wurden aufgenommen. Sie bekamen jeweils ein Paar Schachteln mit der Anweisung, bei Kopfschmerzen Kapseln aus der einen oder anderen Schachtel zu nehmen, in beliebiger Anzahl, jedoch am gleichen Tag nur aus derselben Schachtel. Nachdem die Patienten beide Kapselsorten erprobt hatten, sollten sie schriftlich niederlegen, welche Kapseln am besten geholfen hatten. Patienten und Arzt waren verblindet. 21 Patienten wurden behandelt: 9-mal Migräne, 1-mal in Zusammenhang mit Zervikalsyndrom, 8-mal Zephalgie, davon 1-mal nach Enzephalitis und 1-mal bei HWS-Syndrom; 4-mal postkontusionelle Beschwerden. 16 der Patienten waren mit verschiedenen Analgetika oder konventionellen Migräne-Therapeutika vorbehandelt, 4 waren nicht vorbehandelt, 1-mal war die Vorbehandlung unbekannt. Der Versuch wurde beendet, nachdem die Signifikanzgrenze von $p = 0.05$ unterschritten war.

Unter Verum ergaben sich statistisch signifikant häufiger ($p < 0.01$) Besserungen als unter Placebo. Ergebnisse zeigt die 4-Felder-Tafel in (Tab. 6-26).

Resümee und Kommentar: Es zeigt sich im Urteil der Patienten ein klarer Vorteil für Kephalodoron® in der Behandlung von Kopfschmerzanfällen. Das Design ist originell und umgeht ethische Probleme der randomisierten Studie, ohne auf die Verblindung zu verzichten; die Studie zeigt unter verblindeten Bedingungen einen signifikanten Vorteil der Kephalodoron®-Behandlung. Nachteilig ist, dass die beschriebenen Daten, insbesondere das Behandlungssetting, Angaben zu möglichen Dropouts etc. ungenügend sind. Dies mag zum einen daran liegen, dass die Studie vor allem unter methodologischen Gesichtspunkten in einem Methodenbuch publiziert wurde, und eine weitere (nicht publizierte) Darstellung von anderen als den Studienautoren durchgeführt wurde.

Krabbe 1980 [422, 552]

Im Reichskrankenhaus Kopenhagen wurde eine placebokontrollierte, randomisierte Doppelblindstudie zur prophylaktischen Wirkung von Ferrum-Quarz auf die Häufigkeit von Migräneanfällen durchgeführt. 843 EDV-registrierte Patienten der Migräneambulanz oder der neurologischen Abteilung wurden auf das Vorliegen bestimmter Einschlusskriterien gescreent; entsprechend der geplanten Auswahlkriterien kamen nur 2 Patienten in die nähere Auswahl, weswegen die Kriterien erweitert und auch aus der laufenden Ambulanz zusätzliche Patienten rekrutiert wurden. Ausgewählt wurden schließlich Patienten mit Migräne (entspre-

Tab. 6-26 Besserung von Kopfschmerzen unter Kephalodoron und unter Placebo

		Placebo	
		Besserung	keine Besserung
Verum	Besserung	0	13
	keine Besserung	2	6

chend der Definition der Ad Hoc Kommission) und mit: Anfallsdauer ≤ 24 Stunden, 2 bis 8 Anfälle pro Monat, mittlere oder hohe Schmerzintensität, Migräneerkrankung ≥ 2 Jahre, Ergotaminverbrauch ≤ 20 mg pro Monat, Alter 20 bis 70 Jahre.

Insgesamt 70 Patienten wurden rekrutiert und mittels Fragebogen angeschrieben und nach dem aktuellen Status der Erkrankung und der Bereitschaft zur Teilnahme an der Studie befragt. 48 Patienten antworteten positiv und erfüllten zugleich die Einschlusskriterien. Sie wurden zur Untersuchung (Anamnese, neurologische und Labor-Untersuchung) einbestellt; letztlich wurden 33 Patienten aufgenommen: 21 Frauen, 9 Männer, mittleres Alter 41 Jahre (24–59). 21 Patienten hatten einseitige, 14 pulsierende Kopfschmerzen, im Mittel 3,2 Anfälle pro Monat; 26 Patienten hatten Übelkeit und/oder Erbrechen, 26 Phono- und/oder Photophobie. 3 Patienten führten eine ineffektive prophylaktische Migränetherapie durch, die vor Studienbeginn abgesetzt wurde. Die Patienten wurden gebeten, während der Studie keine prophylaktische Therapie anzuwenden, sondern nur die Anfallstherapie.

Getestet wurde Ferrum-Quarz gegen Placebo, beides wurde mit einer gleichförmig aussehenden Kapsel überzogen. Patienten und Arzt waren verblindet. Die Patienten sollten ein Kopfschmerztagebuch führen, in dem Migräneanfälle mit Schwerebewertung und Dauer, die Begleitsymptome und der Medikamentenverbrauch während des Anfalls zu dokumentieren war. Die Studie dauerte 8 Monate, wobei die Patienten 1-mal im Monat erschienen, um das Tagebuch des letzten Monats abzugeben und um das neue Tagebuch und Medikamente für den nächsten Monat zu bekommen.

Behandelt wurde im Cross-Over-Verfahren entweder zuerst über 3 Monate mit Placebo und dann mit Ferrum Quarz oder umgekehrt; die Reihenfolge wurde randomisiert; die Behandlungsphasen lagen zwischen dem 2. und 4. und zwischen dem 6. und 8. Monat, im 1. und 5. Monat wur-

de als Wash-out-Phase nur Placebo gegeben.

3 Patienten hörten vorzeitig mit der Behandlung auf (2-mal wegen Unwirksamkeit bei 1-mal reiner Placebogabe und bei 1-mal Ferrum-Quarz- und Placebogabe, 1-mal bei Anfallsfreiheit nach Absetzen der Antibabypille). Von den 30 Patienten, die die Studie vollendeten, hatten 14 mit Ferrum-Quarz und 16 mit Placebo begonnen. Die Häufigkeit der Migräneanfälle ging in beiden Gruppen im Durchschnitt zurück, im Median blieb sie gleich. Es gab zwischen beiden Behandlungsarten keinen signifikanten Unterschied. Auch für die Dauer und Intensität der Migräneanfälle sowie für den Medikamentenverbrauch im Anfall habe es keinen signifikanten Unterschied gegeben; hierzu wurden aber keine Daten gezeigt. Es wurden keine schweren Nebenwirkungen beobachtet.

Überraschenderweise beschrieben 90% der Patienten im Tagebuch Symptome, die als Intervallkopfschmerzen definiert wurden, an durchschnittlich 7 bis 9 Tagen pro Monat (mediane Häufigkeit: 9,5/Mo.; 0–23). Diese waren zunächst als Ausschlusskriterium definiert worden, dann aber zwecks besserer Patientenrekrutierung zugelassen worden, anhand der Unterlagen war zunächst eine Häufigkeit von 25% angenommen worden. (Intervallkopfschmerzen waren definiert als Schmerzen leichter oder mittlerer Stärke, aber ohne Übelkeit.) Auch die Häufigkeit dieser Intervallkopfschmerzen nahmen für die gesamte Gruppe ab; therapiespezifische Daten (Ferrum Quarz vs. Placebo) wurden jedoch nicht gezeigt.

Resümee und Kommentar: Es ergab sich in dieser Studie kein Vorteil der Ferrum-Quarz-Behandlung. Leider werden die Ergebnisse nur marginal beschrieben. Die Begrenzung der Migränepatienten auf solche mit einer relativ kurzen Anfallsdauer von ≤ 24 Stunden (Migräneanfälle haben die Dauer von 4–72 h) schließt einen Teil der möglicherweise behandlungsbedürftigeren

Patienten aus. Unverständlich ist, dass bei durchschnittlich 3,2 Anfällen pro Monat, zuzüglich Intervallkopfschmerzen median 9,5 Tage pro Monat (bis zu 23), die meisten (außer 3) der Patienten dieser Studie keine prophylaktische Therapie eingenommen hatten, obwohl sie vorher das Therapiezentrum besucht hatten; sie waren anscheinend als nicht behandlungsbedürftig eingestuft worden. Unbefriedigend ist die mangelnde Differenzierungskraft der Definition von Intervallkopfschmerz als Kopfschmerz mittlerer Intensität ohne Übelkeit, da 21 % der Patienten ohnehin Migräne ohne Übelkeit hatten. Gegenwärtig wird empfohlen, Patienten aus Migränestudien auszuschließen, die zwischen Migräne und Intervallkopfschmerz nicht unterscheiden können [742], was hier aber nicht geschah. Die Autoren selbst hatten argumentiert, dass Patienten mit vielen Intervallkopfschmerzen ausgeschlossen werden sollten, weil sie oft arzneimittelabhängig seien und psychische oder soziale Probleme hätten, dennoch gab es keine Ausschlussbestimmungen für Patienten mit hohem Verbrauch peripher wirkender Analgetika, noch Angaben über die Vorgehensweise bei Opioid- und Psychopharmakaanwendern. Überdies stellt sich die Frage, ob Patienten mit bis zu 23 Intervallkopfschmerzen pro Monat die richtigen Kandidaten für eine Monotherapie mit Ferrum-Quarz sind (*inappropriate therapy bias*). Insgesamt sind es sehr kleine Patientenzahlen (14 vs. 16), weswegen ein Cross-Over-Design gewählt wurde. Das Cross-Over-Design ist aber bei prophylaktischen Therapien eine fragwürdige Methode und nur dann sinnvoll, wenn ein Medikament seine Wirkung kurzfristig nur bei Applikation ausübt und nach Therapieende sofort wieder verliert. Dies ist bei Ferrum Quarz als regulativer Therapie nicht anzunehmen. Insgesamt bleibt die Frage eines falsch negativen Ergebnisses offen.

Astrup 1976 [41, 552]

In einer prospektiven Kohortenstudie wurde eine von den Studienärzten entwickelte anthroposophische Therapie zur Behandlung von Gesichtsschmerzen untersucht. Die betreffende Therapie hatten die Ärzte seit einiger Zeit eingesetzt und waren daraufhin zunehmend von Patienten mit diesem Symptomkomplex zu dieser speziellen Behandlung konsultiert worden, so dass sie sich zu einer „monitored release study" entschieden. Alle Patienten mit Gesichtsschmerzen, die – nachdem die Diagnose von einem Neurologen oder Neurochirurgen gestellt worden war – zwischen 01.02.1973 und dem 31.10.1973 in die Behandlung kamen, wurden aufgenommen, insgesamt 242 Patienten. Die Patienten wurden in 3 Gruppen unterteilt: typische Trigeminusneuralgie (TTN), atypische Trigeminusneuralgie (ATN) und nicht-neuralgiforme Gesichtsschmerzen (NNFP). Alle Patienten wurden wie folgt behandelt: Aconitum comp. Wala: 3-mal wöchentlich 1 Ampulle und 3-mal täglich 10 Globuli, zudem lokale Applikation von Aconit Nervenöl Wala auf den schmerzenden Bereich. Behandelt wurde über wenigstens 7 Wochen, ein Zwischenbefund wurde nach 1 Monat erhoben. Waren die Beschwerden besser geworden, wurde die Behandlung fortgesetzt; zeigte sich keine Besserung, wurde ein weiteres anthroposophisches Arzneimittel ([41], Tab. 11) eingesetzt, in Ergänzung oder anstelle des Aconitum comp. Wala (wobei das Öl beibehalten wurde). Behandelt wurde bis zum Verschwinden der Schmerzen. Um eine subjektive Beeinflussung des Behandlungs- und Studienergebnisses auszuschließen, wurde das Follow-up mittels Fragebogen durchgeführt (zugeschickt an alle Patienten am 22.05.1974), und es wurde diese Patientenbefragung und die Kodifizierung, Auswertung und Bewertung der Ergebnisse von unabhängigen Ärzten/Wissenschaftlern durchgeführt.

Von den 242 Patienten schickten 212 (89%) auswertbare Antworten (3 waren verstorben, 2 unauffindbar, 13 schickten unvollständige und 12 gar keine Antworten). Die Studienautoren vermuten, dass diesen 27 nicht auswertbaren Patienten wenig oder gar nicht durch die Studienbehandlung geholfen wurde.

Die 212 auswertbaren Patienten waren überwiegend (62%) zwischen 50 und 70 Jahren alt, 79% waren Frauen. 73% der Patienten hatten eine typische Trigeminusneuralgie (TTN), 7% eine atypische Trigeminusneuralgie (ATN) und 20% nichtneuralgiforme Gesichtsschmerzen (NNFP). Die Erkrankungsdauer lag nur bei 1% der Patienten unter 1 Jahr, bei 21% zwischen 1 und 4 Jahren, bei 29% zwischen 5 und 9 Jahren, bei 47% mehr als 10 Jahren. Bei 60% der Patienten hatte die Anfallshäufigkeit im letzten halben Jahr vor Therapiebeginn zugenommen, 30% hatte eine gleichbleibende Anfallshäufigkeit gehabt und 6% eine seltenere (3% keine Antwort). Bei 59% waren die Anfälle schmerzvoller geworden, bei 31% in der gleichen Schmerzintensität und bei 7% leichter (3% keine Antwort). Nur 14% der Patienten war nicht vorbehandelt (abgesehen von Analgetika, Carbamazepin etc.). Die meisten waren durch Neurologen/Neurochirurgen und andere Fachärzte vorbehandelt worden. 62% waren bereits stationär neurologisch oder neurochirurgisch behandelt worden. Ein Großteil war vorher operativ behandelt worden, die meisten mittels Blockaden; 51% hatten 1 bis 2 Therapieverfahren gehabt, 34% mehr als 2 Therapiearten [41, Tab. 2]. Etwa die Hälfte (29–59%) hatte nach diesen Therapien eine vorübergehende Besserung erlebt, nur wenige jedoch eine dauerhafte. Es wurden die Studienärzte also hauptsächlich von solchen Patienten aufgesucht, die durch andere Therapien keine oder nur vorübergehende Erfolge gehabt hatten. 88% der Patienten hatten vor Aufnahme der Studientherapie einen beträchtlichen täglichen Verbrauch starkwirkender Arzneimittel (Analgetika,

Antiepileptika, Psychopharmaka, Sedativa). 81% der Patienten mit typischer Trigeminusneuralgie nahmen Carbamazepin, das, mit einer Ansprechrate von 70%, als sehr gut wirksam galt. 2% der Patienten nahmen keine Schmerzmedikamente.

Die drei diagnostischen Gruppen (TTN, ATN, NNFP) wurden einzeln ausgewertet.

TTN (n = 154): Die Häufigkeit der Anfälle hatte nach Applikation der anthroposophischen Therapie bei 68% der Patienten abgenommen, davon bei 20% fast komplett aufgehört; die Intensität der Anfälle war bei 56% der Patienten zurückgegangen (Details [41], Tab. 7). Die Besserung zeigte sich bei 55% der Patienten nach 1 Monat und bei 70% zum Zeitpunkt der Nachbefragung (nach ½–1¼ J.), das heißt die Verbesserung nahm (statistisch signifikant) mit der Dauer der Therapie zu, was gegen einen bloßen Erwartungseffekt spricht. Der Verbrauch sonstiger Arzneimittel nahm erheblich ab: Einen täglichen Verbrauch stark wirksamer Arzneimittel (verschreibungspflichtige Analgetika, Antiepileptika, Psychopharmaka, Sedativa, Euphorika) hatten vorher 91% der Patienten gehabt, nach Therapie nur noch 51%; der Verbrauch von Euphorika sank auf ¼. Carbamazepin hatten vorher 125 Patienten täglich genommen, von ihnen nahmen es nach Therapie 41 (33%) gar nicht mehr, 14 (11%) nicht mehr täglich und 27 (22%) zwar noch täglich, aber in reduzierter Dosierung.

ATN (n = 15): 60% der Patienten hatten seltenere und 27% leichtere Anfälle. 60% gaben den gebesserten Zustand nach 1 Monat und 47% in der Nachbefragung an. Einen herabgesetzten Verbrauch des Carbamazepins hatten 80%.

NNFP (n = 43): 69% der Patienten hatten seltenere und 40% leichtere Anfälle. 40% waren nach 1 Monat und 53% in der Nachbefragung gebessert. Einen herabgesetzten Verbrauch des Carbamazepins hatten 50%.

Die Ergebnisse wurden in Abhängigkeit von verschiedenen möglichen Bias-Faktoren ausgewertet. So zeigten z. B. die Patienten, die keine gleichzeitige oder anschließende Therapie hatten, leicht bessere Behandlungsergebnisse als die Gesamtgruppe, was gegen einen maßgeblichen Bias durch Zusatztherapien spricht. Die Ergebnisse waren nur diskret besser bei Patienten, die ihre Erkrankung nur 1 bis 4 Jahre hatten als bei einer Krankheitsdauer von 10 bis 19 Jahre; außerdem waren die Ergebnisse zwar etwas besser bei Patienten, deren Anfallshäufigkeit und -intensität sich vor Therapiebeginn erhöht hatte, doch auch bei Patienten, die während des letzten halben Jahres vor Therapiebeginn keine Verschlechterung erlitten hatten, trat in 55 bis 60 % der Fälle eine Besserung unter Therapie ein. Dies spricht gegen eine spontane Besserung der Beschwerden als Ursache der Ergebnisse. Auch Patienten mit langer Krankheitsdauer und mehreren vorangegangenen unbefriedigenden Therapieversuchen wiesen eine Besserung auf, was ebenfalls gegen ein nur spontan stattgefundenes Abklingen der Beschwerden spricht.

Diagnostische Fehlerquellen waren durch fachärztliche Diagnostik weitgehend reduziert worden.

Die Therapie wurde gut vertragen; als leichte Nebenwirkungen wurden berichtet: örtliche Beschwerden nach Injektion (6 %), nach Einnahme der Globuli (1 %), nach Öleinreibung (3 %) und allgemeine Symptome (Schwindel, Unpässlichkeit, Ohnmacht, bei 5 %). 6-mal wurde die Behandlung deshalb abgebrochen.

Resümee und Kommentar: Insgesamt handelt es sich um Patienten mit einer schweren chronischen Erkrankung; fast die Hälfte der Patienten war länger als 10 Jahre erkrankt, fast alle waren vorbehandelt, meist fachärztlich, ohne bleibenden Erfolg. Bei mehr als der Hälfte der Patienten hatte sich die Symptomatik nach 4-wöchiger Behandlung gebessert, beim Follow-up nach 6 bis 15 Monaten waren die Besserungsraten weiter auf rund zwei Drittel angestiegen. Der Bedarf an stark wirkenden Analgetika und

Psychopharmaka ging deutlich zurück. Eine Vortäuschung der Verbesserung durch verschiedene Faktoren wurde detailliert untersucht und minimiert: Dass die Besserung der zum Teil verabreichten Begleittherapie (konventionelle Medikamente) zuzuschreiben ist, wurde ausgeschlossen; dass sich die Besserung spontan einstellte, ist ebenfalls unwahrscheinlich, da die Beschwerden zumeist über viele Jahre bestanden hatten. Gegen einen reinen Erwartungseffekt spricht, dass die Besserung sich im Verlauf des Jahres erhöhte, und dass in früheren Behandlungen keine dauerhaften Erfolge erzielt wurden. Nachteilig ist, dass die Anfallshäufigkeit nicht dokumentiert wurde, sondern im Nachhinein die Veränderung geschätzt wurde. Dies kann zumindest zum Teil die subjektive Einschätzung der Patienten widerspiegeln, die jedoch auch nicht völlig irrelevant ist in einem Krankheitsprozess, der als reiner Schmerzprozess weit überwiegend nur subjektiv erlebt wird.

Brachmann 1983 [92]

Eine prospektive Studie zum Verlauf der Migräne unter Biodoron® wurde mit 49 Patienten durchgeführt. 4 niedergelassene Ärzte sollten im Verlauf von etwa einem Jahr alle Migränepatienten, die sie mit Biodoron® behandelten, dokumentieren. Die Diagnose wurde gemäß der JAMA-Klassifikation von 1962 gestellt. Der Verlauf wurde anhand von 4 Kriterien beurteilt: Häufigkeit, Dauer, Intensität und Begleiterscheinungen der Anfälle. Zur Intervallbehandlung wurden 150 mg Kapseln Biodoron® genommen, meist 2 Kapseln pro Tag, bei Anfällen bis zu 8 Kapseln pro Tag. Die Behandlung wurde fortgeführt, bis sich die Migräneattacken eindeutig gebessert hatten oder bis wegen ausbleibender Wirkung auf ein anderes Medikament umgestellt werden musste.

49 Patienten wurden im Zeitraum von Ende 1979 bis Anfang 1983 prospektiv do-

kumentiert. 77 % der Patienten waren Frauen, 23 % Männer. Das mittlere Alter betrug 35 Jahre (12–64). Die Kopfschmerzen bestanden meist seit Jahren (½–31 J., bei 71 % ≥ 10 J.) und waren in der Regel mit den üblichen Präparaten (Analgetika, Migräne-Therapeutika) vorbehandelt. Entsprechend der JAMA-Klassifikation hatten 21 Patienten klassische Migräne mit Prodromi, 14 Patienten atypische Migräne (ohne Prodromi), 3 Patienten Menstruationsmigräne, 10 Patienten Stresskopfschmerz, 1 Patient ein zervikales Syndrom. Unter den Begleitdiagnosen ist erwähnenswert: 2-mal chronische Glomerulonephritis, 2-mal Zervikalarthrose, 1-mal Zervikalgien, 2-mal Leberfunktionsstörungen, 1-mal Mammakarzinom, 1-mal Zervixkarzinom. Die durchschnittliche Beobachtungsdauer betrug 7 Monate. 2 Patienten wurden von der Bewertung ausgeschlossen, da sie weniger als 1 Monat nachbeobachtet werden konnten; 47 Patienten wurden ausgewertet.

In 22 % der Fälle verschwanden die Kopfschmerzen ganz. In 45 % der Fälle besserten sie sich wesentlich: Reduktion der Häufigkeit unter 50 %, verkürzte Dauer, Intensität schwächer. In je 16 % kam es nur zu einer leichten Besserung oder zu gar keiner Beeinflussung der Kopfschmerzen. Die Migränepatienten, die Prodromi hatten, zeigten bessere Ergebnisse. Patienten mit langer Erkrankungsdauer zeigten schlechtere Ergebnisse. Die einzelnen Fälle wurden tabellarisch als Kasuistiken aufgeführt.

Resümee und Kommentar: Es wird von den Ärzten eine Besserung in erheblichem und relevantem Maße berichtet, die tabellarischen Kurzkasuistiken sind eindrucksvoll. Nachteilig ist, dass keine Patientenangaben vorliegen, insbesondere, dass kein Kopfschmerztagebuch geführt wurde. Auch fehlt eine zusammenfassende Auswertung hinsichtlich aller 4 Verlaufskriterien. Auch in der Einzelfalldarstellung wird nicht zu jedem Verlaufskriterium Stellung gezogen.

Baranzevitch 1997 [51, 52]

An der Medizinischen Universitätsklinik St. Petersburg (Klinik für Neurologie und Neurochirurgie, Klinik der Fakultättherapie) wurde eine Studie zur Behandlung von Kopfschmerzen mit Kephalodoron® (D3 oder 5 %) durchgeführt. Die Patienten bekamen über 1 Monat Kephalodoron® 1 Tablette (oder 1 Messerspitze) 3-mal pro Tag, bei Schmerzanfall bis zu 5- bis 7-mal täglich.

Untersucht wurden vor und nach Behandlung: 1. Schmerzintensität auf einer VAS, 2. depressive Verstimmung auf der Hamilton-Depressionsskala, 3. Schlafstörungen, 4. Spontanaufmerksamkeit und Leistungsfähigkeit (Burdon-Probe, Krepelin-Probe), 5. Rheoenzephalographie (Alvar), 6. Ultraschallenzephalographie bei Patienten mit posttraumatischen Kopfschmerzen (Echo-1), 7. Tonus der perikranialen Muskeln (Myotonus). 8. Zusätzlich wurde der Erfolg der Behandlung von Arzt und Patient global in 4 Kategorien beurteilt (ineffektiv, mäßig effektiv, effektiv, hocheffektiv).

75 Patienten wurden aufgenommen, davon hatten

- 28 Patienten *Migräne* (M). Davon waren 18 Frauen und 10 Männer, das mittlere Alter betrug 31,4 Jahre (17–54), 82 % hatten zwischen den Anfällen vegetative Störungen.
- 32 Patienten *Spannungskopfschmerzen* (SKS). Davon waren 22 Frauen und 10 Männer, das mittlere Alter betrug 29,6 Jahre (19–49).
- 15 Patienten *posttraumatische Kopfschmerzen* (PTKS). Davon waren 5 Frauen und 10 Männer, das mittlere Alter betrug 24 Jahre (6–38); 13-mal lag eine Gehirnerschütterung, 2-mal ein Zustand nach Gehirnkontusion vor. Bei 8 Patienten bestanden Anzeichen des erhöhten intrakraniellen Drucks. Die Zeitdauer zwischen den Schädel-Hirn-Traumen und der Untersuchungszeit war relativ lang (2,5–7 J.).

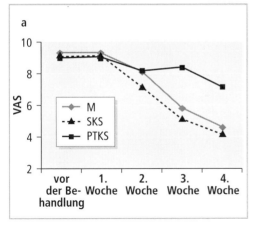

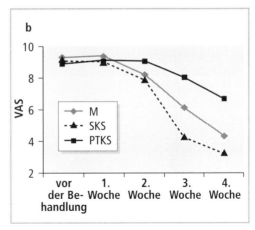

Abb. 6-11 Ergebnisse der Beurteilung der visuellen Analogskala (VAS). **a** Kephalodoron® 5 %; **b** Kephalodoron® D3 bei Kopfschmerz. Schmerzintensität [51]. M = Migräne; PTKS = Posttraumatischer Kopfschmerz; SKS = Spannungskopfschmerz [51].

Vor Therapie gaben die Patienten die *Schmerzintensität* überwiegend als „unerträglich" an (9,0 bis 9,35 auf der VAS). Zum Ende der ersten Behandlungswoche änderte sich das nicht, nach der zweiten Woche gab es eine leichte Abschwächung der Kopfschmerzintensität bei Migräne und Spannungskopfschmerz, und nach der 3. und 4. Woche eine ausgeprägte Absenkung (bis auf 3,25 bis 4,6) (s. Abb. 6-11). Nur eine geringe Verbesserung ergab sich bei den Patienten mit posttraumatischen Kopfschmerzen. Nach Beendigung der Therapie hatte sich die Schmerzintensität um 50 % und mehr vermindert. Keine Ergebnisunterschiede gab es zwischen Kephalodoron® D3 und 5 % (Abb. 6-11a und b). Das Ausmaß der *depressiven Symptomatik* verminderte sich erheblich (Abb. 6-12a).

Schlafstörungen verbesserten sich ebenfalls (s. Abb. 6-12b). *Aufmerksamkeit* und *Konzentrationsfähigkeit* zeigten eine Besserung in allen Gruppen, wobei die Ergebnisse bei den Patienten mit Migräne und Spannungskopfschmerz ausgeprägter waren (Daten nicht gezeigt). *Rheoenzephalographisch* zeigten sich Verbesserungen in allen Gruppen (Abb. 6-13), die Anzeichen der vorherigen Gefäßtonussteigerung waren weniger ausgeprägt, die anfängliche Asymmetrie des Blutflusses war vermindert und der venöse Abfluss aus der Schädelhöhle verbessert; diese Verbesserung korrelierte mit der Verminderung der Intensität der Kopfschmerzen. Eine Abschwächung des *Perikranialmuskeltonus* wurde beobachtet (Daten nicht berichtet). Die Ergebnisse der *Ultraschallenzephalographie* werden nicht berichtet.

Von Ärzten und Patienten wurde die *Wirksamkeit* der Kephalodoron®-Behandlung meist als effektiv und hocheffektiv beurteilt (für Migräne, Spannungskopfschmerz und posttraumatische Kopfschmerzen laut Urteil des Arztes: hocheffektiv und effektiv bei 89, 97 bzw. 53 %, ineffektiv bei 0 %, 0 bzw. 20 %; laut Urteil des Patienten: hocheffektiv und effektiv bei 93, 94 bzw. 60 %, ineffektiv bei 4, 0 bzw. 20 %); auch hier wurde die Wirksamkeit bei posttraumatischen Kopfschmerzen als schlechter beurteilt.

Die Behandlung wurde gut vertragen, bei 3 Patienten zeigte sich vorübergehend während der 1. Woche eine Verstärkung der Kopfschmerzen, anschließend eine deutliche Besserung. Bei 2 Kindern mit posttraumatischen Kopfschmerzen trat in den ersten

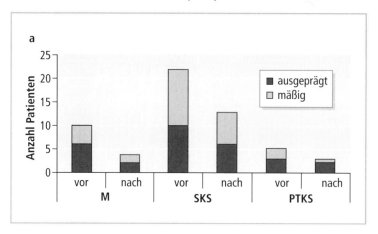

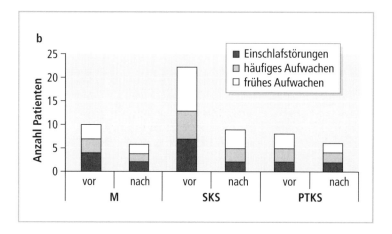

Abb. 6-12 Kephalodoron® bei Kopfschmerz. **a** Depressive Symptomatik vor und nach der Behandlung; **b** Schlafstörungen vor und nach der Behandlung [51]. M = Migräne; PTKS = Posttraumatischer Kopfschmerz; SKS = Spannungskopfschmerz. [51]

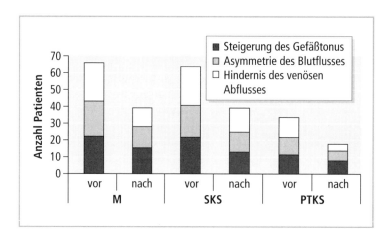

Abb. 6-13 Rheoenzephalographische Daten vor und nach der Behandlung. M = Migräne; PTKS = Posttraumatischer Kopfschmerz; SKS = Spannungskopfschmerz. [51]

beiden Behandlungswochen eine Steigerung der Kopfschmerzen auf, 1-mal trat erstmalig Schlafwandel und Schlafreden auf, was nach Absetzen des Präparats reversibel war.

Resümee und Kommentar: Insgesamt zeigt sich eine deutliche Besserung der Beschwerden und der rheoenzephalographischen Befunde bei Patienten mit Migräne und Spannungskopfschmerzen; weniger ausgeprägt sind die Verbesserungen bei posttraumatischen Kopfschmerzen. Nicht klar ist, wie viele Kopfschmerzattacken die Migränepatienten pro Monat hatten. Nichts wird über Begleittherapien geschrieben, über die Art der Patientenrekrutierung und über eventuelle Dropouts. Es ist auch oft nicht klar, wie lange vorher die Beschwerden bestanden hatten.

Gärtner 1999 [218]

In der Rheumaambulanz des Krankenhauses Porz am Rhein führte Gärtner eine Studie zur Behandlung des akuten muskulären Okzipitalschmerzes durch. Hierbei handelt es sich um Schmerzen, die plötzlich in den Muskelansätzen des M. erector trunci am Os occiput auftreten und sich in Stunden oder Tagen bis zur Unerträglichkeit steigern. Behandelt wird üblicherweise mit örtlicher Injektion von Lokalanästhetika. Nachdem Gärtner jedoch eine schwere hypotone Kreislaufreaktion infolge dieser Behandlung erlebt hatte, suchte er nach einer therapeutischen Alternative. Er injizierte von nun ab das anthroposophische Wala-Präparat Gelsemium compositum, 1 ml in jeden Muskelansatz. Nach guten Ersterfahrungen begann er von 1985 ab eine Studie zur Dokumentation der Akutwirkung dieser Therapie. Dafür sollten die Patienten die Zeitdauer nach Injektion bis zur völligen Schmerzfreiheit in 10-minütigen Intervallen festhalten.

Dargestellt wurden die Ergebnisse von 106 Fällen zwischen 1983 und 1998. Hiervon waren 84 (79 %) Responder, die schon nach einer Sitzung schmerzfrei wurden. Bei weiteren 12 (11 %) war eine zweite Sitzung nötig, 5 (5 %) brauchten eine dritte und weitere 5 (5 %) waren Nonresponder, die auf diese Therapie nicht reagierten und ein Lokalanästhetikum erhielten. Innerhalb von 60 min nach der Injektion verschwanden bei 94 (89 %) der Patienten die Schmerzen vollständig (Abb. 6-14). Unerwünschte Nebenwirkungen traten in keinem Fall auf. Manchmal wurde nach der Injektion und vor der schmerzlindernden Wirkung eine

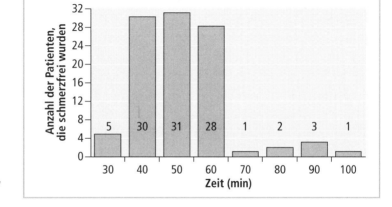

Abb. 6-14 Gelsemium compositum bei muskulären Okzipitalschmerzen [218]. Zeit bis zum Verschwinden der Schmerzen, im Mittel: 51 min.

lokale Wärmeempfindung angegeben, die als angenehm beschrieben wurde.

Resümee und Bewertung: Es zeigte sich eine rasche Besserung der Beschwerden auf eine rein anthroposophische Therapie. Der Autor betonte, dass diese Behandlung, wegen ihrer prompten Wirkung, für ihn zu einem der überzeugendsten Beispiele für die Wirksamkeit anthroposophischer Medikamente geworden sei. Die Ergebnisse sind beeindruckend, leider ist die Studie nur sehr knapp beschrieben. Das Studienprozedere, die Erhebung des Behandlungserfolges, die Patientencharakteristika, eventuelle Dropouts und fehlende Daten sind nur marginal oder gar nicht erwähnt. Auch gibt es ein paar Inkonsistenzen, wie als Angabe des Studienbeginns das Jahr 1985, wogegen Patientenbehandlungen ab 1983 beschrieben wurden.

Wolff 1973 [853]

Eine Anwendungsbeobachtung wurde zum Einsatz von Ferrum-Quarz-Kapseln bei der Behandlung von Kopfschmerzen gemacht. 42 niedergelassene Ärzte und 4 Krankenhäuser nahmen teil. Es sollten die 3 Fragen geklärt werden: Für welche Art von Kopfschmerz ist die Therapie am besten geeignet? Wie ist die optimale Dosierung? Welche Nebenwirkungen treten auf? Die Ärzte füllten einen Fragebogen aus zu Diagnose, Alter, Geschlecht, Höhe und Dauer der verwendeten Dosierung sowie zur Art der Vor- und Nachbehandlung. Behandelt wurde zum Teil als Bedarfsmedikation, meist als Dauermedikation, 1 oder 2 oder 3 Kapseln täglich.

493 Patienten wurden dokumentiert, 415 (84 %) konnten ausgewertet werden. 78 Fragebögen mussten unberücksichtigt bleiben, da sie entweder unvollständig ausgefüllt waren oder die Behandlung mit Ferrum-Quarz

zu anderen Indikationen (ohne Kopfschmerzen) durchgeführt worden war. Es waren 328 (79 %) Frauen, 87 (21 %) Männer, Alter 11 bis 76 Jahre, am häufigsten 30 bis 50 Jahre. Von den Patienten hatten 134 Migräne, 188 vasomotorische Kopfschmerzen, 27 postkommotionelle Kopfschmerzen, 16 zervikale Kopfschmerzen, 50 sonstige Kopfschmerzen. Die Wirksamkeit wurde bewertet mit einer Skala mit 3 Items: „wesentlich gebessert", „gebessert" und „gering gebessert – unbeeinflusst". Bei dieser Bewertung sollte sowohl die Häufigkeit als auch die Intensität der Anfälle berücksichtigt werden.

Ergebnisse:

- Migräne: wesentliche Besserung bei 50 %, Besserung bei 25 %, kein Einfluss bei 25 %
- vasomotorische Kopfschmerzen: wesentliche Besserung bei 68 %, Besserung bei 17 %, kein Einfluss bei 15 %
- postkommotionelle Kopfschmerzen: wesentliche Besserung bei 56 %, Besserung bei 26 %, kein Einfluss bei 19 %
- zervikale Kopfschmerzen: wesentliche Besserung bei 13 %, Besserung bei 13 %, kein Einfluss bei 75 %
- sonstige Kopfschmerzen: wesentliche Besserung bei 32 %, Besserung bei 16 %, kein Einfluss bei 52 %
- insgesamt: wesentliche Besserung bei 55 %, Besserung bei 20 %, kein Einfluss bei 25 %.

Die Verträglichkeit war gut, 92 % hatte keine Unverträglichkeit. 32 Patienten berichteten über Magenbeschwerden (Völlegefühl, Aufstoßen, Brechreiz, Druckgefühl im Oberbauch), 24 Patienten berichteten über Obstipation, 5 über eine Verschlimmerung der Kopfschmerzen, 4 über Erregungs- und Spannungszustände, 4 über weiteres. In 21 Fällen waren die Beschwerden leicht, bei 11 Patienten (2,6 %) wurde die Behandlung wegen dieser Beschwerden abgebrochen.

Resümee und Kommentar: Es wird in dieser Studie in hohem Maße eine Besserung der Kopfschmerzen unter Ferrum-Quarz berichtet, und zwar bei Migräne, vasomotorischem Kopfschmerz und postkommotionellem Kopfschmerz; nur geringe Besserungen gab es bei zervikalem Kopfschmerz und sonstigen Kopfschmerzen. Es fehlen in dieser Studie genauere Angaben über weitere Patientencharakteristika, über Behandlungsdauer und Beobachtungszeitraum, über direkte Patientenangaben, Patiententagebücher (es handelt sich jedoch um eine Anwendungsbeobachtung). Die Zuordnung von Dosierung und Therapieerfolg sind unzuverlässig (und hier nicht berichtet), da nicht klar ist, aus welchem Grund die Ärzte unterschiedlich dosierten. Die Angaben zur Besserung sind global und unspezifisch, eine Differenzierung in Anfallsintensität und -häufigkeit fehlt.

Ostermann 2003 [554]

Eine einarmige prospektive Kohortenstudie wurde durchgeführt zur Behandlung chronischer Schmerzen durch rhythmische Einreibungen mit Wala Solum Öl. Dazu ist bislang (20. Juli 2005) nur ein Abstract publiziert, ein Artikel ist zur Publikation eingereicht. In der Studie wurden 105 Patienten mit chronischen Schmerzen – zumindest zum Teil aufgrund von chronischem Low-Back-Pain, Behandlungssetting wird nicht beschrieben – 3-mal innerhalb von 24 Tagen behandelt. Messparameter waren Mood Scale (Bf-S), Pain Perception Scale (Affective and Sensory PPS); die Werte wurden vor der ersten Behandlung und nach jeder Behandlung erhoben.

Bei den Patienten handelte es sich hauptsächlich um Frauen (89 %); durchschnittliche Dauer der Low-Back-Pain war 8,8 Jahre. BF-S reduzierte sich von 25,8 auf 13,3 nach der 3. Behandlung. Sensory PPS von 18,8 auf 15,2. Affective PPS von 29,8 auf

21,2. Effektgrößen lagen zwischen 0,51 und 0,86.

Resümee und Bewertung: Es zeigt sich eine Verbesserung des Schmerzes auf die Behandlung. Die Beurteilung der Studie ist jedoch derzeit schwer, da sie bislang nur als Abstract vorliegt. Unzureichend beschrieben sind Diagnosen, Behandlungssetting (ob die Patienten erstmalig in Behandlung kamen, ob parallel weitere Bedingungen geändert wurden), Zusatztherapien (medikamentös, physiotherapeutisch, Empfehlungen zur Verhaltensänderung), zeitlicher Abstand der Messungen zur Therapie (ob es sich um Kurzzeiteffekte oder um eine länger andauernde therapeutische Wirkungen handelt).

Gärtner 1999 [217]

Ausgangspunkt war eine eindrucksvolle Behandlung einer 88-jährigen Dame mit schwerer stark schmerzhafter beidseitiger Coxarthrose, wegen der sie sich nur noch in der Wohnung und ausschließlich mit Gehwagen oder Rollstuhl bewegen konnten, nicht jedoch mehr außer Haus, und die bei Vorträgen, die sie dennoch weiterhin hielt, aufs Podium getragen werden musste (Rotationsfähigkeit in beiden Hüftgelenken vollständig aufgehoben, Streckdefizit 5 Grad, radiologisch Vollbild einer schweren Coxarthrose, Gelenkspalt aufgehoben, Geröllzysten, Randzacken), die allerdings eine Operation (TEP) und chemische Medikamente ablehnte, da sie ihre geistige Wachheit und Aktivität nicht gefährden wollte, und die dann mit einer Therapie mit Articulatio Coxae D30 Wala und Viscum mali 2 % eine dramatische Verbesserung erfuhr (Nachlassen der Schmerzen, Steigen über 2 Stockwerke, selbstständig Tätigsein und Einkaufen im Umkreis von 1 km), und bei der es nach 2 Jahren, nach einer Therapiepause, zu einem Rezidiv kam, das dann bei erneuter Therapie rückgängig war, so dass weitere 5 Jahre mit gutem Befinden folgten (bei unverändertem Röntgenbefund). Es wurde daraufhin der Entschluss zu einer offenen Anwendungsbeobachtung gefasst.

Die Studie wird vom Autor als „retrospektiv" bezeichnet, allerdings macht der strukturierte Behandlungs- und Beobachtungsablauf den Eindruck einer prospektiven Untersuchung. Untersucht wurde die Behandlung der Arthrose der großen Gelenke mit anthroposophischen Therapien in einer rheumatologischen Fachambulanz (Krankenhauses Porz am Rhein/Köln). Eingeschlossen wurden alle 367 Patienten („ohne Auslese"), die in den Jahren 1985 bis 1990 an die Rheumaambulanz überwiesen und dort behandelt worden waren, bei denen eine Arthrose des Hüftgelenks oder der Kniegelenke zu erheblichen Schmerzen und Funktionseinbußen geführt hatten (und entzündliche Gelenkerkrankungen ausgeschlossen waren), und die bereit waren, eine subkutane Injektionstherapie selbstständig durchzuführen, lediglich mit Krankengymnastik als Zusatztherapie. Bei allen Patienten war die Diagnose radiologisch gesichert. Alle Patienten waren vorbehandelt und vom Haus- oder Facharzt überwiesen worden, weil die bisherige Behandlung entweder nicht effektiv genug oder nicht verträglich war. Die Lokalisation der Arthrose war 149-mal im Knie, 129-mal im Hüftgelenk und 89-mal sowohl in Knie als auch Hüfte. Die Arthrosen waren mittelgradig bis schwer ausgeprägt.

Behandelt wurde mit Articulatio coxae D30 Wala (bei Hüftgelenksarthrose) oder Articulatio genus D30 Wala (bei Kniegelenksarthrose) und mit Viscum mali 2 % Wala, je 1 ml in einer Mischspritze 2-mal pro Woche subkutan, was sich die Patienten selber in den Oberschenkel spritzten. Waren beide Gelenke betroffen, wurde abwechselnd Articulatio coxae D30 und Articulatio genus D30 gespritzt. Zusätzlich durften die Patienten Krankengymnastik machen, jedoch keine konventionellen Schmerzmittel oder nichtsteroidalen Antirheumatika nehmen.

Nahmen sie diese, so galten sie als Nonresponder.

Der Schmerzverlauf wurde nach 3, 8 und 12 Monaten überprüft. Beurteilt wurden mittels einer 100 mm VAS die Schmerzen unter Belastung sowie die Schmerzen, die die Nachtruhe stören (0: keine Schmerzen, 100: maximaler Schmerz); erfasst wurden außerdem die Patientenangaben über ihre Gehstrecke. Als Nonresponder galten die Patienten, die nach 3 Monaten über keine ausreichende Besserung berichten konnten und die zusätzlich konventionelle Schmerzmittel oder nichtsteroidale Antirheumatika nehmen mussten. Der weitere Verlauf wurde dann nur noch bei den Respondern nachverfolgt.

Von den 367 Patienten waren 213 Responder, was bedeutet, dass sie – bei völligem Verzicht auf konventionelle Schmerzmittel und nichtsteroidale Antirheumatika – eine erhebliche Verbesserung der Schmerzen und Funktion schon innerhalb der ersten 3 Monate erlebten. Im weiteren Verlauf des Jahres kam es zu noch weiteren Verbesserungen (Abb. 6-15a und b). Zu berücksichtigen ist, dass alle Patienten konventionell vorbehandelt gewesen waren, was zu keinem befriedigendem Erfolg geführt hatte.

Die Response-Rate von 58 % liegt zwar unter den Response-Raten konventioneller NSAR (bei Acetylsalicylsäure, Indometacin, Diclofenac über 90 %), auch trat die Besserung im Allgemeinen erst nach 14 Tagen bis 4 Wochen ein. Jedoch zeigte die anthroposophische Therapie keine Nebenwirkungen und eine ausgezeichnete Verträglichkeit, während die Häufigkeit von unerwünschten Nebenwirkungen bei NSAR bei 30 bis 58 % liegt und auch schwerwiegende Komplikationen wie tödlich verlaufende Ulkusblutungen und Ulkusperforationen, Leberfunktionsstörungen, Nierenversagen und Störungen von Knochenmark und Zentralnervensystem beinhalten. Die Häufigkeit peptischer Läsionen unter NSAR liegt bei 15 bis 30 %.

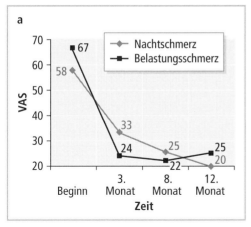

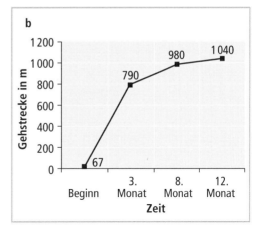

Abb. 6-15 Behandlung der Cox- oder Gonarthrose: Befundentwicklung bei Respondern: Summationswerte aller Patienten für **a** Belastungsschmerz und Nachtschmerzen (100 mm VAS) und **b** für Gehstrecke in Metern [217]

Resümee und Diskussion: Beschrieben wird ein erheblicher Rückgang der Arthrose-Beschwerden unter anthroposophischer Therapie in einer Fachambulanz. Es handelte sich um Patienten, die bereits konventionell vorbehandelt waren und bei denen die konventionelle Behandlung zu keinem akzeptablen Ergebnis geführt hatte. Bemerkenswert ist, dass die Therapien in über 50 % zu einem befriedigendem Ergebnis führten, ohne größere Nebenwirkungen, während die vergleichbare konventionelle, schulmedizinische Therapie zwar in höherem Maße effektiv ist, aber in erheblichem Maße schwere Nebenwirkungen hat, die umso gefährlicher sind, als die konventionelle Therapie in den meisten Fällen eine Dauertherapie darstellt und die analgetische Wirkung der Therapie selber das Auftreten der Komplikationen anfänglich verschleiern kann.

Simon 1985 [692]

Simon erstellte 1985 eine Übersicht über alle in der Filderklinik (Filderstadt, Deutschland) zwischen 1980 und 1985 stationär behandelten Verbrennungen, insbesondere mit Blick auf den Einsatz von Combudoron®. Insgesamt waren 62 Patienten behandelt worden, hiervon 43 mit Combudoron® (Gruppe 1) und 19 ohne Combudoron® (Gruppe 2). 22 der Patienten der Gruppe 1 erhielten ausschließlich Combudoron® (Gruppe 1.1), 21 erhielten Combudoron® in Kombination mit anderen Präparaten, darunter fielen auch Patienten, die im Rahmen einer zweiten Nekroseabtragung zusätzlich mit Desinfizienzien behandelt wurden (Gruppe 1.2). Die Gründe, warum ein Teil der Patienten mit und ein anderer Teil ohne Combudoron® behandelt wurde, werden nicht angeführt. Schwere der Verbrennung, stationäre Verweildauer und jeweilige Behandlung zeigt Abbildung 6-16. Die Schweregrade der Verbrennungen verteilten sich in etwa gleich über alle drei Gruppen, wobei in der Gruppe der Kombinationsbehandlungen die Verbrennungen etwas schwerer waren als bei den Patienten, die nur mit Combudoron® behandelt wurden. 32 % der Patienten waren Kleinkinder bis zu 6 Jahren, 26 % waren Schulkinder und Jugendliche bis 21 Jahre, die übrigen waren Erwachsene (26 %: 21–41 J., 11 %: 42–62 J., 5 % > 63 J.).

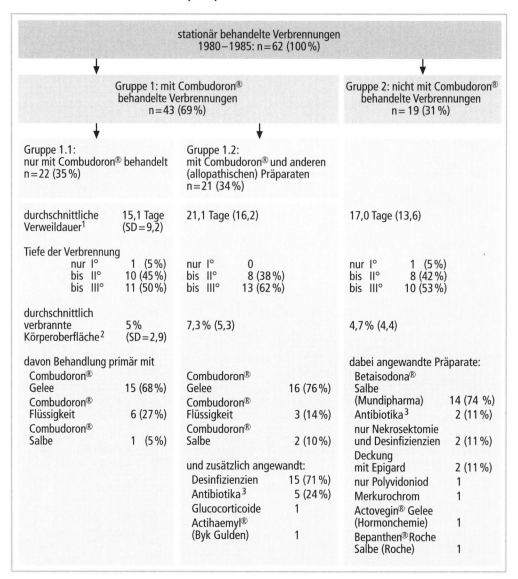

Abb. 6-16 Combudoron bei Verbrennungen [692]: Beschreibung der drei Behandlungsgruppen. SD = statistische Standardabweichung; 1 = Dauer des stationären Aufenthalts; 2 = insgesamt verbrannte Körperoberfläche; 3 = innerlich angewandt.

In der Gruppe der ausschließlich mit Combudoron® behandelten Patienten (Gruppe 1.1) heilten 86 % (19 von 22) komplikationslos ab, in der Gruppe der Kombinationsbehandlung (Gruppe 1.2) 57 % (12 von 21), hier hatten allerdings 3 Patienten (14 %)

Wundinfekte schon bei Aufnahme. In der Gruppe ohne Combudoron®-Behandlung (2) heilten 11 von 19 (58 %) komplikationslos ab, auch hier hatten 4 Wundinfekte (21 %) schon bei Aufnahme bestanden. Stationär aufgetretene Komplikationen waren

Tab. 6-27 Combudoron® bei Verbrennungen [692]. Charakteristik der Behandlungsverläufe.

Verlauf	Gruppe 1.1 (nur Combudoron®)	Gruppe 1.2 (Combudoron® + andere)	Gruppe 2 (ohne Combudoron®)
Ohne Komplikationen	19 (86 %)	12 (57 %)	11 (58 %)
Komplikationen bereits bei der stationären Aufnahme (erst sekundär stationäre Behandlung der Verbrennung)	0	3 (14 %) (3 Wundinfekte, 1 × mit Phlegmone der betroffenen Extremität)	4 (21 %) (4 Wundinfekte)
Im Verlauf der stationären Behandlung aufgetretene Komplikationen	3 (14 %) (2 Wundinfekte, 1 Dermatitis bzw. Exanthem, 1 Lymphangitis)	6 (28 %) (2 Wundinfekte, 2 × Meshgrafts nicht angegangen, 1× nur teilweise; 1 Pneumonie)	4 (21 %) (2 × fieberhafter Wundinfekt, 1 × Meshgraft nur teilweise angegangen, 1 × fieberhafter Harnwegsinfekt, 1 × tiefe Beinvenenthrombose der verbrannten Extremität)

3 (14 %), 6 (28 %) bzw. 4 (21 %) (Details s. Tab. 6-27).

Resümee und Bewertung: Es zeigt sich eine überwiegend komplikationslose Abheilung von Verbrennungen unter Combudoron®. Die Studie deutet einen Trend zu geringeren Verlaufskomplikationen unter Combudoron®-Behandlung an. Wegen des unkontrollierten, retrospektiven Studiendesigns, der unklaren Zuordnung zu den jeweiligen Therapiegruppen und der relativ geringen Patientenzahlen sind allerdings entsprechende Kausalschlüsse zurückhaltend zu ziehen. Die Combudoron®-Behandlung scheint der konventionellen Behandlung jedoch nicht unterlegen zu sein.

Halblützel 1980 [279]

Eine gemischt prospektive und retrospektive Studie wurde zur Wirksamkeit von Kephalodoron® (in der Schweiz als „Biodoron®" bezeichnet) bei Kopfschmerz durchgeführt. 5 Ärzte waren beteiligt. Die Diagnose wurde einheitlich entsprechend der „Classification of Headache" (JAMA 1962) gestellt; einbezogen wurden Patienten mit „Vaskulären Kopfschmerzen des Migränetyps", „kombinierten Kopfschmerzen des vaskulären und den muskulären Verspannungstyps" und „Kopfschmerzen der nasalen vasomotorischen Reaktion". Aufgenommen wurden nur Patienten, die mindestens 2 Monate unter Biodoron®-Therapie beobachtet werden konnten. Zudem konnten die beteiligten Ärzte weitere Patienten gemäß anthroposophischer Diagnostik einschließen. Beurteilt wurden: Intensität, Frequenz und Dauer der Anfälle sowie Begleiterscheinungen.

29 Patienten wurden aufgenommen, davon wurden 23 retrospektiv und 6 prospektiv dokumentiert. 18 Patienten waren Frauen, 11 Männer, das mittlere Alter lag bei 34 Jahren (11–56). Kopfschmerzen bestanden im Mittel seit 11 Jahren, bei 7 Patienten war der Beginn unklar. 17 der 29 Patienten waren vorbehandelt (Ergotaminderivate, Sedativa, Analgetika), der Erfolg war meist unbefriedigend gewesen. Von den Patienten hatten 12 (43 %) eine klassische Migräne, 14 (47 %) vasomotorische Kopfschmerzen, 2

(7 %) Kopfschmerzen mit nasal-vasomotorischer Reaktion, 1 (3 %) kombinierte Kopfschmerzen mit Muskelkontraktion. Behandelt wurde mit Biodoron® 0,1 %, 5 % oder mit Kapseln (150 mg, weisen die 15-fache Dosierung von Biodoron® 5 % auf), meist 1 bis 2 Tabletten oder Kapseln pro Tag. Behandlungs- und Beobachtungszeitraum war 2 Monate bis 9 Jahre, im Mittel 1 Jahr.

26 Patienten konnten ausgewertet werden. Bei 2 Patienten standen andere Krankheiten so im Vordergrund, dass der Erfolg der Migränebehandlung nicht beurteilt werden konnte, bei einem weiteren Patienten war die Beobachtungszeit zu kurz. Bei 9 Patienten (35 %) traten unter Biodoron® keine Kopfschmerzen mehr auf; davon hatten 8 mehrere Kopfschmerzanfälle pro Monat gehabt oder unter Dauerkopfschmerz gelitten. Bei 4 Patienten (15 %) kam es zu einer deutlichen Verminderung der Häufigkeit der Anfälle, um mindestens die Hälfte. Bei 7 Patienten (27 %) kam es zu einer Verminderung der Intensität und der Begleiterscheinung der Anfälle. Bei 6 Patienten (23 %) wurde keine Beeinflussung der Anfälle festgestellt. Die Verträglichkeit war gut, in einzelnen Fälle wurde über Übelkeit berichtet.

Resümee und Kommentar: Es wurde auch hier eine relevante Besserung der Kopfschmerzen unter Kephalodoron®-(Biodoron®-)Behandlung berichtet, die in der kasuistischen Darstellung näher nachverfolgt werden kann. Nachteilig ist, dass von Patienten keine Angaben erhoben wurden, insbesondere keine Kopfschmerztagebücher geführt wurden. Auch werden nicht alle Detailergebnisse für alle Patienten berichtet, das heißt Intensität, Dauer, Häufigkeit und Begleiterscheinungen der Anfälle für jeden Patienten. Ebenfalls ist nicht klar, aus welchem Behandlungskollektiv die Patienten ausgewählt wurden.

Simon 1987 [689]

Simon erstellte eine retrospektive Auswertung aller Patenten mit akuten Schmerzen, die er während seiner stationsärztlichen Tätigkeit in der Abteilung für Chirurgie der Filderklinik mit anthroposophischen Arzneimitteln behandelte. Ausgangspunkt für die Behandlung waren eigene positive Erfahrungen mit potenzierten Substanzen in der Schmerzbehandlung postoperativer Patienten, die mit Opiaten keine zufriedenstellende Schmerzlinderung erhielten. Die Auswertung ist verbunden mit einer ausführlichen Darstellung der wichtigsten Heilpflanzen. Für die wichtigsten Arzneimittel werden die Ergebnisse insgesamt und in Bezug auf die wichtigsten Indikationen berichtet, ergänzt durch ausgewählte Einzelfälle.

Insgesamt handelt es sich um 331 Anwendungen bei 155 Patienten. Auf die 11 am häufigsten verwendeten Substanzen (*Bryonia cretica, Rhus toxicodendron, Aconitum napellus, Ruta graveolens, Atropa Belladonna, Kalium carbonicum, Arsenicum album, Stannum metallicum, Apis mellifica, Citrullus colocynthis, Magnesium phosphoricum*) entfallen 302 Anwendungen. 6 wichtige Arzneipflanzen werden eingehend charakterisiert, auf sie entfallen 237 Anwendungen. Die Substanzen wurden meist oral (sublingual) oder subkutan verabreicht. Die Indikationen waren in 75 % der Fälle akute Schmerzzustände, in 25 % der Fälle chronische (die schon vor stationärer Aufnahme gelegentlich oder andauernd bestanden hatten). In 53 % der Fälle handelte es sich um postoperative Schmerzen, in 47 % der Fälle um Schmerzen unter konservativer Behandlung. Unterteilt wurde die Wirkung der jeweiligen Anwendung in „ausgeprägte und anhaltende Verschlimmerung der Schmerzen", „keine deutliche Wirkung", „leichte Besserung (jedoch nicht ausreichend)", „deutliche Besserung (gewisses Restmaß von Schmerzen gut zu ertragen)", „sehr gute Besserung (Schmerzen praktisch verschwunden)".

Die potenzierten Arzneimittel hätten eine vergleichbare Wirkung wie stark wirksame Arzneimittel. Der volle Wirkungseintritt erfolge nach 20 bis 30 min (subkutan, sublingual, oral), die Wirkungsdauer betrage zwischen wenigen Stunden und 2 bis 3 Tagen. Auch nach schweren Verletzungen oder Operationen könne man oft ohne allopathische Schmerzmittel auskommen. Diese Anwendung würde jedoch eine sachkundige Anwendung, eine individuell richtige Wahl von Medikament und die individuelle Steuerung der Dosierung erfordern. Gegen einen Placeboeffekt als Grundlage der in großem Maße beobachteten Wirkung würde, nach Einschätzung des Autors, die regelmäßige, differenzierte und präzise Angabe und Verlaufsbeschreibung der Patienten sprechen. Nebenwirkungen seien nicht aufgetreten.

Ruta graveolens (34 Anwendungen, 25 bei akuten Prozessen, 26 Patienten). Insgesamt: 66 % deutliche und sehr gute Verbesserung (22 bzw. 44 %), 28 % keine Veränderung, 3 % Verschlechterung nach der Anwendung. Bei HWS-Distorsion: 71 % sehr gute, 21 % deutliche Verbesserung, 7 % keine Veränderung. Tendosynovitis: 60 % sehr gute, 40 % gute Verbesserung. Sonstige Traumen und Verletzungen der Wirbelsäule: 29 % sehr gute, 14 % gute, 57 % keine Verbesserung. Verletzungen/Operationen der Extremitätengelenke: 0 % sehr gute, 25 % gute, 13 % leichte, 50 % keine Verbesserung, 13 % Verschlechterung.

Bryonia cretica (60 Anwendungen, 54 bei akuten Prozessen, 42 Patienten). Insgesamt: 72 % deutliche und sehr gute Verbesserung (35 bzw. 37 %), 10 % leichte Verbesserung, 15 % keine Veränderung, 3 % Verschlechterung. Bei Verletzungen/Entzündungen im Bereich der Pleura (z. B. Rippenfrakturen, Pleuritis): 50 % sehr gute, 25 % deutliche, 4 % leichte Verbesserung, 17 % keine Veränderung, 4 % Verschlechterung. Bei Peritonealprozessen: 80 % deutliche, 20 % leichte Verbesserung. Bei Gelenkprozessen (Verletzungen/Operationen, Entzündungen): 35 % sehr gute, 22 % deutliche, 17 % leichte Ver-

besserung, 22 % keine Veränderung, 6 % Verschlechterung. Bei meningealen Prozessen: 31 % sehr gute, 54 % deutliche, 8 % leichte Verbesserung, 8 % keine Veränderung, 0 % Verschlechterung.

Citrullus Colocynthis (6 Anwendungen, 2 bei akuten Prozessen, 5 Patienten). Spastische und/oder kolikartige Schmerzen der glatten Muskulatur der Bauchorgane (Dysmennorhoe, Gastroenteritis): 100 % sehr gute oder deutliche Besserung.

Aconitum napellus (47 Anwendungen, 29 bei akuten Prozessen, 38 Patienten). Insgesamt: 36 % sehr gute, 26 % deutliche, 13 % leichte Verbesserung, 23 % keine Veränderung, 2 % Verschlechterung. Bei Neuralgien (Kontusionen/Irritationen, chirurgischer Anwendungsbereich): 47 % sehr gute, 24 % deutliche, 0 % leichte Verbesserung, 24 % keine Veränderung, 6 % Verschlechterung. Bei Rückenschmerzen (v. a. bei Traumen oder degenerativen Veränderungen der Wirbelsäule): 37 % sehr gute, 37 % deutliche, 16 % leichte Verbesserung, 11 % keine Veränderung, 0 % Verschlechterung. Bei nichtneuralgischen Schmerzen im Bereich der Extremitäten (nach Verletzung/Operation): 18 % sehr gute, 9 % deutliche, 27 % leichte Verbesserung, 45 % keine Veränderung, 0 % Verschlechterung.

Rhus toxicodendron (58 Anwendungen, 40 bei akuten Prozessen, 45 Patienten). Insgesamt: 33 % sehr gute, 29 % deutliche, 14 % leichte Verbesserung, 24 % keine Veränderung, 0 % Verschlechterung nach der Anwendung. Bei Erkrankungen der Extremitätengelenke: 27 % sehr gute, 30 % deutliche, 14 % leichte Verbesserung, 30 % keine Veränderung, 0 % Verschlechterung. Bei degenerativen Erkrankungen der Wirbelsäule: 63 % sehr gute, 38 % leichte Verbesserung. Bei Neuralgien, Polyneuropathien: 31 % sehr gute, 46 % deutliche, 0 % leichte Verbesserung, 23 % keine Veränderung, 0 % Verschlechterung.

Atropa Belladonna (32 Anwendungen, 25 bei akuten Prozessen, 28 Patienten). Insgesamt: 25 % sehr gute, 50 % deutliche, 16 %

leichte Verbesserung, 9 % keine Veränderung, 0 % Verschlechterung.

Kosten: Während des Zeitraums (Quartal IV 84 bis II 85), in dem die intensive anthroposophische Therapie auf der chirurgischen Station durchgeführt wurde, sanken die Gesamtausgaben der Station für Arzneimittel im Vergleich zu den Kosten vorher und nachher, wo wieder überwiegend konventionell behandelt wurde; die Kosten lagen zudem unter denen der Nachbarstation, mit einem vergleichbar zusammengesetzten Patientengut, aber mit nahezu rein allopathischer Therapie (die Werte wurden auf eine vergleichbare Bettenbelegung korrigiert). Hier spielt mit herein, dass auch bei internistischen Erkrankungen homöopathisch/anthroposophisch behandelt wurde. Aber auch der Opiatverbrauch – es wurden fast ausschließlich Opiate zur Schmerzbehandlung verwendet – lag mit ca. 53 % des Verbrauchs der Vergleichsstation deutlich niedriger.

Resümee und Kommentar: Es zeigt sich, dass etwa die Hälfte der Patienten mit erheblichen Schmerzen aufgrund chirurgischer oder internistischer Erkrankungen mit einer rein pflanzlich-anthroposophischen Therapie zufriedenstellend schmerzfrei werden. Die Kosten sanken, ebenfalls sank der Verbrauch von Opiaten. Kritisch anzumerken ist, dass bei der Behandlung von Schmerzen, die rein subjektive aber schwer belastende Symptome sind, eine unabhängige Angabe der Patienten hinsichtlich der Schmerzlinderung und Zufriedenheit mit der Behandlung wichtig wären, aber hier fehlen. Diese Angaben sind aber in einer retrospektiven Untersuchung kaum zu erhalten. Eine Beschreibung des speziellen Settings der klinischen Behandlung, ein Gesamtüberblick über alle Behandlungen und Diagnosen, fehlt ebenfalls, zudem auch Angaben über die Gesamtheit der potenziell in Frage kommenden Patienten, über die Auswahl der dargestellten Patientengruppe und über eventuelle Dropouts. Das Follow-up

der Patienten (wann und wie der Behandlungserfolg erhoben wurde) ist nicht klar beschrieben. Ferner liegt eine asymmetrische Bewertungsskala vor, was in Studien aber häufig ist. Dies kann jedoch den oben beschriebenen positiven Schmerzverlauf nicht ganz erklären.

Rivoir 2001 [599]

Rivoir führte eine retrospektiv vergleichende Studie durch zum Vergleich anthroposophisch erweiterter versus konventioneller Therapie bandscheibenbedingter Erkrankungen. Es wurden Patienten, die im Gemeinschaftskrankenhaus Havelhöhe (GKH) oder im Krankenhaus Spandau – beide Krankenhäuser hatten dieselbe ärztliche Leitung – von 01.01.1996 bis 31.07.1998 aufgrund bandscheibenbedingter Erkrankungen stationär behandelt wurden, verglichen hinsichtlich 1. stationärem Medikamentenbedarf, 2. Liegezeit, 3. poststationärer Befindlichkeit und Dauer bis zur Wiederaufnahme der Arbeit. Einschlusskriterien waren vertebragene oder radikuläre Syndrome, die mit einem Bandscheibenprolaps oder -protrusion korrelierten. Ausschlusskriterien waren: weitere Erkrankung mit Analgetikaverbrauch, chronischer Schmerzmittelgebrauch, andere Erkrankung, die die Symptomatik erklärte. Die konventionelle Therapie besteht aus Gabe von Analgetika und Muskelrelaxanzien, Bettruhe und entlastender Lagerung, Wärmeapplikation (z. B. Fango), Krankengymnastik, ggf. Massage, ggf. Operation. Im Rahmen der anthroposophisch erweiterte Therapie werden warme Arnikawickel, Einreibungen und – nach individueller Indikationsstellung – anthroposophische Arzneimittel, Heileurythmie, Musiktherapie, Plastizieren, Rhythmische Massage, Mal- oder Gesprächstherapie eingesetzt.

Die Daten (neurologische und radiologische Befunde, Schmerzqualität, Liegezeit, Medikamentenverbrauch, Operationsindikation, Symptomatik bei Entlassung) wurden mittels eines hierfür entwickelten Fragebogens aus den Patientenakten ermittelt; parallel dazu wurden die Patienten mit einem Anschreiben und weiteren Fragebögen zu poststationärer Befindlichkeit, weiterem Krankheitsverlauf, subjektivem Schmerzempfinden und Wirkeinschätzung der erhaltenen Therapie befragt.

Anhand der Arztbriefe und der in der EDV erfassten Daten ergaben sich im Krankenhaus Spandau eine Fallzahl von 143 Patienten, im Krankenhaus Havelhöhe eine Fallzahl von 145 Patienten. Nach Überprüfen der Einschluss- und Ausschlusskriterien verblieben aus dem Krankenhaus Spandau 58 Patienten und aus dem GKH 81 Patienten. Die häufigsten Ausschlusskriterien waren spinale Stenose und degenerative Erkrankung. Der Rücklauf der Patientenbefragung betrug 60 % in Spandau und 70 % im GKH.

Hinsichtlich Geschlecht, Alter, Vorliegen und Art neurologischer Ausfälle sowie diagnostischem Befund zeigten sich keine signifikanten Unterschiede (die Daten werden nicht gezeigt). Der prozentuale Analgetikaverbrauch war im GKH etwas geringer als in Spandau (86,4 vs. 94,8 %); am häufigsten wurde in beiden Abteilungen Paracetamol verwendet (80 %). Antiphlogistika wurden im GKH deutlich weniger verordnet (37,1 vs. 67,2 %). Die pro Patient verordnete Einheitsdosis war in beiden Häusern vergleichbar, jedoch gab es ein unterschiedliches Verteilungsmuster von zentral und peripher wirksamen Analgetika. Ebenfalls leicht geringer war im GKH der Anteil der Patienten, die Muskelrelaxanzien erhielten (82,7 vs. 93,1 %). Die pro Patient verordnete Einheitsdosis war im GKH deutlich geringer (28 vs. 45 ED/Patient), auch wurde im GKH fast immer (außer in 1,5 %) nur ein einziges Muskelrelaxans verordnet, in Spandau jedoch bei 35 % der Patienten mehr als eines. Bei Entlassung erhielten die Patienten in Spandau deutlich mehr Muskelrelaxanzien (56,9 vs. 23,5 %) und Analgetika (50 vs. 37 %) als die Patienten im GKH. In Spandau

wurden 13 % der Patienten zur Operation weitergeleitet, im GKH 7 %.

Die Liegezeit war in beiden Häusern vergleichbar (median 25 Tage im GKH und 24,5 Tage in Spandau; nach Ausschluss operierter Patienten 25 vs. 26,5 Tage). Hieraus lässt sich ein vergleichbarer Schmerzrückgang während des stationären Aufenthaltes annehmen. In beiden Häusern erfuhren über 90 % der Patienten einen deutlichen Schmerzrückgang. Einen poststationär lang anhaltenden Schmerzrückgang nach Entlassung bestätigten 53 % der Patienten des GKH und 31 % des Krankenhauses Spandau. Die Berufstätigkeit wurde von den Patienten des GKH schneller wieder aufgenommen (median 5,5 vs. 8 Wo.), allerdings antworteten hier nur wenige Patienten, so dass diese Aussage nicht sehr zuverlässig ist.

Resümee und Beurteilung: Insgesamt gesehen sind die Geschwindigkeit des Schmerzrückgangs und die Liegezeit unter anthroposophischer Behandlung vergleichbar wie unter konventioneller Behandlung, wobei deutlich weniger Antiphlogistika und Muskelrelaxanzien verwendet werden. Die Besserung scheint von längerer Dauer zu sein. Die Vergleichbarkeit beider Patientengruppen wurde anhand demographischer und diagnostischer Daten als gut bezeichnet. Für die Nachbefragung (betrifft poststationäre Befindlichkeit und Zeit bis zur Wiederaufnahme beruflicher Tätigkeit) war die Rücklaufquote nicht sehr hoch, so dass die Zuverlässigkeit dieser beiden Aussagen nicht sehr hoch ist.

Härter 1995 [296]

In einer spezialisierten Schmerzpraxis wurden eine zwei- und eine vierarmige Studie zu verschiedenen Behandlungsmöglichkeiten der Lumboischialgie durchgeführt. Untersucht wurden paravertebrale Injektionen (Inj. in sog. Triggerpunkte, an die Wurzel des betroffenen Segments) und Akupunktur. In einem ersten Versuch war die paravertebrale Injektion von Lokalanästhetika mit versus ohne Zusatz eines mittelstarken Opioids getestet, wobei sich die Kombination als potenter erwies. In dem vierarmigen Versuch wurden sodann insgesamt 253 Patienten mit Lumboischialgie (positiver Lasègue, mit oder ohne sensible oder motorische Ausfälle, mit CT-Untersuchung, in fast allen Fällen mit Nukleoprolaps) behandelt mit

- paravertebrale Injektion von LA + Opioid (5 ml Meaverin® 1 % und Tramadol 0,5 mg/kg KG) (62 Patienten),
- paravertebrale Injektion von LA + 2 Wala Organpräparate (5 ml Meaverin® 1 % + 1 Amp. Nervus ischiadicus und entweder bei akuter Ischialgie: 1 Amp. Disci compositum cum argentum oder bei chronischer Ischialgie: 1 Amp. Disci compositum cum stanno) (75 Pat.),
- Akupunktur (72 Pat.) oder
- Akupunktur + paravertebrale Injektion von 2 Wala Organpräparaten (1 Amp. Nervus ischiadicus und entweder bei akuter Ischialgie: 1 Amp. Disci compositum cum argentum oder bei chronischer Ischialgie: 1 Amp. Disci compositum cum stanno) (44 Pat.).

Behandelt wurde 2-mal/Woche, mit mindestens 3 Tagen Abstand, insgesamt 8-mal. Anschließend wurde aktive krankengymnastische Behandlung verordnet. Die Schmerzintensität wurde gemessen mit einer Schmerzskala von 0 (keine Schmerzen) bis 10 (stärkste vorstellbare Schmerzen): vor Behandlung, nach 1 Woche, nach 3 Wochen (6 Behandlungen), nach 6 Wochen und nach 12 Wochen.

In allen Gruppen ließen die Schmerzen über die 12 Wochen nach (Abb. 6-17a und b). Am schwächsten besserten sich die Schmerzen in Gruppe 1, stärkere Besserung gab es in Gruppe 2 (bei zusätzlicher Behandlung mit Wala-Organpräparaten), noch stärkere in Gruppe 3 (Akupunktur), demgegenüber kein Vorteil bei Gruppe 4. Interessant ist, dass sich die zunehmenden Unterschiede zwischen Gruppe 1 und 2 vor allem zwischen Woche 6 und 12 ergaben, was bedeuten würde, dass der Zusatz von Wala-Organpräparaten eine anhaltende Verbesserung ergab.

Die gesamte Besserung (auf der Schmerzskala) nach 12 Wochen im Vergleich zum Zustand vor Therapie betrug in Gruppe 1: 3,27; in Gruppe 2: 4,49; in Gruppe 3: 4,74; in Gruppe 4: 4,54.

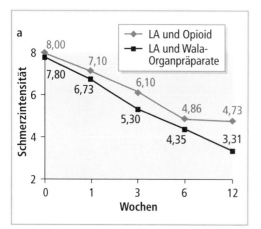
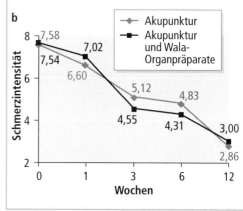

Abb. 6-17 Behandlung von Lumboischialgie: Verlauf der Schmerzintensität [296]. **a** Paravertebrale Injektion von Lokalanästhetikum (LA) plus entweder Opioid (62 Patienten) oder Wala-Organpräparate (75 Patienten); **b** Akupunktur (72 Patienten) alleine oder Akupunktur plus paravertebrale Injektion von Wala-Organpräparaten.

Resümee und Kommentar: Insgesamt zeigt sich hier eine deutliche Besserung der Schmerzen unter der Schmerztherapie. Die Behandlung mit Wala-Präparaten zeigte eine leichte Überlegenheit im Vergleich zur Behandlung mit Lokalanästhetikum und Opioid. Interessant ist, dass sich diese Verbesserung im Langzeitverlauf zeigte, was wiederum übereinstimmend ist mit der Intention der Anthroposophischen Medizin, organische Prozesse umzustimmen um langfristig Gesundungsprozesse zu induzieren. Kritisch anzumerken ist die knappe Beschreibung der Studie: So wird leider die relevante Zuteilung der Patienten zu den verschiedenen Gruppen nicht beschrieben. Es wird nur erwähnt, sie sei zufällig gewesen, ohne Einflussnahme durch Erkrankungsschwere. Ebenfalls werden Basisdaten zur Charakterisierung der Patienten nicht genannt. Die Vergleichbarkeit ist unklar, klar nur dahingehend, dass die Patienten in etwa gleiche Schmerzen zu Beginn hatten. Man kann keinen Bias zugunsten der Wala-Präparate annehmen, es gibt jedoch keinen beschriebenen, dezidierten Versuch, Bias zu kontrollieren oder auszuschließen.

Weiteres

Es gibt noch einige weitere Studien zur Behandlung schmerzhafter Erkrankungen, die jedoch aufgrund des Studiendesign und der Darstellungsart kaum Schlüsse hinsichtlich Wirksamkeit erlauben. Sie sind an anderer Stelle zusammengefasst (s. S. 283 ff.).

Klinische Studien zu nichtpharmakologischen Therapien – diverse Erkrankungen

Gesamtauswertung und tabellarische Ergebnisse

In diese Domäne wurden 5 Studien und 3 Zusatzauswertungen einer bereits beschriebenen Studie (s. S. 77 ff.) eingeschlossen, in denen speziell die nichtpharmakologischen Therapien der AM untersucht wurden (Tab. 6-28 bis 6-30). Auch andere Studien untersuchten nichtpharmakologische AM-Therapien, jedoch stets als Teil eines gesamten Therapiesettings; diese Studien sind in den anderen Domänen oder im Anhang aufgeführt. Von jenen 5 Studien sind 3 prospektiv vergleichend, eine davon quasirandomisiert, bei den 2 weiteren handelt es sich um prospektive Kohortenstudien bzw. Fallserien ohne Vergleichsgruppe. Jene 3 Zusatzauswertungen sind prospektive Kohortenstudien mit BIAS-Kontrolle. Die 5 Studien sind publiziert, eine davon als Dissertation, die 3 Zusatzauswertungen sind zur Publikation eingereicht. In den 5 Studien wurden insgesamt 102 Patienten mit AM behandelt, in den einzelnen Studien zwischen 5 und 36 Patienten; in den 3 Zusatzauswertungen wurden 665 Patienten mit AM behandelt. Die Patientenzuteilung zu den jeweiligen Therapie war einmal quasirandomisiert, einmal abhängig vom Zeitpunkt der Patentenzuweisung und in den übrigen Studien selbstselektiert, entsprechend den Versorgungsbedingungen und dem Patientenwunsch.

Die behandelten Krankheiten waren (s. Tab. 6-30): Fieber bei Kindern (v. a. virale Erkrankungen), onkologische Erkrankungen (Lebensqualität), Herz-Kreislauf-Erkrankungen und ADHS; in den Zusatzauswertungen wurden diverse Erkrankungen behandelt, so wie diese in der Praxisrealität mit AM therapiert werden (darunter: Depression, Erschöpfungssyndrom, LWS-Syndrom, HWS-Syndrom, Migräne, Kopfschmerz, Asthma, Malignome, ADHS-SSV, Angststörung, Sinusitis). Die Endpunkte waren jeweils klinisch relevante Parameter oder etablierte Erhebungsbögen für die betreffende Indikation bzw. Fragestellung. Die AM-Therapien bestanden aus körperwarmem Einlauf, Kunsttherapie, Heileurythmie und rhythmischer Massage; eine zusätzliche schulmedizinische Behandlung war teilweise Grundbehandlung (z. B. zytoreduktive Behandlung onkologischer Erkrankungen), teilweise war sie während des Beobachtungszeitraums nur in Ausnahmefällen oder überhaupt nicht erlaubt (z. B. Fiebersenkung bei Kindern, ADHS), oder kam nur selten, kurz oder ausschleichend zum Einsatz. Die Vergleichsgruppen wurden entweder nicht (ggf. nicht zusätzlich) behandelt, einmal bekamen sie eine aktiv trainierende Behandlung (Herz-Kreislauf-Erkrankung). Die Behandlungsdauer der AM reichte von einmaliger Applikation (körperwarmer Einlauf) bis zu 2 Jahren (ADHS). Die Beobachtungsdauer lag zwischen 6 Stunden und 2 Jahren. AM wurde je einmal in einer Universitätsklinik, einer Rehabilitationsklinik, einem spezialisierten Zentrum (Minimal Brain Dysfunction-Infocenter) und im Übrigen in anthroposophischen Krankenhäusern, Ambulanzen oder Praxen durchgeführt; die Patienten der Vergleichsgruppe wurde jeweils in derselben Einrichtungen behandelt.

In den 3 prospektiv vergleichenden Studien (onkologische Erkrankungen, Fieber bei Kindern, Herz-Kreislauf-Erkrankungen) zeigten sich statistisch signifikant raschere

Tab. 6-28 Prospektive Studien im Parallelgruppendesign (Kodierung der Beurteilungskriterien s. S. 54 f.)

Autor, Jahr [Literatur]	Diagnose	Ergebnis	Qualitätsbeurteilung												Beurteilung der Praxisrelevanz							Kommentar
			A	B	C	D	E	F	G	H	I	J	K	I	II	III	IV	V	VI	VII	
Ulbricht 1991 [755]	Fieber bei Kindern	←	(+)*	–	–	+	+	(+)	+	(+)	+	+	–	+	+	+	+	+	+	+	*Quasirandomisation
Stähle 2001 [718]	onkologisch-hämatologische Erkrankungen	←	–	–	–	(+)	+	(–)	+	+	+	+	–	+	+	(+)	+	+	+	+	Interventionsgruppe vor Therapie schlechter als Kontrollgruppe
Rheingans 1983, 1985 [202, 589]	Herz-Kreislauf-Erkrankung	←	–	–	–	(+)	+	+	(+)	(+)	+	+	–	+	+	(+)	+	++	+	+	

Tab. 6-29 Kohortenstudien im Vorher-nachher-Design (Kodierung der Beurteilungskriterien s. S. 54 f.)

Autor, Jahr [Literatur]	Diagnose	Ergebnis	Qualitätsbeurteilung								Beurteilung der Praxisrelevanz							Kommentar
			L	M	N	O	P	Q	R	S	I	II	III	IV	V	VI	VII	
Prospektiv																		
Majorek 2004 [481]	Aufmerksamkeitsdefizit-/Hyperaktivitätsstörung (ADHS)	↑	+	+	+	+	+	+	(+)	–	(++)	+	++	+	+	+	+	nur 5 Fälle
Seeskari 1998 [681]	Aufmerksamkeitsdefizit-/Hyperaktivitätsstörung (ADHS)	↑	+	(–)	(+)	+	–	(–)	+	–	++	+	++	++	+	+	+	methodisch ungenügend; aber sehr spezifische Studie
Zusatz aus AMOS (s. S. 77 ff.)																		
Hamre 2005 [288, 292]	Diverse – AMOS-HE	↑	+	(+)	+	+	+	+	+	+	+	+	++	+	+	+	++	GCP-konform
Hamre 2005 [288, 290]	Diverse – AMOS-KT	↑	+	(+)	+	+	+	+	+	+	+	+	++	+	+	+	++	GCP-konform
Hamre 2005 [288, 293]	Diverse – AMOS-RM	↑	+	(+)	+	+	+	+	+	+	+	+	++	+	+	+	++	GCP-konform

Tab. 6-30 Inhaltliche Darstellung der Studien (prospektive Studien im Parallelgruppendesign, prospektive und retrospektive Kohortenstudien im Vorher-nachher-Design)

Autor, Jahr [Literatur]	n T/K	Alter, Patienten-charakte-ristika	Diagnose (Indikation)	Inter-vention	Dosie-rung, Therapie-dauer	Zielparameter	Ergebnis	Länge des Follow-up	Verlust-rate, Art des Verlusts	Ver-träg-lich-keit	Kommen-tar
Prospektive Studien im Parallelgruppendesign											
Ulbricht 1991 [755]	36/ 22	meist virale Entzündung, keine ernste Begleit-erkrankung	Fieber, ≥ 38,5 °C, ≤ 40 °C	körperwar-mer Einlauf, physiologi-sche Koch-salzlösung, 30 ml/kg KG	einmalig	anale Temperatur nach 1, 3, 6 h	Verum: −0,45, −0,53, −0,88 °C Kontrolle: +0,14, +0,18, +0,24 °C Differenz: −0,59, −0,71, −1,12 °C (p = 0.01, p = 0.002, p = 0.001)	6 h	11 % (3/4 Pat.)	+	gute Ver-träglichkeit; Besserung des Befin-dens aus Ansicht der Eltern
Stähle 2001 [718]	21/ 24	57 vs. 38 % w; 41,1 vs. 44,3 J.	Krebs, Lymphom, Leukämie	Maltherapie	2/Wo.	EORTC QLQ-C30, POMS, MAC, HADS-A/D, VAS zu seelischem und körperlichem Be-finden und Coping, Fremdrating	signifikante Verbesserung unter Kunsttherapie, Ver-schlechterung in Kontrolle	3 Mo.	5 und 9 (31 %)	−	
Rheingans und Fischer 1983, 1985 [202, 589]	23/ 16	70 vs. 75 % m; 51,1 vs. 51,3 J.; in der Verumgruppe schwere Erkrankungs-fälle leicht überreprä-sen-tiert	Herz-Kreis-lauf-Erkran-kungen, meist Herzinfarkt	Heil-eurythmie vs. aktiv-trai-nierende Behandlung in der Kur	4–6 Wo.	Puls-Atem-Quo-tient, Blutdruck, Reaktionszeitmes-sung, Ergometrie, psychomentale Belastungsfähigkeit (Wiener Determina-tionsgerät), Kur-tagebuch	Überlegenheit der Verum-gruppe: psychomentale Belastbarkeit ↑, Normalisierung des P/A-Quotient, Ausbildung eines zirkaseptanen Rhythmus, Stimmung ↑; vergleichbar: Leistungs-verbesserung, Blutdruck ↓, Reaktionszeit	4–6 Wo.	keine	−	

Tab. 6-30 (Fortsetzung)

Kohortenstudien im Vorher-nachher-Design

	n										
Majorek 2004 [481]	5	m; 8½–10 J.; 2 x Hyperaktivität, 1 x Ritalin®	Aufmerksamkeitsdefizit-/Hyperaktivitätsstörung (ADHS)	Heileurythmie	30 min, 1/Wo., insgesamt 7–25/Kind Selbstübung 5 min/Tag	• LOS FK-18 • Attention and Burden test d2 • Connors Rating Scales	Verbesserung in allen Bereichen	3–6 Mo.	–	–	es gab eine Kontrollgruppe, über die jedoch kaum Angaben gemacht werden
Seeskari 1998 [681]	17	7–16 J.	Aufmerksamkeitsdefizit-/Hyperaktivitätsstörung (ADHS)	Kunsttherapie	1/Wo., über 2 J. (2 x über 1 J.)	TOMI, VMI, visuelle Perzeption, Wartegg, ACTeRS, Yale Children's Inventory, CBCL, subjektive Einschätzung von Eltern und Therapeut	Verbesserung in allen Bereichen	1–2 J.	k. A.	–	

Zusatz aus AMOS (s. S. 77 ff.)

	n										
Hamre 2005 [288, 292]	419	35 J.; 71 % w	Diverse – AMOS-HE	Heileurythmie	median 12 Therapiesitzungen	SF-36®, Symptomscore, Krankheitsscore,	in allen Bereichen langanhaltende, klinisch relevante und statistisch signifikante Verbesserung	4 J.	7–37 %	+	Real World Evaluation
Hamre 2005 [288, 290]	161	39 J.; 78 % w	Diverse – AMOS-KT	Kunsttherapie	median 14 Therapiesitzungen		in allen Bereichen lang anhaltende, klinisch relevante und statistisch signifikante Verbesserung	4 J.	4–31 %	+	
Hamre 2005 [288, 293]	85	36 J.; 77 % w	Diverse – AMOS-RM	Rhythmische Massage	median 12 x Massage		in allen Bereichen lang anhaltende, klinisch relevante und statistisch signifikante Verbesserung	4 J.	3–32 %	+	

K = Kontrollgruppe; n = Anzahl der Patienten; T = Therapiegruppe

und größere Verbesserungen unter AM als in den Vergleichsgruppen (s. Tab. 6-30).

Die Kohortenstudien waren alle zu chronischen Erkrankungen durchgeführt worden (ADHS, diverse Diagnosen). Teilweise waren die Patienten schulmedizinisch vorbehandelt, aber weiterhin behandlungsbedürftig. Unter AM wurde eine klinisch relevante und statistisch signifikante Besserung der Beschwerden bzw. Erkrankung dokumentiert; soweit dokumentiert war die Besserung lang anhaltend (bis zu 2 J.) (s. Tab. 6-30).

AM wurde in allen Studien gut vertragen, es wurden keine schweren Nebenwirkungen beschrieben. Ebenfalls findet sich kein Hinweis auf eine erhöhte Komplikationsrate durch Ersetzen von schulmedizinischen Methoden.

Die Qualität der Studiendurchführung war in 1 Studie und den 3 Zusatzauswertungen gut, die übrigen Studien zeigten nur leichte Mängel. Alle 5 Studien und 3 Zusatzevaluationen hatten eine hohe Praxisrelevanz (s. Tab. 6-28 und 6-29).

Narrative Ergebnisse der einzelnen Studien

Ulbricht 1991 [755]

Eine pseudorandomisierte vergleichende Studie wurde 1/1989 bis 1/1990 zum Einfluss des körperwarmen Einlaufs auf Fieber durchgeführt. Dieses Verfahren wird in der anthroposophischen Kinderheilkunde empfohlen. Die vorliegende Studie wurde bei niedergelassenen Kinderärzten und in einer Kinderklinik durchgeführt. Aufgenommen wurden Kinder zwischen ½ und 12 Jahren und mit einer Körpertemperatur $\geq 38{,}5\,°C$ und $\leq 40\,°C$; sie wurden entsprechend des Geburtstages pseudorandomisiert: gerades Geburtsdatum (z.B. 02.02.1986) zur Be-

handlungsgruppe, ungerades Geburtsdatum (z.B. 03.02.1986) zur Kontrollgruppe. Die Patienten durften nicht vorbehandelt sein, außer mit potenzierten homöopathischen Medikamenten ab der Potenzhöhe D4. Ausschlusskriterien waren gefährdende Umstände (z.B. Herzfehler, früherer Krampfanfall) sowie Erkrankungen, die spezifisch behandelt werden mussten (z.B. Sepsis). Fieber wurde vor dem Einlauf und 1, 3 und 6 Stunden nach dem Einlauf gemessen, gleichermaßen bei den Kontrollpatienten. (Auf spätere Messungen wurden verzichtet, da sonst die Dropout-Rate zu groß geworden wäre). Der Einlauf bestand aus 36 °C warmer 0,9%iger Kochsalzlösung (Leitungswasser + Salz), 30 ml/kg KG, maximal 1 Liter. Begleittherapien waren nicht erlaubt, es sei denn, es traten Komplikationen auf. Der Einlauf wurde in der Klinik von den Schwestern, ambulant vom Studienautor selber in der Wohnung der Patienten durchgeführt.

In der Behandlungsgruppe kam es zu 3 (8 %), in der Kontrollgruppe zu 4 (15 %) Versuchsabbrüchen. In der Behandlungsgruppe wurden bei 36 Patienten, in der Kontrollgruppe bei 22 Patienten vollständige Messungen durchgeführt. Die Ursache des Fiebers lag in den meisten Fällen in einer Virusinfektion, ließ sich aber oft nicht mit Sicherheit feststellen. Die mittlere Ausgangstemperatur lag bei 39,5 °C in der Behandlungsgruppe und bei 39,1 °C in der Kontrollgruppe.

Im Prä-post-Vergleich verminderte sich zunehmend die mittlere Körpertemperatur in der Therapiegruppe (−0,45 °C, −0,53 °C, −0,88 °C nach 1, 3 bzw. 6 h), während sie in der Kontrollgruppe leicht zunahm (+0,14 °C, +0,18 °C, +0,24 °C nach 1, 3 bzw. 6 h) (Tab. 6-31). Im Vergleich zwischen den Gruppen zeigte sich eine zunehmende Temperaturdifferenz von −0,59 °C nach 1 Stunde, −0,71 °C nach 3 Stunden und von −1,12 °C nach 6 Stunden, was statistisch signifikant war (p = 0.01, p = 0.002 bzw. p = 0.001).

Der Autor der Studie vermutete die Ursache der kleineren Größe der Kontrollgruppe

Tab. 6-31 Körperwarmer Einlauf bei Fieber. Mittlere Temperaturänderungen der Behandlungs- (B) und Kontrollgruppe (K) gegenüber der Ausgangstemperatur sowie Temperaturdifferenzen der Gruppen. [755]

Temperaturänderung	Behandlungsgruppe B (n = 36)	Kontrollgruppe K (n = 22)	Temperaturdifferenz zwischen Gruppe B und K
Nach 1 h	−0,45 °C	+0,14 °C	−0,59 °C
Standardabweichung	0,67 °C	0,32 °C	0,198 °C
Nach 3 h	−0,53 °C	+0,18 °C	−0,71 °C
Standardabweichung	0,76 °C	0,49 °C	0,219 °C
Nach 6 h	−0,88 °C	+0,24 °C	−1,12 °C
Standardabweichung	0,91 °C	0,46 °C	0,235 °C

darin, dass die Ärzte aufgrund der positiven Erfahrungen ein zunehmend größeres Vertrauen in den Einlauf bekamen und Patienten mit ungeradem Geburtsdatum (Kontrollgruppe) weniger aufnahmen, und wenn, dann im Verlauf der Studie zunehmend nur tendenziell leichter erkrankte Kinder. Der Arzt, der hauptsächlich an der Studie mitarbeitete, lehnte sogar ab I/1990 die weitere Studienteilnahme völlig ab, da er es nicht mehr verantworten konnte, einem Teil seiner Patienten die Therapie vorzuenthalten. Eine Placebogabe wurde abgelehnt, da man die Patienten nicht belügen wolle. Die Einläufe wurden gut vertragen und toleriert.

Die Eltern der behandelten Kinder berichteten, dass die Kinder im Anschluss an den Einlauf wesentlich ruhiger geworden seien, meist eingeschlafen seien und dass das gesamte Wohlbefinden sich deutlich gebessert habe, die Kinder einen gesünderen Eindruck gemacht hätten.

Resümee und Diskussion: Die Studie ist unter verschiedenen Gesichtspunkten interessant. Zum einen zeigt sich, dass ein altbekanntes Verfahren der Naturheilkunde und der Anthroposophischen Medizin das Fieber bei Kindern senken und wohl auch das Allgemeinbefinden bessern kann. Diese Fiebersenkung ist vermutlich nicht nur auf die Temperaturdifferenz zwischen Wasser und Körper zurückzuführen; Ziel des Einlaufs ist vielmehr auch eine rasche Flüssig-

keitszufuhr durch die Resorption im Darm und damit eine Stabilisierung des Kreislaufs und eine Verminderung von Übelkeit und Schwächegefühl, während das Trinkverhalten fiebernder Kinder häufig reduziert ist. [697] Auch eine Darmreinigung mit Eliminierung von Pyrogenen, sowie eine „Anregung von Stoffwechselvorgängen" wird diskutiert. Interessant und offensichtlich ist hier auch wiederum die Schwierigkeit randomisierter, verblindeter Studien: Eine Verblindung ist in diesem Fall kaum möglich; für eine teure randomisierte, GCP-konforme Studie wird es kaum Sponsoren geben, denn die Therapie besteht aus Leitungswasser und Kochsalz, beides in jedem Haushalt verfügbar. Es gibt keine finanzkräftige Lobby, die dieses Verfahren patentieren und später gewinnbringend vermarkten könnte. Drittens wird es bei einer Therapie mit unmittelbarem Erfolg, wie in dieser Studie ersichtlich, schwierig, der Kontrollgruppe die Therapie vorzuenthalten. Zur Studie selbst: das Pseudorandomisationsverfahren kann als unzureichend betrachtet werden, da es für die Ärzte durchschaubar ist und deshalb, wenn sich die Überlegenheit der Therapie abzeichnet, keine Patienten mehr in die Kontrollgruppe aufgenommen werden können. Dies bestätigte sich, es wurden weniger und leichter erkrankte Patienten in die Kontrollgruppe aufgenommen, was aber gerade ein Indiz für die Wirksamkeit der Therapie ist, die anscheinend so eindrücklich für die behandelnden Ärzte war, dass sie zunächst weniger schwerkranke Kinder in die Kontrollgruppe aufnahmen und später die Studie ganz abbrachen.

Stähle 2001 [718]

In der Ulmer Universitätsklinik wird seit vielen Jahren Kunsttherapie für onkologisch/hämatologisch erkrankten Patienten angeboten. Dazu wurden Studien durchgeführt, zunächst eine phänomenologische Bewertung der Bilder der Patienten, dann eine prospektiv vergleichende Studie zur Veränderung der Lebensqualität unter Kunsttherapie. Da die Kunsttherapeutinnen anthroposophisch ausgebildet waren (Kunsttherapie-Ausbildung in der Kunstschule Blaubeuren) und da die angewendete Technik des Nass-in-nass-Malens eine typisch anthroposophische ist, wurde die Studie hier aufgenommen, auch wenn das Selbstverständnis des Umfeldes (hämatologisch-onkologische Station der Abteilung Innere III der Universitätsklinik Ulm), der Studienleitung und der die Kunsttherapie initiierenden Ärzte nicht anthroposophisch war, sondern humanistisch orientiert. Der Eingangsgedanke für Therapie und Studie war, dass die Krebserkrankung eine psychosoziale Krise existenziellen Ausmaßes mit intensiver Belastung darstelle. Schon aus diesen Gründen sei eine psychologische Betreuung ein unabkömmlicher Bestandteil neben der medizinischen Regelversorgung. Die Kunsttherapie könne als eine besondere Form der Psychotherapie angesehen werden, die einen kreativ gestalteten Prozess einbezieht. Außerdem wird vermutet, dass durch die künstlerische Aktivität dem Kranken mehr Zutrauen in die eigenen Ressourcen, neue Energie und somit wieder angemessene Zukunftsperspektiven aufgezeigt werden könnten. Durch Kunsttherapie könne sich eine positive Selbsteinschätzung bzw. Steigerung des Selbstwertgefühls ergeben, eine

Wiedererlangung eines Gefühls von Kontrolle und Autonomie und eine Aktivierung von produktiven Coping-Strategien.

In Ulm wurde nun eine prospektiv vergleichende Studie durchgeführt mit der Frage des Einflusses von Malen auf zahlreiche psychophysische Beschwerden. Patienten, die nicht an der Kunsttherapie teilnehmen wollten oder konnten, kamen in die Vergleichsgruppe; Details zum Auswahlverfahren werden nicht genannt. Die Patienten wurden zu Beginn und nach 3 Monaten befragt mit je 6 Fragebögen: Basisdokumentation (Soziodemographie), EORTC QLQ-C30 (Lebensqualität), POMS (Stimmung), Mental Adjustment to Cancer (MAC, Bewältigungsstrategien: Kampfgeist, Hoffnungslosigkeit, ängstliche Besorgnis, Fatalismus, Vermeidung), HADS-A/D (Angst und Depression), VAS zu körperlichem und seelischem Befinden, Angst, Schmerz, Heilungschancen, Akzeptanz und Zurechtkommen mit der Krankheit, Einfluss auf den Krankheitsverlauf, seelische Unterstützung. Auch die Ärzte und Pflegekräfte wurden zu beiden Zeitpunkten befragt. Im Verlauf der Therapie wurden die Patienten beider Gruppen alle 2 Wochen besucht. Die Kunsttherapie-Patienten wurden außerdem vor und nach jeder Maltherapiestunde mit 2 Fragebögen befragt. Kunsttherapie wurde 2-mal wöchentlich als Gruppensitzung angeboten. Es wurde kein bestimmtes Thema gestellt und die Bilder wurden nicht unbedingt analysiert.

21 Patienten wurden (zwischen Oktober 1998 und März 2000) in die Interventionsgruppe aufgenommen, 24 Patienten in die Vergleichsgruppe. Soziodemographisch gab es keine wesentlichen Unterschiede zwischen beiden Gruppen. Die Verumpatienten waren zu 57 % Frauen und im Mittel 41,1 Jahre (21–69) alt, die Kontrollpatienten waren 37,5 % Frauen und im Mittel 44,3 Jahre (20–74 J.) alt. 16 bzw. 20 Patienten hatten Lymphome oder Leukämien, 5 bzw. 4 solide Tumoren; wesentliche Unterschiede gab es nicht. An der Abschlussuntersuchung nach 3 Monaten nahmen noch 16 Patien-

ten in der Verum- und 15 Patienten in der Kontrollgruppe teil (5 bzw. 9 Dropouts). 3 bzw. 2 Patienten waren verstorben, 7 Patienten der Kontrollgruppe hatten keine Motivation mehr, hatten medizinische Probleme oder waren unzufrieden, von 2 Verumpatienten kam keine Antwort. Der Vorher-nach-her-Vergleich wurde nur mit denjenigen Patienten durchgeführt, bei denen beide Werte vorlagen. Nach Ausschluss der Dropouts zeigte sich dennoch keine Verschiebung der prognostischen Situation bzw. des durchschnittlichen Ausgangsbefundes.

Interessanterweise hatte die Interventionsgruppe vor Therapiebeginn in verschiedenen Bereichen eine signifikant schlechtere Lebensqualität als die Kontrollgruppe. Nach 3 Monaten hatte sich die Lebensqualität der Therapiegruppe signifikant verbessert (außerdem verbesserten sich statistisch signifikant: Rollenfunktion, emotionale und soziale Funktion, finanzielle Sorgen, körperliches Befinden, Müdigkeit, Schmerzen; alle anderen Items verbesserten sich im Trend, s. Tab. 6-32 und 6-33). In der Kontrollgruppe hingegen verschlechterte sich die Lebensqualität statistisch signifikant, die Patienten fühlten sich müder, mehr durch finanzielle Sorgen belastet, neigten vermehrt zu Schlaflosigkeit, Appetitlosigkeit, Verstopfung, Angst und kamen mit ihren sozialen, emotionalen und kognitiven Rollenfunktionen schlechter zurecht (Tab. 6-32 und 6-33).

Die Stimmung (POMS) lag zu Beginn in der Kontrollgruppe im Trend (Niedergeschlagenheit), teils auch signifikant (Missmut) unter der der Interventionsgruppe. Nach 3 Monaten hatte sich die Stimmung der Therapiegruppe signifikant verbessert, während die Werte der Kontrollgruppe konstant blieben. Die Differenz war teils statistisch signifikant (Tab. 6-34 und 6-35).

Die Bewältigungsstrategie (MAC) war zu Beginn bei beiden Gruppen gleich. Nach 3 Monaten zeigte sich in der Therapiegruppe eine signifikante Verbesserung (hinsichtlich Hilf-, Hoffnungslosigkeit, Fatalismus) und bei den übrigen Items eine Trend-Verbesserung. Die Kontrollgruppe zeigte keine signifikanten Veränderungen, tendenziell aber eine Verschlechterung (Tab. 6-36 und 6-37).

In Bezug auf *Angst* zeigten sich zu Beginn keine Unterschiede, jedoch eine signifikant größere Depressivität in der Interventionsgruppe. Nach 3 Monaten hatte sich beides signifikant verbessert; in der Kontrollgruppe hingegen blieb die Angst gleich, und es verschlechterte sich die Depressivität. Auf der VAS (1–100) gab initial die Interventionsgruppe signifikant mehr Schmerzen an (34 vs. 13) sowie ein stärkeres Gefühl, keinen Einfluss auf das Krankheitsgeschehen zu haben (61 vs. 83). Nach 3 Monaten besserte sich unter Maltherapie signifikant das körperliche Befinden, die Schmerzen und das Gefühl, besser mit der Krankheit zurecht zu kommen und sich besser im Griff zu haben. In der Kontrollgruppe hingegen verschlechterten sich eine Reihe von Items (seelisches Befinden, Einflussmöglichkeiten, Schmerzen, Einschätzung der Heilungsmöglichkeiten, soziale Unterstützung, Sichgehen-Lassen). Das Fremdrating konnte bei der Kontrolle nur bei etwa 1/3 der Patienten durchgeführt werden (7 bzw. 8 Patienten), da die meisten zu diesem Zeitpunkt nicht mehr im Krankenhaus lagen. Nach 3 Monaten urteilten die Ärzte, dass sich die Patienten der Interventionsgruppe weniger gehen ließen, sonst zeigte sich kein signifikanter Unterschied.

In den Therapiegruppen wurde außerdem vor und nach jeder Therapiestunde die Stimmung mittels eines Fragebogens erfasst (POMS). Hier zeigte sich ein deutlicher Rückgang von Niedergeschlagenheit, Müdigkeit und Missmut; zu Beginn der nächsten Malstunde war der Stimmungszustand wieder schlechter, fiel jedoch im Allgemeinen nicht mehr auf den Ausgangswert zurück.

Zusammenfassung und Resümee: Es zeigt sich in dieser Studie eine erhebliche Verbesserung zahlreicher psychosozialer Befunde

Tab. 6-32 Auswertung des EORTC QLQ-C30 für Interventionsgruppe zu t1 und t2. Hohe Werte sind positiv für die funktionellen Skalen, niedrige Werte sind positiv für die Symptomskalen. [718] (nur Patienten mit Daten zu t1 und t2, n = 16)

	Funktionell												Symptom																	
	QL		PF		RF		EF		CF		SF		FA		NV		PA		DY		SL		AP		CO		DI		FI	
	t1	t2	t1	t2	t1	t2	t1	t2	t1	t2	t1	t2	t1	t2	t1	t2	t1	t2	t1	t2	t1	t2	t1	t2	t1	t2	t1	t2	t1	t2
Mittelwert	37	68	61	81	25	61	58	58	71	79	38	67	70	41	18	6	46	25	31	21	33	25	44	21	19	8	19	15	48	31
Median	38	75	60	80	17	58	58	58	67	92	33	67	72	39	0	0	33	17	33	0	33	17	33	0	0	0	0	0	67	33
SD	15	14	24	17	29	30	25	30	27	17	26	30	21	19	29	13	38	24	28	32	24	33	42	32	32	19	32	15	38	35

AP = Appetitlosigkeit; CF = kognitive Funktion; CO = Verstopfung; DI = Durchfall; DY = Atemnot; EF = emotionale Funktion; FA = Müdigkeit; FI = finanzielle Probleme; NV = Übelkeit und Erbrechen; PA = Schmerz; PF = körperliches Befinden; QL = generelle Lebensqualität; RF = Rollenfunktion; SF = soziale Funktion; SL = Schlaflosigkeit

Tab. 6-33 Auswertung des EORTC QLQ-C30 für Kontrollgruppe zu t1 und t2. Hohe Werte sind positiv für die funktionellen Skalen, niedrige Werte sind positiv für die Symptomskalen. [718] (nur Patienten mit Daten zu t1 und t2, n = 16)

	Funktionell												Symptom																	
	QL		PF		RF		EF		CF		SF		FA		NV		PA		DY		SL		AP		CO		DI		FI	
	t1	t2	t1	t2	t1	t2	t1	t2	t1	t2	t1	t2	t1	t2	t1	t2	t1	t2	t1	t2	t1	t2	t1	t2	t1	t2	t1	t2	t1	t2
Mittelwert	52	38	89	83	59	47	64	61	88	87	54	51	36	50	6	6	12	20	18	29	22	13	11	22	13	2	11	13	22	51
Median	50	42	100	80	67	50	67	67	100	100	50	67	33	44	0	0	0	0	0	33	0	0	0	0	0	0	0	0	0	67
SD	17	13	17	18	29	28	28	26	26	19	33	28	29	19	12	12	17	28	21	33	33	17	30	35	25	9	21	21	37	43

AP = Appetitlosigkeit; CF = kognitive Funktion; CO = Verstopfung; DI = Durchfall; DY = Atemnot; EF = emotionale Funktion; FA = Müdigkeit; FI = finanzielle Probleme; NV = Übelkeit und Erbrechen; PA = Schmerz; PF = körperliches Befinden; QL = generelle Lebensqualität; RF = Rollenfunktion; SF = soziale Funktion; SL = Schlaflosigkeit

Tab. 6-34 Kunsttherapie bei onkologischen Patienten; Verlauf von POMS [718]

	Niedergeschlagenheit		Müdigkeit		Tatendrang		Missmut	
	t1	t2	t1	t2	t1	t2	t1	t2
Interventionsgruppe (nur Pat. mit Daten zu t1 und t2, n = 16)								
Mittelwert	10,8	5,0	12,2	8,2	21,0	26,3	3,9	1,2
Median	5,5	3,0	9,5	4,0	21,5	26,5	1,0	0,0
SD	11,2	6,3	7,9	9,4	6,5	6,4	5,3	2,4
Kontrollgruppe (nur Pat. mit Daten zu t1 und t2, n = 15)								
Mittelwert	15,9	15,8	11,8	14,3	25,9	22,8	8,8	8,7
Median	17,0	10,0	9,0	15,0	28,0	24,0	7,0	7,0
SD	11,9	12,4	8,8	8,5	7,0	6,9	6,9	6,9

Tab. 6-35 POMS: Differenz zwischen t1 und t2 (t2–t1) bei Interventions- (n = 16) und Kontrollgruppe (n = 15) [718]

	Niedergeschlagenheit		Müdigkeit		Tatendrang		Missmut	
	In	Ko	In	Ko	In	Ko	In	Ko
Mittelwert	−5,8	−0,1	−4,0	2,5	5,3	−3,1	−2,8	−0,1
p-Wert	0.009	0.588	0.028	0.327	0.005	0.090	0.050	0.971

Tab. 6-36 Kunsttherapie bei onkologischen Patienten [718]: Verlauf des MAC

	Kampfgeist		Hilflosigkeit		Ängstliche Besorgnis		Fatalismus		Vermeidung	
	t1	t2	t1	t2	t1	t2	t1	t2	t1	t2
Interventionsgruppe (nur Patienten mit Daten zu t1 und t2) (n = 16)										
Mittelwert	3,0	3,1	1,5	1,1	2,2	2,0	1,9	1,7	2,4	2,3
Median	2,9	3,2	1,4	1,0	2,2	1,9	2,0	1,5	2,0	2,0
SD	0,4	0,2	0,6	0,2	0,5	0,5	0,5	0,6	1,1	1,1
Kontrollgruppe (nur Patienten mit Daten zu t1 und t2) (n = 15)										
Mittelwert	3,2	3,1	1,3	1,4	2,0	2,2	1,6	1,8	2,2	2,1
Median	3,3	3,2	1,2	1,3	2,1	2,1	1,5	1,6	2,0	2,0
SD	0,4	0,3	0,2	0,3	0,4	0,4	0,6	0,6	0,9	1,1

Tab. 6-37 MAC: Differenz zwischen t1 und t2 (t2–t1) bei Interventions- (n = 16) und Kontrollgruppe (n = 15) [718]

	Kampfgeist		Hilflosigkeit		Ängstliche Besorgnis		Fatalismus		Vermeidung	
	In	Ko	In	Ko	In	Ko	In	Ko	In	Ko
Mittelwert	0,2	−0,1	−0,4	0,1	−0,2	0,1	−0,2	−0,2	−0,1	−0,1
p-Wert	0,139	0,192	0,002	0,360	0,055	0,064	0,010	0,052	1,000	1,000

im Verlauf einer Maltherapie bei Krebspatienten in einer onkologischen Universitätsklinik mit medizinischer Maximalversorgung. In der Kontrollgruppe aus derselben Klinik verschlechterten sich hingegen tendenziell dieselben Werte im gleichen Zeitraum. Der Unterschied zwischen beiden Gruppen ist meist statistisch signifikant. Zu kritisieren ist, dass es sich um selbstgewählte Gruppenzugehörigkeit handelt und die Vergleichbarkeit der beiden Patientengruppen nicht sicher gegeben ist. Andererseits zeigte die Interventionsgruppe zu Beginn schlechtere Werte als die Kontrollgruppe; auch spricht die Verbesserung im Verlauf der einzelnen Therapiestunden und die anschließende Verschlechterung bis zur nächsten Stunde, was in eine sukzessive Netto-Verbesserung mündet, gegen reine Spontanverbesserungen allein in der Verumgruppe. Drittens entspricht die Verbesserung der psychosozialen Befunde den Ergebnissen verschiedener anderer, qualitativer Untersuchungen (z. B. [584, 596, 646]), in denen die Patienten ihr Erleben der Kunsttherapie und deren Einfluss auf die weitere Lebensgestaltung, die Lebensqualität und das Krankheitscoping beschreiben. Schließlich gab es eine erhebliche Dropout-Rate, jedoch muss mit einem Dropout in dieser Größenordnung bei Studien mit Patienten mit fortgeschrittenen onkologischen Erkrankungen realistischerweise gerechnet werden. Die Autoren konnten keinen Bias durch diesen Dropout feststellen.

Rheingans 1983, Fischer und Rheingans 1985 [202, 589]

In der Kurklinik Fürstenhof in Bad Wildungen wurde von April bis September 1980 eine vergleichende Untersuchung durchgeführt bei Patienten mit Herz-Kreislauf-Erkrankungen, zumeist in der Rehabilitationsphase nach Herzinfarkt. Untersucht wurde in zwei Gruppen – zusätzlich zu den üblichen Kurmaßnahmen – der Einfluss einer künstlerisch übenden Behandlung (Heileurythmie) im Vergleich zu einer konservativ aktiv trainierenden Behandlung mit Kreislaufgymnastik und Übungsradfahren (Kontrolle). Gemessen wurden über 4 bis 6 Wochen: normalisierende vegetative Funktionen (Puls-Atem-Quotient, Ausbildung chronobiologischer Rhythmen), Blutdruck, körperliche Leistungsfähigkeit, akustische Reaktionszeit, psychomentale Belastungsfähigkeit am Wiener Determinationsgerät sowie ein Befindlichkeitsprotokoll. Aufgrund personeller Gegebenheiten (eine kompetente Heileurythmistin stand nur für einen begrenzten Zeitraum zur Verfügung) wurden die Patienten nicht randomisiert; es wurden zuerst die Patienten für die Heileurythmiegruppe (n = 23) und danach die Patienten für die Kontrollgruppe (n = 16) aufgenommen. 14 der Patienten in der Verumgruppe (61 %) und 12 in der Kontrollgruppe (75 %) waren Herzinfarktpatienten.

Vergleichbarkeit der Gruppen: Verum- und Kontrollgruppe waren hinsichtlich Alter und Geschlecht vergleichbar (70 bzw. 75 % männlich, mittleres Alter 51,1 bzw. 51,3 J.); in der Verumgruppe waren mehr Patienten mit mehr als 1 Herzinfarkt (13 %, in der Kontrollgruppe keiner); in Bezug auf Koronarinsuffizienz, Herzinsuffizienz und Hypertonie waren die schwereren Erkrankungsfälle in der Verumgruppe überrepräsentiert ([589], S. 22 f.).

Die *Leistungsverbesserung* war in beiden Gruppen vergleichbar (der gleiche Anstieg unter Heileurythmie ist bedeutsam, da das Messgerät dem Übungsgerät der aktiv trainierenden Kontrollgruppe ähnlich war). Der systolische und diastolische *Blutdruck* senkte sich in beiden Gruppen ab. Beide Gruppen erreichten eine Verbesserung der *akustischen Reaktionszeit.* Deutliche Unterschiede zeigte die *psychomentale Belastbarkeit:* Sie war am Ende der Kur in der Heileurythmie-Gruppe deutlich stärker, es zeigte sich eine höhere psychomentale Leistung bei verminderter Mitreaktion des Vegetativums, was eine erhöhte Stresstoleranz kennzeichnet. In der aktiv trainierenden Gruppe konnte das kaum beobachtet werden. In der Heileurythmiegruppe zeigte sich außerdem eine deutlichere Normalisierung des *Puls-Atem-Quotienten* und die Ausbildung einer reaktiv zirkaseptanen Periodik. Ferner fiel in der aktiv trainierenden Gruppe in der 3. Woche ein Abfall der Leistung auf, was als Zeichen der Überbeanspruchung vegetativer Regulationsmechanismen interpretiert wurde. Das Kurtagebuch zeigte in der Heileurythmiegruppe eine höhere Selbsteinschätzung der Stimmung, in der aktiv trainierenden Gruppe dagegen eine höhere Selbsteinschätzung der körperlichen Belastung. Die Selbsteinschätzungen zum Befinden waren vergleichbar zu dem am Vortag und zum Zustand vor Antritt der Kur.

Resümee und Bemerkungen: Es zeigt sich bei Herz-Kreislauf-Patienten in der Rehabilitation unter der künstlerisch übenden Therapie (Heileurythmie) eine Zunahme der Leistungsfähigkeit und Belastbarkeit und eine Normalisierung vegetativer Funktionen, die gegenüber der aktiv trainierenden Therapie teils vergleichbar, teils ausgeprägter war. Nachteilig ist, dass erst die Patienten der Verumgruppe nacheinander aufgenommen wurden und dann die Patienten der Kontrollgruppe, was dazu führt, dass jahreszeitliche Einflüsse auf den Rehabilitationserfolg ungleich verteilt gewesen sein könnten, möglicherweise aber auch, worauf von den Autoren zitierte Untersuchungen hinweisen, zu Ungunsten der Verumgruppe. Die Verumgruppe scheint darüber hinaus prognostisch leicht benachteiligt gewesen zu sein.

Majorek 2004 [481]

Eine Fallserie zur Heileurythmie (HE) beim Aufmerksamkeitsdefizit-/Hyperaktivitätsstörung (ADHS) wurde an 5 Patienten durchgeführt. Durch diese Bewegungstherapie, angewendet als Übungen, in denen Rhythmus, Sprache (Konsonanten, Vokale) und Musik (Töne, Intervalle) in Bewegung umgesetzt und dabei sorgfältig erlernt und täglich ausgeübt werden sollen, werden kognitive, emotionale und Willenselemente angesprochen. Die Heileurythmie zielt bei Kindern mit ADHS auf eine Verbesserung der Konzentration und der bewussten Wahrnehmung der eigenen Gefühle in einer kontrollierten, koordinierten und vernünftigen Art und Weise. Dies wiederum soll die psychosoziale Entwicklung fördern.

5 Jungen im Alter zwischen 8½ und 10 Jahren wurden aufgenommen; 2 Kinder litten auch an Hyperaktivität. Einschlusskriterium war ADHS, das vom Kinderarzt diagnostiziert worden war. Die Kinder durften während der Studie keine weitere Therapie

erhalten, wobei allerdings 1 Kind Ritalin® nahm, was als einzige Ausnahme erlaubt war. Vor Beginn der Heileurythmie wurde vom Kinderarzt eine neurologische Untersuchung durchgeführt und ein diagnostisches Gespräch mit Eltern und Lehrern geführt. Zusätzlich führte ein Psychologe einen Intelligenz-Test durch (*Kaufman Assessment Battery for Children* [K-ABC]).

Der Verlauf wurde vor und nach der HE-Behandlung differenziert mit verschiedenen Instrumentarien beurteilt: 1. *Lincoln-Oserretzky-Skala* (LOS FK-16), ein Bewegungstest zur Beurteilung der motorischen Entwicklung. 2. *Attention and Burden Test* (d2) zur Messung von Geschwindigkeit, Sorgfalt und Konzentration. 3. *Conner's Rating Scales* (CRS-R), was von Lehrern und El-

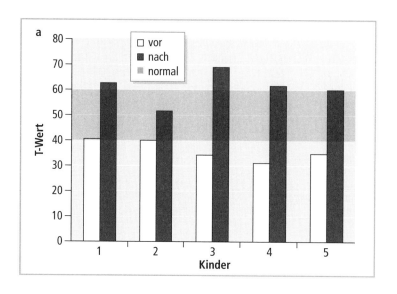

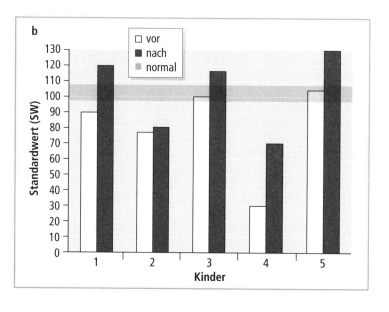

Abb. 6-18 Heileurythmie bei Patienten mit Aufmerksamkeitsdefizit-/Hyperaktivitätsstörung (ADHS) [481].
a LOS FK 18 motor test;
b d2-concentration test.

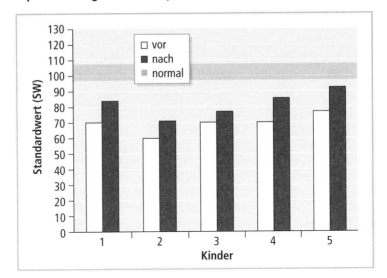

Abb. 6-19
Heileurythmie bei Patienten mit Aufmerksamkeitsdefizit-/Hyperaktivitätsstörung (ADHS) [481].
d2-tempo of movement.

tern durchgeführt wird und Sozialverhalten, Lernschwierigkeiten, psychosomatische Beschwerden, Impulsivität, Angst und Hyperaktivität untersucht.

Die Heileurythmie wurde über 9 Monate mit 7 bis 25 Therapieeinheiten pro Patient angewendet. Dabei wurden den Kindern Übungen beigebracht, die sie daheim 5 min pro Tag weiter üben sollten. Bei jeder neuen Therapiestunde wurden dann die Übungen der vorangegangenen Stunde wiederholt und neue Übungen gezeigt. Die Mitarbeit war gut, die Eltern wurden mit einbezogen.

Die Verlaufsergebnisse waren:

• **LOS FK 18 Motor Test:** Die Kinder lagen initial unter der Norm (Schwierigkeiten bei Balance, Springen, Rechts-links-Koordination, Ausführung von Fingerbewegung); unter Therapie besserte sich der Befund bei allen 5 Kindern, bei 3 Kindern lagen danach die Werte sogar über dem normalen altersentsprechenden Level (Abb. 6-18a).

• **d2-concentration test:** Bei 4 von 5 Kindern besserte sich der Konzentrationstest, teilweise in erheblichem Ausmaß. Bei einem Kind besserte sich der Befund nur marginal; hier lag zugleich eine beträchtliche Sehschwäche vor, was die Durchführung des Tests erschwerte (Abb. 6-18b).

• **d2-Tempo of Movement:** In jedem Kind kam es zu einer moderaten Verbesserung (Abb. 6-19).

• **Conners Fragebogen** (Abb. 6-20a bis d). Von den Eltern beantwortet, zeigte sich bei 4 von 5 Kindern eine Verbesserung des Sozialverhaltens (die größte Veränderung zeigte sich bei den beiden hyperaktiven Kindern), bei einem Kind zeigte sich keine Veränderung. Auch wenn die Lehrer den Bogen ausfüllten, zeigte sich eine Verbesserung bei 3 von 5 Kindern (bei einem Kind fehlten die Angaben und bei einem zeigte sich kein Unterschied). Hinsichtlich der Hyperaktivität zeigte sich in der Beurteilung der Eltern eine Verbesserung in 3 von 5 Kindern, in einem Kind jedoch eine Verschlechterung. Aus Sicht der Lehrer zeigte sich in 4 Kindern eine deutliche Verbesserung (bei einem Kind lagen die Daten nicht vor). Anzumerken ist, dass in Connors Fragebogen die Befunde vor Therapie oft im Normalbereich lagen oder sogar besser waren.

• Über die erhobenen Messungen hinausgehend berichteten die Eltern, dass

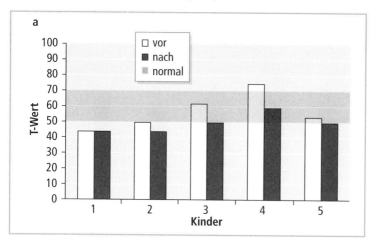

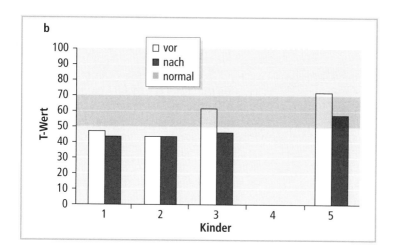

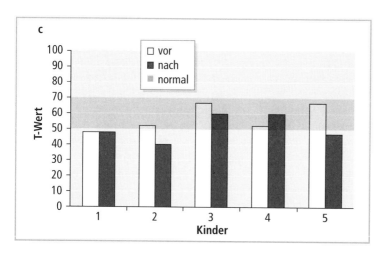

Abb. 6-20
Heileurythmie bei Patienten mit Aufmerksamkeitsdefizit-/Hyperaktivitätsstörung ADHS) [481].
a Conners Eltern-Fragebogen: soziales Verhalten;
b Conners Lehrer-Fragebogen: soziales Verhalten;
c Conners Eltern-Fragenbogen: Impulsivität;

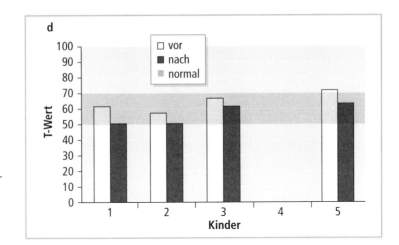

Abb. 6-20
Heileurythmie bei Patienten mit Aufmerksamkeitsdefizit-/Hyperaktivitätsstörung ADHS) [481].
d Conners Lehrer-Fragenbogen: Hyperaktivitätsindex.

die Kinder nach den heileurythmischen Übungen leichter zu ihren Hausaufgaben zu motivieren gewesen seien, dass sie Fähigkeiten erlangt hätten, ihre Hausaufgaben und Freizeitaktivitäten selber zu organisieren und dass sich die sozialen Fähigkeiten verbessert hätten. Die Kinder seien reifer und selbstbewusster geworden.

Resümee und Bemerkung: Es handelt sich um eine Studie, in der sich eine Besserung der Symptomatik des ADHS bei Kindern unter Heileurythmie abzeichnet. Die Dokumentation des Verlaufs ist gut und differenziert, mit adäquaten Beurteilungsmanualen. Nachteilig ist die kleine Gruppengröße.

Seeskari 1998 [681][2]

Eine weitere Studie zur Aufmerksamkeitsdefizit-/Hyperaktivitätsstörung (ADHS) wurde am MBD (Minimal-Brain-Dysfunction-) Infocenter in Helsinki durchgeführt. 17 Kinder und Jugendliche (7–16 J.) wurden hier mit Kunsttherapie behandelt. Alle Kinder hatten zusätzlich zum ADHS weitere Symptome, wie Lernschwäche, motorische Koordinationsprobleme, emotionale Probleme, schlechtes Selbstvertrauen. Eine Kontrollgruppe bestand aus 20 Kindern, die dieselbe klinische Diagnose hatten, aber während der 2 Jahre keine Kunsttherapie erhielten. Diese Gruppe wird nicht weiter charakterisiert.

Von den 17 Kindern der Kunsttherapie-Gruppe wurden 15 über 2 Jahre und 2 über 1 Jahr behandelt (Malen mit Wasserfarben, Wachsmalstiften, Farbstiften, Modellieren mit Ton). Die Kunsttherapie fand 1-mal wöchentlich statt, über je 45 min. Die Kinder konnten in den ersten Stunden die verschiedenen Materialien und Möglichkeiten ausprobieren und kennen lernen, während die Therapeutin dem Stil und der Darstellung der Kinder folgte und ihre spezifischen Probleme beobachtete. Dann erstellte die Therapeutin für jedes Kind einen eigenen

---

[2] Es gibt einen ausführlichen Studienbericht auf finnisch, der jedoch erst kurz vor Beendigung des HTA-Berichts zur Verfügung gestellt wurde und nicht mehr übersetzt werden konnte. Die vorliegende Charakterisierung bezieht sich auf eine englische Kurzfassung von 7 Seiten.

Behandlungsplan, basierend auf dessen individuellen Problemen, und formulierte ein kurzfristiges und ein langfristiges therapeutisches Ziel. Nach 6 bis 10 Therapiestunden überprüfte die Kunsttherapeutin diese Ziele, ob sie erreicht wurden oder eventuell modifiziert werden mussten. Inwieweit Begleittherapien zum Einsatz kamen, wird für beide Gruppen nicht erwähnt.

Alle Kinder wurden zu Beginn und nach Abschluss der Therapie von einem Kinderarzt und einem Psychologen untersucht. Der Kinderarzt führte die neurologische Untersuchung und den *Test of Motor Impairment* (TOMI) durch. Der Psychologe untersuchte die *kognitiven Fähigkeiten* (WISC-R), die *Visual Perception* (VMI) und die *emotionale Reife* (Wartegg). Die Eltern füllten zusätzlich einen Fragebogen zur Schwere der ADHS aus, zum Verhalten des Kindes und zu psychischen Problemen (ACTeRS, CBCL, Yale Children's Inventory).

Ergebnisse:
- **TOMI** (untersucht Feinmotorik, Gleichgewicht und die Fähigkeit, mit einem Ball umzugehen; ein Score > 6 weist auf das Vorliegen von manuellen, motorischen Koordinierungsproblemen hin): Die Kinder der Kunsttherapie hatten initial einen Score von 8,3, der sich nach Behandlung auf 6,1 verminderte. Dabei hätten sich insbesondere die Kinder mit sehr niedrigen Score verbessert. Details werden nicht genannt. Verlauf der Kontrollgruppe wird nicht genannt.
- **Psychologische Tests:** 9 der 17 Kinder hatten einen IQ zwischen 70 und 80. Ein paar Kinder zeigten eine Verbesserung in der visuellen Perzeption; weiterhin hatte sich die emotionale Expression, das Selbstvertrauen, die Kreativität und die Ambition der Kinder verbessert (Wartegg). Details werden nicht genannt. Der Verlauf der Kontrollgruppe wird nicht genannt.
- **ACTeRS** (beurteilt Aufmerksamkeit, Hyperaktivität, soziale Fähigkeiten, und op-

positionelles Verhalten): Alle vier Bereiche verbesserten sich, und zwar deutlich mehr als in der Kontrollgruppe. Details werden nicht genannt; gezeigt werden die Ergebnisse für Jungen, dabei ist nicht klar, ob es sich hier um eine Auswahl handelt, oder ob keine Mädchen aufgenommen waren.
- **Yale Children's Inventory** (untersucht 13 verschiedene Variablen): Die Werte der Jungen in der Kunsttherapiegruppe besserten sich deutlich, die in der Kontrollgruppe nur wenig. (Auch hier werden keine Zahlen genannt und der Verlauf nur von Jungen in einer Abbildung gezeigt.)
- **CBCL** (untersucht 12 Variablen): Hier werden nur die Ergebnisse von 6- bis 11-jährigen Jungen genannt, also sicherlich eine Auswahl der Kinder. Die Werte verbesserten sich in der Kunsttherapiegruppe deutlicher als in der Kontrollgruppe.
- Der **subjektive Eindruck der Eltern** war, dass die Kinder nach der Therapie besser Initiative ergreifen konnten, mehr Verantwortung für ihre Tätigkeiten zeigten, und dass sie die Bedürfnisse und Wünsche anderer Leute besser wahrnehmen konnten. Die Aufmerksamkeit, Konzentration und Kommunikationsfähigkeiten der Kinder hatten sich verbessert.

Die Kunsttherapeutin erstellte einen Fallbericht für jeden Patienten. Zusammengefasst war ihr Resümee wie folgt: Die *visuelle Perzeption* und die *visomotorische* Fähigkeit zeigte bei 18 % der Kinder einen großen Fortschritt bei 64 % einen leichten Fortschritt und in 3 Fällen keine Besserung. Die *feinmotorische Kontrolle* besserte sich in ähnlichem Ausmaß. Die Fähigkeit, sich zu *konzentrieren*, verbesserte sich bei 41 % der Kinder deutlich, bei den restlichen 59 % leicht. Das *Selbstvertrauen* besserte sich bei 36 % deutlich, bei 51 % ein wenig und bei einem Kind gar nicht. Die *Expressivität* im Malen und Zeichnen besserte sich bei 24 % der Kinder deutlich, bei 64 % leicht, zwei Kinder zeigten keine Verbesserung, wobei das eine schon zu Beginn über eine reiche Expressivität verfügt hatte. Das *Verhalten* der Kinder verbesserte sich in allen Fällen außer einem; hyperaktive Kinder wurden ruhiger (35 %), während apathische und passive Kinder mehr aktiv und teilnehmend wurden (47 %); meist waren die Veränderungen nur gering (78 %). Der *Kontakt* zu anderen Kindern und die *Fähigkeit zu Gruppenarbeit* verbesserte sich bei den meisten Kindern (82 %), während 2 Kinder keine Veränderung zeigten und ein Kind in der Gruppe schwierig zu haben war. Das *psychische Gleichgewicht* wurde bei 76 % der Kinder besser, 25 % davon ausgeprägt. 5 Kinder waren weniger aggressiv und 7 Kinder weniger depressiv. 2 Kinder zeigten keine Veränderung der Probleme.

Resümee und Kommentar: Es zeigt sich also eine Verbesserung der Krankheitssymptomatik und ein Entwicklungsfortschritt von Kindern mit ADHS unter 1- bis 2-jähriger Kunsttherapie. Leider sind viele wichtige Bereiche der Studie nur marginal beschrieben. Nicht klar ist der Auswahlmodus der Kinder für die Therapie- und Kontrollgruppe, ob es zu Dropouts kam, ob es Begleittherapien gab und wie die genauen Ergebnisse der Therapie- und Kontrollgruppe waren. Dies ist möglicherweise zum Teil ein Problem der fehlenden Übersetzung, lässt sich aber vermutlich nicht ganz darauf zurückführen.

Zusatz aus AMOS

Im Rahmen von AMOS wurden diverse Therapien zusammen untersucht. Die drei Haupttherapien – Heileurythmie, Kunsttherapie und Rhythmische Massage – wurden auch gesondert ausgewertet, was hier nun berichtet werden soll, jedoch nicht als Extrastudie gezählt wird. Zu Details der Studie s. S. 77 ff.

AMOS – Heileurythmie (Hamre 2005 [288, 292])

419 Patienten wurden primär mit Heileurythmie behandelt. Die häufigsten Behandlungsindikationen waren psychische Erkrankungen (32 % der Patienten) und Muskel-Skelett-Erkrankungen (23 %) und Krankheiten des Atmungssystems (7,6 %). Die durchschnittliche Erkrankungsdauer lag bei 6,2 Jahre. Die Patienten erhielten

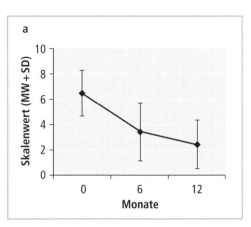
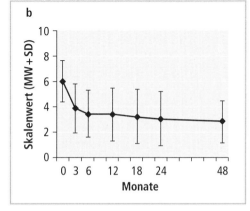

Abb. 6-21 Heileurythmie bei chronischen Erkrankungen. **a** Krankheitsscore (Arztangabe); **b** Symptomscore (Patientenangabe). Jeweils 0 = nicht vorhanden, 10 = schwerst möglich. MW = Mittelwert; SD = Standardabweichung.

median 12 Therapiesitzungen Heileurythmie. Rücklaufquoten für beantwortete Fragebögen waren nach 3 Monaten 93 %, nach 6 Monaten 93 %, nach 12 Monaten 88 %, nach 24 Monaten 73 %, nach 48 Monaten 63 %.

Der *Krankheitsscore* verbesserte sich von durchschnittlich 6,6 auf 3,6 Punkte nach 6 Monaten (p < 0.001) (Abb. 6-21a). Der *Symptomscore* verbesserte sich von 6,0 auf 3,5 Punkte (p < 0.001) (Abb. 6-21b). Die betreffenden Prä-post-Effektstärken waren mit 1,20 bzw. 1,10 groß (d. h. ≥ 0,80). Die *gesundheitsbezogene Lebensqualität* (SF-36®) der Erwachsenen verbesserte sich auf der körperliche Summenskala des SF-36® von durchschnittlich 42,7 auf 46,7 (p < 0.001) und auf der psychischen Summenskala des SF-36® von 38,4 auf 45,2 (p < 0.001) (Abb. 6-22a und b).

Insgesamt verbesserten sich alle 8 Subskalen des SF-36® signifikant. Die Lebensqualität der Kinder (KINDL®; KITA) verbesserte sich ebenfalls statistisch signifikant: Der KINDL®-Gesamtscore (8–16 J.) stieg innerhalb der ersten 6 Monate um median 5,0 Punkte an (p < 0.001). Beide KITA-Subskalen („Psychosoma" und „Alltag") stiegen um median 7,3 (p < 0.001) bzw. 6,3

Punkte (p < 0.001) in den ersten 6 Monaten an. – Bei Einsatz der BIAS-Kontrollmethode (Bias-Identifikation, Bias-Assessment und kombinierte Bias-Suppression (s. S. 82 ff.) ergab sich einen praktisch unveränderten Verlauf des Symptomscores, woraus geschlossen wurde, dass die betreffenden Bias-Faktoren keinen relevanten Einfluss auf das Ergebnis hatten. Nebenwirkungen von Heileurythmie traten bei 3,1 % der 419 Patienten auf.

AMOS – Anthroposophische Kunsttherapie (Hamre 2005 [288, 290])

161 Patienten wurden primär mit Kunsttherapie behandelt. Die häufigsten Behandlungsindikationen waren psychische Erkrankungen (61 % der Patienten), Krankheiten des Nervensystems (7 %), Atmungssystems (6 %), Muskel-Skelett-Systems (4 %) und Neubildungen (6 %). Die durchschnittliche Erkrankungsdauer lag bei 7,9 Jahren. Die Patienten erhielten median 14 Therapiesitzungen Kunsttherapie. Rücklaufquoten für beantwortete Fragebögen waren nach 3, 6,

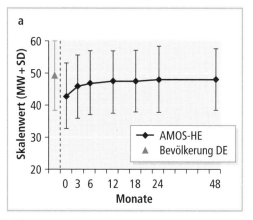 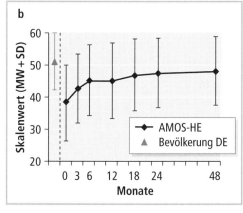

Abb. 6-22 Heileurythmie bei chronischen Erkrankungen. **a** SF-36® Körperliche Summenskala und **b** SF-36® Psychische Summenskala bei erwachsenen Patienten und in deutscher Bevölkerungsstichprobe (DE). AMOS-HE = Heileurythmie in AMOS. MW = Mittelwert; SD = Standardabweichung.

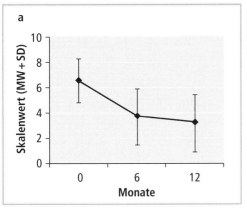

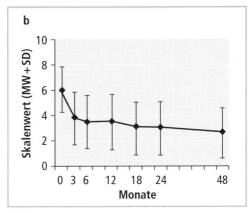

Abb. 6-23 Kunsttherapie bei chronischen Erkrankungen. **a** Krankheitsscore (Arztangabe); **b** Symptomscore (Patientenangabe). Jeweils 0 = nicht vorhanden, 10 = schwerst möglich. MW = Mittelwert; SD = Standardabweichung.

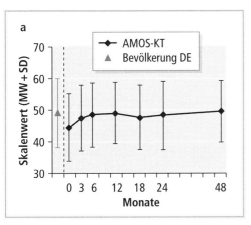

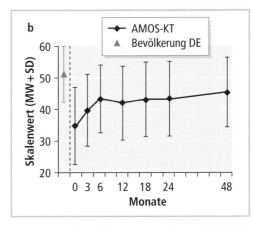

Abb. 6-24 Kunsttherapie bei chronischen Erkrankungen. **a** SF-36® Körperliche Summenskala und **b** SF-36® Psychische Summenskala bei erwachsenen Patienten und in deutscher Bevölkerungsstichprobe (DE). AMOS-KT = Kunsttherapie in AMOS. MW = Mittelwert; SD = Standardabweichung.

12, 24 bzw. 48 Monaten 96, 90, 88, 81 bzw. 69 %.

Der *Krankheitsscore* verbesserte sich von durchschnittlich 6,5 auf 3,7 Punkte nach 6 Monaten (p < 0.001) (Abb. 6-23a), der *Symptomscore* verbesserte sich von 6,1 auf 3,5 Punkte (p < 0.001) (Abb. 6-23b). Die betreffenden Prä-post-Effektstärken waren mit 1,21 bzw. 1,18 groß (d.h. ≥ 0,80). Die

gesundheitsbezogene Lebensqualität der Erwachsenen erfuhr auf der körperlichen Summenskala des SF-36® eine durchschnittliche Verbesserung von 44,6 auf 48,6 (p < 0.001), auf der psychischen Summenskala des SF-36® von 34,9 auf 43,3 (p < 0.001) (Abb. 6-24a und b).

Insgesamt gab es statistisch signifikante Verbesserungen in allen 8 Subskalen des SF-

36®. Alle diese Verbesserungen blieben über 48 Monate stabil. Wegen beschränkter Fallzahlen wurde die Lebensqualität bei Jugendlichen (KINDL®, n = 20) und Kleinkindern (KITA, n = 5) nicht ausgewertet. – Der Einsatz der BIAS-Kontrollmethode (Bias-Identifikation, Bias-Assessment und kombinierte Bias-Suppression – Einzelheiten s. S. 82 ff.) ergab einen praktisch unveränderten Verlauf des Symptomscores, weshalb gefolgert wurde, dass die unterdrückten Bias-Faktoren keinen relevanten Einfluss auf das Ergebnis hatten. Nebenwirkungen von Anthroposophischer Kunsttherapie traten bei 2 (1,2 %) der 161 Patienten auf.

AMOS – Rhythmische Massage (Hamre 2005 [288, 293])

85 Patienten wurden primär mit Rhythmischer Massage behandelt. Die häufigsten Behandlungsindikationen waren Muskel-Skelett-Erkrankungen (45 % der Patienten), psychische Erkrankungen (18 %) und Krankheiten des Nervensystems (8 %). Die durchschnittliche Erkrankungsdauer lag bei 5,2 Jahren. Die Patienten erhielten median 12 Behandlungen mit Rhythmischer Massage. Die Rücksendung der Erhebungsbogen betrug nach 3, 6, 12, 24 bzw. 48 Monaten 97, 88, 85, 78 bzw. 68 %.

Der *Krankheitsscore* verbesserte sich von durchschnittlich 6,2 auf 3,6 Punkte nach 6 Monaten ($p < 0.001$) (Abb. 6-25a). Der *Symptomscore* verbesserte sich von 5,7 auf 3,3 Punkte ($p < 0.001$) (Abb. 6-25b). Die Prä-post-Effektstärken des Krankheits- und Symptomscores waren mit 1,15 bzw. 0,98 groß (d.h. $\geq$ 0,80). Die *gesundheitsbezogene Lebensqualität* der Erwachsenen verbesserte sich auf der körperlichen Summenskala des SF-36® von durchschnittlich 39,0 auf 44,5 ($p < 0.001$) und auf der psychischen Summenskala des SF-36® von 40,6 auf 44,7 ($p < 0.001$) (Abb. 6-26a und b).

Alle 8 Subskalen des SF-36® verbesserten sich signifikant. Alle diese Verbesserungen blieben über 48 Monate stabil. Die Lebensqualität bei Jugendlichen (KINDL®, n = 10) und Kleinkindern (KITA, n = 10) wurde wegen beschränkter Fallzahlen nicht ausgewertet. – Eine kombinierte Bias-Suppression (wie in Gesamt-AMOS und in den Un-

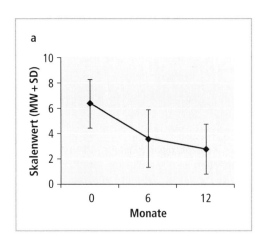
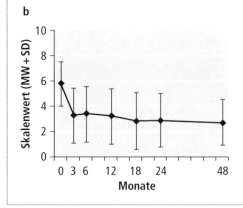

Abb. 6-25   Rhythmische Massage bei chronischen Erkrankungen. **a** Krankheitsscore (Arztangabe); **b** Symptomscore (Patientenangabe). Jeweils 0 = nicht vorhanden, 10 = schwerst möglich. MW = Mittelwert; SD = Standardabweichung.

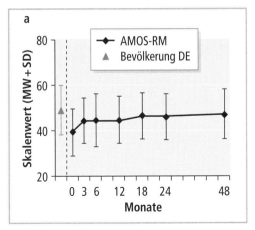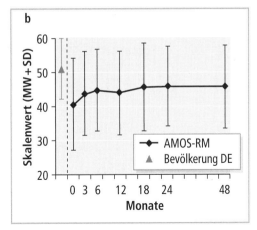

Abb. 6-26 Rhythmische Massage bei chronischen Erkrankungen. **a** SF-36 Körperliche Summenskala und **b** SF-36 Psychische Summenskala bei erwachsenen Patienten und in deutscher Bevölkerungsstichprobe (DE). AMOS-RM = Rhythmische Massage in AMOS. MW = Mittelwert; SD = Standardabweichung.

tergruppen der primär mit Heileurythmie oder mit anthroposophischer Kunsttherapie behandelten Patienten wurde auch zur Rhythmischen Massage durchgeführt; wegen beschränkter Fallzahl hatte das Bias-bereinigte Ergebnis aber keine Aussagekraft. Nebenwirkungen von Rhythmischer Massage gab es bei 4 (5 %) der 85 Patienten.

Resümee und Kommentar: s. S. 90

Weiteres

Es gibt noch eine Reihe weiterer Studien zu spezifischen anthroposophischen, nichtpharmakologischen Therapien. Sie sagen zur spezifischen Wirksamkeit allerdings aufgrund Untersuchungsmethodik und Darstellungsweise weniger aus und sind im Anhang (S. 236 ff.) zusammengefasst.

Klinische Studien zur Anthroposophischen Misteltherapie der Krebserkrankung

Gesamtauswertung und tabellarische Ergebnisse

Allgemeine Einleitung und Übersicht

Die Misteltherapie onkologischer Erkrankungen wurden vor 80 Jahren von Rudolf Steiner und Ita Wegman entwickelt. Sie ist die vielleicht bekannteste anthroposophische Therapie und gehört heute im deutschsprachigen Mitteleuropa zu den am häufigsten verordneten komplementärmedizinischen Krebstherapien [257, 427, 532, 568, 665, 683, 714, 759, 816] und zu den am meisten verkauften Krebsmedikamenten überhaupt [678], sie ist gewissermaßen eine biologische Standardtherapie. Mistelextrakte werden in der Onkologie sowohl adjuvant als auch palliativ eingesetzt, allein oder in Kombination mit Stahlen- oder Chemotherapie. Sie werden heute im Allgemeinen nicht primär zur direkten Tumorhemmung und Tumorreduktion indiziert, sondern zur Verbesserung der Lebensqualität, Verminderung tumorbedingter Beschwerden, Verminderung Chemo- oder Strahlentherapie-induzierter Nebenwirkungen. [392, 399] Zur präklinischen Forschung s. [111, 399] und S. 16. Die am meisten onkologisch verwendeten Mistelextrakte sind anthroposophischer Provenienz und Herstellungsart (Abnobaviscum®, Helixor®, Iscador®, Iscar®, Iscucin®, Isorel®; an die Namen angehängte Buchstaben bezeichnen den jeweiligen Mistelwirtsbaum[3]). Eine Vielzahl klinischer Studien zur Misteltherapie onkologischer Erkrankungen wurde durchgeführt und mehrere Übersichtsarbeiten wurden erstellt (s. S. 57 f., [392, 399]). Eine vollständige Gesamtdarstellung sowohl der präklinischen als auch der klinischen Misteltherapie existiert in Form einer Monographie, die für sich allein umfangreicher ist als der hier vorliegende HTA-Bericht. [399]

Zwei Studientypen, die bei der Erforschung der Misteltherapie Anwendung fanden, wurden kürzlich heftig kritisiert [174, 175]; die Kritik basierte jedoch auf einer Reihe von falschen Angaben und Annahmen (s. S. 291 ff., 294 ff.).

Die folgende Zusammenfassung der klinischen Mistelstudien, einschließlich ihrer Qualitätsbeurteilung, stützt sich auf die vorhandenen Übersichtsarbeiten; sie werden hier zusammengefasst und aktualisiert. Hinsichtlich der Details sei auf die Originalübersichtsarbeiten verwiesen. [392, 399]

Es wurden insgesamt 94 klinische Studien zur Anthroposophischen Misteltherapie onkologischer Erkrankungen gefunden. Nicht eingerechnet sind diejenigen Studien, die explizit das Gesamtkonzept der anthroposophischen Krebstherapie untersuchten (z.B. S. 73 ff., 94 ff.). Diese 94 Studien umfassen: 23 prospektiv vergleichende Studien, 34 Kohortenstudien/Fallserien im Vorher-nachher-Design (hiervon sind 12 pros-

---

[3]   Wichtige Wirtsbäume der Mistel: A: Abies = Tanne; Ac: Acer = Ahorn; Am: Amygdalus = Mandelbaum; B: Betula = Birke; C: Crataegus = Weißdorn; F: Fraxinus = Esche; M: Malus = Apfelbaum; P: Pinus = Kiefer; Po: Populus = Pappel; Qu: Quercus = Eiche; S: Salix = Weide; T: Tilia = Linde; U: Ulmus = Ulme.

pektiv, 17 retrospektiv und 5 unklar) und 37 retrospektive Studien mit Vergleichsgruppe, davon 2 retrolektiv. Eine komplette Zusammenstellung der inhaltlichen Darstellung und Qualitätsbeurteilung zeigen Tabellen 6-38 bis 6-43 (6 weitere RCTs sind noch nicht publiziert und werden im Weiteren nicht mehr erwähnt, da konkrete Daten noch fehlen. [256] Davon zeigten 3 einen signifikanten, 2 einen Trend-Vorteil, 1 keinen Effekt auf die Überlebenszeit; 4 der Studien untersuchten Lebensqualität und fanden einen signifikanten Vorteil.)

Prospektive Studien im Parallelgruppen-Design

Von den 23 prospektiv vergleichenden Studien waren 14 randomisiert, 2 quasirandomisiert (alternierende Behandlungszuordnung) und 7 nicht randomisiert. 2 der nichtrandomisierten Studien hatten ein Matched-Pair-Design [113, 252], eine ein Penalty-Design, bei dem die Mistel-behandelte Gruppe prognostisch benachteiligt war [675]. 3 Studien waren Teil derselben umfangreichen epidemiologischen Kohortenstudie. [252]

Acht Studien untersuchten die Misteltherapie als Ko-Therapie, die begleitend zur konventionellen Behandlung (Chemotherapie, Bestrahlung, Corticosteroide, Operation) eingesetzt wurde [42, 113, 126, 162, 163, 450, 569, 780]. Vier dieser Studien wurden, zumindest teilweise, bei Patienten mit fortgeschrittener metastasierter Erkrankung durchgeführt [126, 162, 163, 569]; sechs prüften die Verminderung von Nebenwirkungen zytoreduktiver Therapien (inkl. Operation) [42, 113, 126, 450, 569, 780]. In 18 Studien wurde die Mistelbehandlung, zumindest teilweise, in der adjuvanten Situation eingesetzt, im Anschluss an eine Operation oder Bestrahlung [42, 113, 126, 195, 252, 270, 408, 480, 569, 622–625, 628, 629, 675, 780].

Die inhaltlichen Ergebnisse sind in den Tabellen 6-39 und 6-40, die Ergebnisse der Qualitätsbewertung in den Tabellen 6-38 und 6-41 aufgeführt.

Insgesamt hatten 16 Studien ein statistisch signifikantes positives Ergebnis in mindestens einem klinisch relevanten Parameter [42, 89, 113, 126, 161, 162, 195, 252, 270, 450, 569, 623, 625, 628, 629, 780], weitere 6 zeigten einen positiven Trend [163, 480, 622, 624, 675] und 1 Studie zeigte einen negativen Trend [179].

In Bezug auf das *Gesamtüberleben* (17 Studien) zeigten 8 Studien einen statistisch signifikanten Vorteil [126, 195, 252, 270, 623, 625, 628, 629], weitere 8 einen positiven Trend ohne statistische Signifikanz [161–163, 480, 622, 624, 675] und 1 Studie zeigte keinen Effekt [408]. In Bezug auf *krankheitsfreies Überleben* und *Rezidive* (2 Studien) zeigte keine Studie eine Überlegenheit, 1 Studie zeigte keinen Effekt [624], und 1 zeigte einen negativen Trend [408]. In Bezug auf *Remissionen* (3 Studien) zeigte 1 Studie ein statistisch signifikantes positives Ergebnis [162], 1 Studie zeigte einen positiven Trend [161] und 1 Studie zeigte keinen Effekt [163]. In Bezug auf generelle *Lebensqualität* (5 Studien) zeigten 3 Studien eine statistisch signifikante Überlegenheit für die Misteltherapie [89, 161, 252] und zu einer Studie wurde kein Ergebnis publiziert [179, 408]. In einer Studie zeigten sich Hinweise, dass ein gutes Coping-Verhalten (Selbstregulation) und die Misteltherapie sich synergistisch beeinflussen. [252, 255]

In Bezug auf *Lebensqualität und Reduktion der Nebenwirkungen zytoreduktiver Therapien* (6 Studien) zeigten 5 Studien ein statistisch signifikantes, positives Ergebnis [42, 113, 450, 569, 780], dabei wurde bei einer dieser Studien (eine sehr kleine Pilotstudie) eine signifikante Verminderung der NK-Zellsuppression gesehen, jedoch kein Effekt auf die Lebensqualität (s. S. 182 f.) [42]; einmal wurde die statische Signifikanz nicht angegeben [126]. Eine Studie zeigt außerdem, dass unter Misteltherapie mehr Chemothe-

Tab. 6-38   Qualität der randomisierten klinischen Mistelstudien (Kodierung der Beurteilungskriterien s. S. 54 f.)

Autor, Jahr [Literatur]	Ergebnis[1]	Qualitätsbeurteilung											Patienten- anzahl	AR[2]
		A	B	C	D	E	F	G	H	I	J	K		
Piao 2004 [569]	s	+	+	–	(–)	+	+	+	(+)	+	+	+	233	4 %
Auerbach 2005 [42]	s, t, 0	+	–	(+)	(+)	+	–	+	(+)	+	(+)	+	23	17–30 %
Grossarth 2001 [252]	s	+	+	–	(–)	+	+	+	(–)	+	+	–	34	0 %
Dold 1991 [161]	t, t, s	+	+	–	–	+	(–)	+	(+)	+	+	(–)	337	17 %
Lange 1985 [450]	s	+	+	–	(–)	+	(–)	+	(+)	+	+	–	68	35 %
Borrelli 2001 [89]	s	+	–	(+)	(+)	+	+	(+)	+	(–)	(+)	–	30	0 %
Grossarth 2001 [252]	s	+	+	–	(–)	+	(–)	+	(–)	+	+	–	78	20 %
Kleeberg 2004 [408]	–t	+	+	–	(–)	(–)	(–)	(+)	+	(+)	(+)	(+)	204	24 %
Salzer 1991 [624]	t	+	(+)	–	(–)	(+)	(–)	+	(+)	(+)	+	–	210	16 %
Douwes 1986 [163]	t	+	–	–	(–)	+	+	+	+	–	(+)	–	60	0 %
Gutsch 1988 [270]	s	+	–	–	(–)	+	(–)	+	+	(+)	+	–	677	20 %
Salzer 1979, 1983 [623, 625, 629]	s	+	–	–	(–)	+	–	+	+	(+)	(+)	–	137	57 %
Cazacu 2003 [126]	s	(+)	–	–	(–)	+	+	(+)	(+)	(–)	–	–	64	k. A.
Salzer 1987 [622]	t	+	(+)	–	(–)	+	–	+	–	–	–	–	50	48 %

[1] t = Trend; s = signifikant; 0 = kein Effekt
[2] AR = Attrition rate (Verlustrate: Dropouts, Protokollveränderungen, Withdrawals)

rapeutika verabreicht werden konnten, da deren Verträglichkeit besser war. [450]

Die methodologische Qualität mancher Studien lag teilweise weit unter dem heutigen Standard (s. Tab. 6-38 und 6-41); einige, insbesondere neuere Studien haben jedoch durchaus bessere Qualität und weisen ebenso auf einen deutlichen und klinisch relevanten positiven Effekt der Misteltherapie.

Zu den Details der Studien sei auf eine umfassende Darstellung verwiesen. [399] Diejenigen Studien, die dort nicht beschrieben wurden oder zu denen wesentliche neue Erkenntnisse in jüngster Zeit publiziert wurden, werden weiter unten ausführlich beschrieben (S. 182 ff.).

Kohortenstudien und Fallserien

34 Kohortenstudien bzw. Fallserien liegen vor. In 26 (von 29 diesbezüglich angelegten) Studien wurden partielle oder komplette Remissionen der Tumormanifestationen in-

Tab. 6-39 Randomisierte klinische Studien zur Misteltherapie der Krebserkrankung (sortiert nach absteigender Qualität)

Autor, Jahr [Literatur]	Tumorart	Stadium	Intervention (Patientenanzahl)	Überleben		Tumorverhalten		Weitere Ergebnisse
Piao 2004 [569]	Brust, Ovar, Lunge (NSCLC)	T1–4, N0–3, M0–1	Helixor®, Chemotherapie[3] (115) Lentinan®, Chemotherapie[3] (109)					FLIC ↑ (9 vs. 4,7)* TCM ↑ (–1 vs. 0)* KPI ↑ (50 vs. 32 % der Pat.)* Chemotherapie-bedingte UEs ↓ (28 vs. 77)
Auerbach 2005 [42]	Brust	T1–2, N0–1, M0	CMF, Radiatio, Helixor® (11) CMF, Radiatio, Placebo (9)					CMF-induzierte NK-Zell-suppression ↓ *, SCA-Anstieg ↓ , Lebensqualität kein Unterschied
Grossarth 2001 [252]	Brust	IIIA–IIIB	Iscador® (17) keine (17)	mittleres Überleben (Mo.)	57,5* 28,9			psychosomatische Selbstregulation ↑
						komplette	alle Rück-bildungen[2]	Pat. subjektiv gebessert
Dold 1991 [161]	Lunge	alle Stadien	Iscador® (114) Vitamin B als Placebo (113) Polyerga (110)	medianes Überleben (Mo.)	9,1 7,6 9,0	4 % 3 % 2 %	26 % 20 % 19 %	59 % * 45 % 43 %
Lange 1985 [450]	Lunge, HNO, Ovar	inoperabel	Radiatio, Cisplatin, Holoxan, Helixor® (35) Radiatio, Cisplatin, Holoxan (33)					Karnofsky ↑ *, Übel-keit ↓ *, Erbrechen ↓ *, Knochenmarkdepres-sion ↓ *
Borrelli 2001 [89]	Brust	IV	Iscador® (20) Placebo (10)					Lebensqualität (Spitzer) ↑ *
Grossarth 2001 [252]	Brust, Lunge, Rektum, Kolon, Magen	alle Stadien	Iscador® (39) keine (39)	mittleres Überleben (Mo.)	42* 29			psychosomatische Selbstregulation ↑ *

Fortsetzung auf nächster Seite

Tab. 6-39 (Fortsetzung)

Autor, Jahr [Literatur]	Tumorart	Stadium	Intervention (Patientenanzahl)	Überleben	Tumorverhalten	Weitere Ergebnisse
Kleeberg 2004 [408]	Melanom	High risk primary (≥ 3MM) oder LK+	Iscador®, Operation (102) IFN-α, Operation (240) IFN-γ, Operation (244) Operation (244/102)	Gesamtüberleben, Hazard-Rate 1,21 (0,84–1,75) 0,96 (0,76–1,21) 0,87 (0,69–1,10)	krankheitsfreies Überleben, Hazard-Rate: 1,32 (0,93–1,87) 1,04 (0,84–1,30) 0,96 (0,77–1,2)	Lebensqualität: k. A.
Salzer 1991 [624]	Lunge	I–IV	Iscador®, Operation (87) Operation (96)	medianes Überleben (Mo.) 33 31	Rezidive 50 % 55 %	
Douwes 1986 [163]	Kolon, Rektum	IV	Helixor®, 5-Fu/FA (20) 5-Fu/FA (20) Ney Tumorin, 5-Fu/FA (20)	mittleres Überleben (Mo.) Responder / n-Responder 27 / 12 14 / 5 24 / 12	kompletter / partieller Response 15 % / 35 % 15 % / 30 % 15 % / 25 %	Toxizität wohl vermindert (keine Daten)
Gutsch 1988 [270]	Brust	T1–3, N0–3, M0	Helixor®, Operation, Radiatio[1] (192) Operation, Radiatio[1] (274) CMF, Operation, Radiatio[1] (177)	5-Jahres-Überleben 69,1 % * 59,7 % 67,7 % *		
Salzer 1979, 1983 [623, 625, 629]	Magen	II–III	Iscador®, Operation (62) Operation (75)	mittleres Überleben (Mo.) LK+ / LK− 25* / 55 18 / 45		

Tab. 6-39 (Fortsetzung)

	Tumor	Stadium	Intervention	mediane/mittlere Überlebenszeit (Mo.) / medianes Überleben (Mo.) Dukes C	Dukes D	Nebenwirkungen (% der Pat.)
Cazacu 2003 [126]	Kolon, Rektum	Dukes C und D	Isorel®, 5-Fu, Operation (29)	25*	17*	0%
			5-Fu, Operation (21)	18	7	19%
			Operation (14)	17	15	Lebensqualität: ↑, k. A.
Salzer 1987 [622]	Lunge	I (II)	Iscador®, Operation (12)	117		
			Operation (14)	34,5		

CMF = Cyclophosphamid, Methotrexat, 5-Fu; 5-Fu = 5-Fluorouracil; FA = Folinsäure; QOL = Lebensqualität.
* Statistisch signifikant der Vergleichsgruppe überlegen; 1 nur ein Teil der Gruppe erhielt die Intervention; 2 entspricht nicht der WHO-Definition von Tumorrespons; 3 Chemotherapie: Cyclophosphamid (C), Adriamycin (A), Cisplatin (P), 5-Fluorouracil (F), Vinorelbine (V), Mitomycin (M), Ifosfamid (I), Vindesine (Vi), Carboplatin (cP), Mammakarzinom: CAP, CAF, Ovarialkarzinom: CP, IcP; NSCLC:VP, MVIP.

folge der Mistelbehandlung dokumentiert (Tab. 6-42), eine Studie zeigte eine Hemmung des Tumorwachstums (Verdopplung der Reokklusionszeit bei Stenteinlage). Häufig wurde dabei lokal oder hoch dosiert mit Mistelextrakten behandelt. Dreimal kam es zu keiner Remission. In 14 Studien wurde eine Verbesserung der Lebensqualität dokumentiert, in einer eine Verschlechterung, was allerdings an der progredienten Erkrankung lag. Einmal wurde eine außergewöhnlich lange Überlebenszeit hervorgehoben, einmal die Stimulation bzw. Verbesserung der Hämatopoese beobachtet. Manchmal waren die Effekte schwer oder gar nicht quantifizierbar. Zu den Ergebnissen siehe Tabelle 6-42.

22 dieser 34 Studien betreffen die Frage der Tumorrückbildung bei diversen Tumoren (davon 1 mal CIN), dabei kam es 19-mal zu Remissionen. Angesprochen haben: Primäres Leberzellkarzinom (3 von 3 Studien), Lebermetastasen (intratumoral, 1 von 1 Studie), Mammakarzinom (2 von 2 Studien), Hirntumoren (1 von 1 Studie), CIN (1 von 1 Studie), Kondylome (2 von 2 Studien), Melanom (1 von 1 Studie), Prostatakarzinom (1 von 1 Studie), Pankreaskarzinom (1 von 1 Studie), Blasenkrebs (1 von 1 Studie), Ovarialkarzinom. (1 von 1 Studie), Lymphome (2 von 2 Studie) Plasmozytom (1 von 1 Studie), diverse Karzinome (2 von 2 Studien). Nicht angesprochen haben: Lebermetastasen (intraarteriell, 1 von 1 Studie), Nierenzellkarzinom (1 von 1 Studie), 5-Fu-resistentes kolorektales Karzinom (1 von 1 Studie).

7 Studien beschreiben die intrakavitäre Behandlung maligner Ergüsse: 3 Studien betreffen die intrapleurale Behandlung des malignen Pleuraergusses, worunter es in hohem Maße zu Remissionen kam, vergleichbar zu konventionellen Verfahren, jedoch bei deutlich weniger Nebenwirkungen. 3 Studien betreffen die intraperitoneale Anwendung bei Aszites, hier kam es in allen drei Studien zu Rückbildungen des Ergusses, wobei in einer Studie die Verträglichkeit als schlecht bezeichnet wurde [493]. 1 Fallserie betrifft

Tab. 6-40 Quasirandomisierte und nichtrandomisierte klinische Studien zur Miseltherapie der Krebserkrankung

Autor, Jahr [Literatur]	Tumorart	Stadium	Intervention (Patientenanzahl)	Überleben		Tumorverhalten / Weitere Ergebnisse
Quasirandomisierte klinische Studien						
Salzer 1987 [622]	Brust	I–III	Iscador®, Operation (76) Radiatio, Operation, Hormone (79)	lebend 1985 (nach 11–14 J.)	29 % 24 %	
Majewski 1963 [480]	Genitale	alle Stadien	Iscador®, Operation[1], Radiatio[1] (155) Operation[1], Radiatio[1] (k. A.)	krankheitsspezifisches Überleben teilweise verbessert		
Nichtrandomisierte klinische Studien						
Grossarth 2001 [252]	Brust, Lunge, Rektum, Kolon, Magen	alle Stadien	Iscador® (396) keine (396)	mittleres Überleben (Mo.)	50,8* 36,6	
Büssing 2004 [113]	Verdacht auf Mammakarzinom		Iscador®, Operation (47) Operation (51)			operationsbedingte Funktionsstörung neutrophiler Granulozyten ↓ *
Salzer 1978 [628]	Lunge	I–III	Iscador®, Operation (37) Operation (40)	6-Jahres-Überleben	38 %* 15 %	
Douwes 1988 [162]	Kolon, Rektum	IV	Helixor®, 5-Fu/FA (19) 5-Fu/FA (20)	medianes Überleben (Mo.)	26 14	kompletter Response 16 % / 0 %; partieller Response 37 % / 30 %; minimaler Response 26 % *[2] / 20 %
Von Hagens 2005 [780]	Brust	I–II	Iscador®, Operation, CMF/EC (33) Operation, CMF/EC (33)			CMF/EC-induzierte Übelkeit/Erbrechen ↓ * und allgemeine Nebenwirkungen ↓ *, Thrombozyten ↑ *
Schuppli 1990 [675]	Melanom	nicht spezifiziert	Iscador®, Operation (84) BCG, Operation (114)	5-Jahres-Überleben	~86 % ~72 %	
Fellmer 1966 [195]	Cervix	I–III	Iscador®, Radiatio (81) Radiatio (709)	5-Jahres-Überleben	83 %* 69 %	

CMF = Cyclophosphamid, Methotrexat, 5-Fu; 5-Fu = 5-Fluorouracil; EC = Epirubicin, Cyclophosphamid; FA = Folinsäure; QOL = Lebensqualität. * Statistisch signifikant der Vergleichsgruppe überlegen; [1] nur in ein Teil der Gruppe erhielt die Intervention; [2] Statistische Signifikanz betrifft gesamten Response.

Tab. 6-41 Qualität quasirandomisierter und nichtrandomisierter klinischer Mistelstudien (Kodierung der Beurteilungskriterien s. S. 54 f.)

Autor, Jahr [Literatur]	Ergebnis[1]	Qualitätsbeurteilung											Patienten-anzahl	AR[2]
		A	B	C	D	E	F	G	H	I	J	K		
Quasirandomisierte klinische Studien														
Salzer 1987 [622]	t	(+)	–	–	(–)	+	–	+	–	–	(+)	–	155	k. A.
Majewski 1963 [480]	t	(+)	–	–	(–)	+	–	+	–	–	–	–	3	k. A. (I: 15 %)[4]
Nichtrandomisierte klinische Studien														
Grossarth 2001 [252]	s	(+)	+	–	(–)	+	+	+	–	+	+	–	792	3,5 %
Büssing 2004 [113]	s	(–)[5]	–	–	(–)	+	+	(+)	(+)	(+)	+	+	98	7 %
Salzer 1978 [628]	s	–	–	–	(–)	+	+	+	(+)	+	(+)	–	77	0 %
Douwes 1988 [162]	t, s	–	–	–	(–)	+	+	+	+	–	+	–	39	3 %
Von Hagens 2005 [780]	s	–	–	–	(–)	+	(–)	+	+	(+)	(+)	–	66	11 %
Schuppli 1990 [675]	t	(+)	–	–	(–)	+	(–)	+	(–)	–	–	–	198	k. A.
Fellmer 1966 [195]	s	–	–	–	(–)	+	–	+	+	–	–	–	709	16 %

[1] t = Trend; s = signifikant; 0 = kein Effekt; [2] AR = Attrition rate (Verlustrate: Dropouts, Protokolländerungen, Withdrawals); [3] Patientenzahl nicht angegeben; Mistelgruppe enthielt 155 Patienten; [4] Nicht für die gesamte Studienpopulation, sondern nur für die Iscador®-Gruppe (I) angegeben; [5] Propensity Score/Matching zur Auswertung.

die lokale Behandlung des Perikardergusses, wobei es ebenfalls zu Remissionen kam.

Manche der Studien sind unzureichend dokumentiert und verfasst, eine ganze Reihe der Studien ist jedoch glaubhaft und gut beschrieben und in onkologischen Fachzeitschriften publiziert. Gelegentlich ist das Ausmaß der Tumorremissionen mit dem von Chemotherapien bei der entsprechenden Tumorentität vergleichbar, jedoch mit deutlich geringerer Toxizität. Wie oft aber insgesamt mit Tumorremissionen infolge der Misteltherapie zu rechnen ist, kann aus der vorhandenen Literatur nicht abgeschätzt werden. Möglicherweise tritt die Tumorremission vornehmlich bei lokaler, hoch dosierter und intensiver Therapie auf.

Die Ergebnisse der Studien sind in Tabelle 6-42 zusammengefasst. Zu Studiendetails sei auf eine umfassende Darstellung verwiesen [399], diejenigen Studien, die dort noch nicht rezipiert wurden sind weiter unten ausführlich beschrieben.

Tab. 6-42 Nichtvergleichende Kohortenstudien bzw. Fallserien zur Mistelbehandlung der Krebserkrankung (Kodierung der Beurteilungskriterien s. S. 54 f.)

Autor, Jahr [Literatur]	Präp.[1]	Tumorart[2]	Ergebnis[3]					n[4]	Qualität[5]						
			CR	PR	NC	PD	QOL		L	M	N	O	P	Q	S
Kuehn 2005 [432]	I	folliculäre NH-Lymphome	17 %	25 %	–	38 %		24	+	(+)	(+)	+	+	(+)	+
Matthes 2005 [495]	H, it	Pankreas	8 %	50 %	33 %	8 %	↗	12	+	(–)	(+)	(+)	–o	(+)	+
Bar-Sela 2004 [50]	A	Kolon, Rektum	0	0	84 %	16 %	↗	25	+	+	+	+	(+)	+	+
Mabed 2004 [472]	A	HCC	13 %	9 %	(39 %)*	39 %		23	+	+	+	+	(–)	+	+
Matthes 2004 [498]	A, it	HCC	28 %	33 %	17 %	22 %	↗	18	?	(–)	(+)	(+)	–	(+)	–
Montes 2002 [529]	I	a Kondylome	67 %[6]	33 %[6]				51	?	(–)	(–)	(+)	–	(–)	–
Kang 2001 [373]	H, ipe	Aszites	100 %					10	?	(+)	(–)	(+)	–	(+)	–
Kuehn 2001 [433]	I	NH-Lymphom	günstige Langzeitverläufe					30	–	(+)	–	(+)	–o	–	–
Matthes 2001 [493]	H, it	HCC	0	67 %	17 %	17 %		6	–	(+)	(–)	(+)	–	(+)	(–)
Matthes 2001 [493]	H, it	Leber-M	0	24 %	–	–	↗	21	–	(–)	(–)	(+)	–	(–)	(–)
Matthes 2001 [493]	H, A it	Pankreas, Magen	~ Verdopplung der Reokklusionszeit des Stent					5	–	(–)	(+)	(+)	–	+	–
Matthes 2001 [493]	H, A, ipe	Aszites		17 %	–	–		12	–	–	–	–	–	–	–
Matthes 2001 [493]	H, A, ia	Leber-M	0	0	50 %	50 %	↗	6	–	(–)	(–)	(+)	–	(+)	(–)
Schad 2000 [634]	H, I, ipc	Perikard-E	(100 %)					3	–	+	+	+	(+)	+	–
Montes 2000 [528]	I	a Kondylome	25 %	75 %	0	0		4	+	(+)	+	(+)	–	(+)	+
Mahfouz 1999 [477]	A, it	Brust	8 %	54 %	35 %	4 %	↗	26	+	(+)	(+)	+	(+)	+	+
Werner 1999 [830]	A, ip	Pleura-E	88 %				↗	32	+	+	+	+	–	(+)	(+)
Mahfouz 1998 [478]	A	Brust, Hirn	27 %	27 %	27 %	20 %	↗	15	+	–	(–)	(+)	–	–	(+)
Portalupi 1995 [308, 573]	I	CIN I–III	41 %	27 %	27 %	5 %		27	+	+	+	+	+	+	(+)

Tab. 6-42   (Fortsetzung)

Autor, Jahr [Literatur]	Präp.[1]	Tumorart[2]	Ergebnis[3]					n[4]	Qualität[5]						
			CR	PR	NC	PD	QOL		L	M	N	O	P	Q	S
Wagner 1996 [789]	I	ovarial	gute Verläufe mit Tumorrückbildungen					36	−	(+)	(−)	−	−	(−)	+
Friedrichson 1985 [211]	H, ipe	Aszites		70%			↗	12	+	(+)	(−)	+	−	(−)	+
Stumpf 1994 [740]	H, ip	Pleura-E	61%	11%	22%			18	+	+	+	+	(+)	+	+
Wolf 1994 [849]	V, iv	Diverse					↗	25	−	−	(+)	(+)	−	−	−
Hajto 1991, 1992 [277, 278]	I	Diverse	13%	31%	44%	13%	↗	16	?	+	(−)	−	−o	−	−
Vehmeyer 1990 [764]	I	Kopf-Hals	Hämopoese ↗					?	?		(−)	−	−	−	
Kjaer 1989 [405]	I	Niere	0	0	14%	86%	↘	14	+	+	(+)	+	+o	(+)	+
Wolf 1987 [848]	V, iv	Diverse	17%	38%	15%	30%	↗	60	−	−	(+)	−	(−)	−	−
Salzer 1977–1990 [71, 619, 621, 622, 631, 632]	I, ip	Pleura-E		92%				192	−	(−)	(+)	(+)	−	(−)	(+)
Boie 1977 [78]	H	Melanom	0	11%	−			9	−	+	+	+	−	+	+
Boie 1977 [79]	H	Plasmozytom	0	60%6	−	−	↗	5	−	(−)	(+)	+	−o	+	+
Boie 1977 [77]	H	Prostata		33%	−	−	↗	12	−	(+)	(+)	(+)	(−)o	+	+
Gaubatz 1973 [221]	I	Lunge	mediane ÜLZ: 7,5 (4,2–16) J.					9	−	+	+	+	−	+	+
Leroi 1969 [458]	I	Genitale	5-Jahres-ÜLR: 0–92%					77	−	−	−	−	−	−	−
Leroi 1958–1985 [456, 457, 462]	I	Blase	21%					62	−	−	−	+	(−)	(−)	−

a = anale; Präp. = Präparat; ÜLZ = Überlebenszeit.
[1] H = Helixor®; A = Abnobaviscum®; I = Iscador®; V = Vysorel®; it = intratumoral; ip = intrapleural; ipc = intraperikardial; ipe = intraperitoneal; ia = intraarteriell; iv = intravenös. Wenn nicht anders vermerkt: subkutan; [2] M = Metastasen; E = Erguss; HCC = hepatozelluläres Karzinom; a = anal; [3] CR = komplette; PR = partielle Remission; NC = keine Veränderung; PD = Progredienz; QOL = Lebensqualität; * nicht bestimmbar; [4] n = Anzahl der Patienten; [5] Qualitätsbeurteilung: s. S. 54 f. (o: teilweise onkologische Zusatztherapie); [6] Berechnung nicht sicher, unklare oder unvollständige Angaben.

Tab. 6-43 Retrospektive vergleichende Studien zur Mistelbehandlung der Krebserkrankung

Autor, Jahr [Literatur]	Präp.	Tumorart	n	Vergleichsgruppe	Vorteil für ÜLZ	Art des Vergleichs	Vergleich valide?
Augustin 2005 [43]	I	Melanom	329	multizentrisch	+	multivariate Analyse	+
Bock 2004 [72]	I	Brust	710	multizentrisch	$+^1$	multivariate Analyse	(+)
Saied 2003 [616]	A	HCC	16	gleiche Institution	$+^2$	detaillierte Charakteristik	(+)
Herzig 2003 [313]	div.	Brust	867	Tumorregister München	+	Stadienstratifikation	–
Stumpf 2003 [739]	v. a. I	Melanom	66	Literatur, Tumorregister	–	Stadienstratifikation	–
Stumpf 2000 [738]	v. a. H	diverse Leukämien, Lymphome	223	gleiche Institution, Literatur	+/–	MB, keine MB (n = 14), global	–
Böhringer 1999 [76]	A, I	Myelodysplasie	5	Literatur	+	Einzelvergleich	(+)
Albarrán Weick 1998 [22]	I	Melanom	273	Krebsregister (DDG)	–	Matched Pair	(+)
Schaefermeyer 1997–1998 [640, 641]	I	Pankreas	292	Literatur	+	Stadienstratifikation	–
Hellan 1995 [309]	k. A.	kolorektal	356	gleiche Institution	+	Stadienstratifikation	–
Salzer 1992 [630]	I, H	kolorektal	407	gleiche Institution	+	Differenzierung nach LK-Befall	–
Salzer 1990 [627]	I, H	Magen	108	gleiche Institution	+	Differenzierung nach LK-Befall	–
Salzer 1990 [626]	I, H	Leber-M	84	gleiche Institution	+	global	–
Hollinsky 1987 [333]	k. A.	Brust	110	gleiche Institution	–	Stadium $T_1 N_0 M_0$	–
Hohl 1986	I	Blase	54	gleiche Institution	–	global	–
Leroi 1985 [462]	I	Melanom	26	Krebsregister (DDG)	+	Matched Pair	–
Hoffmann 1984 [331]	I	kolorektal	240	Literatur	+	Stadienstratifikation	–
Salzer 1984 [620]	I, H	Leber-M	35	gleiche Institution	+	Differenzierung nach Primärtumor	–
Hoffmann 1982 [330]	I	Brust	254	gleiche Institution; Literatur	+	lange vs. kurze MB, global	–
Buchner 1984 [104]	I	Diverse	247	gleiche Institution	$+^3$	global	–
Schreiber 1984 [671]	I	Ovar	97	Literatur	+	~ Stadienstratifikation	–
Krause 1983 [424, 425]	I	Lunge	124	gleiche Institution	+	Stadienstratifikation	–

Tab. 6-43   (Fortsetzung)

Autor, Jahr [Literatur]	Präp.	Tumorart	n	Vergleichsgruppe	Vorteil für ÜLZ	Art des Vergleichs	Vergleich valide?
Gutsch 1982 [269]	H	CML	30	Literatur	+	prognostischer Vergleich, Penalty	(+)
Delius-Müller 1979 [147]	I	Pankreas	80	Literatur	+	global	–
Feuchtinger 1979 [197]	I	Melanom	25	Literatur	+	Stadienstratifikation	–
Hassauer 1979 [299]	I	Ovar	12	andere Institutionen	+	Stadienstratifika-tion, Penalty	(+)
Hoffmann 1979 [328]	I	Leber-M	188	gleiche Institution	+	lange vs. kurze MB	–
Leroi 1979–1984 [460, 461]	I	kolorektal	101	gleiche Institution	+	lange vs. kurze. MB	–
Boie 1978–1981 [80–82]	H	Leber-M	63	Literatur	+	prognostischer Vergleich, Penalty	(+)
Boie 1978–1980 [80, 81]	H	Rektum	27	teils gleiche Institution	+	prognostischer Vergleich, Penalty	(+)
Hoffmann 1980 [329]	I	Blase	72	andere Insti-tutionen, gleiche Institution	+	global, lange vs. kurze MB	–
Leroi 1977 [459]	I	Brust	319	gleiche Institution	+	lange vs. kurze MB	–
Müller-Färber 1975 [539]	I	Brust	60	Literatur	+	global	–[4]
Günczler 1969 [265]	I	Brust	257	gleiche Institution	+	vor/nach 1958	–[4]
Günczler 1969 [265, 618, 622]	I	Rektum	37	gleiche Institution	+	skeptisch vs. positive Ärzte, differenziert nach LK-Befund	–
Günczler 1968–1987 [263, 264, 618, 622]	I	Magen	67	gleiche Institution	+	skeptisch vs. positive Ärzte, lange vs. kurze MB	–
Günczler 1962 [265]	I	Brust	163	Literatur	+	global	–[4]

A = Abnobaviscum®; H = Helixor®; I = Iscador®; n = Anzahl der mistelbehandelten Patienten; Präp. = Präparat; ÜLZ = Überlebenszeit: + = Vorteil, – = keinen Vorteil für Misteltherapie; Vergleich valide, d. h. Bias pro Mistel ausgeschlossen?: + = ja, (+) partiell, – = nein; DDG = Deutsche Dermatologische Gesellschaft; MB = Mistelbehandlung; Leber-M = Lebermetastasen; ~ = in etwa.
[1] Vorteil der Misteltherapie hinsichtlich Reduktion von Nebenwirkungen konventioneller Therapien und Reduktion von Krankheitssymptomen; [2] Vorteil der Misteltherapie hinsichtlich Überleben und Tumorremission; [3] Vorteil der Misteltherapie hinsichtlich Analgetika und Psychopharmakaverbrauch; [4] keine Mistel-spezifische Studie, sondern eingeschränkte Mastektomie mit Misteltherapie vs. radikale Mastektomie mit oder ohne Strahlentherapie.

Retrospektiv vergleichende Studien

37 der Studien waren retrospektiv vergleichend (Tab. 6-43). Die Daten der Kontrollpatienten stammten entweder aus der jeweils selben Institution oder aus anderen Institutionen, aus der Literatur oder aus Krebsregistern. In den meisten Fällen wurde die prognostische Vergleichbarkeit von Prüf- und Kontrollgruppe nicht analysiert, so dass die prognostische Neutralität der Patientenzuteilung oft unklar ist. Die Folge ist, dass die Validität der meisten dieser Studien von vornherein drastisch eingeschränkt ist. 9 der retrospektiven Studien hatten jedoch ein besseres Design mit Bemühung um Bias-Ausschluss: Entweder wurde die prognostische Vergleichbarkeit von Prüf- und Kontrollgruppe eingehend analysiert und ein prognostischer Nachteil der Mistelgruppe gegenüber der Kontrollgruppe festgestellt (Penalty-Design); oder es wurde jeder einzelne behandelte Fall sorgfältig mit den bekannten Überlebenszeiten verglichen; oder es handelte sich um eine relativ sorgfältig durchgeführte Matched-Pair-Studie. Zwei weitere Studien sind aufwändig durchgeführte retrolektive pharmakoepidemiologische GEP-konforme Kohortenstudien (s. S. 183 ff. und S. 189 f.).

Von den insgesamt 37 retrospektiv vergleichenden Studien zeigen 34 einen Vorteil für die Misteltherapie, meist in Bezug auf die Überlebenszeit, einmal in Bezug auf Nebenwirkungen konventioneller Therapien [72], einmal in Bezug auf Tumorremissionen [616] und einmal in Bezug auf Analgetika- und Psychopharmakaverbrauch. 4-mal zeigte sich kein Vorteil der Mistelbehandlung. Von den 9 Studien mit Kompensation der Bias-Möglichkeiten zeigten 8 einen Vorteil für die Mistelbehandlung.

Die Ergebnisse der Studien sind in Tabelle 6-43 zusammengefasst. Für Einzelheiten sei auf die genannte Monographie verwiesen [399]; die drei neueren Studien, die dort nicht beschrieben wurden [43, 72, 616], sind weiter unten ausführlich dargestellt.

Narrative Ergebnisse der neuen und aktualisierten Studien

Die folgende ausführliche Darstellung erstreckt sich auf die Studien, die in der Monographie zur präklinischen und klinischen Mistelforschung [399] noch nicht aufgenommen waren, da sie neueren Datums sind oder aus sonstigen Gründen nicht erfasst worden waren; es handelt sich somit um eine Aktualisierung der Monographie.

Auerbach et al. 2005 [42]

In der gynäkologischen Abteilung der Wiener Universitätsklinik wurde eine GCP-konforme, randomisierte und doppelblinde Studie durchgeführt bei Mammakarzinom-Patientinnen (T1–2, N0–1, M0), die nach der Primäroperation mit Chemotherapie (CMF) und Strahlentherapie im Sandwich-Schema behandelt wurden. Die Fragestellung war die Verminderung der therapiebedingten Immunsuppression (v. a. CD69+ NK-Zellen) und der Chromatidschäden (SCA-Rate) sowie Lebensqualität, Verträglichkeit der Misteltherapie und die prinzipielle Machbarkeit einer doppelblinden randomisierten Mistelstudie. Es handelte sich um eine Pilotstudie.

23 Patienten wurden rekrutiert, 16 Patienten schlossen die Studie ab. Die 23 Patienten wurden in zwei Gruppen randomisiert, 11 zur Misteltherapie (Helixor® A, s. c., 3/Wo. in ansteigender Dosierung von 1–100 mg), 12 zur Placebobehandlung (0,9 % Natrium-

chlorid, s. c. 3/Wo.). Konventionell erhielten die Patienten 6-mal CMF; 13 Patienten mit brusterhaltender Operation erhielten nach dem 3. Zyklus CMF (Sandwich-Schema) zusätzlich eine Bestrahlung mit 50 Gy (25-mal 2 Gy). 3 Patienten mussten nach dem Screening und 4 weitere Patienten im Studienverlauf ausgeschlossen werden (1-mal Inakzeptanz der Verblindung, 2-mal Ausschlusskriterien, 2-mal Therapieabbruch bei Progredienz bzw. Thromboembolie, 2-mal Compliance). Der Beobachtungszeitraum belief sich auf 12 Monate. 20 Patientinnen konnten nach 3 Zyklen CMF, 16 Patientinnen konnten nach den komplett absolvierten Zyklen ausgewertet werden.

Die Studie erwies sich als durchführbar, wurde jedoch von 89 % der Mistelpatienten und von 46 % der Kontrollpatienten entblindet. Der Arzt erkannte in 80 % die verblindet verabreichte Arznei. Der Anteil der aktivierten NK-Zellen (CD56+/CD69+/CD45) blieb unter der Mistelbehandlung bis zum 6. Zyklus Chemotherapie stabil, unter Placebo nahm er jedoch statisch signifikant ab ($p = 0.001$). Ab dem 4. Zyklus lag der Anteil der aktivierten NK-Zellen unter Misteltherapie signifikant über dem der Placebogruppe ($p = 0.005$). Die SCA-Rate stieg erwartungsgemäß unter Chemotherapie in beiden Gruppen an, in der Mistelgruppe weniger als in der Kontrollgruppe, der Unterschied erreichte jedoch keine statistische Signifikanz. Im Gegensatz zu der Kontrollgruppe gab es in der Mistelgruppe keine Leukopenien (Daten wurden nicht gezeigt). Hinsichtlich sonstiger Laborwerte oder der Lebensqualität zeigten sich keine Unterschiede zwischen beiden Behandlungsgruppen. Die Therapie wurde gut vertragen.

Resümee und Kommentar: Es handelt sich um eine nach modernem Standard durchgeführte klinische Studie, die allerdings aufgrund des Pilotstudiendesigns nur eine sehr geringe Patientenzahl umfasst. Es zeigte sich trotz der geringen Fallzahl ein statistisch signifikanter Vorteil hinsichtlich des Abfalls

aktivierter NK-Zellen und ein Trend im Abfall der SCA, was auf einen Schutz der Chromosomen hinweist. Ein solcher Effekt war aufgrund der zahlreichen präklinischen Untersuchungen zu DNA-stabilisierenden Effekten von Mistelextrakten zu erwarten (Übersicht [111, 399]). Ein Unterschied in der Lebensqualität zeigte sich nicht; ob aufgrund von fehlender Patientenzahl (Power), von ausgebliebenem Effekt oder aus anderen Gründen (z.B. kaum eingeschränkte Lebensqualität in beiden Gruppen), kann nicht beurteilt werden. Interessant ist, dass die verblindete Misteltherapie fast immer entblindet wurde, was aufgrund der Lokalreaktion nachvollziehbar ist. Die Publikation dieser Pilotstudie fand bisher nur in einem Tagungsband statt; sollte noch eine ausführlichere Publikation geplant sein, könnten manche Fragen vielleicht noch weiter geklärt werden.

Augustin et al. 2005 [43]

Eine multizentrische, kontrollierte, retrolektive pharmakoepidemiologische, GEP-konforme Kohortenstudie im Parallelgruppendesign wurde an der Universitätsklinik Freiburg bei Patienten mit malignem Melanom durchgeführt, um Sicherheit und Wirksamkeit einer adjuvanten langfristigen Therapie mit fermentiertem Mistelextrakt Iscador® zu untersuchen. Die primäre Frage war die melanombedingte Mortalität unter Iscador®; sekundäre Zielparameter waren tumorfreies Überleben, Gesamtüberleben, Überleben ohne Gehirnmetastasen und Unbedenklichkeit der Therapie. Aus einer Zufallsstichprobe von 35 Krankenhäusern und Arztpraxen in Deutschland und der Schweiz wurden Patientendaten unselektiert und ohne vorherige Kenntnis des Erkrankungsverlaufs (retrolektiv) in die Zukunft erhoben. Aufgenommen wurden alle Patienten, die zwischen 1985 und 2001 an einem primären Melanom operiert worden waren und während der postoperativen Tumornachsorge mindestens 6 Monate mit oder ohne adjuvante Misteltherapie behandelt worden waren und mindestens 3 Jahre oder bis zu ihrem Tod nachbeobachtet waren: in chronologischer Reihenfolge, ohne weitere Selektion, sofern sie den Ein- und Ausschlusskriterien entsprachen, bis zu einer maximalen Stichprobengröße von 800. Einschlusskriterium war die histopathologisch gesicherte Diagnose eines primären malignen Melanoms in UICC/AJCC-Stadium II–III mit hohem Risiko nach operativer Therapie; Ausschlusskriterien waren schwerwiegender Protokollverstoß wie z.B. frühere Tumorerkrankung, Melanomrezidiv oder -metastase bei Studienbeginn, Fehlen eines operativen Eingriffs, Therapie mit anderem Mistelpräparat, Fehlen wichtiger Daten. Da die Zuteilung zu Prüf- und Kontrollgruppe nicht durch Randomisation erfolgte, war anzunehmen, dass sich beide Gruppen in wesentlichen Ausgangs- und Behandlungsbedingungen unterschieden. Deshalb erfolgte die Analyse mit multivariater Adjustierung auf Ungleichgewichte in der Ausgangslage (potenzielle Faktoren wie Studienzentrum, Geschlecht, Alter, Melanomtyp, -lokalisation, Tumordicke, UICC/AJCC-Stadium, Begleiterkrankungen, andere adjuvante Therapien).

738 Patienten wurden aufgenommen, 52 (7 %) wegen schwerer Protokollverstöße ausgeschlossen und 686 Patienten (329 in der Iscador®-Gruppe, 357 in der Kontrollgruppe) ausgewertet. In der Mistel- bzw. Kontrollgruppe waren 42 bzw. 47 % weiblich, zu Studienbeginn waren sie median 51 bzw. 54 Jahre alt. Beide Gruppen waren hinsichtlich demographischer Daten und Tumorausgangsbefunde vergleichbar. In der Prüfgruppe hatten 83 % der Patienten Iscador® P erhalten, 17 % Iscador® M, Qu oder eine Kombination. Die mediane Therapiedauer betrug 30 Monate, die mediane Nachbeobachtungszeit 81 Monate (Prüfgruppe) bzw. 52 Monate (Kontrollgruppe). In der Prüf- bzw. Kontrollgruppe hatten außerdem

adjuvant 10 bzw. 6 % eine Chemotherapie, 9 bzw. 18 % eine Immuntherapie, 3 bzw. 2 % eine Chemoimmunotherapie und 8 bzw. 6 % eine Radiotherapie erhalten.

Nach Adjustierung lag die melanombedingte Mortalität in der Prüfgruppe unter Iscador® mit einer Hazard-Rate von 0,41 (95 %-KI: 0,23–0,71), p = 0.002 signifikant und klinisch relevant niedriger als in der Kontrollgruppe. Auch das Gesamtüberleben (adjustierte HR: 0,64 [95 %-KI: 0,42–0,96], p = 0.033), das tumorfreie Überleben (adjustierte HR: 0,73 [95 %-KI: 0,55–0,97], p = 0.029) und das Hirnmetastasen-freie Überleben (adjustierte HR: 0,33 [95 %-KI: 0,13–0,86], p = 0.024) waren signifikant verlängert. Die übrige Metastasierung zeigte keine Unterschiede, mit Ausnahme einer geringeren Metastasierung in Lunge und Mediastinum in der Mistelgruppe. Bei 11 Patienten (3,3 %) traten unerwünschte Reaktionen auf (4-mal Kopfschmerz, 3-mal Abgeschlagenheit, je 1-mal Allergie, Juckreiz, Quincke-Ödem, Exanthem, Ekzem, Übelkeit, Haarausfall, Schlafstörung, Dyspnoe, Pankreatitis-Rezidiv), sie waren meist leicht bis mittelstark, in keinem Fall lebensbedrohlich, klangen meist innerhalb einer Woche spontan ab. Bei 42 Patienten (13 %) traten Lokalreaktionen an der Einstichstelle auf. Bei 1 bzw. 5 Patienten führten die systemischen bzw. lokalen Nebenwirkungen zu Therapieabbrüchen.

Resümee und Kommentar: Es zeigt sich unter Misteltherapie eine signifikante Verbesserung des tumorspezifischen Überlebens, der gesamten Überlebenszeit, des tumorfreien Überlebens und insbesondere des Hirnmetastasen-freien Intervalls. Im Vergleich zur unten beschriebenen Melanomstudie von Kleeberg et al. (s. S. 192 f., [408]) war hier die Behandlungsdauer mit Mistelextrakten um ein vielfaches länger (median 2,5 J., vs. ≤ 1 J.). Auch wurden andere Präparate verwendet (Iscador® P bei 83 % vs. Iscador® M), wobei das hier mehrheitlich verwendete Präparat Iscador® P bessere Resultate gezeigt habe als das Iscador® M. [43] Damit konnte die Studie das anlässlich einer früheren Studie diskutierte Tumorenhancement (das möglicherweise auf einem Untersuchungsartefakt beruht [401], s. S. 193) nicht bestätigen. Die Studie ist zwar keine prospektive, sie wurde jedoch sorgfältig und aufwändig durchgeführt und ist insbesondere in Hinblick auf die Unbedenklichkeit der Misteltherapie ein wichtiger Beitrag.

Kuehn 2005 [432]

In der Lukas Klinik in Arlesheim wurde in einer prospektiven Fallserie der unselektierte Verlauf konsekutiver Patienten mit follikulärem Non-Hodgkin-Lymphom dokumentiert, mit der primären Fragestellung von Tumorremissionen unter alleiniger Misteltherapie. Anlass waren die aus theoretischen Gründen geäußerten Bedenken gegen eine Misteltherapie bei Lymphomerkrankungen [401], die im Widerspruch mit positiven eigenen Erfahrungen standen. Aufgenommen wurden im Zeitraum 01.05.99 bis 31.10.03 alle Patienten der mit follikulärem Lymphom jeden Stadiums, unabhängig von laufenden oder vorangegangenen Chemotherapien. Zu Beginn der Studie wurde das extern durchgeführte Staging mittels bildgebender Verfahren dokumentiert, wie auch der intern erhobene klinische Befund und die Laborparameter (v. a. LDH, β_2-Mikroglobulin, IL-6, TNF-α, IL-10, sIL-2R). Dann begann die Misteltherapie, in der Regel mit Iscador® P (langsam steigernd von 0,01 bis 20 mg, gelegentlich bis 30 mg, 3-mal wöchentlich s. c.), in Ausnahmefällen mit Iscador® Qu oder M (einschleichend bis 2 mg). Nach 2 bis 3 Monaten wurde der Tumorbefund kontrolliert (klinisch, Labor, bildgebend mittels CT, MRI, PET).

Von 42 Patienten, die mit einem follikulären Lymphom die Lukas Klinik konsultiert hatten, war bei 9 Patienten am Ende der Beobachtungszeit die Behandlungsdauer mit Misteltherapie (< 2 Monate) zu kurz zu einer Aussage, 9 weitere hatten gar keine Misteltherapie erhalten (Ablehnung der Behandlung, kein weiterer Kontakt nach Erstkonsultation, Tod vor Therapiebeginn), so dass 24 Patienten eine beurteilbare Misteltherapie erhalten hatten. Das Alter dieser 24 Patienten lag im Mittel bei 56 (34–70) Jahren, 16 waren Frauen, 8 Männer. 15 Patienten hatten Stadium IV, 5 Patienten Stadium III, je 2 Stadium I und II, 3 Patienten ein *high grade*, 2 *intermediate* und 19 *low grade*; der internationale Prognoseindex war bei 3 Patienten 3, 7-mal 2, 12-mal 1, 2-mal unbekannt. 16 Patienten waren chemotherapeutisch vorbehandelt. Die Dauer der Mistelbehandlung lag im Mittel bei 24 (3–53) Monaten. 7 Patienten wurden nur mit Misteltherapie behandelt, 17 erhielten im Verlauf der Misteltherapie auch eine Chemotherapie.

Bei 4 (17 %) der 24 Patienten kam es in Phasen alleiniger Misteltherapie zu einer kompletten, bei 6 (25 %) der Patienten zu einer partiellen Remission (bei einem weiteren Patienten kam zu einer minimalen Remission), 9 mal wurde eine Progression beobachtet. Die Dauer der kompletten Remissionen lag zwischen 1,5 und 27,5 Monaten, die der partiellen Remissionen zwischen 2,5 und 34 Monaten; teils dauerten sie am Ende der Beobachtungszeit noch an. Eine eventuell vorangegangene Chemotherapie lag zwischen 2 und 34 Monate zurück. Bei den 9 unter Misteltherapie progredienten Erkrankungen bestand 3-mal die Progression schon bei Beginn der Misteltherapie, 6-mal war sie vorübergehend. Die Tumorremissionen traten ausschließlich unter Iscador® P (nicht M oder Qu) auf. Unter einer kombinierten Chemo-, Mistel-, Antikörpertherapie kam es 2-mal zu einer kompletten, 6-mal zu einer partiellen und 8-mal zu einer progredienten Erkrankung. 5 Patienten verstarben, 4 unter einer kombinierten Chemo-, Mistel-, Antikörpertherapie, ein Patienten an den Folgen eines Herzinfarktes.

Resümee und Kommentar: Es handelt sich um eine prospektive Dokumentation aller in der Lukas Klinik mit Misteltherapie behandelten Patienten mit follikulären Lymphomen. Die Patienten sind detailliert beschrieben, insbesondere das zeitliche Verhältnis der Tumorremissionen zur Misteltherapie und zu eventuell vorausgegangenen Chemotherapien. Die Darstellung ist Fallserientypisch, mit wenig beschreibender Statistik, was bei den langen, komplexen Verläufen, wie sie in der Alltagsrealität vorkommen, ohnehin Schwierigkeit bietet, wenn sie nicht zu sehr vereinfachen soll. Die Verläufe verdeutlichen die als gut berichteten Erfahrungen mit der Misteltherapie. Die hohe Remissionsrate unter alleiniger Misteltherapie (42 %) kann aufgrund des zeitlichen Abstandes kaum den Wirkungen einer Chemotherapie zugeschrieben werden; ob sie allein auf Spontanremissionen zurückführbar sind, ist ebenfalls fraglich, da bei follikulären Lymphomen die Rate der Spontanremissionen bis maximal 25 % betrage (wobei spontane Remissionen sich häufig nur fraglich spontan ereignen, sondern infolge weiterer Ereignisse auftreten, wie fieberhafte Erkrankungen, immunologische Veränderungen, Immuntherapien [400]).

Matthes 2005 [495]

In dem GKH Havelhöhe wurde eine Pilotstudie durchgeführt zur Frage, inwieweit sich mittels intraläsionaler Injektion von Mistelextrakten in Kombination mit der Standardchemotherapie (Gemcitabin) bei Pankreaskarzinomen eine Tumorremission und eine Verbesserung der Lebensqualität erreichen lässt. Bei 12 Patienten mit inoperablem Pankreaskarzinom (7 Männer, 5 Frauen, 58–84 J.) wurden an Tag 1, 3, 5, 8, 10 und 12 und im Weiteren alle 3 Wochen mittels endoskopischer, Ultraschall-geführter Feinnadelinjektion Helixor® M appliziert, beginnend mit 300 mg, dann 100 mg

mehr bei jeder weiteren Injektion, bis zu einer Maximaldosierung von 1 000 mg pro Injektion. 9 Patienten erhielten gleichzeitig Gemcitabin.

Alle Patienten waren auswertbar. Entsprechend der WHO-Kriterien zeigte sich bei 8 % der Patienten eine komplette Remission, bei 50 % eine partielle Remission, bei 33 % ein *stable disease* und bei 8 % eine Krankheitsprogression. Nach 3, 6, 9 und 12 Monaten lebten noch 100, 92, 75 bzw. 58 % der Patienten. Schwere Nebenwirkungen wurden nicht beobachtet; in 7 Fällen kam es zwischen 2 und 8 Studen nach Injektion zu Fieber (> 38,5 °C). Die Lebensqualität (SF-36®) verbesserte sich bei 83 % der Patienten.

Resümee und Kommentar: Hier werden für Pankreaskarzinome eindrucksvolle Tumorremissionen unter lokaler Misteltherapie, in Kombination mit Gemcitabin, beschrieben. Inwieweit sich die Remissionen allein auf die Misteltherapie zurückführen lässt, ist bei Kombinationstherapien schwer zu sagen. Jedoch sind die Remissionsraten unter konventionellen Therapien geringer (ca. 10 %). Tumorremissionen infolge intratumoraler und/oder hoch dosierter Mistelextrakte sind bekannt; von daher sind die Ergebnisse auf jeden Fall bemerkenswert, insbesondere, da das Pankreaskarzinom ansonsten nur wenig auf Zytostatika anspricht. Bislang liegt zu dieser Studie leider nur ein Abstract vor.

Von Hagens 2005 [780]

In der Universitätsfrauenklinik Heidelberg wurde eine prospektive, offene, zweiarmige, nichtrandomisierte Studie durchgeführt, zum Einfluss einer Misteltherapie auf Verträglichkeit der Chemotherapie beim Mammakarzinom. Die Studie war als Machbarkeitsstudie für eine geplante prospektive Therapievergleichsstudie gedacht. Die Patientinnen wurden von Mai 1999 bis August

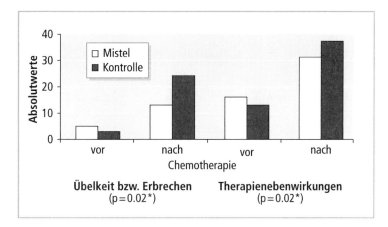

Abb. 6-27 Lebensqualität vor und nach Chemotherapie (EORTC). * = Gruppenvergleich der individuellen absoluten Differenz vor und nach Chemotherapie. [780]

2001 direkt postoperativ rekrutiert, wenn eine adjuvante Chemotherapie mit CMF oder EC geplant war, ein Tumorstadium T1–3, N0–1, M0, R0 vorlag und die Erkrankung histologisch gesichert war; ausgeschlossen wurden vor allem Patienten mit schweren Begleiterkrankungen oder relevanten Begleittherapien. Die Misteltherapie begann vom 2. bis 4. postoperativen Tag mit Iscador® M, Serie O in täglicher Dosierung, dann ½ Ampulle Iscador® M spezial 5 mg 2/Woche. Die Studiendauer betrug 12 bis 13 Wochen (3 Zyklen CMF bzw. 4 Zyklen EC plus 2 Wo. Nachbeobachtung). Erhoben wurde Blutbild, Differenzialblutbild, Lymphozytensubpopulationen, Lymphozytenstimulierbarkeit und Lebensqualität (EORTC QLQ C30, BR23), jeweils zu Beginn und bei Abschluss der Studie, außerdem im Verlauf die Verträglichkeit der Misteltherapie und die Begleitmedikation.

74 Patientinnen wurden aufgenommen, 66 konnten ausgewertet werden (33 pro Gruppe); in Mistel- und Kontrollgruppe betrug das Alter 47,5 Jahre, der Tumorbefund war T1: 18 versus 13; T2: 15 versus 20; N0: 18 versus 22; N1: 15 versus 11 Patientinnen. CMF erhielten 24 versus 21, EC 9 versus 12 Patientinnen. Von den hämatologischen und immunologischen Parametern zeigte sich nur bei den Thrombozyten ein

geringer, signifikanter Anstieg im Vergleich zur Kontrollgruppe, die Lymphozyten fielen unter Chemotherapie in beiden Gruppen vergleichbar ab. Unter Chemotherapie verschlechterten sich erwartungsgemäß die Lebensqualität – Skalenwerte für Übelkeit und Erbrechen sowie die allgemeinen Therapienebenwirkungen. Diese Verschlechterungen waren jedoch unter Misteltherapie signifikant geringer ausgeprägt als in der Kontrollgruppe. Die Ergebnisse zeigt Abbildung 6-27. Die Verträglichkeit der Misteltherapie unter Chemotherapie war gut; während der Chemotherapie traten verstärkt Lokalreaktionen auf, so dass häufig eine Dosisanpassung notwendig war.

Ein zweiter Studienteil untersuchte die Machbarkeit einer randomisierten Studie; letztlich hätten von 1 922 Patientinnen, die mit Verdacht auf ein Mammakarzinom operiert und für die Studie gescreent wurden, bzw. von 521 Patientinnen, die den Ein- und Ausschlusskriterien entsprachen, nur 29 in eine randomisierte Studie aufgenommen werden können, die übrigen lehnten eine Studie oder eine Randomisation ab oder konnten aus organisatorischen oder anderen Gründen nicht teilnehmen. (s. auch [227])

Resümee und Kommentar: Die Studie bestätigt die auch in anderen Studien beobachtete bessere Verträglichkeit der Chemotherapie. Es handelt sich um eine Machbarkeitsstudie, weshalb manche methodologischen Details sowie die Ausführlichkeit der Beschreibung (es handelt sich um eine knappe Publikation in einem Kongressband) verbesserungsfähig wären. So ist die Vergleichbarkeit der Patienten bei selbstselektierter Therapieentscheidung das zentrale Problem; allerdings unterschieden sich in den berichteten Basisdaten die Patienten der Mistel- und Kontrollgruppe nicht wesentlich. Ebenfalls können zusätzliche Therapien einen Einfluss auf die untersuchten Parameter haben, weshalb sie für die Studienbewertung interessant wären. Die gleichzeitige Einnahme anderer Immuntherapeutika, nichtsteroidaler Antiphlogistika und Analgetika oder von Corticosteroiden für andere Indikationen waren Ausschlusskriterien. Die Studie sollte als Vorbereitung für eine umfangreiche randomisierte klinische Studie dienen, von der jedoch dann Abstand genommen wurde, als deutlich wurde, dass trotz der Größe des Klinikums (Universitätsfrauenklinik) nur extrem wenige Patienten rekrutiert werden könnten und eine randomisierte Studie von daher scheitern würde.

Bar-Sela 2004 [50]

In der onkologischen Abteilung des *Rambam Medical Center* in Israel wurde eine Phase-II-Studie zu Verträglichkeit und Einfluss der Misteltherapie beim fortgeschrittenen, metastasierten, 5-Fu-resistenten kolorektalen Karzinom durchgeführt. Behandelt wurde mit Abnobaviscum® Quercus mit einer über 4 Wochen einschleichenden und dann üblichen Dosierung von max. 15 mg Pflanzenextrakt, 3/Woche, subkutan. Nach detailliertem Aufnahmebefund (körperlicher Befund, Blutbild, Elektrolyte, Leber- und Nierenwerte, Serum-CEA, CT des Abdomens und Beckens, der Lunge und Röntgen der Lunge) wurde alle 4 Wochen körperlicher Befund,

Performance Status, Laborbefunde und Nebenwirkungen kontrolliert und alle 8 Wochen das Tumorverhalten entsprechend der WHO-Kriterien (inklusive CT) erhoben.

Eingeschlossen wurden 25 Patienten (15 Frauen, 10 Männer, median 69 J.) mit fortgeschrittenem, meist in Leber (72%), Peritoneum (40%), Lunge (40%) oder anderweitig (52%) metastasiertem kolorektalem Karzinom; die Metastasierung war median 15 (3–42) Monate vor Studienbeginn dokumentiert worden. Adjuvant waren 48% der Patienten mit einem 5-Fu-haltigen Regime vortherapiert, die metastatische Erkrankung war bei 20% der Patienten mit einem und bei 76% mit zwei oder mehr chemotherapeutischen Regimen vorbehandelt. Das mediane behandlungsfreie Intervall vor der Misteltherapie lag bei 3 (1–8) Wochen. Alle Patienten konnten ausgewertet werden.

Unter der Misteltherapie mit einer medianen Dauer von 14 (3–85) Wochen kam es zu keiner Tumorremission, zu einem *stable disease* bei 84% der Patienten (über 1,5–7 Mo., median 2,5 Mo.), die bei 6 Patienten (24%) 4 oder mehr Monate anhielt, und zu einer Tumorprogression bei 16% der Patienten. Die mediane Überlebenszeit betrug 5,5 (1–20+) Monate. Eine Verbesserung der Beschwerden wurde von 10 Patienten (40%) berichtet, von denen 6 ein *stable disease* von wenigstens 4 Monaten aufwiesen. Es besserten sich Übelkeit, Erbrechen, Durchfall, Verstopfung, Müdigkeit, Luftnot.

Nebenwirkungen waren mild: Schwellung und Rötung an der Injektionsstelle bei 10 (40%) Patienten, teils mit leichten Schmerzen, Temperaturerhöhung (< 38 °C) bei 2 (8%) Patienten. 2 Patienten entwickelten eine Eosinophilie nach 4 bis 6 Therapiemonaten. Sonst wurden keine Veränderungen gefunden.

Resümee und Kommentar: Es handelt sich um eine relativ gut dokumentierte Studie. Die Studienautoren hatten nach Tumorremissionen gesucht, jedoch keine gefunden. Die Patienten hatten eine sehr fortgeschrittene Erkrankung, waren mehrfach chemotherapeutisch vorbehandelt, bis kurz vor Beginn der Misteltherapie; ob sie bis zu Beginn der Misteltherapie auf die kurz vorangegangenen Chemotherapien progredient gewesen waren, wird nicht erwähnt. Es handelt sich sicherlich um eine ungünstige Auswahl von Tumorpatienten mit schlechter Prognose. Dass es nicht zu Tumorremissionen kam, sondern hingegen zu (vorübergehendem) Stillstand und einer Verbesserung der Symptome, ist kein schlechtes, eher ein zu erwartendes Ergebnis; spektakuläre Tumorrückbildungen sind unter der üblichen niedrigen und subkutanen Dosierung eher selten, sie werden eher unter höher dosierter und/oder lokaler Therapie berichtet (s. z.B. Mabed 2004 [472], Matthes 2005 [495] oder Mahfouz 1999 [477]). Wachstumsstillstand des Tumors und Verbesserung der Symptomatik ist dasjenige, was von ärztlichen Anwendern der Misteltherapie angestrebt wird.

Bock et al. 2004 [72]

Eine multizentrische, kontrollierte, retrolektive pharmakoepidemiologische, GEP-konforme Kohortenstudie im Parallelgruppendesign wurde zur Wirksamkeit und Sicherheit der adjuvanten Misteltherapie beim Mammakarzinom durchgeführt. Die primäre Frage war die Häufigkeit von Nebenwirkungen konventioneller onkologischer Therapien unter Iscador®-Behandlung, sekundäre Fragestellung waren krankheitsbedingte Symptome, Überleben und Verträglichkeit. Aus einer Zufallsstichprobe von 16 onkologischen Krankenhäusern und Arztpraxen in Deutschland und der Schweiz wurden Patienten chronologisch und unselektiert eingeschlossen, wenn sie folgende Kriterien erfüllten: operative Behandlung eines histologisch gesicherten nichtmetastasierten Mammakarzinoms (UICC Stadium I–III), zwischen 1988 und 2000, mindestens 6 Monate Nachsorge, verbunden mit

konventioneller Therapie (Chemo-, Radio-, oder Hormontherapie) mit oder ohne zusätzlicher Iscador®-Behandlung, Nachbeobachtungszeit mindestens 3 Jahre oder bis zum Tod, Dokumentation von Basisdaten, Operations- und Tumorbefund, Therapieangaben, Verlaufsbefunde zur Tumorerkrankung und zur weiteren Behandlung inklusive Symptome und Nebenwirkungen. Da die Zuteilung zu Prüf- und Kontrollgruppe nicht durch Randomisation erfolgte, war anzunehmen, dass sich beide Gruppen in wesentlichen Ausgangs- und Behandlungsbedingungen unterschieden. Deshalb erfolgte die Analyse mit multivariater Adjustierung auf Ungleichgewichte in der Ausgangslage.

Aufgenommen wurden 1 442 Patienten, 710 in die Mistel-, 732 in der Kontrollgruppe. Die Patienten waren durchschnittlich 53 bzw. 57 Jahre alt. Die Patienten der Mistelgruppe waren schwerer erkrankt und hatten mehr ausgeprägte Risikofaktoren als die Patienten der Kontrollgruppe. Insbesondere unterschieden sich Mistel- und Kontrollpatienten signifikant hinsichtlich: Zeit zwischen Diagnose und Operation (1,32 vs. 0,14 Mo.), positiver Östrogen-Rezeptorstatus (73 vs. 65 %), Postmenopause (62 vs. 82 %), Häufigkeit nichtonkologischer Erkrankungen (36 vs. 54 %), Tumorstadium (pT2–4: 61 vs. 50 %), Tumorgrad (pG3–4: 36 vs. 18 %), multilokulärer Tumor (25 vs. 9 %), Residualtumor nach Operation (2,7 vs. 0,5 %), Lymphknotenbefall (N > 0: 46 vs. 41 %), UICC Stadium II und III (73 vs. 62 %), mehrfache Tumoroperation (8 vs. 2 %). Unterschiede gab es auch hinsichtlich der konventionellen Behandlung (keine konventionelle Therapie 22 vs. 6 %; Radiotherapie 44 vs. 76 %; Chemotherapie 33 vs. 23 %; Hormontherapie 50 vs. 50 %; Antiemetika 9 vs. 5 %; Sonstiges, z.B. Vitamine 25 vs. 8 %; physikalische Therapie 19 vs. 35 %). Die mediane Dauer der Mistelbehandlung betrug 52 Monate, die mediane Nachbeobachtungszeit war in beiden Gruppen vergleichbar (66 vs. 60 Mo.).

Ergebnisse: Die Häufigkeit von Nebenwirkungen konventioneller onkologischer Therapien war in der Mistelgruppe signifikant niedriger als in der Kontrollgruppe (16 vs. 54 %; Odds Ratio nach Adjustierung: 0,47 [95 %-KI: 0,32–0,67], p < 0.0001). In der Mistelgruppe bildeten sich die krankheitsbedingten Symptome signifikant häufiger zurück. Von den 558 Patienten in der Mistelgruppe, die in der Nachsorge Symptome hatten, waren am Ende der Nachsorge 436 (78 %) symptomfrei; von den 569 Patienten der Kontrollgruppe mit initialen Symptomen waren 219 (39 %) symptomfrei (adjustierte OR 3,56 [95 %-KI: 2,03–6,27]). Besonders ausgeprägt war die Besserung von Erbrechen, Kopfschmerzen, Müdigkeit/Erschöpfung, Antriebsmangel/Depression, Konzentrations-/Gedächtnisstörungen, Schlafstörungen und Schwindel/Gleichgewichtsstörungen. Die Mortalität lag in der Mistelgruppe zunächst höher als in der Kontrollgruppe, was an der initial schwereren Erkrankung und schlechteren Prognose lag (verstorben 13,7 vs. 6,7 %). Nach Adjustierung auf die wichtigsten Einflussfaktoren (fortgeschrittenes Tumorstadium, prophylaktische konventionelle Therapie, begleitende physikalische Therapie/Balneotherapie, Alter, Hormonrezeptorstatus, Menopause, Zeitpunkt der Operation nach Diagnose, Risikoprofil des initialen Tumorbefundes, Zusatzerkrankungen, Zentrum) lag die Gesamtmortalität in der Mistelgruppe signifikant niedriger als in der Kontrollgruppe (HR 0,46 [95 %-KI: 0,22–0,96]), die tumorbedingte Mortalität im Trend niedriger (HR 0,44 [95 %-KI: 0,17–1,15]; vergleichbar war das Auftreten von Rezidiven (HR 0,98 [95 %-KI: 0,60–1,62]). Die Misteltherapie wurde im Allgemeinen gut vertragen. Bei 6/710 wurden Nebenwirkungen angegeben (Schwäche, Hyperaktivität, Zunahme der Neurodermitis, Müdigkeit/Erschöpfung, bakterielle Infektion der Haut, Unwohlsein, gastrointestinale Beschwerden), die von leichter bis mäßiger Ausprägung waren und meist nur einen Tag dauerten. Schwere systemische UAWs traten

nicht auf. Bei 123 Patienten wurden lokale Reaktionen an der Einstichstelle beschrieben, bei 4 Patienten wurde deshalb die Therapie abgebrochen. Anzeichen für ein Tumorenhancement wurde nicht gefunden.

Resümee und Kommentar: Auch hierbei handelt es sich um eine aufwändig durchgeführte retrolektive Studie, die die verschiedenen Probleme vergleichender Studien sorgsam umgeht und die einen Vorteil der Misteltherapie hinsichtlich Reduktion der Nebenwirkungen konventioneller Therapien, krankheitsbedingter Symptome und der Überlebenszeit fand. Widersprüchlich erscheint allerdings, dass die Durchführung konventioneller Tumortherapien als Einschlusskriterium gelistet wurde, dann aber 22 % der Prüf- und 6 % der Kontrollgruppe keine solche Behandlung erhalten hatte. Einschränkend muss noch gesagt werden, dass der Hauptzielparameter „Nebenwirkungen" wie auch der Sekundärparameter „krankheitsbedingte Symptome" in hohem Maße abhängig ist von einer standardisierten, vergleichbaren Erfassung (im Gegensatz zum Überleben), wie es im Prinzip nur bei prospektiver Dokumentation gewährleistet werden kann. Es wird nicht beschrieben, wie die Nebenwirkungen retrolektiv/retrospektiv zuverlässig erhoben wurden und wie die Dokumentationsqualität und -homogenität war. Ebenfalls ist nicht nachvollziehbar, wie „Therapienebenwirkungen" von „krankheitsbedingten Symptomen" unterschieden wurden, bei denen es sich oft um ähnliche Beschwerden handelte (z. B. Übelkeit, Erbrechen). Erschwerend war für die Studie, dass die beiden – selbstselektierten – Gruppen sich offensichtlich in der Ausgangslage erheblich unterschieden, und dass die Patienten, die Mistelextrakte nahmen, viel schwerer krank waren und eine schlechtere Prognose hatten. Im Übrigen wurde schon vor Publikation der Studie das retrolektive Design dieser Studie heftig kritisiert [174, 175]; diese Kritik beruhte allerdings auf unzutreffenden Annahmen (s. S. 294 ff.).

Büssing et al. 2004
[113]

Eine GCP-konforme prospektiv vergleichende bizentrische Studie mit retrospektivem Matching wurde zur Frage der Verminderung der operationsbedingten Funktionsstörung neutrophiler Granulozyten an der Abteilung für Gynäkologie des Gemeinschaftskrankenhaus Herdecke (Behandlungs-Zentrum) und am Marienhospital Witten (Kontrollzentrum) durchgeführt. Eingeschlossen wurden Patienten mit Verdacht auf Mammakarzinom. In Herdecke bekamen die Patienten zusätzlich zu den üblichen Medikationen vor Operation eine Infusion mit 1 mg Iscador® M über ½ bis 1 Stunde. Primäres Prüfziel war die Funktion der peripheren Granulozyten (oxidativer Burst), sekundäre Prüfziele waren eine Reihe weiterer Immunparameter. Zum Ausgleich von Baseline-Unterschieden der beiden nichtrandomisierten Gruppen wurde bei der Auswertung eine Matched-Pair-Analyse durchgeführt auf der Basis von Propensity Scores, nach folgenden Variablen: Alter, Karnofsky-Index, Rauchen, Kontrazeptiva, Nulliparität, tumorbedingte Therapie, oxidativer Burst zur Baseline, klinisch relevante Laborbefunde, Granulozytenzahl vor Operation, klinisch relevante Befunde der körperlichen Untersuchung, Dauer der Operation.

Von den initial 105 Patienten erfüllten 4 die Einschlusskriterien nicht, 3 schieden vorzeitig aus der Untersuchung aus. Es blieben 98 für die Auswertung. Der PMA-stimulierte Burst fiel in der Kontrollgruppe signifikant ab, kaum jedoch in der Mistelgruppe (−538,4 vs. −71,9, p < 0.0001); ähnlich verhielt sich der E-coli-stimulierte Burst (132,1 vs. 45,8, p < 0.001). Die Granulozytenfunktion wurde also in der Mistelgruppe deutlich weniger gestört. In Hinblick auf die anderen Immunparameter zeigten sich keine signifikanten Unterschiede zwischen den beiden Behandlungsgruppen. In der Kontrollgruppe traten bei 20 von 50 und in der Verumgruppe bei 46 von 50 Patienten unerwünschte Ereignisse auf. Davon waren 66 % ohne Beziehung zum Prüfpräparat, sondern überwiegend durch Operation und Narkose bedingt. Auch bei den restlichen 34 % der Nebenwirkungen war ein Zusammenhang mit der Prüftherapie unwahrscheinlich.

Resümee und Kommentar: Es zeigt sich eine hochsignifikante Verminderung der operationsbedingten Granulozytenfunktionsstörung unter Mistelbehandlung. Dies ist eine plausibler Effekt der Misteltherapie, da vielfach in verschiedenen präklinischen Experimentalansätzen gezeigt wurde, dass und wie Mistelextrakte die Granulozytenfunktion aktivieren können (Übersicht [399]). Dem Effekt kann auch eine klinische Relevanz zugesprochen werden, da gezeigt wurde, dass die operationsbedingte Immunsuppression ein Tumorenhancement und insbesondere eine Steigerung der Metastasierung bewirken kann; ferner werden durch den Akt der Operation Tumorzellen abgeschilfert, weshalb ein potentes Immunsystem gerade während der Operation sehr wichtig ist (Übersicht s. [398]). Diese Relevanz der perioperativen Immunstimulierung oder des Immunschutzes für den weiteren klinischen Verlauf ist nahe liegend; eine weitere Bestätigung in einer klinischen Studie wäre wünschenswert, obgleich schwierig durchzuführen.

Die beiden Vergleichsgruppen wurden in unterschiedlichen Krankenhäusern behandelt, was einen Einfluss auf den Prüfparameter haben kann. Nicht nur die Selbstselektionierung von Patienten spielt hier eine Rolle, sondern auch zusätzliche unterschiedliche Behandlungs- und Supportiv-Verfahren und das in der jeweiligen Klinik benutzte Operations- und Narkoseverfahren, das ja die Granulozytenfunktionsstörung verursacht, auch wenn eine gewisse gemeinsame Standardisierung der Operationstechniken in den Krankenhäusern anzunehmen ist. Die Operationsdauer ging, neben Patientencharakteristika, in das Matchen der Patienten ein, aber viele potenzielle Confounder entziehen sich einer Adjustierung.

Kleeberg et al. 2004 [179, 180, 407, 408]

1987 wurde eine prospektive randomisierte dreiarmige Studie der *European Organisation for Research and Treatment of Cancer* (EORTC) zur adjuvanten Behandlung von Melanom-Patienten nach Resektion prognostisch ungünstiger Primärtumoren (Stadium II, > 3mm Breslow-Dicke) oder nach kurativer Resektion regionaler Lymphknotenmetastasen (Stadium III) begonnen. Verglichen wurde Interferon-α_2 (1 MU) vs. Interferon-γ (0,2 mg) vs. keine tumorspezifische Therapie. Zu dieser EORTC-Studie fügte die Arbeitsgemeinschaft für internistische Onkologie der deutschen Krebsgesellschaft als vierten Arm eine Iscador®-M-Behandlung hinzu, so dass letztlich 2 Studien liefen: eine dreiarmige (ohne Iscador® M) und eine vierarmige (mit Iscador® M). Diese Studie wurde in den letzten Jahren mehrmals in Kurzform [179, 180, 407] und mittlerweile auch vollständiger [408] publiziert. Zwischen 1988 und 1996 wurden 830 Pati-

enten in 45 Institutionen in 13 Ländern randomisiert, 423 in die dreiarmige Studie und 407 in die vierarmige Studie. Das mediane Follow-up betrug 8,2 Jahre.

Für die Auswertung wurden die beiden Studien teils miteinander verrechnet, teils getrennt behandelt: Die Ergebnisse von 3 Armen (IFN-α_2, IFN-γ, Kontrolle) der vierarmigen Studie wurden mit denen der dreiarmigen Melanomstudie verrechnet; getrennt davon wurde die Iscador®-Behandlung ausgewertet, so dass die Kontrollgruppe der vierarmigen Studie letztlich für 2 Studien Verwendung fand.

Weder bei den Interferon-Behandlungen noch bei der Iscador®-Behandlung zeigte sich hinsichtlich des krankheitsfreien- oder des gesamten Überlebens ein signifikanter Unterschied gegenüber der Kontrolle; die Ergebnisse für das krankheitsfreie Intervall lagen für Iscador® im Trend unter denen der Kontrollgruppe (Tab. 6-44). Die Ergebnisse der Lebensqualitätserhebung wurden nicht publiziert. Die Verlustrate in der Iscador®-Gruppe betrug 29,4 %, in der Iscador®-Kontrollgruppe 18 %.

5 Patienten (4,9 %) brachen die Misteltherapie wegen Nebenwirkungen ab. Welche Nebenwirkungen hier auftraten ist nicht genau zu sagen, da diesbezüglich nicht zwi-

Tab. 6-44   IFN-α, IFN-γ und Iscador® M in der Melanombehandlung. Hazard-Rate (95 %-Konfidenzintervall), p-Werte. [408]

	rIFN-α2b vs. Kontrolle	rIFN-γ vs. Kontrolle	Iscador® M vs. Kontrolle
Univariate Analyse			
Krankheitsfreies Intervall	1.04 (0.84, 1.30) p = 0.71	0.96 (0.77, 1.20) p = 0.73	1.32 (0.93, 1.87) p = 0.12
Überleben	0.96 (0.76, 1.21) p = 0.72	0.87 (0.69, 1.10) p = 0.25	1.21 (0.84, 1.75) p = 0.31
Multivariate Analyse*			
Krankheitsfreies Intervall	1.05 (0.84, 1.30) p = 0.69	0.96 (0.77, 1.20) p = 0.73	1.34 (0.95, 1.91) p = 0.10
Überleben	0.98 (0.77, 1.23) p = 0.85	0.87 (0.69, 1.10) p = 0.24	1.27 (0.87, 1.84) p = 0.21

* In der multivariaten Analyse wurden berücksichtigt: Stadium/Anzahl positiver Lymphknoten (LK) (0 = Stadium IIb, 1 = 1 LK; 2 = 2–4 LK; 3 = 5+ LK), Breslow-Dicke (0 = < 3 mm; 1 = 3,1–4 mm; 2 = > 4 mm) und Lokalisation (0 = Gliedmaßen; 1 = andere Lokalisation).

schen den verschiedenen Therapien unterschieden wurde. Unter rIFN-α_{2b}, rIFN-γ und Iscador® traten auf: Appetitlosigkeit, generelles Unwohlsein, depressive Stimmung, Fieber und Lokalreaktion an der Injektionsstelle. Es gab keine Organtoxizität.

Resümee und Kommentar: In dieser Studie zeigt sich kein Vorteil einer Misteltherapie hinsichtlich Überleben oder krankheitsfreiem Intervall. Die Iscador®-Therapie war auf maximal 1 Jahr begrenzt, wobei sogar nur 40 % der Iscador®-Gruppe (n = 102) das ganze Jahr der Behandlung komplettierte (39 % vorzeitiger Therapieabbruch; 16 % erhielt nicht die randomisierte Therapie; weitere Gründe). Ausgewertet wurde, ungeachtet der tatsächlichen verabreichten Therapie, nur nach dem Intention-to-Treat-Prinzip, das heißt alle Patienten der betreffenden Gruppe wurden als Iscador®-behandelt gewertet. Ein möglicher Detection Bias als Ursache einer Verzerrung des krankheitsfreien Intervalls wird schon seit Jahren diskutiert [382]: So seien laut früheren Presseverlautbarungen in der Iscador®-Gruppe vermehrt Gehirnmetastasen aufgetreten bzw. der Ort der zuerst gefundenen Krankheitsprogression gewesen. Hierfür muss berücksichtigt werden, dass an dieser Studie 45 Prüfzentren in Europa beteiligt waren, so dass während der 8-jährigen Rekrutierungsphase jedes Zentrum im Schnitt nur alle 4 Jahre einen (der 102) Mistelpatienten mit Iscador® behandelte. Dies sind ungünstige Bedingungen, insbesondere ist die Expertise für die spezielle Therapie dann gering. Dazu kommt, dass laut Herstellerangaben Gehirnmetastasen eine Kontraindikation der Iscador®-Behandlung sind, aber in der Studie ein generelles Screening nach Hirnmetastasen (CT- oder NMR-Untersuchung) nicht vorgesehen war; entsprechende Untersuchungen zum Ausschluss der Kontraindikation „Gehirnmetastasen" müssten deshalb – insbesondere bei in Iscador®-Behandlung unerfahrenen Ärzten – vermehrt in der Iscador®-Gruppe durchgeführt worden sein.

Da Hirnmetastasen beim Melanom dreimal häufiger okkult vorliegen als klinisch manifest [48], kommt es so zwangsläufig zu einem Detection Bias. Durch solch einen systematischen Unterschied der Diagnostik in den Vergleichsgruppen bezüglich einer Krankheitsmanifestation kann der Diagnosezeitpunkt in einer Gruppe nach vorne verzerrt werden. Eine Folge sind nicht nur verzerrte Ergebnisse, sondern auch verminderte Durchführung der Prüftherapie und eventuell vermehrte Ko-Therapien mit entsprechenden Ergebnisverzerrungen. Die bisher publizierten Daten bieten keine Klärung dieser Punkte, zumal keine ergänzende Per-Protokoll-Auswertung erfolgte und ein transparentes Flow-Chart entsprechend CONSORT-Statement sowie Informationen zum Follow-up-Prozedere und zu zusätzlichen Therapien fehlen. Des Weiteren sind in der Mistelgruppe weniger Frauen enthalten als in der Kontrollgruppe (35,6 vs. 46,5 %); das Geschlecht aber hat einen deutlichen Einfluss auf das Überleben (p = 0.0009 für das Stadium IIb). Hierauf wurde jedoch in der Endanalyse nicht adjustiert. Bei Adjustierung hätte das Resultat der Mistelgruppe besser ausfallen können. (Zwar wurde auf die Lokalisation der Melanome adjustiert, wobei Frauen mehr Extremitätenmelanome hatten, die ebenfalls mit einer besseren Prognose assoziiert waren, jedoch nur in geringem Maße in beiden Vergleichsgruppen schiefverteilt waren: 45,1 versus 47,1 %. Ob diese Adjustierung auch die fehlende Geschlechtsadjustierung kompensiert, ist ungewiss.)

Mabed et al. 2004 [472]

Aus der onkologischen Abteilung der Mansoura-Universität in Ägypten stammt eine Phase-II-Studie zum fortgeschrittenen primären hepatozellulären Karzinom, die kürzlich im *British Journal of Cancer* publiziert wurde. Eingeschlossen wurden 23 Pa-

Tab. 6-45 Mistel beim primären Leberzellkarzinom. Patientencharakteristika. [472]

Charakteristika	Anzahl der Patienten	%
m : w (gesamt)	20:3 (23)	
Medianes Alter in Jahren	54 (39–75)	
WHO-Performance-Status		
1	10	43,5
2	7	30,4
3	6	26,1
Hepatitis		
HbsAg (+)	13	56,5
Anti HCV (+)	8	34,8
Beide (+)	2	8,7
Child-Klassifikation		
A	9	39,1
B	6	26,1
C	8	34,8
Okuda-Klassifikation		
I	4	17,4
II	12	52,2
III	7	30,4
Diagnostik		
Zytologie	14	60,9
α-Fetoprotein und bildgebendes Verfahren	9	39,1
Tumorausbreitung		
Bilateraler Lappenbefall	8	34,8
Unilateraler Lappenbefall	15	65,2
Fernmetastasen	4	17,4
Portalvenenthrombose	2	8,7
Aszites	4	17,4

tienten mit primärem Leberzellkarzinom, die inoperabel waren, nicht für eine transkathedrale arterielle Chemoembolisation oder perkutane Ethanolinjektion in Frage kamen, keine systemische chemotherapeutische Vorbehandlung hatten und deren Tumorstatus zweidimensional messbar war. Sie wurden mit Viscum fraxini-2 behandelt (entspricht Abnobaviscum® F-2, 15 mg Extrakt), schon von Therapiebeginn an hoch dosiert, 2 Ampullen subkutan 1-mal wöchentlich. Der körperliche Befund und das Blutbild der Patienten wurden wöchentlich kontrolliert, Nieren-, Leberwerte und α-Fetoprotein wurden alle 4 Wochen und die Tumorgröße computertomographisch alle 8 Wochen untersucht. Tumorremission und Nebenwirkungen wurden entsprechend der WHO-Kriterien erfasst.

Eingeschlossen wurden 23 Patienten (20 Männer, 3 Frauen, Alter: 39–75 J., median 54 J.), der WHO Performance Status war „1" bei 10 Patienten (44 %), „2" bei 7 Patienten (30 %) und „3" bei 6 Patienten (26 %); alle Patienten hatten eine weit fortgeschrittene Erkrankung. Zu den Patientencharakteristika siehe Tabelle 6-45. Die mediane Dauer der Mistelbehandlung betrug 17 (3–152) Wochen.

Unter der Misteltherapie kam es zu 3 (13 %) kompletten Remissionen und 2 partiellen Remissionen (9 %). Von den kompletten Remissionen wurde eine nach 4 Monaten festgestellt, der Patient blieb 4 weitere Monate tumorfrei; die beiden weiteren kompletten Remissionen wurden nach 6 Monaten diagnostiziert, die Patienten blieben bis zur Publikation des Berichts tumorfrei, 29 bzw. 38 Monate. Bei 9 Patienten (39 %) blieb das Tumorwachstum progredient und 9 Patienten (39 %) waren nicht auswertbar, da sie zu frühzeitig verstorben waren.

Zum Zeitpunkt der Publikation des Berichts lebten noch 3 Patienten (2 mit kompletter Remission, ein Patient mit einem langsam progredienten Tumor), das mediane Gesamtüberleben betrug 5 Monate (2–38); 29 (12–38) Monate betrug es für die Patienten mit einer kompletten Remission, 6,5 (6–7) Monate für diejenigen mit einer partiellen Remission. Das mediane progressionsfreie Intervall lag für alle Patienten bei 2 (1–38) Monaten, bei den Patienten mit kompletter Remission lag es bei 29 (8–38) Monaten, bei den Patienten mit partieller Remission bei 5 (4–6) Monaten.

Die Therapie führte bei 8 Patienten zu Fieber, bei 3 zu einer lokalen Rötung und bei 4 zu Schmerzen an der Injektionsstelle. Bei 3 Patienten musste die Dosierung auf 1 Ampulle reduziert werden. 1 Patient benötigte Analgetika zur Behandlung der Rötung und Schmerzen an der Injektionsstelle. Die Therapie musste in keinem Fall aufgrund von Nebenwirkungen unterbrochen werden.

Resümee und Kommentar: In einer onkologischen universitären Fachklinik kam es unter alleiniger Misteltherapie zu Remissionen bei 22 % der Patienten mit hepatozellulären Karzinom, mit tolerablen Nebenwirkungen. Das Ergebnis ist bemerkenswert, da auch unter konventionellen, nebenwirkungsbelasteten Therapien die Remissionsraten bei nur 10 bis 20 % liegen. Beachtenswert ist auch die lange Dauer bis zum Eintritt der kompletten Remissionen, ähnlich wie es bisweilen unter immunologischen Therapien beobachtet wird. Dies bedeutet, dass Studien zur Tumorremission unter Mistelextrakten mindestens eine Beobachtungszeit von 6 Monaten einplanen müssen. Ebenfalls beachtenswert ist das lange krankheitsfreie Intervall nach kompletter Remission.

Matthes et al. 2004 [498]

Im Gemeinschaftskrankenhaus Havelhöhe, Berlin wurden bei 18 Patienten mit inoperablem hepatozellulärem Karzinom 1- bis 3-mal pro Woche intraläsional (ultraschallkontrolliert) Mistelextrakte injiziert. Begonnen wurde mit einer Ampulle Abnobavis-

cum®, bei jeder weiteren Injektion wurde um eine Ampulle gesteigert, bis zu maximal 5 Ampullen. Primärer Zielparameter war die Tumorremission, weitere die Lebensqualität. Es kam bei 5 (27,7 %) der Patienten zu einer kompletten Remission und bei 6 (33,3 %) zu einer partiellen Remission. Unverändert blieb der Befund bei 3 (16,6 %) der Patienten, progredient waren 4 (22,2 %). Es habe sich außerdem eine Verbesserung der Lebensqualität gezeigt, auch bei Patienten, die keine Veränderung des Tumorbefundes unter Therapie aufwiesen; genaue Daten werden jedoch nicht berichtet. Toxizität wurde nicht beobachtet, in 8 Fällen zeigte sich Fieber $> 38,5 °C$.

Resümee und Kommentar: Auch hier werden in hohem Maße Remissionen unter Misteltherapie berichtet. Leider wurden die Ergebnisse bisher nur als Abstract publiziert, weshalb eine Reihe wichtiger Informationen fehlen, so dass für die endgültige Beurteilung die vollständige Publikation abgewartet werden muss.

Piao et al. 2004 [569]

Eine randomisierte, multizentrische, GCP-konforme Studie zum Einfluss der Misteltherapie auf die Lebensqualität unter Chemotherapie bei Patienten mit Mammakarzinom, nichtkleinzelligem Bronchialkarzinom (NSCLC) oder Ovarialkarzinom wurde in drei onkologischen Krankenhäusern in China (Bejing, Shenyang, Tianjin) durchgeführt. Alle Patienten bekamen eine konventionelle Chemotherapie (Mammakarzinom: CAP oder CAF; Ovarialkarzinom: CP oder IcP; NSCLC: VP oder MviP).[4] Begleitend wurden die Patienten entweder mit Misteltherapie behandelt (Helixor® A, 3/Wo. subkutan, mit

---

4   Cyclophosphamid (C), Adriamycin (A), Cisplatin (P), 5-Fluorouracil (F), Vinorelbin (V), Mitomycin (M), Ifosfamid (I), Vindesin (Vi), Carboplatin (cP).

eskalierender Dosierung von 1 mg bis maximal 200 mg) oder mit dem Phytopharmakon Lentinan® (i. m., 4 mg/Inj., tägl.), einem Polysaccharid aus Pilzen mit nachgewiesener Immunstimulation und Tumorwirksamkeit, das in China und Japan etabliert ist. Die Patienten wurden blockweise (nach Zentrum und Tumorart) in die beiden Therapiearme randomisiert. Vor Beginn und am Ende der Therapie wurde die Lebensqualität der Patienten untersucht mit folgenden Parametern: FLIC: *Functional Living Index-Cancer*; TCM: *Traditional Chinese Medicine Index* (betrifft Übelkeit, Erbrechen, Müdigkeit, Insomnie, Appetitlosigkeit); KPI: *Karnofsky Performance Index*, außerdem Nebenwirkungen der Mistel-, Lentinan®- und Chemotherapie.

233 Patienten mit allen Tumorstadien (117-mal kein messbarer Tumor, 116-mal messbarer Tumor und/oder Metastasen) wurden in den 3 Zentren aufgenommen. Die Patienten der beiden Therapiearme waren vergleichbar hinsichtlich Geschlecht, Alter, Tumorart und Tumorstadium und (wozu aber keine Daten publiziert wurden) hinsichtlich konventioneller Therapien. 223 Patienten konnten ausgewertet werden, von 9 Patienten lagen keine Verlaufsbefunde vor. Die Behandlungsdauer mit Helixor® bzw. Lentinan® betrug meist 6 Wochen (1–12 Wo.). Die Verbesserung der Lebensqualität unter Misteltherapie war signifikant stärker ausgeprägt als die unter der Kontrolltherapie Lentinan®, und es traten unter Misteltherapie signifikant weniger Chemotherapie-bedingte Nebenwirkungen auf. Im Detail verbesserte sich der Karnofsky-Index bei 50,4 % der Mistelpatienten und bei 32,4 % der Lentinan®-Patienten, der Unterschied war statistisch signifikant ($p = 0.002$); bei 3,5 bzw. 11,1 % der Patienten verschlechterte er sich. Der TCM-Index verbesserte sich im Durchschnitt in der Mistelgruppe um 1,3, in der Kontrollgruppe um 0,2. Der Unterschied war ebenfalls statistisch signifikant ($p = 0.0007$). Größere Verbesserungen zeigten sich insbesondere in Bezug auf Müdigkeit, Schlaflosigkeit und Appetitlosigkeit. Der FLIC-Score

(untersucht mit 22 Fragen das körperliche, psychische und soziale Wohlbefinden, Übelkeit und Schmerzen) zeigte eine globale Verbesserung um durchschnittlich 9,0 Punkte in der Verumgruppe und um 4,7 Punkte in der Kontrollgruppe; der Unterschied war statistisch signifikant ($p = 0.014$). Besonders Übelkeit und Schmerzen zeigten unter Misteltherapie eine deutliche Verbesserung. Ein Korrekturverfahren für multiple Outcomes wird nicht beschrieben.

Die unerwünschten Ereignisse betrugen 52 in der Mistelgruppe und 90 in der Lentinan®-Gruppe, davon waren 28 bzw. 77 Chemotherapie-bedingt und 5 bzw. 10 schwer. Unter Misteltherapie kam es zu Angioödem und Urtikaria, die nach Unterbrechung der Therapie reversibel waren. Die übrigen Mistelnebenwirkungen waren leicht (4-mal Fieber, 7-mal Rötung, Juckreiz an der Injektionsstelle).

Resümee und Kommentar: Diese Studie ergab eine deutliche Verbesserung der Lebensqualität und der Chemotherapie-bedingten Nebenwirkungen unter Misteltherapie. Die Studie wurde entsprechend moderner Anforderungen durchgeführt, sie wurde randomisiert, die Gruppen waren vergleichbar, die Dropout-Rate war gering (da die Patienten nur kurz in onkologischer Behandlung waren). Die Studie war nicht verblindet, allerdings ist eine Verblindung der Misteltherapie ohnehin nur pro forma möglich; ein guter Ausweg ist die hier gewählte Behandlung der Kontrollgruppe mit einer wirksamen und beliebten Therapie, gewissermaßen einem Superplacebo. Sofern Placeboeffekte tatsächlich auftreten sollten, müssten sie auch unter Lentinan® vorkommen. Dasselbe gilt für einen eventuellen Beobachtungs-Bias. Eine längere Beobachtungszeit mit Erfassung der Überlebenszeit wäre zwar wünschenswert gewesen, jedoch hätte die Studie dann eine gänzlich andere Logistik benötigt und eine erhebliche Dropout-Rate in Kauf nehmen müssen, da die Patienten nach der onkologischen Fachtherapie das jeweilige

Tab. 6-46 Isorel® und 5-Fu in der postoperativen Behandlung des kolorektalen Karzinoms [126]

Therapie	Mediane und mittlere ÜLZ in Mo. (Anzahl der Pat. in der jeweiligen Gruppe)		Nebenwirkungen (% der Pat.)
	Dukes C, mediane ÜLZ	Dukes D, mittlere ÜLZ	
Isorel® und 5-Fu	25* (18)	17* (11)	0 %
5-Fu	18 (16)	7 (5)	19 %
Kontrolle	17 (6)	15 (8)	

ÜLZ = Überlebenszeit; * p < 0.05 im Vergleich zur Kontroll- und 5-Fu-Gruppe

Therapiezentrum verließen, in ihre Heimat zurückkehrten und dort hätten nachverfolgt werden müssen. Doch auch die in dieser Studie recht zuverlässig untersuchten Daten sind klinisch relevant. Die komplexe Studie ist gut beschrieben. Wenige zusätzliche Informationen wären noch wünschenswert gewesen.

Cazacu 2003 [126]

In einer rumänischen chirurgischen Universitätsklinik wurde eine dreiarmige randomisierte Studie zur postoperativen Behandlung des kolorektalen Karzinoms durchgeführt. 64 Patienten, die der Autor der Studie zwischen 1997 und 2000 operierte, wurden aufgenommen (Dukes C: 40 Patienten, 20 Frauen, 20 Männer, medianes Alter 54 J., 24–70 J.; Dukes D: 24 Patienten, 9 Frauen, 15 Männer, medianes Alter 59,9 J., 35–76 J.). Operiert wurde entweder in kurativer Absicht oder es wurde der Tumor palliativ entfernt. Die Patienten wurden zur Nachbehandlung in eine von drei Gruppen randomisiert und entweder mit 6 Zyklen 5-Fu (Mayo- oder De Gramont-Protokoll) oder mit 5-Fu und Isorel® (5 mg/kg KG, in einer Infusion über 1 h, 3/Wo. während der gesamten postoperativen Zeit) oder, zur Kontrolle, überhaupt nicht nachbehandelt. Die Patienten wurden alle 3 Monate nachuntersucht (klinischer Status, Ultraschall, Laborparameter), alle 6 Mona-

te wurden zusätzlich ein Computertomogramm und eine Endoskopie durchgeführt und die Tumormarker (CEA) bestimmt.

Es zeigte sich unter der Isorel®-Behandlung eine signifikant verlängerte Überlebenszeit im Vergleich zur Kontrollgruppe und zur Gruppe, die nur mit 5-Fu nachbehandelt wurde (Tab. 6-46). In der mit 5-Fu nachbehandelten Gruppe traten bei 4 Patienten Nebenwirkungen auf, in der Gruppe, die zusätzlich Isorel® erhielt, in keinem Fall. Es wurden keine Nebenwirkungen durch Isorel® beobachtet.

Resümee und Kommentar: Es zeigte sich eine deutliche Überlegenheit hinsichtlich Überlebenszeit und Reduktion von Nebenwirkungen für die Mistel-behandelte Gruppe. Es verwundert jedoch, dass die reine 5-Fu-Behandlung ein schlechteres Überleben ergab als die Kontrollgruppe. Allerdings war die Größe der jeweiligen Gruppen sehr klein und sehr ungleich (5–18 Patienten) und die Studiendetails sind nur knapp beschrieben. Dies schwächt die Aussagefähigkeit der Studie erheblich.

Saied et al. 2003 [616]

Alle in der onkologischen Abteilung der Mansoura-Universität in Ägypten mit einem fortgeschrittenen primären Leberzellkarzinom ambulant behandelten Patienten wurden ausgewertet. Die Patienten wurden systematisch behandelt und untersucht und gehörten jeweils einer der folgenden 5 Gruppen an:

- Gruppe I (61 Patienten) erhielt nur eine supportive Behandlung.
- Gruppe II (62 Patienten) erhielt eine systemische Chemotherapie mit 5-Fu.
- Gruppe III (39 Patienten) erhielt eine kombinierte systemische Chemotherapie (5-Fu und Adriamycin).
- Gruppe IV (38 Patienten) erhielt oral Tamoxifen.
- Gruppe V (16 Patienten) erhielt Viscum Fraxini-2 (1/Wo., s. c., 2 Amp., entspricht 20 000 IU).

Zu allen Patienten lagen vor: klinischer Status, sonographischer Befund und Laborbefunde. Sie wurden differenziert verglichen hinsichtlich klinischem Befund, sonographischer Ergebnisse, Laborparameter und Child-Klassifikation. Es zeigten sich zwischen diesen Gruppen keine signifikanten Unterschiede. Das Ansprechen auf die Therapie wurde sonographisch 4 Wochen nach Beginn der Therapie überprüft und der Response entsprechend der WHO-Definition eingeteilt.

Das durchschnittliche Alter der Patienten lag zwischen 54 und 57 Jahren (Gruppe V: 57 J.). 69 bis 88 % der Patienten waren männlich (Gruppe V: 88 %). Solitäre Läsionen hatten 46 bis 69 % (Gruppe V: 69 %), multiple Läsionen 31 bis 54 % (Gruppe V: 31 %), bilobäre Tumoren 16 bis 40 % (Gruppe V: 29 %), Child A: 0 bis 77 % (Gruppe V: 31 %), Child B: 20 bis 52 % (Gruppe V: 44 %), Child C: 0 bis 81 % (Gruppe V: 25 %).

Das Ansprechen auf die Therapie war wie folgt:

- Gruppe I: keine Remission
- Gruppe II: keine Remission
- Gruppe III: 8 (20,5 %) partielle Remissionen
- Gruppe IV: keine Remission
- Gruppe V: 2 (12,5 %) partielle Remissionen und 2 (12,5 %) komplette Remissionen

Die mediane Überlebenszeit lag in Gruppe I bei 6 Monaten, in Gruppe II bei 9 Monaten, in Gruppe III bei 18 Monaten, in Gruppe IV bei 9 Monaten und in Gruppe V bei 24 Monaten. Sowohl hinsichtlich der Remission als auch hinsichtlich des Überlebens war der Unterschied zwischen Gruppe V und Gruppe I (p = 0.013 bzw. p < 0.001) als auch zwischen Gruppe V und Gruppe III (p = 0.039 bzw. p = 0.001) statistisch signifikant.

Resümee und Kommentar: Es handelt sich um eine retrospektive Auswertung von Patienten, die mit einem fortgeschrittenen Leberzellkarzinom in einem universitären onkologischen Zentrum unterschiedlich behandelt wurden. Es zeigt sich ein deutlicher Vorteil hinsichtlich Tumorremissionen und hinsichtlich Überlebenszeit für die Mistelbehandlung, sogar im Vergleich zur systemischen Chemotherapie-Behandlung. Leider ist der Grund für die Zuteilung zu den verschiedenen Behandlungsgruppen nicht klar. Um eine valide Beurteilung der Überlebenszeit zu fällen, würde man deutlich mehr Informationen benötigen, da dieser Parameter sehr Bias-anfällig ist. Anders jedoch bei der Tumorremission: Hier ist eine Erklärung durch einen Bias – mit Ausnahme einer Zusatztherapie – wenig plausibel, da spontane Remissionen des fortgeschrittenen hepatozellulären Karzinoms ausgesprochene Raritäten sind (s. Übersicht in [400]) und da die Misteltherapie die einzige Therapie im Untersuchungszeitraum war. (Da die Patienten dieser Studie in der gleichen Institution und im gleichen Zeitraum wie die der oben genannten Studie von Mabed et al. 2004 [472] behandelt wurden, sind Überschneidungen der beiden Patientenkollektive gut möglich, zumal manche Charakteristika ähnlich sind.)

Borelli 2001 [89]

An der Universität Siena wurde eine randomisierte, placebokontrollierte, doppelblinde Studie zur Mistelbehandlung von Brustkrebspatientinnen im Stadium IV durchgeführt. 30 Patientinnen mit histologisch nachgewiesenem Brustkrebs (durchschnittliches Alter 54 J.) wurden von einem an der Studie ansonsten unbeteiligten, externen Arzt in zwei Gruppen randomisiert (in einem Verhältnis 2 : 1); sie waren vorher operiert und/oder mit Chemotherapie entsprechend dem Standardprotokoll behandelt worden; diese Therapie lag aber mindestens 1 Monat zurück. 20 Patienten wurden über 3 Monate mit Iscador® spezial behandelt (1 ng Lektin/kg KG, 3/Wo.). 10 Patienten kamen in die Kontrollgruppe und wurden mit Placebo behandelt (s. c. Inj. mit destilliertem Wasser), das nach demselben Protokoll appliziert wurde wie der Mistelextrakt. Vor Therapiebeginn, nach 1 Monat und nach 3 Monaten unterliefen alle Patienten ein onkologisches Staging (klinischer Status, Labor, Sonographie, ggf. CT) und eine Befragung der Lebensqualität mittels Spitzer-Fragebogen.

Alle Patienten führten die Therapie zu Ende. Bezüglich der Lebensqualität lag die Mistelgruppe nach einem Monat im Trend über der Kontrollgruppe und nach 3 Monaten statistisch signifikant darüber ($p < 0.05$, Student's Test). Der onkologische Status zeigte zwischen beiden Gruppen keinen signifikanten Unterschied, Details hierzu werden nicht genannt. Die Verbesserungen der Lebensqualität unter Misteltherapie waren nicht notwendigerweise mit einer Stabilisierung der Erkrankung verbunden.

Resümee und Kommentar: Hier zeigt sich eine statistisch signifikante Verbesserung der Lebensqualität unter Misteltherapie in einer placebokontrollierten Studie. Dieses Ergebnis ist natürlich interessant, insbesondere, da es sich um eine der wenigen doppelblinden Studien handelt. Leider sind jedoch die Studienangaben nur knapp publiziert. Für eine Tumorremission war vermutlich der Behandlungszeitraum zu kurz und die Dosierung zu gering.

Mahfouz 1999 [477]

Eine prospektive nicht vergleichende Studie wurde an 9 ägyptischen, meist universitären oder militärischen Krebszentren durchgeführt. Hier wurden 26 Patientinnen mit fortgeschrittenem, konventionell austherapiertem Mammakarzinom (11 Patienten prämenopausal, 15 Patienten postmenopausal, 11 Patienten hatten hepatische, pulmonale, ossäre, kutane oder Lymphknoten-Metastasen) mit hoch dosiertem Viscum Fraxini-2 (3 ml, lokal s. c., teils intratumoral) über 16 Wochen behandelt (18 der Patienten verlängerten die Therapie auf 18–136 Wo.). Primärer Endpunkt war das Tumorverhalten nach 16 Wochen. Unter der Behandlung mit Viscum Fraxini kam es nach 16 Wochen zu insgesamt 62 % Remissionen, davon 8 % komplett und 54 % partiell. Stationär blieben 35 % der Patientinnen und progredient waren nur 4 %. Zwischen den prä- und postmenopausalen Patienten zeigten sich hinsichtlich der Remissionen keine Unterschiede. Unter den kompletten Remissionen waren auch Lungen-, Knochen-, Leber- und Lymphknotenmetastasen. Auch eine Verbesserung der Lebensqualität wird berichtet. Nebenwirkungen wurden nicht beobachtet.

Resümee und Kommentar: Auch hier zeigen sich in einer ägyptischen Studie, wie schon in diversen weiteren Berichten aus Ägypten, ungewöhnlich hohe Remissionen unter einer hoch dosierten und mindestens viermonatigen Misteltherapie. Die Ergebnisse sind interessant und sollten weiter verfolgt werden.

Lange et al. 1985 [450]

Eine prospektiv randomisierte Studie zur Beeinflussung der subjektiven und objektiven Toxizität einer aggressiven onkologischen Chemo- und Radiotherapie durch zusätzliche Helixor®-Behandlung wurde 1985 an der Robert-Janker-Klinik in Bonn durchgeführt. Aufgenommen wurden – randomisiert zur Helixor®- oder Kontrollgruppe – 68 Patienten mit inoperablen, messbaren, histologisch gesicherten Plattenepithelkarzinomen des HNO-Bereiches, der Bronchien und adenopapillären Karzinomen der Ovarien und anderen Lokalisationen. Ausschlusskriterien waren: bereits ausbestrahlter Tumor, bis 4 Wochen zuvor stattfindende Dauerpolychemotherapie, Leukozyten unter 1 800/mm³, Kreatinin höher als 1,6 mg/dl, Karnofsky-Index von 30 % oder weniger.

Die eingesetzte Chemotherapie bestand aus Holoxan 60 mg/kg KG i. v. jeden 2. Tag über 10 Tage und Cisplatin 20 mg/m² ebenfalls i. v. jeden 2. Tag über 10 Tage. Eine Wiederholung des Zyklus folgte nach 4 Wochen, bei fehlendem Ansprechen folgte ein 3. Kurs nach weiteren 4 Wochen. Eine Dosisreduktion der Chemotherapie war vorgesehen bei Leukozyten < 1 800 mm³ und Thrombozyten < 80 000 mm³. Völligen Verzicht auf Cisplatin gab es bei Absinken des Karnofsky-Index auf < 30 % und bei Anstieg des Kreatinin auf > 1,6 mg/dl. Bei Tumorprogression war Second-Line-Therapie: Adriplastin 50 mg/m² KO i. v. an Tag 1 und 2, Cisplatin 20 mg/m² i. v. an Tag 3 bis 7, Wiederholung alle 4 bis 6 Wochen. Die Radiotherapie des Ovarialkarzinoms war: 40 Gy HD ^{60}Co homogen im kleinen Becken; bei Plattenepithelkarzinomen des Bronchus: 60 Gy HD ^{60}Co; bei anderen Plattenepithelkarzinomen: 40 Gy HD ^{60}Co.

Zur Minderung der Toxizität dieser Behandlungen erhielt die Mistelgruppe zusätzlich Helixor® nach folgendem Schema: tägliche subkutane Injektionen nach Serienpackung I und danach II; dann 7 Injektio-nen täglich à 50 mg; dann 70 mg, 80 mg, 100 mg. Danach rhythmisch sich wiederholende Dosierung: 2 Tage je 100 mg, 2 Tage je 150 mg, 2 Tage je 200 mg, 1 Tag Pause.

Täglich erhobene Zielparameter waren: Übelkeit (von 0: nicht vorhanden; bis 4: sehr stark), Karnofsky-Index (10er Skala), Tumorschmerzen (von 0: nicht vorhanden; bis 4: sehr stark). 3-mal wöchentlich erhoben wurde: Leukozyten, Kreatinin. 1-mal wöchentlich: Thrombozyten, Hb, GOT, GPT, Harnsäure, Natrium, Kalium, Kalzium.

Sowohl in der Mistel- als auch in der Kontrollgruppe kam es bei je 8 Patienten zu einem vorzeitigen Abbruch der Polychemotherapie, bei je 4 Patienten war die Dokumentation unvollständig. Von den 68 anfangs aufgenommenen Patienten (35/33) konnten so zuletzt in der Mistelgruppe 23, in der Kontrollgruppe 21 Patienten ausgewertet werden. Die Vorbehandlungen in Mistel- bzw. Kontrollgruppe waren: Chemotherapie (1- bzw. 2-mal), Radiatio (je 4), Chemotherapie und Radiatio (4 bzw. 2), keine (14 bzw. 13). Das Geschlechterverhältnis (w : m) war 1 : 0,64 bzw. 1 : 0,75, das mittlere Alter 58,3 bzw. 60,2 Jahre, das Baseline-Befinden nach Karnofsky 67 ± 3,2 bzw. 69 ± 3,5. Die Verteilung der Tumortypen zur Mistel- bzw. Kontrollgruppe war: 4 bzw. 6 Ovar, 3 bzw. 8 Bronchus, 11 bzw. 7 andere Plattenepithelkarzinome.

Ergebnisse: Die volle Dosis der Chemotherapie (definiert als > 85 % der Plandosis) konnte unter Helixor® 12-mal im ersten und 11-mal im zweiten Kurs, in der Kontrollgruppe nur 9-mal im ersten und 6-mal im zweiten Kurs gegeben werden. Aufgrund des Abfalls des Befindens auf der Karnofsky-Skala auf < 30 % musste im ersten Kurs in der Kontrollgruppe bei 33 %, in der Helixor®-Gruppe bei 26 % auf Cisplatin verzichtet werden, im zweiten Kurs bei 47 bzw. 36 %. Unter Helixor® konnte also die Chemotherapie intensiver durchgeführt werden.

Übelkeit und Erbrechen wurde als mittlerer Scorewert während des Chemotherapie-zyklus und der ersten 5 Tage danach berechnet. Die Übelkeit unter Helixor® nach Kurs 1 und 2 war signifikant geringer (p = 0.33 bzw. p = 0.005). Das Erbrechen wurde nur im Trend gemildert. Bestehende Schmerzen waren tumorbedingt und nahmen im Behandlungsverlauf ab, mit verstärktem Trend unter Helixor®. Der Karnofsky-Index zum Allgemeinzustand stieg in beiden Gruppen im Mittel um 10 %, der Anstieg unter Helixor® von 67 auf 76 % war hochsignifikant (p < 0.001), in der Kontrollgruppe resultierte der Anstieg von 70 auf 74 % im Wesentlichen aus dem Ausscheiden von 4 Patienten mit schlechtem Zustand. Todesfälle waren jeweils tumorbedingt (2 in Kontrollgruppe, 0 in Helixor®-Gruppe). In der Helixor®- bzw. Kontrollgruppe gab es 4 bzw. 2 komplette Remissionen, 11 bzw. 10 partielle Remissionen, 7 bzw. 7 No Change, 1 bzw. 1 Progress, 0 bzw. 1 nicht auswertbar.

Die Daten zur Knochenmarkssuppression (Abfall der Leuko- und Thrombozyten) war in den Gruppen nicht signifikant verschieden, doch gab es in der Erholungsphase vor dem 2. Chemotherapie-Zyklus signifikante Unterschiede zugunsten von Helixor® (6 440 vs. 4 300/mm³; p = 0.003). Organtoxizität für Leber (GOT, GPT, γ-GT) und Niere (Harnsäure, Serumkreatinin) wurde nicht beobachtet.

Resümee: Es zeigte sich ein Vorteil der Misteltherapie. Bei aggressiver Polychemotherapie kam es unter zusätzlicher Mistelbehandlung zu einer Verminderung der Toxizität gemessen an Übelkeit, Erbrechen, Karnofsky-Index, partiell auch hinsichtlich Leuko- und Thrombozytenabfall. Entsprechend musste die Chemotherapie unter Helixor® weniger häufig abgebrochen oder reduziert werden.

7 Zweckmäßigkeit

In den Vorgaben zur PEK-Literaturstudie wurde definiert, dass die Zweckmäßigkeit dann gegeben sei, wenn ein Bedarf nachgewiesen ist und Sicherheit und Unbedenklichkeit gewährleistet sind.

Bedarf

Untersuchungen zu Bedarf nach oder Inanspruchnahme von Komplementärmedizin werden weltweit meist therapieübergreifend durchgeführt. Spezielle Erhebungen zur Anthroposophischen Medizin gibt es kaum, wobei generell die Grenzziehung schwierig ist; so werden beispielsweise anthroposophische Präparate vielfach unter phytotherapeutische und homöopathische Präparate subsumiert, sie werden ohnehin häufig in einem nicht speziell anthroposophischen Setting eingesetzt und es werden andererseits in der AM viele homöopathische und phytotherapeutische Präparate eingesetzt.

Insgesamt zeichnet sich in vielen Ländern eine zunehmende Nutzung der Komplementärmedizin ab. Die geschätzte Jahresinzidenz liegt in etwa bei 1/3 und die der Lebensprävalenz bei etwa 2/3. Personen, die Komplementärmedizin in Anspruch nehmen, sind etwas jünger (vor allem im mittleren Altersegment, 30–50 J.), häufiger Frauen, Personen mit höherer Ausbildung und aus höheren Einkommensklassen. Die Zufriedenheit mit der Komplementärmedizin ist hoch, und etwa 80% der Nutzer haben die Therapien als wirksam erlebt. Als Gründe für die Inanspruchnahme werden genannt: Behandlung von Erkrankungen oder Symptomen, präventive Anwendung, Wirksamkeit der Komplementärmedizin in Kombination mit Schulmedizin, Vermeidung von Nebenwirkungen der Schulmedizin oder Unzufriedenheit mit der Wirksamkeit der Schulmedizin und Empfehlung von Arzt, Freunden oder Verwandten; des Weiteren werden vermehrte Aufmerksamkeit, ausführlichere Behandlungszeit und holistische Sichtweise genannt. Als Gründe für eine Nichtinanspruchnahme der Komplementärmedizin werden genannt: mangelnde Versicherung, angebliche Unwissenschaftlichkeit, fehlender Glaube an ihre Wirksamkeit, grundsätzliche Zufriedenheit mit der Schulmedizin. [220] Von der Schweizer Bevölkerung nutzt und schätzt etwa die Hälfte die Komplementärmedizin und von den Schweizer Ärzten hält ebenfalls die Hälfte die Komplementärmedizin für wirksam. Die Mehrheit der Schweizer Bevölkerung (> 50%) würde ein komplementärmedizinisches Spital vorziehen und der Großteil der Bevölkerung (85%) wünscht, dass Komplementärmedizin von der Grundversicherung abgedeckt würde. [851]

Ergänzt sei, dass die Misteltherapie als vermutlich bekannteste anthroposophische Therapie heute, vor allem im deutschsprachigen Mitteleuropa, zu den am häufigsten verordneten komplementärmedizinischen Krebstherapien gehört [257, 427, 532, 568, 591, 665, 678, 683, 714, 759, 816].

Soziodemographie

Zur Soziodemographie anthroposophisch behandelter Patienten muss berücksichtigt werden, dass in den anthroposophischen Akutkliniken das allgemeine Patientengut aus dem betreffenden Versorgungsbereich aufgenommen wird. Sodann gibt es Patienten, die dezidiert eine anthroposophische Behandlung aufsuchen. In vier repräsentativen Studien wurden hierzu ausführliche Daten erhoben:

Im Rahmen der dreiteiligen Schweizer Nationalfonds-Studie zum Systemvergleich zwischen Anthroposophischer Medizin und Schulmedizin bei onkologischen Patienten (s. S. 94 ff.) untersuchte der erste Studienteil (Registrierungsstudie [556, 783]) die soziodemographischen und medizinischen Unterschiede zwischen den Patienten, die zwischen Mai 1995 und Juni 1997 die Lukas Klinik oder das Institut für Medizinische Onkologie (IMO) der Universitätsklinik Bern mit einer fortgeschrittenen Krebserkrankung konsultierten. (Zu den medizinischen Details s. S. 94 ff.) Die Patienten der Lukas Klinik waren weit häufiger Frauen als die des IMO (87 vs. 57 %, p < 0.001), sie waren etwas jünger (57 vs. 60 J., Anteil der unter 50-Jährigen 28 vs. 19 %, p < 0.021), besser ausgebildet (Ausbildung besser als Primarschule: 75 vs. 54 %, p < 0.001; College oder Universität 36 vs. 13 %), lebten häufiger in einer urbanen Umgebung (56 vs. 37 %, p < 0.001); außerdem hatten sie eine schon längere Dauer der Erkrankung. Die Patienten der Lukas Klinik hatten einen schlechteren Gesundheitszustand, aber weniger Begleiterkrankungen. Die Patienten der Lukas Klinik hatten eine kritischere Einschätzung zur konventionellen Medizin, mit der sie schlechtere Erfahrungen gemacht hatten, während sie die Komplementärmedizin durchwegs positiv sahen. Sie setzten wenig Hoffnung in die Wirksamkeit der Schulmedizin, weder was die Tumorerkrankung noch was die Lebensqualität angeht.

In einer qualitativen Studie der Universität von London (s. S. 15 ff.) [596], durchgeführt in 7 anthroposophischen Praxen, wurden Unterlagen von 492 Patienten ausgewertet und 30 Patienten befragt, um die Patienten zu charakterisieren, die Anthroposophische Medizin in den Studienpraxen erhalten.

72 % der Patienten waren Frauen, im Vergleich zu 51 % Frauen der britischen Allgemeinpraxen. Die größte Patientengruppe war zwischen 35 und 54 Jahre alt (42 %). Zum Beruf waren nur bei ⅓ der Patienten Angaben vorhanden; dennoch zeigte sich, dass Patienten überwiegend aus höheren sozioökonomischen Kreisen kamen. Der Großteil (43 %) hatte „professionelle" und damit assoziierte Berufe (z. B. Mediziner, Lehrer, Wissenschaftler, Techniker, Manager, Verwaltungsbeamte), 26 % kamen aus klerikalen oder anderen Fachberufen, von 19 % „anderen" Berufen waren die meisten Hausfrauen. 7 % waren arbeitslos oder arbeitsunfähig, 4 % Studenten. Die meisten Patienten hatten gleichzeitig mehrere gesundheitliche Probleme. Die häufigsten Konsultationsgründe waren mit psychischen Beschwerden verbunden (20 % aller Diagnosen), 9 % der Diagnosen betrafen muskuloskeletale Beschwerden. Insgesamt zeigte sich ein großes Spektrum an Gesundheitsbeschwerden/Diagnosen. Die Patienten waren nur teilweise mit der Anthroposophie vertraut, teilweise überhaupt nicht, teils waren sie skeptisch über die zu erwartende Behandlung.

Gründe für die Inanspruchnahme der AM waren: Vermeidung von Nebenwirkungen konventioneller Behandlungen; die konventionelle Behandlung alleine könne nicht das gesamte Spektrum der Faktoren ansprechen, die zu der Erkrankung beitragen und wesentlich sind; die gesamten orthodoxen Behandlungsoptionen seien bereits ohne Erfolg angewendet worden; es bestehe keine konventionelle Behandlungsoption.

Besonders geschätzt an der ärztlichen Versorgung wurde: Die Zeit, die für die Konsultation aufgewendet wurde, wobei sich diese Einschätzung eher auf die Qualität als auf die Quantität der Zeit bezog; die Ruhe und ungehetzte Art des Arztes; die medizinische Versorgung und Gründlichkeit in der Anamneseerhebung; die Verbindung zwischen physiologischen Problemen und zu Grunde liegende Ursachen; die Verbindung von schulmedizinischem und anthroposophischem Ansatz; die Kommunikation und Information, wobei die Kommunikation eher ein Dialog war; die zugängliche und freundliche Haltung des Arztes; das persönliche Engagement; der ganzheitliche Ansatz; der menschenzentrierte Ansatz, der zugeschnitten sei auf die individuellen Bedürfnisse; die Verstärkung des persönlichen Lernens und der Entwicklung; die Fähigkeit, zu Grunde liegende Ursachen anzusehen; die Verwendung natürlicher Heilmittel und der Einbezug des Patienten in das Management der Erkrankung.

Die dritte Studie [283, 288] (AMOS, s. S. 77 ff.) wurde durchgeführt in über 150 deutschen Praxen aus fast allen deutschen Bundesländern. Sie erstreckt sich auf Patienten, die erstmalig bestimmte anthroposophische Therapien in Anspruch nahmen. Eine Zwischenauswertung zu 898 Patienten liegt vor. Aufgenommen wurden in die Studie nur Patienten im Alter 1 bis 75 Jahre, weshalb Säuglinge und alte Menschen zwangsläufig unterrepräsentiert sind. Die soziodemographischen Daten wurden mit denen der deutschen Bevölkerung und teilweise mit allgemeinmedizinischen Patienten (KV-Stichprobe) verglichen:

Die Patienten waren überwiegend zwischen 30 und 49 Jahre alt (48% der Patienten), eine zweite Häufung betrifft das Kindesalter unter 10 Jahren. Diese Altersgruppen waren stärker vertreten als in einer großen allgemeinmedizinischen KV-Stichprobe (30% der Patienten) bzw. in der Bevölkerung (32%). Dagegen war die Altersgruppe 60 bis 69 Jahre und 10 bis 30 Jahre schwächer vertreten. Der Frauenanteil (73%) ist wesentlich höher als in der Bevölkerung (51% [721]) und auch höher als bei allgemeinmedizinischen Patienten (56% [10]). Unter den Kindern ist der Anteil der Waldorfschüler wesentlich höher als in der schulpflichtigen Bevölkerung. Der Anteil der Patienten mit einem höheren Bildungsabschluss ist höher; täglicher Alkohol- oder Tabakkonsum ist seltener; die Patienten weisen zudem seltener Übergewicht auf. Der Anteil der erwachsenen Bevölkerung mit einer krankheitsbedingten Erwerbs- oder Berufsunfähigkeit ist höher als in der Bevölkerung. Nur kleine Unterschiede gibt es bezüglich der restlichen Parameter (Anteil Alleinlebender, niedriges Nettoeinkommen, sportliche Betätigung, Schwerbehinderung).

Die Gründe, warum die Patienten einen anthroposophischen Arzt konsultiert hatten, waren (evaluiert an einer Subgruppe, n = 76) häufiger eine positive Einstellung zur Anthroposophischen Medizin („ermöglicht mir ein besseres Verständnis meiner Erkrankung": 78%, „ermöglicht [mir], aktiv zur Erhaltung meiner Gesundheit beizutragen": 71%) als eine Abwendung von der Schulmedizin („bei meiner Erkrankung nicht effektiv": 41%; „zu viele Nebenwirkungen": 40%).

In der vierten, internationalen Studie (Details s. S. 68 ff.) wurden die anthroposophische und die schulmedizinische Behandlung akuter Infektionen der oberen Atemwege und der Ohren unter realen Praxisbedingungen miteinander verglichen. In der Anthroposophischen Therapiegruppe waren bei den erwachsenen Patienten Frauen gleich häufig vertreten (65,2%) wie in der schulmedizinischen Gruppe (64,9%), dagegen gab es in der anthroposophischen Gruppe deutlich mehr Kinder (< 5 J.: 44 vs. 8%; 6–17 J.: 24 vs. 12%) und entsprechend weniger Erwachsene; der Anteil der Raucher war gleich (22 vs. 22% der Erwachsenen), Körpermasse-Index, Haushaltsgröße und Einkommensverhältnisse waren vergleichbar. [284]

Resümee und Kommentar: Anthroposophische Behandlung wird insbesondere von gut ausgebildeten, weiblichen Patienten im Alter von 30 bis 50 Jahren aufgesucht. Aufgrund des besseren Bildungsstandes und der längeren Erkrankungsdauer ist außerdem eine bessere Information über die Erkrankung anzunehmen. Die betreffenden Patienten bzw. Patientinnen wollen aktiv und verantwortungsvoll an ihrem Gesundungsprozess partizipieren und mehr für ihre Gesundheit tun, als schulmedizinisch angeboten wird. Sie wollen die Gesamtheit der Erkrankung und nicht nur Partikularaspekte aufgreifen. Viele haben schlechte Erfahrungen mit der Schulmedizin gemacht bzw. keinen Erfolg damit gehabt. Sie zeigen eine gesündere Lebensweise (weniger Alkohol, Übergewicht, teils weniger Rauchen), allerdings einen eher schlechteren oder schon länger eingeschränkten Gesundheitszustand als sonstige Patienten mit derselben Diagnose [124, 172, 288, 291, 473, 556, 754, 783]. Eine der Studien untersuchte ein repräsentatives gesamthaftes Kollektiv von 7 anthroposophischen Praxen; drei der Studien beziehen sich auf ein bestimmtes Patientenklientel: Patienten mit fortgeschrittener Krebserkrankung, die die Lukas Klinik konsultierten; Patienten mit meist chronischen Erkrankungen, für die bestimmte anthroposophische Thera-

pien erstmals eingesetzt wurden; Patienten mit akuten Atemwegs- und Ohrinfektionen. Diese Erkrankungsbereiche sind nur durch einen Teil des anthroposophischen Patientenklientels abgedeckt; innerhalb dieses Klientels sind aber die Studien repräsentativ; es wurden hierbei auch wichtige, häufige, chronische und schwere sowie gesundheitsökonomisch relevante Erkrankungen erfasst.

Es gibt noch eine Reihe weiterer kleinerer Studien, die anthroposophisch und schulmedizinisch behandelte Patienten miteinander vergleichen. Allerdings sind diese Patientenkollektive weniger repräsentativ und die soziodemographischen Daten weit weniger umfassend.

Patientenzufriedenheit

In den klinischen Studien war die Patientenzufriedenheit mit der AM, soweit erhoben, jeweils sehr hoch. In allen anthroposophischen Krankenhäusern der Schweiz werden regelmäßig von unabhängigen Instituten Patientenbefragungen zur Zufriedenheit im Rahmen des Qualitätsmanagements durchgeführt. Die Patientenzufriedenheit erweist sich dabei ebenfalls als sehr hoch, insbesondere auch in Hinblick auf die ärztliche Versorgung, Kompetenz und Kommunikationsfähigkeit.

Sicherheit und Unbedenklichkeit der Anthroposophischen Medizin

Zur Beurteilung von Unbedenklichkeit, Sicherheit und Nebenwirkungen wurden systematisch gesucht: Spezielle Erhebungen der Nebenwirkungen und Komplikationen in großen Quer- und Längsschnittstudien; Er-

hebungen der Nebenwirkungen und Komplikationen im Rahmen klinischer Studien; Berichte über schwere Nebenwirkungen und Komplikationen.

Das Ergebnis der Recherche muss unterteilt werden hinsichtlich 1) Anthroposophische Medizin *ohne* onkologische Misteltherapie, 2) anthroposophische Misteltherapie.

- **Zu 1)** fanden wir: eine systematische und detaillierte Sicherheitsanalyse nach GCP, die im Kontext einer klinischen Studie durchgeführt wurde; eine ausführliche Dokumentation im Kontext einer weiteren GCP-konformen Studie; Stellungnahmen im Kontext einer Reihe weiterer klinischer Studien; eine umfangreiche und mehrere kleine Befragungen bei Ärzten und eine Auswertung von Datenbanken von Arzneimittelherstellern; einen kurzen Fallbericht.
- **Zu 2)** fanden wir: drei systematische Auswertungen der empirischen Datenlage zu Verträglichkeit, Nebenwirkungen, Überempfindlichkeitsreaktionen und Toxizität der Misteltherapie (berücksichtigt waren klinische Studien, spezielle Studien zur Verträglichkeit, Berichte zu Überempfindlichkeitsreaktionen und Toxizitätsuntersuchungen); weitere Angaben zu Nebenwirkungen in neueren klinischen Studien; ein neuer Fallbericht einer Überempfindlichkeitsreaktion; Berichte ohne empirische Grundlage.

Beobachtet wurden folgende Nebenwirkungen und Komplikationen:

- In fast allen Studien wird eine sehr gute Verträglichkeit der anthroposophischen Therapien hervorgehoben.
- Vor allem nach Injektion von Mistelpräparaten, aber teils auch anderer Arzneimittel, werden häufig und dosisabhängig berichtet: Schwellung, Rötung, Juckreiz, Schmerz an der Injektionsstelle und grippeähnliche Symptome; sie sind in der Regel harmlos und selbstlimitiert und heilen innerhalb weniger Tage wieder ab. Bei der Misteltherapie kann es gelegentlich zu allergischen bis zu anaphylaktischen Reaktionen kommen.
- Bei sonstigen Arzneimitteln liegt die Häufigkeit der Nebenwirkungen bei et-

wa 0,005 % der Applikationen bzw. 5 % der Patienten und ist in den meisten Fällen leichter Natur. Nur in einer Untersuchung wurde das kausale Verhältnis der Ereignisse zu der Therapie klar untersucht und gegenüber dem Auftreten von Beschwerden der Haupt- oder Begleiterkrankung und gegenüber Komplikation von Begleittherapien abgegrenzt. Ein Glaukomanfall unter Belladonna wurde beschrieben.

Die Darstellung ist im Folgenden unterteilt nach „anthroposophischer Therapie *ohne* onkologische Misteltherapie" und „anthroposophische onkologische Misteltherapie" (s. S. 215 ff.).

1) Anthroposophische Therapie ohne onkologische Misteltherapie

Quer-, Längsschnittstudien, klinische Studien, Befragungen, Datenbankauswertung

Sicherheitsanalyse von 2 349 Verschreibungen/265 anthroposophischen Arzneimitteln bei 715 Patienten

Im Rahmen einer internationalen GCP-konformen Studie im Parallelgruppendesign zu Infektionen der oberen Atemwege und Ohren [284] wurde eine umfangreiche Sicherheitsanalyse zu den verwendeten anthroposophischen Wala- und Weleda-Präparaten durchgeführt [286, 287]. Die Studie wurde in 21 Primärarztpraxen durchgeführt (in AT, D, NL, GB, USA). 715 Patienten (Alter > 1 Mo.) wurden in den anthroposophischen Arm aufgenommen (301 in die konventionell behandelte Kontrollgruppe;

zu weiteren Studiendetails s. S. 68 ff.). Die Patienten wurden telefonisch durch einen unabhängigen Studienmitarbeiter nach 7, 14 und 28 Tagen u. a. nach unerwünschten Ereignissen (UEs) sowie zum Verhältnis der UEs zu der Medikation (Nebenwirkungen) befragt. Diese Patientenangaben wurden zunächst direkt als Arzneimittelnebenwirkungen klassifiziert. Für die Sicherheitsanalyse wurde nun das kausale Verhältnis der UEs mit den Arzneimitteln nach bestimmten Kriterien als „wahrscheinlich", „möglich", „unwahrscheinlich", „kein Zusammenhang" und „nicht beurteilbar" klassifiziert.

Wala-Präparate: Während der 4-wöchigen Studienzeit wurden für 68,1 % (487/715) der Patienten Wala-Präparate verschrieben. Insgesamt wurden 773 Verschreibungen von 100 verschiedenen Wala-Präparaten dokumentiert, entsprechend 4 515 täglichen Dosen und 19 176 Applikationen. 11 der Präparate wurde für mindestens 20 Studienpatienten verschrieben (Tab. 7-1).

19 (2,7 %) Patienten der anthroposophischen Therapiegruppe (und 18, d. h. 6 % der Kontrollgruppe) gaben UEs an, die einen möglichen oder wahrscheinlichen Zusammenhang mit der Studientherapie hatten. Von diesen 19 Patienten hatten 9 Patienten (insgesamt 14) Wala-Präparate verwendet (sowie 24 Nicht-Wala-Präparate und 6 nichtpharmakologische Therapien). Die Intensität der UEs waren bei allen 9 Patienten leicht.

Die Beurteilung des kausalen Zusammenhanges der UEs mit dem Wala-Präparat wurde entsprechend der Kriterien erneut beurteilt und in allen Fällen als „unwahrscheinlich" oder als „kein Zusammenhang" klassifiziert (Tab. 7-2). Die wahrscheinlichste Ursache für diese UEs lag bei 5 Patienten in der zu behandelnden Grunderkrankung oder einer Begleiterkrankung und bei 4 Patienten in einer Nicht-Wala-Medikation. Es hatte also kein Patient eine Nebenwirkung durch ein Wala-Medikament. [286]

Weleda-Präparate: Während der 4-wöchigen Studienzeit wurden 89,8 % (642/715) der Patienten Weleda-Präparate verschrieben. Insgesamt wurden 1 574 Verschreibungen von 165 verschiedenen Weleda-Präparaten dokumentiert, was 9 078 täglichen Do-

Tab. 7-1 Wala-Medikamente, die wenigstens 20/715 Patienten verschrieben wurden [286]

Am Tag 0 verschriebene Wala-Medikamente	Anzahl der Patienten mit Verschreibung		Anzahl der Behandlungstage mit Verschreibung
Name	n	% der Patienten	Durchschnitt
Plantago Bronchialbalsam	116	16,2 %	5
Echinacea Mund- und Rachenspray	49	6,9 %	6
Berdonia Nasenspray	48	6,7 %	8
Aconit Ohrentropfen	44	6,2 %	7
Nasenbalsam für Kinder	32	4,5 %	6
Plantago Hustensaft	29	4,1 %	9
Thymus, Oleum aethereum 5%	23	3,2 %	10
Apis Belladonna Globuli velati	22	3,1 %	5
Apis/Belladonna cum Mercurio Globuli	22	3,1 %	5
Meteoreisen/Phosphor/Quarz Globuli	21	2,9 %	7
Apis/Belladonna cum Mercurio Amp.	20	2,8 %	5

Tab. 7-2   Unerwünschte Ereignisse bei Wala-Medikamenten bei 487 Patienten – kausales Verhältnis [286]

Arzneimittel	Darrei-chungs-form	Unerwünschtes Ereignis	Patient Nr.	Kausal-zusammenhang	Wahrscheinlichste Ursache
1. Agropyron comp.	Ampulle	Hautausschlag	12	unwahr-scheinlich	Haupterkrankung
2. Berberis D3/Quartz D20	Ampulle	Lokalreaktion an der Injektionsstelle	16	unwahr-scheinlich	anderes (nicht Wala) Arzneimittel
3. Echinacea comp. Essenz	Spray	Magenbeschwerden	10	unwahr-scheinlich	Begleitmedikation
4. Meteoreisen/Phos-phor/Quarz	Ampulle	Lokalreaktion an der Injektionsstelle	16	unwahr-scheinlich	anderes (nicht Wala) Arzneimittel
5. Petasites comp. cum Querco	Globuli	verstärkte Darm-bewegungen	19	unwahr-scheinlich	Begleit- oder Haupterkrankung
6. Petasites comp. cum Veronica	Globuli	verstärkte Darm-bewegungen	19	unwahr-scheinlich	Begleit- oder Haupterkrankung
7. Pulmo/Tartarus	Ampulle	Hautausschlag	12	unwahr-scheinlich	Haupterkrankung
8. Aconitum comp.	Globuli	Hautausschlag im Gesicht	9	kein Zusammen-hang	Begleiterkrankung
9. Aconitum comp. Ohrentropfen	Ohren-tropfen	Verschlimmerung, Fieber	2	kein Zusammen-hang	Haupterkrankung
10. Cuprum aceticum comp.	Ampulle	geschwollene Augen	7	kein Zusammen-hang	anderes (nicht Wala) Arzneimittel
11. Levisticum 5 %	Ohren-tropfen	Hautausschlag im Gesicht	9	kein Zusammen-hang	Begleiterkrankung
12. Levisticum e Radice D3	Globuli	Hautausschlag im Gesicht	9	kein Zusammen-hang	Begleiterkrankung
13. Nasenbalsam mild	Salbe	Durchfall	6	kein Zusammen-hang	anderes (nicht Wala) Arzneimittel
14. Pulmo/Vivianit comp.	Ampulle	geschwollene Augen	7	kein Zusammen-hang	anderes (nicht Wala) Arzneimittel

sen und 45 611 Applikationen entspricht. 23 der 165 Präparate wurden wenigstens 20 Studienpatienten verschrieben (Tab. 7-3).

Von den 19 (2,7 %) Patienten, die UEs mit möglichem oder wahrscheinlichem Zusammenhang mit der Studientherapie angegeben hatten, hatten 18 Patienten Weleda-Präparate verwendet, insgesamt 48 Präparate (sowie 32 Nicht-Weleda-Präparate und 13 nichtpharmakologische Therapien). Die Intensität der UEs war bei 17 der 19 Patienten leicht, bei je einem moderat oder schwer. Kein UE war schwerwiegend.

Die Beurteilung des kausalen Zusammenhanges ergab in zwei Fällen einen „wahrscheinlichen" Zusammenhang (s. unten), in allen übrigen Fällen einen „unwahrscheinlichen" (21 Präparate) oder „keinen Zusammenhang" (25 Präparate). Die wahrscheinlichste Ursache für diese UEs lag bei 13 Pa-

Tab. 7-3 Weleda-Medikamente, die wenigstens 20/715 Patienten verschrieben wurden. [287]

Am Tag 0 verschriebene Weleda-Medikamente	Anzahl der Patienten mit Verschreibung		Anzahl der Behandlungstage mit Verschreibung
Name	n	% der Patienten	Durchschnitt
1. Erysidoron® 1	97	13,6 %	6,1
2. Zinnober comp. Trit.	93	13,0 %	6,5
3. Pneumodoron® 1 Dil.	66	9,2 %	6,9
4. Pyrit/Zinnober Tabl.	64	9,0 %	6,5
5. Bolus Eucalypti comp. Trit.	58	8,1 %	6,2
6. Weleda Fichtennadel-Bademilch	52	7,3 %	3,3
7. Hepar Sulfuris D. Trit.	47	6,6 %	4,1
8. Sticta D. Dil.	45	6,3 %	3,7
9. Chamomilla comp. Supp.	40	5,6 %	3,9
10. Levisticum Rh D. Dil.	40	5,6 %	6,1
11. Infludo®	36	5,0 %	6,0
12. Weleda Hustenelixier	35	4,9 %	7,1
13. Kalium carbonicum D. Dil.	34	4,8 %	4,1
14. Capsicum annuum D. Dil.	33	4,6 %	3,2
15. Quarz 1 % 10 ml Ohrentropfen	32	4,5 %	5,0
16. Echinacea comp. Dil.	31	4,3 %	7,1
17. Schnupfencreme	31	4,3 %	5,1
18. Bryonia/Spongia comp. Dil.	30	4,2 %	5,2
19. Causticum Hahnemanni D. Dil.	30	4,2 %	3,5
20. Pneumodoron® 2	28	3,9 %	7,1
21. Ferrum phosphoricum comp. Globuli	22	3,1 %	5,7
22. Oleum aethereum Lavandulae 10 % Öl	22	3,1 %	7,1
23. Mercurius cyanatus D. Dil.	20	2,8 %	5,7

tienten in der primär zu behandelnden Erkrankung oder einer Begleiterkrankung, bei 3 Patienten in einer Nicht-Weleda-Medikation, bei 1 Patienten unabhängig von einer Therapie.

2 Patienten hatten Nebenwirkungen durch die Weleda-Arzneimittel: 1-mal leichte Schwellung und Rötung an der Injektionsstelle nach Injektion von Prunus spinosa 5 %, 1-mal schwere Schlaflosigkeit nach Einnahme von Pneumodoron® 2 (die Primärerkrankung Bronchopneumonie mag dabei die Intensität der Schlaflosigkeit verstärkt haben). Die Dauer dieser Nebenwirkungen lag bei 1 bis 2 Tagen; sie verschwanden nach Dosisreduktion der Weleda-Präparate. Beide Nebenwirkungen waren leicht und nicht unerwartet. – Die Häufigkeit der Nebenwirkungen lag bei 0,3 % der Patienten und bei 0,13 % der Verschreibungen. [287]

Insgesamt zeigen beide Sicherheitsanalysen bei 2 346 Verschreibungen von 265 anthroposophischen Arzneimitteln (entsprechend 13 593 tägl. Dosen und 64 787 Applikationen) bei 715 Patienten eine sehr gute Verträglichkeit. Es kam zu insgesamt zwei leichten Arzneimittelnebenwirkungen, das sind 0,3 % der Patienten, 0,09 % der Verschreibungen und 0,005 % der Applikationen. Die Untersuchungen sind nachvollziehbar und detailliert dargestellt.

AMOS: Nebenwirkungen und schwerwiegende unerwünschte Ereignisse [283, 288]

In der AMOS-Studie (ausführliche Beschreibung s. S. 77 ff.), die in über 150 deutschen Praxen durchgeführt wird mit bislang etwa 1 600 aufgenommenen und 898 in einer Zwischenauswertung dargestellten Patienten, wurden auch die Nebenwirkungen erhoben (GCP-konform), und zwar für anthroposophische Arzneimittel, Kunsttherapie, Heileurythmie und Rhythmische Massage. Die Patienten wurden 5-mal nach unerwünschten Ereignissen befragt (nach 3, 6, 12, 18, 24 Mo.) und 4-mal zu Nebenwirkungen (nach 6, 12, 18, 24 Mo.). Die Ärzte trugen die Nebenwirkungen kontinuierlich über 1 Jahr in einen Verlaufsbogen ein. Die dokumentierten Nebenwirkungen wurden von den Autoren nicht auf Kausalzusammenhang zur Therapie/Arzneimittelanwendung überprüft und bestätigt, sondern als Nebenwirkungen registriert. Es kommen daher für die dokumentierten Nebenwirkungen u. a. auch der Spontanverlauf der zu behandelnden Grunderkrankung als Alternativerklärung in Frage.

712 der 898 Patienten erhielten in den ersten 2 Jahren nach Studienaufnahme Heileurythmie, Kunsttherapie oder Rhythmische Massage als Studien- oder Begleittherapie. Bei 19 (2,7 %) dieser 712 Patienten wurde über Nebenwirkungen einer dieser Therapien berichtet (Tab. 7-4). Bei 24 von 25 berichteten Nebenwirkungen wurde die Intensität angegeben; bei 5 dieser 24 Nebenwirkungen wurde sie als „schwer" (Kategorien: „leicht", „mittel", „schwer" nach GCP) klassifiziert: 1-mal Verschlechterung durch Rhythmische Massage, je 1-mal Übelkeit und Erbrechen, Erstverschlimmerung der Symptome, innere Spannungen, Niedergeschlagenheit bei Heileurythmie; 1-mal wurde die Therapie abgebrochen.

710 der 898 Patienten nahmen in den ersten 2 Jahren nach Studienaufnahme irgendwann anthroposophische Arzneimittel ein. Bei 32 (4,5 %) dieser 710 Patienten wurden Nebenwirkungen dieses Arzneimittels berichtet. Bei 8 von 46 berichteten Nebenwirkungen (in 6 Patienten) wurde die Intensität der Nebenwirkung als „schwer" klassifiziert: Je 1-mal schlechter Allgemeinzustand, Untertemperatur, Schwindel und Benommenheit bei Abnobaviscum® M. Je 1-mal (und mit Therapieabbruch): Unruhe (Cuprum met. D6), Verschlechterung (Gencydo® 1 % Amp. und Cuprum aceticum comp.), Herzrasen, Schweißausbrüche, hoher Puls und Blutdruck (Cupro-Stibium Weleda), starke Beeinflussung der Beinkraft (Arnica e Radice D10 Amp., Levisticum e Radice D10, Phosphorus D 5) und Hyperaktivität (Pneumodoron® 2).

766 der 898 Patienten nahmen in den ersten 2 Jahren nach Studienaufnahme irgendwann nichtanthroposophische Arzneimittel ein. Bei 80 (10 %) dieser 766 Patienten wurden Nebenwirkungen durch solche Arzneimittel berichtet.

49 Patienten brachen insgesamt 93 Therapien wegen Nebenwirkungen ab; diese 93 Therapien verteilen sich auf 56 (60 %) nichtanthroposophische Arzneimittel, 30 (32 %) anthroposophische Arzneimittel, 4 (4 %) nichtanthroposophische nichtmedikamentöse Therapien und 3 (3 %) Behandlungen mit Rhythmischer Massage. Bei 12 (1,3 %) der 898 Patienten wurde mindestens ein schwerwiegendes unerwünschtes Ereignis (SUE) gemeldet, wobei in keinem Fall ein ursächlicher Zusammenhang zwischen einer Studientherapie und einem SUE vermutet wurde.

Tab. 7-4 Nebenwirkungen durch eine Therapie in AMOS, Therapieabbrüche wegen Nebenwirkungen [288]

Therapie	Patienten				
	mit Therapie	mit Nebenwirkung durch Therapie		mit Therapieabbruch wegen Nebenwirkung	
	n	n	%*	n	%*
Anthroposophische Therapie	712	19	2,7 %	3	0,5 %
Heileurythmie	495	12	2,4 %	0	0,0 %
Kunsttherapie	198	2	1,0 %	0	0,0 %
Rhythmische Massage	≥ 85	5	≤ 5,9 %	3	≤ 3,5 %
Anthroposophische Arzneimittel	710	32	4,5 %	19	2,7 %
Andere Arzneimittel	766	80	10,4 %	30	3,9 %

* Prozentzahl bezogen auf diejenigen Patienten, die die jeweilige Therapie erhielten.

Anthroposophische und homöopathische Injektionspräparate

Eine Stellungnahme zur Sicherheit anthroposophischer und homöopathischer Injektionspräparate wurde kürzlich publiziert. [735] 120 Millionen Ampullen anthroposophischer oder homöopathischer Injektionspräparate werden jährlich in der EU hergestellt und vertrieben, davon werden mehr als 90 % in Deutschland hergestellt. Die Arzneimittel werden subkutan, intravenös, intrakutan, intramuskulär, intraartikulär und periartikulär injiziert. Alle injizierbaren Präparate müssen in der EU Sterilitätsbedingungen erfüllen, so dass das Risiko einer Infektion durch die Präparate praktisch auszuschließen sei. Arzneimittelhersteller sind gesetzlich verpflichtet, alle vermuteten Nebenwirkungen im Zusammenhang mit einer medikamentösen Behandlung zu dokumentieren und zu melden. Bei den beobachteten Nebenwirkungen von homöopathischen und anthroposophischen Injektionspräparaten handele es sich in > 90 % um lokale Rötungen und Schwellungen an der Injektionsstelle, in 8 % um lokale Schmerzen, in 2 % um allergische Reaktionen, in < 0,1 % um schwere, lebensbedrohliche Nebenwir-

kungen (z.B. anaphylaktischer Schock), in < 0,1 % um Übelkeit, in < 0,1 % um abdominelle Schmerzen.

Die Datenbanken von 2 anthroposophischen und 1 homöopathischen Arzneimittelherstellern (die etwa 80 % der anthroposophischen und homöopathischen parenteralen Arzneimittel der EU herstellen) wurden über einen Zeitraum von 10 Jahren (1990–1999) ausgewertet. Die Anzahl der von den anthroposophischen Herstellern dokumentierten Arzneimittelnebenwirkungen im Verhältnis zu den verkauften Ampullen zeigt Tabelle 7-5. Die Häufigkeit der Nebenwirkungen liegt bei etwa 1 zu 5 000 000.

Resümee und Kommentar: Die hier dokumentierten Nebenwirkungen sind extrem gering. Zwar kann eine Unterdokumentation von leichten Nebenwirkungen angenommen werden (z.B. Rötung oder lokale Schmerzen an der Injektionsstelle); wenn diese auch für den Patienten einen banalen Charakter haben, werden sie vermutlich nur selten dem Arzneimittelhersteller gemeldet. Diese Einschränkungen gelten aber wahrscheinlich weniger für schwerere Nebenwirkungen, die vermutlich eher gemeldet werden. Über die Dokumentations- und

Tab. 7-5   Häufigkeit gemeldeter Nebenwirkungen anthroposophischer Injektionspräparate [735]

	Anzahl der verkauften Ampullen	Volumen der Ampullen	Art der Applikation	Anzahl der Nebenwirkungen
1. Anthroposophischer Arzneimittelhersteller	105 Millionen in 10 J.	1 ml und 10 ml	s. c. (98 %) i. m. und i. v. (2 %)	13
2. Anthroposophischer Arzneimittelhersteller	80 Millionen in 10 J.	10 ml	s. c. (98 %) i. c., i. m., i. v. (2 %)	23

Auswertungsmethode wird in der Publikation fast nichts berichtet, was von Nachteil ist; jedoch unterliegen die Hersteller bezüglich der Nebenwirkungsdokumentation und -meldung strengen Regelungen seitens der Arzneimittelbehörden, so dass anzunehmen ist, dass die Angaben korrekt sind. Die niedrige Nebenwirkungsrate ist darüber hinaus kongruent mit den niedrigen Nebenwirkungsraten in klinischen Studien und den nur sehr geringen sonstigen Fallberichten zu Nebenwirkungen. [735]

Ärztliche Erfahrung zu Nebenwirkungen von subkutanen Injektionsbehandlungen

Das Louis-Bolk-Institut führte für ECHAMP eine Befragung bei 1 693 Ärzten zu ihren Erfahrungen mit homöopathischen und anthroposophischen Injektionspräparaten (subkutane Injektion) durch: welche, wie viele, wie ausgeprägte Risiken sie beobachtet hatten; und wie sehr sie in ihrer Ausübung behindert wären, wenn die subkutane Anwendungsform homöopathischer/anthroposophischer Präparate nicht mehr zur Verfügung stünde. [45]

4 000 Allgemeinärzte, Fachärzte, Zahnärzte und Heilpraktiker in 12 europäischen Ländern (Schweiz, Deutschland, Österreich, Großbritannien, Irland, Frankreich, Holland, Belgien, Finnland, Spanien, Schweden, Italien) wurden angeschrieben. 2 564 (64,1 %) antworteten, 400 dieser Antworten mussten ausgeschlossen werden, da sie von Nichtanwendern von Injektionspräparaten stammten oder aus sonstigen Gründen

nicht auswertbar waren. Von den verbleibenden 2 164 Antworten stammten 471 von Heilpraktikern und 1 693 von Ärzten. Die weitere Hauptanalyse wurde auf die Rückmeldungen der Ärzte beschränkt. Die Antworten kamen aus allen Ländern: 57 % aus Deutschland; je 9 bis 10 % aus Frankreich, Italien und Spanien; < 1 bis 6 % aus den übrigen Ländern. Die durchschnittliche berufliche Tätigkeit der befragten Ärzte betrug 20,7 Jahre, die durchschnittliche Erfahrung mit anthroposophischer bzw. homöopathischer Medizin 17 Jahre. Im Durchschnitt behandelten die Ärzte 31 Patienten pro Woche (27 % ihrer Patienten) mit subkutanen Injektionen. Hochgerechnet (auf die gesamte Praxiszeit aller Ärzte, während der sie mit Injektionen Erfahrungen sammeln konnten) beläuft sich diese Befragung auf ca. 36 Millionen Patientenkontakte mit Injektionsbehandlung.

90 % der Ärzte gaben an, entweder nie (57 % der Ärzte) oder sehr selten (33 %) Nebenwirkungen der subkutanen Injektionen gesehen zu haben. 6 % der Ärzte hatten selten, 4 % gelegentlich und je 0,1 % häufig oder sehr häufig Nebenwirkungen gesehen. 32 Arten von Nebenwirkungen wurden angegeben. Von den häufigsten 10 Reaktionsarten betrafen 8 Lokalreaktionen (Rötung, Hämatom, Schmerz, Entzündung, Hautreaktion, Schwellung, Juckreiz, Brennen), 1 allergische Reaktion und 1 vasovagale Reaktion. 29 der Reaktionsarten wurden als harmlos bezeichnet, 4 betrafen ernste Komplikationen wie Aversion/Angst gegenüber der Injektion, fieberhafter Zustand, anaphylak-

tische Reaktion und Asthma (angegeben jeweils von 7, 6, 4 bzw. 1 Arzt). 98 % der Ärzte möchten diese Applikationsform auch in Zukunft anwenden können. 89 % (1 016 beantworteten diese Fragen) würden sich schwer oder sehr schwer eingeschränkt fühlen, wenn ihnen diese Injektionspräparate nicht mehr in der Patientenbehandlung zur Verfügung stünden.

Resümee und Kommentar: Hier bekunden Ärzte eine positive Erfahrung mit homöopathischen und anthroposophischen Injektionspräparaten und berichten aus ihrer Erinnerung von einer sehr niedrigen Komplikationsrate, wobei die Komplikationen in der Regel harmlos seien. Diese Erinnerungen sind natürlich weniger präzise als eine prospektive Dokumentation, und gegenüber den diversen Quantifizierungen der Untersuchung ist eine Zurückhaltung angebracht. Dennoch kann angenommen werden, dass schwere und ernste Nebenwirkungen erinnert werden, weshalb ein unentdecktes und erhebliches Nebenwirkungspotenzial unwahrscheinlich ist. Der Vorteil solcher retrospektiven Ärztebefragung ist die weit größere Zahl an Patientenbehandlungen, die hiermit erfasst werden, was in prospektiven klinischen Studien niemals auch nur annähernd erreicht werden könnte. Insgesamt weist also auch diese Untersuchung auf ein sehr niedriges Risikopotenzial anthroposophischer/homöopathischer Injektionspräparate hin. Differenziert nach anthroposophischen und homöopathischen Präparaten wurde nicht. [45]

Weitere Befragungen zur ärztlichen Erfahrung

Zur ärztlichen Erfahrung zu Stibium in der Blutstillung wurde eine Befragung bei Ärztinnen und Ärzten durchgeführt (Anschreiben, Publikation in anthroposophischer Fachzeitschrift, Ankündigung beim Fachkongress). 31 Ärzte antworteten schriftlich, 7 mündlich. 1 Arzt hatte ein Koagel bei Instillation gesehen, sonst hatte keiner der Ärztinnen und Ärzte Nebenwirkungen beobachtet bei einer überwiegend guten Wirkungseinschätzung. [509]

Eine weitere Umfrage wurde bei anthroposophischen Ärzten durchgeführt, was ihrer Meinung nach die wirksamsten anthroposophischen Arzneimittel seien und welche Nebenwirkungen sie beobachtet hätten. Von 26 anvisierten anthroposophischen Ärzten nahmen 23 an der Befragung teil. 18 Medikamente wurden von je wenigstens 3 Ärzten als besonders zuverlässig wirksam angegeben. Als Nebenwirkung wurden angegeben: Verstärkung des Ekzems bei oraler Gabe von Sulphur, Schmerz und Lokalreaktion nach Injektion von niedrig potenziertem Apis, Formica, Gencydo® oder Iscador®, allergische Hautreaktion auf Arnika nach externer Applikation bei einem sensibilisierten Patienten. [187]

Auswertung der klinischen Studien (ohne onkologische Misteltherapie)

Von 96 Studien wurde in 58 Studien explizit (1-mal implizit [646]) Stellung genommen zu Verträglichkeit und Nebenwirkungen. Im Allgemeinen wurde betont, dass die Therapien gut vertragen wurden und keine Nebenwirkungen aufgetreten seien. Gelegentlich wurden Nebenwirkungen gemeldet, wobei unklar ist, inwiefern es sich um unerwünschte Ereignisse unter Therapie handelte oder um Therapienebenwirkungen. Ein kausaler Zusammenhang von UEs und Therapie wurde nur in Ausnahmefällen systematisch und strukturiert untersucht. Ernste Komplikationen einer anthroposophischen Therapie traten nicht auf. Folgende Nebenwirkungen oder UEs waren dokumentiert worden (Details s. S. 59 ff., 108 ff., 147 ff., 236 ff.):

* Kephalodoron®/Ferrum Quarz-Behandlung von Kopfschmerzen: 1-mal Verstärkung der Kopfschmerzen, 1-mal Schlafwandel beim Kind, in einzelnen Fällen Übelkeit [51, 279, 853]

- Misteltherapie, Articulatio coxae/genus: lokale Reaktionen an der Injektionsstelle [128, 217, 471, 753]
- Misteltherapie rezidivierender Atemwegsinfektionen bei Kindern: 5 UEs (Knochen-, Muskel-, Gelenkschmerzen, nächtliche Angst, Übelkeit) [129]
- Weleda Lippenschutz bei Herpes labialis: 2-mal lokale Schmerzen des entzündeten Bereichs [667]
- Wala Majorana Vaginalgel: 3 % schlechte Verträglichkeit [746]
- Überwärmungsbad bei Depression (stationäre Behandlung): Kopfschmerz, Kreislaufkollaps, Zunahme der Suizidalität [645]
- Articulatio stannum D6 bei Arthrose: 1-mal leichtes Unwohlsein im Magen, rückgängig nach Dosisreduktion) [140]
- Bryophyllum zur Tokolyse bei vorzeitigen Wehen: Kopfschmerz, Herzklopfen, Zittern, Flush, Engegefühl [571]
- Bei Verschreibung von 270 verschiedenen anthroposophischen Einzelarzneimitteln bei 575 Patienten mit verschiedenen Diagnosen wurden in 21 Fällen (3,7 %) UEs dokumentiert, u.a. Hitzewallungen, Kopfschmerzen, Herzklopfen, Hautreaktionen, Schweißausbrüche, Schlaflosigkeit. 20 UEs waren mäßig, 1 UE stark. Letzteres bestand aus einem Gefühl von Nadelstichen in Extremitäten und oberer Schädelhälfte und trat bei einem Patienten unter Solidago comp. (Wala) bei gutartiger Prostatavergrößerung auf; nach Absetzen des Medikaments war es rasch rückläufig. [189]

Zwei Studien untersuchten detailliert UEs und Nebenwirkungen; sie sind oben schon beschrieben. In einer dieser Studien handelt es sich außerdem um einen prospektiven Systemvergleich zwischen anthroposophischer und schulmedizinischer Behandlung: Es zeigte sich bei besserem Outcome eine deutlich niedrigere Nebenwirkungsrate unter der anthroposophischen Behandlung im Vergleich zur schulmedizinischen Behandlung (s. S. 68 ff.). [284]

In einer weiteren vergleichenden Studie zur Behandlung des LWS-Syndroms traten in der schulmedizinischen Behandlung in 4/50 Patienten Nebenwirkungen auf (2-mal schwer), in der anthroposophischen Therapiegruppe in 5/44 Fällen (3-mal schwer), allerdings in 4 der 5 Fälle durch nichtanthroposophische Arzneimittel verursacht (die Ursache der letzten Nebenwirkung war nicht bekannt). [288, 291]

In einer sorgfältig durchgeführten retrolektiven Matched-Pair-Studie zur Tokolyse bei vorzeitigen Wehen und drohender Frühgeburt zeigten sich unter Bryophyllum, in anthroposophischen Krankenhäusern, deutlich weniger Nebenwirkungen als unter Betamimetika, in schulmedizinischer Klinik. [571]

Bei Studien zur Behandlung der chronischen Hepatitis C [497], der Gon- und Coxarthrose [217] oder vorzeitiger Wehen (Bryophyllum) [142, 300, 767] wird eine deutlich geringere Nebenwirkungsrate der Anthroposophischen Medizin im Vergleich zur Schulmedizin hervorgehoben.

6 Studien oder Ärztebefragungen untersuchten den Verlauf und die Komplikationsrate von Erkrankungen, die innerhalb der Anthroposophischen Medizin weitaus seltener mit Antibiotika behandelt oder mit Impfungen verhindert werden. Diese waren zu: Scharlach, Angina follicularis, Otitis media, Masern, Mumps, Röteln, Keuchhusten. [121, 348, 352, 443, 445, 455] Die detaillierten Ergebnisse sind an anderer Stelle berichtet (s. S. 236 ff.). Aus diesen Studien und Befragungen ergab sich kein ernstes Risikopotenzial mit der Einschränkung, dass beim Durchlaufen der Masernerkrankung auch Komplikationen beobachtet wurden, wie Otitis media, Pneumonie und in sehr seltenen Fällen Enzephalitis (die jedoch bei zugewiesenen, bereits erkrankten Kindern diagnostiziert wurden).

Berichte über schwere Nebenwirkungen und Komplikationen

Berichte über schwere Nebenwirkungen und Komplikationen wurden von uns praktisch nicht gefunden. Es gibt einen kurzen Bericht aus einer anthroposophischen Zeitschrift zu einer physiologisch nachvollziehbaren Nebenwirkung von Belladonna (wobei jedoch nicht klar ist, ob es sich um ein anthroposophisches oder um ein phytotherapeutisches Präparat handelt):

Eine junge Frau sei aufgrund einer Infektionserkrankung mit Belladonna D3 behandelt worden, worunter es zu einem Glaukomanfall mit engem Kammerwinkel (potenzieller Winkelblock) kam; er war zunächst therapierefraktär und führte sogar zu einem Gesichtsfelddefekt. Nach Absetzen des Belladonna-Präparats sank der Augendruck auf Normwerte. – Aufgrund der Pathophysiologie und der zeitlichen Korrelation ist der Zusammenhang wahrscheinlich, auch wenn der Bericht nur wenig Information vermittelt. – Betont wird von der beschreibenden Augenärztin, dass generell Vorsicht geboten sei bei Anwendung von Belladonna in niedriger Potenz (unter D12); Kontraindikation sei erhöhter Augeninnendruck oder diesbezüglicher Neigung oder familiäre Belastung. [281]

Des Weiteren wird von der Augenärztin in diesem Artikel aufgrund ihrer augenärztlichen Erfahrung auch vor Anwendung von Chrysolith comp. bei Prozessen am Augenhintergrund gewarnt, da dies die Prozesse verschlechtern könne; konkrete Fallberichte werden jedoch nicht genannt. [281]

Präklinische Untersuchungen/ Toxikologie

Präklinische Untersuchungen zur Unbedenklichkeit von Arzneimitteln und zur Toxikologie werden hier nicht wiedergegeben und wurden auch nicht systematisch gesucht. Diese Untersuchungen werden im Zulassungsverfahren von Arzneimitteln bei den jeweiligen Behörden überprüft. Von den Unterlagen, die uns diesbezüglich vorliegen, ist kein Risikopotenzial ersichtlich; die jeweiligen Präparate (Kephalodoron® [549], Weleda Arnika-Salbe 10 %, Calendula-Salbe 10 %, Weleda Heilsalbe KS, Venadoron® Gel [840], Gencydo® [146]), kupferhaltige Dermatika (bei 1/30 Probanden allergische Reaktion vermutlich auf das in Cuprum/Quarz comp. Unguentum enthaltene Rosmarinöl) [240] haben eine gute Verträglichkeit bzw. Unbedenklichkeit (mit Ausnahme des Venadoron®, das zu einer leichten Rötung führte, was als durchblutungsförderndes Mittel jedoch therapeutisch plausibel ist; auf skarifizierte Haut aufgetragen zeigte Venadoron® jedoch eine schlechte Verträglichkeit mit starkem Erythem und Infiltrat [840]). Bei 25 Probanden mit einer bestehenden Kontaktallergie gegen Duftstoff-Mixe wurde die Verträglichkeit von 20 natürlichen ätherischen Ölmischungen von Hauschka-Präparaten im Intrakutantest getestet. Obwohl alle Proben Anteile des Duftstoff-Mixes enthielten – im natürlichen Kontext der ätherischen Öle vorliegend –, traten kontaktallergische Reaktionen nur bei 5%iger Lösung und nur in 3,4 % der Tests auf (17 Reaktionen bei 7 Probanden), in 0,5%iger Lösung reagierte kein Proband allergisch. Irritative Reaktionen traten in keinem Fall auf. Die Verträglichkeit war somit gut. [520]

2) Onkologische Misteltherapie

Zu Mistelextrakten gibt es systematische und umfassende Aufarbeitung allen vorhandenen empirischen Materials zu Verträglichkeit, Nebenwirkungen, Überempfindlichkeitsreaktionen, Toxizitätsuntersuchungen, des Weiteren eine systematische und umfassende Aufarbeitung der Diskussion um ein potenzielles Tumorenhancement. Es sei an dieser Stelle auf diese Aufarbeitungen verwiesen. [401, 402] Eine weitere systematische Aufarbeitung stammt von Stein [723], eine jüngste von Saller [617].

Klinische Studien

Alle vorliegenden prospektiven und retrospektiven klinischen Studien (zu onkologischen und zu nichtonkologischen Indikationen und zur Verträglichkeit) wurden systematisch nach Angaben von Nebenwirkungen durchgesehen. Kasuistiken wurden dabei nur berücksichtigt, wenn sie für die Beurteilung der Nebenwirkungen von besonderer Relevanz waren. Diese Studien betreffen die *subkutane* Applikation sowie die *intravenöse* und *per infusionem*, die *intraarterielle*, *intratumorale*, *intrapleurale*, *intraperitoneale* und *intraperikardiale* Applikation sowie auch die Applikation während der *Schwangerschaft*. Die Anzahl der in diesen Studien dokumentierten Patienten liegt weit über 10 000, was vielen Millionen Mistelextraktinjektionen entspricht. Zu Details sei auf die betreffende Übersicht verwiesen. [402] Zusammengefasst ergab sich Folgendes:

Die Misteltherapie zeichnete sich in allen Studien durch eine gute Verträglichkeit aus. Organtoxizität, Leber-, Nierentoxizität, biochemische Veränderungen (sofern gemessen) wurden nie beobachtet. Was häufig und dosisabhängig (vor allem zu Beginn einer Therapie) beobachtet wurde, sind lokale Reaktionen an der Einstichstelle (Rötung, Schwellung, Juckreiz, Schmerz) und grippeähnliche Allgemeinsymptome und Fieberanstieg; bei Infusionen tritt Fieber häufig auf. Bei hoch dosierter Therapie können diese Symptome ausgeprägt sein. Diese Reaktionen sind nach anthroposophischem Therapiekonzept erwünscht und teilweise

das Kriterium für die individuelle Dosisanpassung. Mistelinfusionen werden sogar speziell zur Fiebertherapie eingesetzt [399]. Diese Symptome sind in der Regel unproblematisch und heilen rasch wieder ab. Eine von drei Studien zur intraperitonealen Mistelapplikation beobachtete wenige Wochen später bei 2 Patienten einen Ileus aufgrund eines Konglomerattumors und äußerte deshalb Zurückhaltung gegenüber dieser Applikationsweise. [493] Bei der Behandlung von Aids mit Mistelextrakten wurde eine dosisabhängige Steigerung inflammatorischer Erkrankungen dokumentiert (Übersicht [402]). Gelegentlich kann es zu allergischen oder allergoiden Nebenwirkungen kommen. In den prospektiven klinischen Studien wurde eine hyperallergische Reaktion unter Eurixor® (nichtanthroposophisches Präparat) berichtet (s. auch Tab. 7-6), in einer neueren Studie (s. unten) ein Angioödem und Urtikaria unter Helixor® [569] und in einer weiteren, umfangreichen retrolektiven Studie eine allergische Reaktion, ein Quincke-Ödem und ein Pankreatitis-Rezidiv unter Iscador®-Therapie, die wohl von leichter bis mittelstarker Ausprägung waren und spontan ausheilten [43]. Bei einer retrospektiven Studie wurden nach intratumoraler Injektion 3-mal systemische Nebenwirkungen mit Flush, Quaddelbildung, Diarrhö, Übelkeit und Brechreiz berichtet. [493]. Die Symptome waren jeweils rasch rückläufig. Spezielle Untersuchungen zur Verträglichkeit zeigten ebenfalls keine ernsthaften Nebenwirkungsreaktionen (Übersicht [402]).

Bei den in der systematischen Übersicht [402] noch nicht erfassten, neueren klinischen Studien zur Misteltherapie [42, 43, 50, 72, 89, 113, 126, 408, 472, 477, 498, 569, 616, 780] zeigten sich ebenfalls keine größeren Nebenwirkungen; die gute Verträglichkeit wurde häufig betont. Berichtet wurde: Fieber, lokale Rötung, Schmerzen an der Injektionsstelle [43, 72, 472, 498, 569], eine deutliche Zunahme der Lokalreaktion unter begleitender Chemotherapie [780], in zwei Studien die oben schon erwähnten allergi-

Tab. 7-6   Berichte über Nebenwirkungsreaktionen nach Mistel-Exposition [723]

Nebenwirkungen	Therapien	Mistel als auslösendes Agens?	Autoren	Literatur
Gut dokumentierte Berichte				
Anaphylaktische Reaktion	nur Mistelinjektion	wahrscheinlich	Pichler und Angeli	[570]
Auftreten von NHL-Knoten an den Injektionsstellen des Mistelextraktes	Mistelinjektion	wahrscheinlich	Hagenah et al.	[275]
Weniger gut dokumentierte Berichte				
Anaphylaktische Reaktion	nur Mistelinjektion	wahrscheinlich	Friess et al.	[213]
Anaphylaktische Reaktion	Mistelinjektion, keine weiteren Daten verfügbar	unklar	anonym	[3]
Akute asthmatische Reaktion	Mistelinjektion, keine weiteren Daten verfügbar	unklar	anonym	[3]
Allergische Kolitis	Mistelinjektion	sehr wahrscheinlich	Ottenjann	[555]
Allergische Rhinitis	Exposition gegenüber Teestaub	sehr wahrscheinlich	Seidemann	[684]
Generalisiertes Erythem mit nekrotischen Bereichen, hohes Fieber	Mistelinjektion in Kombination mit nicht näher spezifizierten komplementären Therapien	unklar	Lange-Wantzin et al.	[449]
Sarkoidose	Mistelinjektion, zusätzlich Behandlung mit *Echinacea*, *Baptisia*, *Thuja*, Roxatidin, Influenza-Impfung	möglich	Zürner	[723, 860]
Urtikaria, Quincke Ödem	Mistelinjektion, Cyclophosphamid	sehr wahrscheinlich	Lange-Wantzin et al.	[449]

schen Reaktionen [43, 569], einmal wurden die Nebenwirkungen nicht von denen unter einer Interferon-Behandlung differenziert. [408] Eine Untersuchung speziell zur Sicherheit der intraläsionalen endobronchialen Misteltherapie fand keine unerwünschten Wirkungen. [247]

Zu erwähnen ist schließlich, dass mehrere der Mistelstudien eine Reduktion der Nebenwirkungen konventioneller Therapien unter zusätzlicher anthroposophischer Misteltherapie zeigen (s. S. 171 ff.).

Ebenfalls zu erwähnen ist, dass derzeit am *National Center for Complementary and Alternative Medicine (National Institute of Health)* in USA eine detaillierte Phase-I-Studie zu Mistelextrakten (Helixor®) zur Sicherheit, Toxizität und möglichen Interaktionen mit Standardchemotherapeutika (Gemcitabin) bei Patienten mit fortgeschrittenen Tumoren durchgeführt wird. [483] Eine erste Zwischenauswertung fand gute Verträglichkeit und keine dosislimitierende Toxizität des Mistelextrakts sowie keine Beeinflussung der Plasmakonzentration von Gemcitabin. [484]

Fallberichte

Einige Fallberichte zu allergischen oder allergoiden Injektionen wurden publiziert, die in Ausnahmefällen schwerwiegend, mit Quincke-Ödem, Atemnot, bis hin zum anaphylaktischen Schock sein können. In 20 Jahren sind 8 solche Fälle bekannt geworden, die Stein systematisch auswertete [723]; diese Fallberichte beinhalten auch die Anwendung nichtanthroposophischer Mistelpräparate. Eine Übersicht dieser Fallberichte zeigt Tabelle 7-6. Von uns wurden noch 5 weitere Fallberichte gefunden, 4 wurden bereits beschrieben [402] und 1 weitere Beschreibung einer anaphylaktischen Reaktion [56] ist im Folgenden dargestellt:

Eine 59-jährige Frau wurde über 2 Jahre adjuvant mit Iscador® M c. Hg. behandelt, ohne dass irgendwelche Nebenwirkungen aufgetreten seien. Dann entwickelte sie plötzlich, 10 min nach Injektion, eine generalisierte Urtikaria, Schwellung von Lippen und Zunge, Übelkeit, Erbrechen und Kurzatmigkeit. Im Hauttest reagierte die Patientin auf den Mistelextrakt und seine Inhaltsstoffe (Soforttyp). Auch in zwei weiteren Tests (Histamin-Freisetzung und Basophilen-Aktivierung) reagierten periphere Leukozyten der Patientin positiv auf den Mistelextrakt. IgE aus dem Serum band an das 5-kD-Protein des Mistelextrakts, was mit dem Molukulargewicht der Viscotoxine übereinstimmt. [56]

Hier ist ein Zusammenhang der anaphylaktischen Reaktion mit der Misteltherapie wahrscheinlich. Immunologisch und wissenschaftlich interessant ist das Auftreten von Antikörpern gegen (vermutlich) Viscotoxine vom IgE-Typ. Leider wurde kaum über weitere therapie- und krankheitsspezifische Daten der Patientin berichtet (Pause, Präparatewechsel, zwischenzeitlich neu aufgetretene Erkrankung etc.).

Weitere Erhebungen

Eine weitere Übersicht zu unerwünschten Ereignissen (UEs), die im zeitlichen Kontext mit der Misteltherapie auftraten, wurde kürzlich publiziert [617]. Hierfür wurden von 138 klinischen Studien nach nicht näher bezeichneten Kriterien 25 Studien ausgewählt, von denen 13 (prospektiv vergleichende Studien) Angaben zu UEs machten; zudem wurden 14 anderweitig ausgewählte Studien unterschiedlicher Designs zusammengefasst, die ebenfalls Angaben zu UEs enthielten. (Alle diese Studien sind in den hier vorangegangenen Abschnitten bereits berücksichtigt.) Weiterhin wurden Fallberichte mit UEs zusammengestellt, die entweder ebenfalls in den oben genannten Fallberichten enthalten sind oder lokale und systemische Reaktionen oder immunologische Veränderungen (z.B. Eosinophilie) beschrieben. Ferner wurden Arzneimittelbehörden angeschrieben; 3 dieser Behörden hatten Meldungen zu UEs vorliegen. Da bei diesen UEs jedoch der kausale Zusammenhang mit der Misteltherapie nicht untersucht war, ist eine Abgrenzung gegenüber möglichen Folgen anderer Therapien und gegenüber Komplikationen oder Beschwerden der Grunderkrankung oder sonstigen Einflüssen nicht möglich und deshalb die Meldeliste nicht wirklich verwendbar.

Berichte ohne empirischen Bezug

In verschiedenen toxikologischen Publikationen wird die auffallende Diskrepanz thematisiert zwischen dem volkstümlichen Image der Mistel als einer gefährlichen Giftpflanze („kiss of the death") und dem nahezu vollständigen Fehlen diesbezüglicher empirischer Hinweise beziehungsweise einer eigentlich sogar Gegenteiliges nahe legenden Empire. [426] Die Unglücksfama geht vielleicht zurück auf die nordische Mythologie in welcher der Mistelpfeil den Gott Baldur tötet. Auch in der modernen Literatur finden sich zahlreiche „Schauermärchen" zu den Gefahren der Misteleinnahme, die aber, wegen fehlender oder fehlinterpretierter Daten, hier nicht aufgelistet oder analysiert werden sollen. Exemplarisch sei ein Editorial [183] zur Miolteltherapie im *European Journal of Cancer* zitiert: „Contrary to what proponents want us to believe, there are several reports of adverse side-effects and serious complications after mistletoe therapy"; dazu wird eine Liste von 26 Nebenwirkungen und Komplikationen der Misteltherapie genannt, die nicht nur die bekannten Effekte der Immunmodulation wie Lokalreaktionen, mildes Fieber und leichten Leukozytenanstieg oder bekannte Effekte wie Hypotonie oder allergische Reaktionen anführt, sondern auch eine Serie von schwerwiegenden Effekten wie Herzstillstand, Koma, Tod, Delirium, Halluzinationen, Hepatitis, Pankreasblutung, Krampfanfall, Durchfall, Gastroenteritis, Dehydrierung etc. [183] Verfolgt man die zu dieser Liste angegebenen Literaturstellen zurück bis zur Originalliteratur, so findet man: a) Toxizitätsexperimente an Tieren mit isolierten Viscotoxinen und Mistellektinen zur Ermittlung der toxischen und letalen Dosis; b) versehentlichen Konsum von Blättern und Beeren von Phoradendron [280], der „amerikanischen Mistel", die jedoch nicht zur Mistelbehandlung eingesetzt wird und deren Konsum bei Fachleuten als harmlos gilt [426]; c) einen Fall einer „Mistelhepatitis" nach Einnahme von Kräutertabletten [298], von denen sich jedoch zuletzt herausstellte, dass sie keine Mistelextrakte enthielten [123]; d) einen Be-

richt aus dem Jahr 1874 über einen Jungen mit Bewusstlosigkeit und Erbrechen, in dessen Erbrochenem u. a. 8 Mistelbeeren gefunden wurden [159], was jedoch von Experten nicht ernst genommen wurde, da Mistelbeeren oft in viel größeren Mengen verzehrt werden. (Zu Einzelheiten s. [399].) – Die genannten dramatischen Effekte bezogen sich also auf Toxizitätsuntersuchungen an Tieren und auf Effekte anderer Substanzen als Mistelextrakte der Tumortherapie; es gab keine empirische Basis mit Bezug auf onkologische Mistelbehandlung.

Zu ergänzen ist, dass wiederholt publiziert wurde, dass Mistelextrakte das Tumorwachstum stimulieren könnten. Diese Angaben gehen insbesondere auf H. J. Gabius zurück, der sich durch zahlreiche Polemiken gegen die Anthroposophische Medizin auszeichnete. Einen stichhaltigen Beleg für ein Tumorenhancement gibt es bislang nicht. Details zur empirischen Datenlage siehe [401].

Resümee und Kommentar: Insgesamt weisen die Untersuchungen auf eine sehr gute Verträglichkeit der Misteltherapie. Harmlose Lokalreaktionen und grippeähnliche Symptome sind häufig und dosisabhängig, gelegentlich kann es zu allergischen Reaktionen kommen. Die über die normale subkutane Injektion hinausgehende hoch dosierte oder intravenöse, intrapleurale, intraperitoneale, intraperikardeale, intratumorale, intraarterielle Applikation sollte dem Spezialisten vorbehalten sein; unter diesem Vorbehalt zeigen sich auch diese Applikationsformen als sicher.

8 Wirtschaftlichkeit

Untersuchungen zur Wirtschaftlichkeit der Komplementärmedizin insgesamt gibt es nur wenige; sie zeigen, dass die Kosten insgesamt relativ gering sind und weisen auf Einsparungspotenziale insbesondere hinsichtlich indirekter Krankheitskosten (nachhaltige Abnahme von Arbeitsunfähigkeitstagen). [504] Da anthroposophische Präparate in vielen Untersuchungen unter phytotherapeutischen und homöopathischen Präparaten subsumiert werden und außerdem in der AM viele homöopathische und phytotherapeutische Präparate eingesetzt werden, sei außerdem speziell auf Untersuchungen zu Phytotherapie und Homöopathie verwiesen (z. B. [88, 850]). Beschrieben werden im Folgenden die Untersuchungen, die speziell zu Kosten der Anthroposophischen Medizin durchgeführt wurden.

AMOS, Krankheitskosten

In AMOS (ausführliche Beschreibung s. S. 77 ff.) wurden für 898 chronisch kranke Patienten die Gesundheitskosten für das Jahr, das der Studie unmittelbar voranging, und für das erste Jahr nach Studienaufnahme (in der die anthroposophische Therapie durchgeführt wurde) erfasst und verglichen. AMOS wurde nur in Deutschland durchgeführt, die konkreten Kosten beziehen sich daher auf deutsche Verhältnisse.

Kostenmodell Berechnungsgrundlagen und -verfahren: Kosten wurden erfasst und berechnet für: Studientherapien (Heileurythmie, Kunsttherapie, Rhythmische Massage, anthroposophisch-ärztliche Leistung), ärztliche Behandlung, zahnärztliche Behandlung

ohne Zahnersatz, Krankenhausbehandlung, Vorsorge- und Rehabilitationsleistungen (Kuraufenthalte), Heilmittel (physikalische Therapien, Ergotherapie), Arzneimittel, Lohnfortzahlung, Krankengeld. Es wurde eine gesellschaftliche Perspektive eingenommen, das heißt es wurden die Gesamtkosten erfasst (Kosten für die gesetzliche Krankenversicherung und für andere Kostenträger wie den Arbeitgeber und für die Patienten). Zu Grunde gelegt wurden folgende Berechnungen:

Behandlungskosten wurden basierend auf den Durchschnittskosten je Leistung in Deutschland, Jahr 2000 (ärztliche und zahnärztliche Behandlung, Arzneimittel, Krankenhaus- und Kurbehandlung [11, 106]) oder auf Honoraren der Gesetzlichen Krankenversicherung (AM-Therapien, Untersuchungen, Psychotherapie, physikalische Therapie, Ergotherapie [375, 765, 766]) berechnet. Krankenhauskosten wurden aufgrund von Durchschnittskosten je Bundesland berechnet. Arztkosten wurden aufgrund der Durchschnittshonorare je Arztkontakt im ADT-Panel des Zentralinstituts für die kassenärztliche Versorgung in der Bundesrepublik Deutschland ermittelt. Kosten für AM-Arzneimittel wurden nach einem Modell der Tagesdosierungen, Darreichungsformen und Preise aufgrund von Verschreibungsdaten der Studienärzte, Patientenangaben über den Verbrauch und Preislisten bestimmt. Kosten für andere Arzneimittel wurden aufgrund der Durchschnittskosten je Stoffgruppe im *Anatomical Therapeutic Chemical Index* [8] berechnet. Lohnfortzahlung bzw. Krankengeld der Erwerbspersonen (bis zu 42 AU zahlt der Arbeitgeber 100 %, ab dem 43. AU-Tag die GKV 70 %) [12] wurden berechnet auf der Grundlage des durchschnittlichen Bruttoverdienstes von Angestellten in Deutschland (nur 3 % der Erwerbspersonen waren Arbeiter) [720], unter Berücksichtigung des Geschlechts. Unterbrechungen der AU-Perioden wurden nicht berücksichtigt.

Ergebnisse: Die direkten und indirekten Krankheitskosten (Tab. 8-1) betrugen für die Patienten im Jahr vor Beginn der anthroposophischen Therapie (retrospektiv erhoben) im Durchschnitt 3 637 Euro und im ersten Studienjahr 3 484 Euro. Dies bedeutet eine Einsparung von 152 Euro (4,2 %) pro Patient. Die größten Kostendifferenzen betrafen die Kosten für Anthroposophische Medizin (Zunahme um 378 Euro pro Patient) und Krankenhauskosten (Abnahme um 623 Euro).

Fehlerbereich bei der Berechnung der Kostenentwicklung: Die Kosten der erbrachten Studientherapien steigerten sich im ersten Jahr nach Studienaufnahme, was eine Selbstverständlichkeit ist. Die übrigen Kosten der gesetzlichen Krankenversicherungen verringerten sich. Ein potenzieller Bias durch die Art der Erhebung der Kostenpunkte ist vermutlich konservativ, das heißt zu Ungunsten der anthroposophischen Therapie. Denn die (Vergleichs-)Kosten im Jahr vor Studienbeginn wurden retrospektiv erfragt, was bedeutet, dass Kostenpunkte, Therapi-

Tab. 8-1   Krankheitskosten pro Patient im Jahr vor Studienaufnahme und im ersten Studienjahr [283, 288]

	−12 Mo. bis 0	0 bis 12 Mo.		Differenz
	Kosten pro Patient	Kosten pro Patient	% der Kosten	Kosten pro Patient
AM-Therapien				
Heileurythmie, Kunsttherapie, Rhythmische Massage	43 €	417 €	12,0 %	+374 €
Arzthonorare für AM-Konsultationen	109 €	73 €	2,1 %	−36 €
AM-Arzneimittel	45 €	86 €	2,5 %	+40 €
Gesamt AM-Kosten	**198 €**	**576 €**	**16,5 %**	**+378 €**
Andere Therapien				
Ärztliche Behandlung (einschl. psychologische Psychotherapeuten)	378 €	426 €	17,6 %	+48 €
Zahnärztliche Behandlung ohne Zahnersatz	147 €	151 €	4,3 %	+4 €
Nicht-AM-Arzneimittel	238 €	240 €	6,9 %	+2 €
Heilmittel (Physikalische Therapie, Ergotherapie)	103 €	111 €	3,2 %	+8 €
Krankenhausbehandlung	1 431 €	808 €	23,2 %	−623 €
Vorsorge- und Rehabilitationsleistungen (Kuraufenthalte)	112 €	125 €	3,6 %	+13 €
Gesamt andere Therapien	**2 409 €**	**1 861 €**	**53,4 %**	**−548 €**
Gesamt direkte Kosten	**2 607 €**	**2 438 €**	**70,0 %**	**−169 €**
Indirekte Kosten (Lohnfortzahlung, Krankengeld)	1 030 €	1 047 €	30,0 %	+17 €
Gesamt direkte und indirekte Kosten	**3 637 €**	**3 484 €**	**100,0 %**	**−152 €**

en, Arzneimittel, Arztbesuche eher verges-
sen wurden; im Folgejahr jedoch wurden
die Kostenpunkte entweder fortlaufend dokumentiert oder engmaschig befragt. Quantitativ dominierend für die Kostenbilanz war
die Verminderung der stationären Krankenhaustage um 2 Tage pro Patient (−610 Euro). Die Verminderung der Anzahl Krankenhaustage ist statistisch gut abgesichert, im
Umfang plausibel, kongruent mit anderen
Studienergebnissen und lässt sich nicht auf
einen Trend einer allgemeinen Verminderung der Krankenhaustage in Deutschland
zurückführen.

In einer umfangreichen Sensitivitätsanalyse wurden potenzielle Fehlerquellen für die
Berechnung der Behandlungskosten identifiziert: bezüglich Umfang der kostenrelevan-
ten Items und der in der Kostenbilanzierung
verwendeten Kosten pro Item (z.B. unterschiedliche Krankenhauskosten je nach Trä-
gerschaft oder Fachrichtung von Krankenhäusern). Für jedes Item wurde der größtmögliche Einfluss von potenziellen Fehlern
geschätzt und seine Auswirkung auf die Kostenbilanzierung berechnet. Die meisten Fehler hatten nur geringfügige Auswirkungen
(unter ± 20 Euro pro Patient). Große Auswirkungen (über ± 100 Euro) waren in Zusammenhang mit Krankenhaus- und Krank-
schreibungskosten zu verzeichnen. Die Analyse ergab insgesamt eine mögliche Schwan-
kung der Kosteneinsparung von 563 bis 12
Euro pro Patient. Die Autoren folgerten, dass
demnach eine bedeutsame Kostensteigerung
unter der anthroposophischen Behandlung
sehr unwahrscheinlich sei.

Resümee: Insgesamt wurden bei den chronisch kranken Patienten die Kosten der anthroposophischen Prüftherapie durch ein-
gesparte sonstige Behandlungskosten kompensiert bis überkompensiert. Mögliche
Gründe für die Kostenersparnis: Besserung
der Erkrankung, so dass weniger Krankenhauseinweisungen notwendig waren. Darüber hinaus zeigen auch andere Untersuchungen bei anthroposophischen Ärzten ei-

ne restriktivere Einweisungspraxis in Krankenhäuser (s. [301] und s. unten), was u.a.
an dem Bemühen anthroposophischer Ärzte liegen kann, ihre Patienten zu verstärkter
Eigenverantwortung im Umgang mit ihren
Erkrankungen zu schulen [596]. Die starke
Betonung der Anamneseerhebung in der
Anthroposophischen Medizin [657, 852],
als Gegengewicht zur apparativen Diagnostik, könnte zudem zu einer Vermeidung
von unnötigen apparativen Untersuchungen geführt haben. Die Rückgriffsmöglich-
keiten auf das breite Therapieangebot der
Anthroposophischen Medizin [9, 750] und
die Betonung regulativer und aktiv übender
Therapieprinzipien in dieser Therapierichtung [6] führen evtl. zu einem kritischeren
und spärlicheren Einsatz von konventionellen Arzneimitteln durch anthroposophische
Ärzte als in anderen Arztpraxen.

Es zeigte sich also die sprechende (anthroposophisch-ärztliche Leistung), behandelnde (Rhythmische Massage) und üben-
de (Heileurythmie, Kunsttherapie) Anthroposophische Medizin nach den Ergebnissen
dieser Studie als kostengünstig und kosten-
mäßig gut steuerbar.

Weitere klinische Studien

Von den übrigen klinischen Studien machen
nur wenige explizite Angaben zu Kosten:

In der retrospektiven Studie von Simon (s. S. 142 ff.) zur Behandlung akuter
Schmerzen auf einer chirurgischen Abteilung wurden auch die Kosten ausgewertet: Während des betreffenden Zeitraums
(Quartal IV 1984 bis II 1985) sanken die
Gesamtausgaben der betreffenden Station
für Arzneimittel im Vergleich zu vorher und
lagen zudem unter denen der Nachbarstation, die ein gleich zusammengesetztes Patientengut, aber mit herkömmlicher, nahezu
rein allopathischer Therapie hatte (die Werte wurden auf eine gleiche Bettenbelegung
korrigiert). [689]

Andere Autoren betonen eine wesentliche Kostenersparnis durch die jeweils ausgewertete anthroposophische Therapie, was zum Teil mit günstigeren Kosten der jeweiligen Therapie, oft auch in den durch die Therapie verhinderten Krankheitskomplikationen oder rascherer Abheilung begründet wird, teils auch durch die verminderte Rate schwerer Arzneimittelnebenwirkungen (z. B. durch verminderten Einsatz von NSAR oder Antibiotika). [217, 365, 767] Konkrete Untersuchungen hierzu liegen jedoch nicht vor.

Weitere Kostenerhebungen in Praxen und Krankenhäusern

In Holland wurde von der Consulting-Firma *Moret Ernst und Young* bei anthroposophischen Hausärzten die Überweisungen zu Fachärzten, die Krankenhauseinweisungen und die Kosten verschriebener Medikamente erhoben und mit denen konventioneller Hausärzte der Region verglichen. Die Überweisung zu Fachärzten lag bei den anthroposophischen Ärzten 15 % unter dem sonstigen Durchschnitt (Spannweite: +16,2 bis −26,8 %), die Zahl der Krankenhauseinweisungen lag 30 % unter dem sonstigen Durchschnitt (Spannweite: −21,1 bis −38 %), die Zahl der Überweisungen zur Physiotherapie lag 5 % über dem Durchschnitt (Spannweite: +14,9 bis −8,6 %), die Kosten der verschriebenen Medikamente lagen 30 % unter dem Durchschnitt (Spannweite: +35,8 % bis −53 %). [132] (Die Originaluntersuchung ist auf holländisch, es liegt eine zusammenfassende Übersetzung vor.)

Eine weitere Untersuchung verglich die Kosten einer anthroposophischen Gemeinschaftspraxis aus Haarlem in Holland, die Patienten der allgemeinen Krankenversicherung behandelte, mit dem Durchschnitt holländischer medizinischer Ausgaben für die Jahre 1989 bzw. 1990. Es zeigt sich eine Kosteneinsparung von 16 bzw. 20 % für Überweisungen zu Fachärzten, von 14 bzw. 17 % für Krankenhauseinweisungen und von 28 bzw. 26 % für Arzneimittelausgaben. Die Ausgaben für „Paramedical Help" lag 23 bzw. 10 % über dem Durchschnitt, was das Ausmaß der Nettoeinsparungen jedoch kaum beeinträchtigte. Leider gibt der Bericht kaum Details über die Untersuchung. [844]

Im Rahmen eines Audits des britischen *National Health Service* wurden 1999 in einer Anthroposophischen hausärztlichen Gemeinschaftspraxis in Gloucestershire 35 % weniger Krankenhaustage als im lokalen Durchschnitt ermittelt. Auch die mituntersuchte Verschreibung von Medikamenten zeigte in dieser anthroposophischen Praxis ein günstigeres und medizinisch besseres Profil als in den Vergleichspraxen: Die Kosten für Verschreibungen lagen 28 bzw. 29 % unter dem Durchschnitt. Als Indikatoren guter Verschreibungspraxis bei diesem Audit galten: 1. das Verhältnis der verschriebenen inhalativen Corticosteroide zu sympathomimetischen Bronchodilatatoren (Verhältnis Prävention zu Anfallsbehandlung), die in der untersuchten anthroposophischen Praxis im optimalen Bereich (und etwa im Mittel der Vergleichspraxen) lagen; 2. die Verschreibung von Hypnotika und Anxiolytika, die in der anthroposophischen Praxis weit unter allen anderen Vergleichspraxen lagen, was ebenfalls als optimal galt. Ferner lagen ebenfalls unter allen anderen Vergleichspraxen: die Verschreibung von nichtsteroidalen Antiphlogistika (angesichts des Nebenwirkungspotenzials dieser Medikamentengruppe von medizinischem und ökonomischem Wert), von Präparaten mit eingeschränktem therapeutischem Wert (z. B. von topischen NSAR), von Kombinations-Analgetika und von antibakteriellen Substanzen. Auch dies galt als ein günstig einzustufendes Verschreibungsprofil. [575]

Seit 2002 beteiligt sich das anthroposophische GKH Herdecke stellvertretend für die anthroposophischen Krankenhäuser an der Kalkulationsstichprobe zur Entwicklung des deutschen Fallpauschalensystems (G-DRG). Die dem Institut für das Entgeltsystem (INEK) vorliegenden Daten belegen, dass ca. 90 % der im GKH behandelten Patienten den gleichen Schweregrad (Case-Mix-Index [CMI]) aufweisen wie der Durchschnitt der an der Kalkulation teilnehmenden Krankenhäuser. Die dafür durchschnittlich eingesetzten Ressourcen sind ebenfalls vergleichbar. Die restlichen 10 % der Patienten weisen einen deutlich höheren Schweregrad auf und werden mit erheblich aufwändigeren Ressourcen behandelt, die sich bisher nicht durch das G-DRG-System abbilden lassen. Daten aus dem GKH Havelhöhe aus 2003 sowie beider Krankenhäuser aus 2004, die ebenfalls dem INEK vorliegen, bestätigen dieses Ergebnis.

Resümee und Kommentar

Es zeigt sich in den Untersuchungen eine Kostenersparnis durch die Anthroposophische Medizin: weniger Medikamentenkosten, weniger Facharztüberweisungen und weniger Krankenhaustage bzw. -einweisungen. (Im stationären akutmedizinischen Bereich liegt ein vergleichbarer Ressourcenverbrauch vor wie in anderen Vergleichskliniken). Dass der Grund für geringere Kosten in einem weniger kranken Patientenklientel liege, wird aus entsprechenden vergleichenden Untersuchungen nicht deutlich; hier zeigte sich in der Regel ein schlechterer oder bereits länger beeinträchtigter Gesundheitszustand (s. S. 73 f., 85 ff., 94 ff., 103 f., 104 ff., 119 ff.) [124, 172, 288, 291, 473, 556, 754, 783]. Insgesamt lässt sich keine ökonomische Studie finden, wie sie heute angestrebt sind, doch weisen alle verfügbaren Daten auf eine günstige Kostenstruktur, wobei deren Details kongruent sind mit den sonstigen Ergebnissen klinischer Studien. Eine valide gesamthafte Studie zur Wirtschaftlichkeit der Behandlung ist naturgemäß schwierig, denn die Kosten sind in erster Linie von dem behandelten Patientenklientel abhängig und zudem von politischen und rechtlichen Rahmenbedingungen. Diese (wie auch noch weitere Faktoren) können ökonomische Ergebnisse natürlich gravierend verzerren. Einem Gesamturteil müssen daher alle verfügbaren empirischen Bausteine zu Grunde gelegt werden.

9 Diskussion

Der hier zu Grunde liegende HTA-Bericht wurde im Kontext des *Programm Evaluation der Komplementärmedizin* (PEK 1999–2005) im Auftrag des Schweizer Bundesamts für Sozialversicherung erstellt, um Wirksamkeit, Zweckmäßigkeit und Wirtschaftlichkeit der Anthroposophischen Medizin anhand der wissenschaftlich-medizinischen Literatur systematisch zu untersuchen und dabei die Versorgungssituation so real wie möglich zu erfassen und abzubilden.

Die Anthroposophische Medizin wurde vor 80 Jahren begründet und ist in Mitteleuropa gut etabliert. Sie erstreckt sich auf das gesamte Spektrum der Medizin, von der hausärztlichen Versorgung über alle fachärztlichen Gebiete bis zu großen regionalen Versorgungskrankenhäusern mit Spezialisierungen in fast allen invasiven, intensivmedizinischen und anderen hochtechnisierten Bereichen. Die AM-Ärzte sind entsprechend ausgebildet und spezialisiert. Die AM versteht sich als Erweiterung der Schulmedizin, stützt sich auf naturwissenschaftliche und geisteswissenschaftliche Erkenntnisse, distanziert sich jedoch gegenüber rein materialistischen und reduktionistischen Erklärungsmustern. Die Therapieverfahren der AM werden im Allgemeinen integrativ zu schulmedizinischen Behandlungen eingesetzt.

Die Fragestellungen dieses HTA-Berichts waren: Wie ist die Situation der Anthroposophischen Medizin in der Schweiz? Gibt es Belege für ihre Wirksamkeit? Welche Verfahren werden in Anspruch genommen, was sind die Gründe hierfür und wie zufrieden sind die Patienten? Welche Nebenwirkungen können auftreten und wie häufig sind sie? Welche Untersuchungen zur Wirtschaftlichkeit liegen vor?

Suche und Selektion des Materials

Als Grundlage zur Untersuchung der genannten Fragestellungen wurden ausgedehnte systematische Literatursuchen durchgeführt (Recherchen in 20 Datenbanken und zweimalige Befragung von über hundert Experten bzw. Verbänden, zahlreiche weitere persönliche Kontaktierungen; Details s. S. 47 ff.). Diese umfangreiche Suche war nötig, da viele Studien nicht in Datenbanken erfasst sind oder dort mit der üblichen Beschlagwortung nicht oder nur schwer als Studien zur AM identifizierbar und von Homöopathie und Phytotherapie abgrenzbar sind, und da auch nicht publizierte Studien erfasst werden sollten. Die Abklärung der Einschlusskriterien wurde von einem Reviewer (GK) durchgeführt, nicht eindeutige Fälle wurden mit den Koautoren und AM-Experten besprochen. Ausschlussgründe wurden tabelliert (s. S. 305 ff.). Aus anfänglich 2 115 aufgefundenen Titeln wurden zunächst 326 Schriften ausgewählt und sorgfältig gelesen; hiervon erfüllten 189 klinische Studien die Einschlusskriterien (s. S. 51 f.); diese 189 Studien wurden von den 2 Reviewern und dem AM-Fachvertreter gelesen; die 2 Reviewer beurteilten unabhängig voneinander die Qualität, der AM-Fachvertreter beurteilte die Modellvalidität der 189 Studien. Die 4 Domänen wurden dann so gewählt, dass möglichst viele Studien erfasst werden und dass die methodisch besseren Studien darin enthalten sind. 125 der Studien wurden in diese 4 Domänen aufgenommen, die übrigen im Anhang tabellarisch erfasst. Des Weiteren wurden vier systematische Reviews gefunden, von denen eines in den HTA-Bericht aufgenommen wurden (je ein weiteres enthielt erhebliche Fehler bzw. war unvollständig bzw. betraf im wesentlichen experimentelle, präklinische Forschung).

Ein potenzieller *Publication Bias*, eine Verzerrung im Sinne, dass in einem relevanten Ausmaß qualitativ hochwertige Studien mit negativem Ergebnis nicht publiziert und auch nicht gefunden wurden, ist zwar nicht definitiv auszuschließen, doch halten wir die Wahrscheinlichkeit für gering: Es wurden alle nicht publizierten Studien, die wir finden konnten, aufgenommen (wenn sie die Einschlusskriterien erfüllten). Die Experten wurden entsprechend auch nach nicht publizierten Studien befragt. Dennoch ist es möglich, dass einzelne Studien von uns nicht gefunden wurden; dies vermuten wir bei Studien, deren Prüftherapie nicht als AM-Therapie kenntlich gemacht ist und die den AM-Experten auch nicht bekannt sind (häufig konnte die Therapie nur durch direkten Kontakt mit den Studienautoren als AM-Therapie identifiziert werden) oder um Studien, die aufgrund erheblicher methodischer Schwächen und Qualitätsmängel nicht publiziert wurden und in Vergessenheit geraten sind oder um Studien aus asiatischen, mittel- oder südamerikanischen oder afrikanischen Ländern, die in Datenbanken nicht gelistet sind und die den uns beratenden Experten nicht bekannt waren. Wir halten dies für denkbar, da wir noch zu Ende der Literatursuche gelegentlich durch Zufall auf noch nicht erfasste Studien stießen; sie hatten allerdings alle ein positives Studienergebnis. Derartige, eventuell übersehene Studien hätten vermutlich das Gesamtergebnis nicht wesentlich beeinflusst. Dass jedoch, insbesondere im mitteleuropäischen Raum, relevante und valide Studien durchgeführt wurden, die ein negatives Ergebnis erbrachten *(Publication Bias)*, halten wir für wenig wahrscheinlich, da wir aufgrund des intensiven und ausgedehnten Kontakts mit zahlreichen Ärzten und Wissenschaftlern, mit denen eine gute Vertrauensbasis bestand, von

solchen Studien hätten Kenntnis erlangen müssen.

Methode des HTA-Berichts und der Studienauswahl

Die Besonderheit des vorliegenden HTA-Berichts ist, dass er sich nicht auf einen singulären Therapieansatz erstreckt, sondern auf eine komplementärmedizinische Richtung in ihrer Gesamtheit. In dieser Therapierichtung – der Anthroposophischen Medizin – wird nicht nur, in variierender Verbindung mit konventionellen Therapien, das gesamte medizinische Krankheitsspektrum behandelt, es werden auch neben Arzneimitteln zahlreiche und unterschiedliche nichtpharmakologische Therapien eingesetzt (Kunsttherapien, Bewegungstherapien, Wickel, Einreibungen, Bäder, persönliche Beratung zur Lebensführung in körperlichen, seelischen und geistigen Bereichen). Selbst die populärste anthroposophische Behandlung, die in Mitteleuropa weitverbreitete Misteltherapie, kommt innerhalb der AM immer als Teil einer umfassenderen Behandlung zum Einsatz (s. S. 7 ff., S. 73 ff. und S. 94 ff.). – Entsprechend dieser Besonderheit weist der HTA-Bericht eine hohe Komplexität und Informationsfülle auf.

Die vorgegebene Grundlage für die Bewertung der klinischen Forschung zur Anthroposophischen Medizin waren die *Kriterien zur Beurteilung des Nutzens von komplementärmedizinischen Methoden* [316], die nach ausführlicher interner und externer Diskussion 1998 von der *Eidgenössischen Leistungskommission des Eidgenössischen Departments des Inneren* beschlossen und in das „Handbuch zur Standardisierung der medizinischen und wirtschaftlichen Bewertung medizinischer Leistungen" des Schweizerischen Bundesamtes für Sozialversicherung aufgenommen wurden.

In Abgrenzung und gezielter Erweiterung zu heute gängigen EbM-Evidenzhierarchien reflektieren diese Kriterien ausführlich die begrenzte Eignung der artifiziellen Behandlungssituation der randomisierten Studie für die Beurteilung des Praxisalltags in der Primärversorgung; diese Kriterien verweisen ausdrücklich auf die Notwendigkeit einer Akzentverlagerung von experimentellen, artifiziellen (randomisierten, placebokontrollierten) Evaluationsmethoden zu naturalistischen, praxisnahen *(real world effectiveness)* Verfahren, welche den unzerstörten therapeutischen Gesamtkontext mit individuellem Patientenzugang erfassen und die Authentizität der komplementärmedizinischen Therapien nicht beinträchtigen.

Defizite der gängigen Evidenzhierarchien und EbM-Verfahren mit den daraus resultierenden Problemen der RCT-Steuerung der praktischen Patientenversorgung werden heute auch in der konventionellen Medizin offensichtlich und werden auch in renommierten Fachzeitschriften und von führenden Vertretern der Ärzteschaft zunehmend als Problemfeld diskutiert. Wegen der zentralen Bedeutung dieser Diskussion für das Anliegen dieses HTA-Berichts – Beurteilung des empirischem Materials zur Wirksamkeit, Zweckmäßigkeit und Wirtschaftlichkeit – wurde im vorliegenden HTA-Bericht ein eigenes und umfangreiches Kapitel diesem Thema gewidmet („Nutzenbeurteilung komplementärer Therapiesysteme im Spannungsfeld von EbM und medizinischer Realität", s. S. 24 ff.). Hiermit sollte auch dem Umstand Rechnung getragen werden, dass speziell in der AM seit Jahrzehnten eine intensive Diskussion zu Fragen der Forschungsmethodik geführt wird, die sich u. a. auch in nationalen Gesetzgebungen niedergeschlagen hat.

Dabei wird auf folgende Probleme hingewiesen: EbM hat das Verdienst, dass breite, systematisierte und effiziente Möglichkeiten der Erfassung, Validierung und Weiterleitung medizinischer Information geschaffen wurden; doch die Priorisierung der RCTs und die Tradition des Neopositivismus (jedes ärztliche Vorgehen soll mit formalisier-

ten Verfahren positiv zertifiziert sein) erzeugen Kunstverhältnisse, die als Grundlage konkreter Behandlungen oft völlig unzureichend sind und irreführen können: Wie ausführlich dargestellt (s. S. 24 ff.), sind EbM-Erkenntnisse in großem Maße praxisfern, betreffen nur einen hochselektierten Bruchteil der Patienten, die in der Grundversorgung behandelt werden, erstrecken sich primär auf Kurzzeiteffekte, während das Verhältnis des Langzeitnutzens und -risikos, das für die behandelten Patienten entscheidend ist, weitgehend im Dunkeln bleibt; außerdem sprechen viele Patienten auf die geprüften Therapien ohnehin nicht an, ein Problem, das in der EbM-Systemlogik kaum reflektiert ist. Die bisher primär durch ärztlich-wissenschaftliches Urteil getragene und sekundär durch klinische Studien gestützte medizinische Entwicklung wird ersetzt durch eine kommerz- und karrierebasierte Medizin, mit der Gefahr einer gravierenden Reduzierung des Behandlungsspektrums (auf kommerziell attraktive Bereiche), der drastischen Fortschrittsbehinderung und der Hintanstellung des hilfesuchenden kranken individuellen Menschen. Die Frage, ob die Patienten in der medizinischen Realität durch eine EbM-gesteuerte Medizin eine in Ausmaß und Dauer ausreichende und zufriedenstellende klinische Verbesserung bekommen, bleibt offen und ist spekulativ; mit den priorisierten RCTs ist dies weder geprüft, noch kann es damit geprüft werden. Hinzu kommen ethische Konflikte und das ungelöste Problem falsch negativer Fehler jenseits von β-Fehlern. (Einzelheiten s. S. 24 ff.)

Die EbM-Entwicklung steht in gewisser Diskrepanz zur Bevölkerung, wenn diese z. B. in hohem Maße die (wenig oder vermeintlich wenig EbM-zertifizierte) Komplementärmedizin wünscht. Die schulmedizinische Behandlung wird von Patienten oft als unzureichend erlebt, die Therapien sprechen oft nicht an, haben zu viele Nebenwirkungen, machen die Patienten zu passiven Teilnehmern und die für die Patienten wesentlichen seelisch-geistigen Dimensionen werden leicht außer acht gelassen (was z. B. von Krebspatienten als zusätzliche Traumatisierung erlebt werden kann [499]). EbM zentriert sich heute um die Frage, ob eine bestimmte Therapie A einer Therapie B in einem bestimmten eng umrissenen experimentellen Kontext überlegen ist. Die Frage aber, ob Patienten auch in der realen Welt eine ausreichend gute und anhaltende klinische Besserung oder Heilung ihrer Erkrankung erfahren, ist dabei nachgeordnet und bleibt meist ungeklärt. Demgegenüber steht die Outcome-Forschung, die das Gesundheitsergebnis von Behandlungen unter Realbedingungen untersucht, mit der Prämisse, dass die von den Ärzten beobachteten und von Patienten erfahrenen Behandlungserfolge oder -misserfolge relevant seien, eben weil sie die medizinische Realität ausmachen. (Nach einer demoskopischen Allensbach-Umfrage aus Deutschland zum Gebrauch von Naturheilmitteln möchten 73 % der gesetzlich Versicherten den Arzt über den Einsatz und die Kassenerstattung entscheiden lassen, nur 14 % halten den Staat und nur 4 % die Krankenkassen diesbezüglich für kompetent; ein Drittel der Bevölkerung zählt den Erhalt der Entscheidungsfreiheit des Arztes, damit er nach Sachverstand und Erfahrung handeln kann, zu den drei wichtigsten politischen Anliegen. [357])

Der Nachteil der Outcome-Forschung ist, dass zur Beurteilung ihrer Validität und ihrer Bias-Möglichkeiten eine größere medizinische Fachexpertise zur untersuchten Krankheitsentität und zu den möglichen Einflussfaktoren erforderlich ist. Weit einfacher, zumal für Fachfremde, ist die Beurteilung von Behandlungsergebnissen mittels RCTs und schlichten Scores, da hierbei alle Bereiche der Medizin nach einfachen und einheitlichen Schemata – Randomisation, Verblindung, Dropouts, Odds-Ratios (bzw. Risk-Ratio etc.), NNTs und Konfidenzintervallen – zu interpretieren sind. Dies ermächtigt den Fachfremden zu Urteilen, denen sich

oft auch medizinische Fachexperten beugen müssen, selbst wenn sie diese aufgrund ihrer Expertise und Erfahrung als medizinisch unsinnig oder gar unheilvoll einschätzen.

Der vorliegende HTA-Bericht musste das Spannungsfeld der widerstreitenden Paradigmen überbrücken: Zur Anthroposophischen Medizin wurden mehrere klassische RCTs durchgeführt, jedoch durchgehend nur zu Einzelmedikamenten und fast ausschließlich außerhalb der AM-Settings; auf der anderen Seite gibt es viele Untersuchungen, die klinisch relevante Beeinflussungen des Krankheitsverlaufs in der reellen, tagtäglich stattfindenden komplexen Patientenversorgung untersuchen, manche von ihnen mit guter Qualität, GCP-konform und unter Anwendung etablierter Erhebungsbögen. Hierbei beruht die Beurteilung der Wirksamkeit häufig nicht auf den Erkenntnismethoden der schließenden Statistik, sondern auf den (im Prinzip ebenfalls objektivierbaren, gestaltsorientierten; s. S. 39 ff.) Erkenntnismethoden des ärztlichen Urteils. Häufig sind als zusätzliche Bestandteile dieser Studien sekundär gezogene Vergleiche zu schulmedizinischen Outcomes aufgenommen, meist zur Bestimmung des Stellenwerts der Ergebnisse. Zudem liegt oft ein impliziter Vergleich mit der Schulmedizin darin, dass in viele Studien Patienten eingingen, die schulmedizinisch vorbehandelt waren, dies aber ohne Erfolg oder mit Abbruch wegen Nebenwirkungen.

Entsprechend den genannten *Kriterien zur Beurteilung des Nutzens von komplementärmedizinischen Methoden* [316] war es im vorliegenden HTA-Bericht das Ziel, eine „sinnvolle, ausgewogene Informationssynthese aus allen verfügbaren Arten von Evidenz" – „von dem auf der Erfahrung beruhenden individuellen ärztlichen Urteil bis zur randomisierten Doppelblindstudie" [316] – zu generieren, auch um dem Leitgedanken des PEK-Lenkungsausschusses zu folgen, wonach „eine möglichst umfassende Inventarisierung von Erkenntnismaterial und dessen diskursive wissenschaftliche

Bewertung" das Ziel der HTA-Berichterstellung sein solle.

Um diesen Zielen gerecht zu werden, wurden die Studien, wie beschrieben, breit eingeschlossen, wobei die interne Qualität sowie die Modellvalidität jeweils kritisch überprüft wurden. Auf eine konventionelle EbM-Hierarchisierung wurde aus den genannten Gründen (s. auch S. 24 ff.) verzichtet. Bei der Beurteilung der Studien wurde nicht nur formal das Vorliegen bestimmter Studienmerkmale abgeprüft, sondern sie wurden inhaltlich intensiv nach unterschiedlichen Verzerrungs-(Bias-)Möglichkeiten und weiteren Einflussfaktoren untersucht, was für die jeweiligen Studientypen nach je etwas unterschiedlichen Kriterien durchgeführt wurde. Einen großen Einfluss für die Bewertung hatten außerdem Transparenz und Vollständigkeit der Darstellung, mit dem Anspruch, dass die dargestellten Informationen für Außenstehende eine Überprüfung von Therapie und Ergebnis ermöglichen müssen. Eine detaillierte Überprüfung der Praxisrelevanz – hinsichtlich Patientengruppe, Diagnose, Therapiewahl, -applikation und Therapiedauer, Zielparameter und Länge des Follow-up – geschah durch den Fachexperten der AM. Er konnte auch, entsprechend der PEK-Vorgaben („Programm Evaluation Komplementärmedizin [PEK]– Teilprojekt Literatur. Hintergrund, Konzeption und Durchführungsempfehlungen für Auftragnehmer"), bei völlig fehlender Modellvalidität die betreffenden Studien ganz ausschließen. Dies geschah bei 5 Studien (z. B. [225, 344, 345]). Um Neutralität zu sichern, hatte dieser Fachexperte jedoch keinen Einfluss auf die Beurteilung der methodischen Qualität und die inhaltliche Darstellung der Studien.

Um das empirische Material, entsprechend der oben genannten Ziele, vornehmlich qualitativ-diskursiv beurteilen und präsentieren zu können, wurde außerdem – zu dem umfangreichsten Themenkomplex der Wirksamkeit – die Informationssynthese nach hierarchischen Ebenen aufgebaut: 1. detaillierte Einzelbeschreibungen der Studien der vier Domänen mit abschließender Kommentierung, 2. tabellierte inhaltliche Zusammenfassung dieser Studien und tabellierte Beurteilung ihrer Qualität und Praxisrelevanz (s. S. 60 ff., S. 109 ff., S. 148 ff., 172 ff.), 3. zusammenfassende Einführungen in jede der vier Domänen (s. S. 59 ff., S. 108 ff., S. 147 ff., S. 170 ff.), 4. Zusammenfassung des gesamten HTA-Gesamtberichts (S. 315 ff.). In jeder dieser Ebenen findet sich eine komprimierte Synthese der Information der jeweils vorangegangenen Ebene. Diesem Stufenbau folgt der Fluss der Beurteilungen und Konklusionen dieses HTA-Berichts.

Interpretation des empirischen Materials (zu Wirksamkeit, Sicherheit und Zweckmäßigkeit)

180 der 189 für den HTA-Bericht identifizierten klinischen Studien zur AM beschreiben eine klinisch relevante Besserung oder Heilung der (bei Kohortenstudien oft chronischen) Erkrankung unter AM, eine Überlegenheit gegenüber der Kontrolltherapie oder ein vergleichbares Outcome wie die konventionelle Therapie. Die Patienten berichteten in hohem Maße Zufriedenheit mit der AM-Therapie.

Ein Teil dieser Studien erwies sich als methodisch mehr oder weniger ungenügend für eine klare Untersuchung des Einflusses der AM auf den Krankheitsverlauf und für eine Abgrenzung der Therapiewirkung gegenüber Spontanverlauf oder dem Einfluss von zusätzlichen Therapien. Dies liegt an verschiedenem: So wurde a priori kein methodologischer *Cut-off-point* definiert, ab dem Studien aufgenommen wurden, was zwangsläufig dazu führt, dass das Qualitätsspektrum erheblich variiert. AM-Forschung geschieht überwiegend aus Eigeninitiative der AM-Ärzte, unterstützt durch private Mittel, während die staatliche Förderung der CAM- und AM-Forschung in Mitteleuropa (anders als z. B. in den USA) verschwindend gering ist; von daher sind aufwändige Forschungslogistik und teure fachliche Expertise nur ausnahmsweise zu realisieren. Entsprechend stammen viele Auswertungen von praktizierenden Ärzten, die keine spezielle Ausbildung in Forschungstechnologien haben, sich aber dennoch einen Überblick über Behandlungsverläufe verschaffen wollten. Die Praxisforschung ist aber auch in der Schulmedizin noch wenig etabliert. Ferner dienten einige Untersuchungen primär anderen Fragestellungen als der Wirksamkeit, wurden aber von uns berücksichtigt, da in ihnen auch Outcome und Therapiewirksamkeit miterhoben wurden. Darüber hinaus gibt es zu einigen Studien lediglich Tagungsabstracts oder Posterpräsentationen, in denen naturgemäß die Qualität des publizierten Materials begrenzt ist. Hinzu kommt, dass es bis in die jüngste Zeit kaum Empfehlungen zur Darstellung anderer klinischer Studien als RCTs gab. Ein weiteres Problem besteht darin, dass z. B. in herkömmlichen einarmigen Kohortenstudien kaum valide Schlussfolgerungen zu Therapieerfolgen bei selbstlimitierenden akuten Erkrankungen möglich sind, es sei denn, man untersucht Besonderheiten wie Soforteffekte. Diese Probleme wurden von den beschreibenden Autoren meist berücksichtigt und diskutiert. Entsprechende Schwierigkeiten bieten Kohortenstudien, wenn die Patienten in relevantem Maße auch schulmedizinisch behandelt wurden. Ferner wurden in vielen Untersuchungen retrospektive Vergleiche des Krankheitsverlaufs mit externen Kohorten durchgeführt; solche retrospektiven Vergleiche bieten erhebliche methodische Schwierigkeiten, die häufig unterschätzt werden. – Im vorliegenden HTA-Bericht gingen die methodischen Probleme der Studien in die Bewertungen ein und wurden in den vier Studien-Domänen im Einzelnen dargelegt. Wegen methodischer Schwächen wurden viele der Studien der vier Domä-

nen aus der ausführlichen Darstellung ausgeschlossen und lediglich im Anhang summarisch dargestellt (der ansonsten allerdings auch Studien mit besserer Qualität enthält).

Es fand sich aber eine Reihe gut durchgeführter Studien, mit sorgfältig erhobenen Daten (anhand etablierter und gut validierter Prüfparameter, teils explizit GCP-konform), mit häufig unabhängiger Erhebung bei Arzt und Patient und mit teils integrierter kritischer und fachspezifischer Abgrenzung der Therapieeffekte gegenüber Spontanverlauf und zusätzlichen Therapiemaßnahmen. Insbesondere bei den nicht vergleichenden Studien war zumeist fachärztliche Expertise eingegangen. Eine Reihe weiterer Studien erreicht zwar nicht dieses methodische Niveau, sie sind aber qualitativ ausreichend, um Teilinformationen zum Behandlungsergebnis (z. B. zu Komplikationsraten) beizutragen.

Einige dieser Studien untersuchten das Gesamtsystem der AM, andere die AM-Behandlung bestimmter Indikationen, andere wiederum bestimmte AM-Therapiekonzepte oder AM-Einzeltherapien. Die Studien wurden meist in der Praxisrealität durchgeführt, seltener in artifiziellen Studiensituationen. Dementsprechend wurde die Praxisrealität meist als sehr hoch bewertet. Hinsichtlich der Untersuchung von Einzeltherapien dominiert mit Abstand die Misteltherapie der Krebserkrankung. Hierzu liegen 94 Studien vor (darunter 14 RCTs). Eine zweite Häufung betrifft den Einsatz von Kephalodoron® bzw. Ferrum/Quarz bei Migräne mit 6 Studien (darunter 2 RCTs). Viele Studien werteten retrospektiv ein bestimmtes Patientenklientel aus, um Therapieergebnisse zu quantifizieren und zu verobjektivieren. Vorteile und Nachteile, Stärken und Schwächen der einzelnen Studien wurden bei ihrer Qualitätsbewertung und in den Resümees und Kommentaren deutlich gemacht. Die Studien, die durch eine besonders hohe Praxisrelevanz ausgezeichnet sind und zugleich methodisch eine gute Qualität aufweisen, seien im Folgenden noch einmal subsumiert:

Vier sorgfältig geplante und durchgeführte, umfangreiche Studienprojekte (mit 1 016, 898, 144 und 120 Patienten) evaluieren das Gesamtsystem Anthroposophische Medizin (ein fünftes großes entsprechendes Studienprojekt, finanziert durch das deutsche Forschungsministerium, untersucht den Systemvergleich von AM vs. Schulmedizin am Beispiel der Rheumatherapie; es ist noch nicht ausgewertet).

Die bislang größte GCP-konforme Studie zu AM (s. S. 77 ff.) wurde im Auftrag deutscher Krankenkassen durchgeführt zur Evaluation von Wirksamkeit, Outcome, Notwendigkeit und Wirtschaftlichkeit von bestimmten AM-Therapien und ärztlichen Leistungen (z. B. ausführliche Anamnese und Beratung). Es wurde speziell ein Studiendesign entwickelt, das breiten Einsatz erlaubt und eine Bias-Kontrolle sowie die Erfassung von Stellenwert und Nutzen der Therapien ermöglicht (TCO, SOC, SMN, s. S. 77 ff.). Es zeigt sich bei chronischen, langjährigen Erkrankungen eine klinisch relevante Besserung unter AM, die über 2 Jahre stabil ist, bei gleichzeitiger Einsparung von Kosten. Die Verbesserung konnte nicht auf einen Bias zurückgeführt werden. Es ergaben sich vergleichbare bis größere Effektgrößen als unter konventionellen Therapien bei denselben Zielparametern derselben Indikationen unter gleichen Beobachtungszeiträumen. Die Indikationen betreffen weitverbreitete Gesundheitsprobleme wie Depression, Erschöpfungssyndrom, LWS- und HWS-Syndrom, Migräne, Angststörung, ADHS, Sinusitis. Diese Indikationen sind volkswirtschaftlich relevant; allein 7 dieser Indikationen verursachen in Deutschland jährlich Kosten in Höhe von 51 Milliarden Euro. Die behandelten Patienten sind überwiegend 30 bis 50 Jahre alt (stehen also mitten im Erwerbsleben), sind in der Mehrheit weiblich und gut ausgebildet. Standardtherapien für diese Indikationen sind zwar RCT-geprüft, sind aber nur bei selektionierten Patienten-

gruppen und über kurze Zeiträume getestet und haben nur eine begrenzte Ansprechrate, dafür ein relevantes Nebenwirkungsspektrum und werden ohnehin nur bei einem Teil der Patienten mit diesen Indikationen eingesetzt. [283, 288]

Drei große vergleichende Studien wurden zum Systemvergleich durchgeführt:

Eine internationale Studie zum Vergleich schulmedizinischer versus anthroposophischer Behandlung bei akuten Ohr- und Atemwegsinfektionen (s. S. 68 ff.) ergab unter AM eine raschere Abheilung bei weniger Nebenwirkungen und größerer Patientenzufriedenheit, wobei besonders Kinder gut ansprachen. [284]

Ein ausgiebig vorbereiteter 3-teiliger Studienkomplex wurde im Rahmen des Nationalen Forschungsprogramms NFP-34 an der Universitätsklinik Bern durchgeführt, der auch den Versuch einer randomisierten Patientenzuweisung zum jeweiligen Therapiesystem beinhaltete (s. S. 94 ff.). Diese randomisierte Studie musste abgebrochen werden, da sich die Patienten hierfür nicht rekrutieren ließen. Die ansonsten komplettierte Kohortenstudie zeigte einen relevanten Anstieg der Lebensqualität unter stationärer AM-Behandlung, nach Entlassung sank sie wieder ab und variierte im weiteren Verlauf, wobei die Erkrankungen fortgeschritten und meist rasch progredient waren. Patienten dieser Studie, die AM-Therapie aufsuchten, wiesen eine gewisse Desillusionierung auf gegenüber den Möglichkeiten der Schulmedizin, in der Phase nach stationärer AM-Behandlung behielten sie aber in hohem Maße die AM-Therapien bei. Auch in dieser Studie waren die Patienten der AM jünger, häufiger weiblich, mit besserem Ausbildungsstand, schlechterem Gesundheitszustand und längerer Erkrankungsdauer als die schulmedizinischen Vergleichspatienten. [127, 317–319, 322, 556, 784]

Ein an der schwedischen Universität Uppsala durchgeführter Systemvergleich (prospektive Matched-Pair-Studie) zur Lebensqualität von Patientinnen mit Mammakarzinom (s. S. 73 ff.) zeigte *vor* Therapiebeginn eine schlechtere Lebensqualität der AM-Patienten im Vergleich zur schulmedizinischen Kontrollgruppe, aber eine Besserung *unter* AM-Therapie, während die Lebensqualität der Kontrollgruppe unter schulmedizinischer Behandlung keine Veränderung aufwies. [124, 125] Interessant war, dass die ansteigende Lebensqualität nicht auf den stationären AM-Behandlungszeitraum begrenzt war, sondern sich auch auf die nachfolgenden Monate erstreckte. Dies entspricht der salutogenetischen Intention der AM, dass die AM-Behandlung langfristige Veränderungen veranlassen will; auch werden Therapien fortgeführt und Beratungen zur allgemeinen gesundheitsfördernden Lebensführung umgesetzt.

Ein ähnliches Ergebnis hatte eine Studie zur Kunsttherapie, die an der Universitätsklinik Ulm durchgeführt wurde, unter humanistischer Therapiekonzeption, aber mit einer AM-ausgebildeten Kunsttherapeutin mit AM-Technik (s. S. 154 ff.). Auch hier zeigten die Patienten der Prüfgruppe anfänglich eine schlechtere Lebensqualität und auch hier besserte sich deren Lebensqualität wogegen sich in der Kontrollgruppe die Lebensqualität tendenziell verschlechterte. [718]

Die übrigen Studien zeigten im Wesentlichen konsistente Ergebnisse: z. B. eine klinisch relevante Besserung von chronisch entzündlichen rheumatischen Beschwerden über einen AM-Behandlungszeitraum von 12 Monaten, bei gleichzeitiger Vermeidung oder Einschränkung konventioneller Therapien [690]; eine erhebliche Linderung chronischer, langjähriger, schulmedizinisch vergeblich behandelter Gesichtsschmerzen [41]; gute Heilungsraten der Anorexia nervosa [643]; eine zufriedenstellende und langfristige Besserung von schulmedizinisch erfolglos vorbehandelter Arthrose der großen Gelenke unter alleiniger AM-Therapie [217] etc.

Die Ergebnisse dieser Studien sind glaubhaft erhoben und dokumentiert. RCTs bringen demgegenüber punktuelle Erkenntnisse, vor allem im Bereich der Misteltherapie, während die N-RCTs und Kohortenstudien weit mehr klinisch relevante Informationen enthalten und ein großes Behandlungsspektrum abdecken. Eine Reihe von Arbeiten thematisiert explizit die Schwierigkeiten, RCTs durchzuführen; so analysierte eine Studie an der Universität Heidelberg die Machbarkeit einer RCT zur Misteltherapie bei Mammakarzinom-Patientinnen und kam zu dem Ergebnis, dass in einem Zeitraum von 2½ Jahren von 1922 operierten Frauen nur 29, das heißt 1,5 % in die Studie hätten aufgenommen werden können. [227] Ähnliche Probleme gab es bei vielen weiteren Mistelstudien (s. S. 30 ff. und 170 ff.), auch in der oben genannten Berner Studie. In dem erwähnten Systemvergleich bei akuten Ohr- und Atemwegsinfektionen mit über 1000 Studienteilnehmern wären nur 3 % der AM-Patienten zur Randomisation bereit gewesen. [284]

Zum Bedarf: AM, wie allgemein CAM, ist in der (vor allem mitteleuropäischen) Bevölkerung beliebt und gewünscht. Die AM-Misteltherapie ist die am häufigsten verordnete komplementärmedizinische Krebstherapie im deutschsprachigen Mitteleuropa. AM wird in Anspruch genommen entweder im Kontext der normalen Versorgung oder auf speziellen Wunsch der Patienten, wobei dann auch teilweise lange Anfahrzeiten in Kauf genommen werden. AM wird insbesondere von gut ausgebildeten weiblichen Patienten im Alter von 30 bis 50 Jahren aufgesucht, die über ihre Erkrankung gut informiert sind und aktiv und verantwortungsvoll an der Behandlung und der Salutogenese teilnehmen wollen. Sie zeigen eine gesündere Lebensweise. Die Zufriedenheit der Patienten mit der AM-Behandlung ist sehr hoch.

Zur Sicherheit: Das Nebenwirkungsprofil ist in allen Untersuchungen gering, bei vergleichenden Studien geringer als in der schulmedizinischen Vergleichstherapie. Es ließ sich kein Hinweis finden, dass es, bedingt durch AM-Therapie, zu einem Schaden der Patienten aufgrund von Unterlassung schulmedizinischer Therapien kam; vielmehr waren Komplikationen unter AM eher geringer. Hierbei ist zu ergänzen, dass die AM als Erweiterung der Schulmedizin ohnehin über deren medizinisches Repertoire verfügt, die Schulmedizin neben der AM in allen Kliniken ausgeübt wird, teils mit sehr hohem Maße der Spezialisierung auch der verfügbaren invasiven und technologischen Möglichkeiten (s. S. 7 ff.) und eine ggf. indizierte gleichzeitige Behandlung von schulmedizinischen und AM-Therapien durchaus sinnvoll ist und dann auch angestrebt wird (im Fall der Misteltherapie ist der Vorteil solch einer gleichzeitigen Behandlung gut untersucht).

Zur Wirtschaftlichkeit: Nur wenige Untersuchungen liegen zur Wirtschaftlichkeit vor; eine umfangreiche Studie fand bei chronisch langjährig erkrankten Patienten, die erstmals AM-Therapien bekamen, eine Kostenersparnis im ersten Jahr der AM-Behandlung im Vergleich zum Jahr vorher. In diese Kostenberechnung gingen neben AM-Kosten alle weiteren identifizierbaren direkten und teils indirekten (AU-Tage) Kosten ein, es wurde eine Sensitivitätsanalyse durchgeführt, die die Kostenersparnis bestätigte. Praxis- und Krankenhausauswertungen zeigen ebenfalls vergleichbare oder geringere Kosten bei, soweit untersucht, vergleichbar oder schwerer erkrankten Patienten. Die Kostenersparnis ist bedingt durch geringere Medikamentenkosten, weniger Facharztüberweisungen, weniger Krankenhaustage. Die Untersuchungen stammen überwiegend aus Deutschland, ferner Holland und England.

Es stellt sich die Frage, warum positive Ergebnisse weitgehend überwiegen. Ein Grund liegt vermutlich darin, dass die meisten Studien die Praxisrealität untersuchten, also letztlich, ob die betreffenden Ärzte imstande sind, mit dem ihnen zur Verfügung stehenden (anthroposophischen plus ggf. schulmedizinischen) Therapierepertoire ihre Patienten gut zu behandeln. In diese Ergebnisse gehen vermutlich auch Kontextfaktoren mit ein, die in der AM als integrale Bestandteile der therapeutischen Situation aufgefasst werden und deren professionelle Verstärkung angestrebt ist (z. B. vertrauensvolle und verbindliche Patientenbetreuung, harmonische Gestaltung der Räume, soziale Hygiene, Beratung zur gesunden Lebensweise etc.). Es ist ferner denkbar, dass die untersuchten Therapien einer positiven Selektion unterliegen: Schon bei der täglichen Anwendung der Therapien dürfte sich eine gewisse Art natürlicher Auslese von Verfahren ergeben, die sich darin bewähren, Patienten zu helfen. Naturgemäß wird sich vor allem bei eher erfolgreichen AM-Therapien eine breite Anwendung ergeben (ohne nennenswerte zusätzliche schulmedizinische Therapien, über die der AM-Arzt ebenfalls verfügt) mit schließlich ausreichenden Patientenzahlen und ausreichend langen Beobachtungszeiten für klinische Studien. Eine solche Selektion wäre allerdings nur eine Widerspiegelung der Praxisrealität in realitätsnaher Forschung und nicht ein Problem, das die Validität der Aussagen gefährdet.

Viele der hier vorgelegten Studien geben also eine Antwort auf die Frage, ob anthroposophische Ärzte mithilfe ihres gezielt eingesetzten AM-Therapierepertoires ihre Patienten im Allgemeinen professionell und gut behandeln und ob die Patienten eine relevante Besserung erfahren und insgesamt mit dem Behandlungsergebnis zufrieden sind. Diese Frage (es ist die Frage zum *Arzneimittel in der Hand des Arztes* [389] oder noch konkreter, zu den Resultaten *des Arztes mit seinen Therapiemitteln*), die nur durch naturalistische, Real-World-Effectiveness-Studien untersucht werden kann, wird durch das vorliegende empirische Material positiv beantwortet.

Da AM eine sehr ausgeprägt individualisierte Medizin ist, stellt sich die Frage, ob die

Ergebnisse mit den betreffenden Therapien auch bei allen sonstigen Ärzten und Therapeuten so gut ausgefallen wären. Diese Frage stellt sich insbesondere, da einige der Studien von fachlich sehr spezialisierten Ärzten durchgeführt wurden. Es handelt sich hierbei jedoch um eine Frage, die nicht spezifisch nur für AM gilt, vielmehr betrifft sie alle medizinischen Richtungen und Fachbereiche und ihre Bearbeitung und ist Aufgabe der Qualitätssicherung und Weiterbildung durch die Fachgesellschaften.

Die in den Studien erfassten Indikationen erstrecken sich über weite Teile der Medizin; sie decken jedoch nicht das gesamte Spektrum ab, das in der AM behandelt wird. Dies liegt vermutlich an den genannten Gründen und auch daran, dass in vielen Fällen die AM ergänzend zur Schulmedizin eingesetzt wird, was eine Evaluation der AM erschwert. Des Weiteren ist klinische Forschung teuer, sehr zeitaufwändig, oft mit logistischen Schwierigkeiten verbunden und benötigt methodologische Expertise. Deshalb kann sie nur punktuell durchgeführt werden. Praktizierende Ärzte sind in der Regel viel beschäftigt, ihre freien Valenzen für Forschung sind begrenzt; dennoch wurde relativ viel AM-Forschungsarbeit geleistet. In der akademischen Situation, wo naturgemäß größere Zuständigkeit für Forschung besteht, ist die Anthroposophische Medizin (berechnet für den in der Schweiz existierenden AM-Viertel-Lehrstuhl im Vergleich zu den 1049 schulmedizinischen Professuren) in einem Verhältnis von nur 1 : 4196 situiert. Den insgesamt 189 Studien zur AM würden also etwa insgesamt 793044 Studien zur Schulmedizin entsprechen.

Viele der Studien stammen aus Deutschland. Die Behandlungskultur der AM in Deutschland und in der Schweiz entsprechen sich weitgehend: Sowohl werden Schweizer in Deutschland als auch Deutsche in der Schweiz ausgebildet; es bestehen enger Austausch und Kooperation und gemeinsame Fortbildungen. In beiden Ländern werden Medikamente derselben Hersteller (v. a. Weleda und Wala) verwendet, die Therapeuten besuchen häufig dieselben Ausbildungsstätten. Deshalb dürften die Resultate der deutschen Studien weitgehend auch auf die Schweiz übertragbar sein.

Insgesamt gesehen wäre eine noch breiter abdeckende Evaluation wünschenswert, entsprechende Erwartungen sind jedoch an den genannten Realbedingungen zu bemessen. Eine weitergesteckte Forschung bedarf sicherlich suffizienter staatlicher Unterstützung. Das vorliegende Studienmaterial weist auf ein medizinisch gutes und für die Patienten zufriedenstellendes, sicheres und vermutlich auch kostengünstiges Behandlungsergebnis bei Anwendung von AM.

Rechtliche Implikationen (Spezialität HTA-Bericht)

AM ist eine ärztliche Medizin, AM-Ärzte haben ausnahmslos eine vollständige schulmedizinische Ausbildung durchlaufen, sind entsprechend approbiert und meist zusätzlich fachärztlich qualifiziert. Die Vergütung ihrer ärztlichen Leistungen durch die Grundversicherung unterlag bisher unabhängig von einer AM-Zusatzqualifikation den kantonalen Tarifen. Im seit 01.01.2004 gültigen neuen gesamtschweizerischen Tarif TARMED sind zwar für Inhaber des neu geschaffenen Fähigkeitsausweises spezifische Tarifpositionen für den Zeitaufwand bei anthroposophisch-medizinischen Konsultationen eingebaut, diese sind indessen nicht höher dotiert als jene für schulmedizinische Konsultationen. Nichtärztliche Therapeuten arbeiten auf ärztliche Zuweisung, ihre staatliche Anerkennung wird derzeit mit dem Bundesamt für Berufsbildung und Technologie verhandelt. Die Arzneimittel werden durch die Registrierungsbehörde Swissmedic geregelt.

Ethische Implikationen

Neben dem bereits besprochenen Feld der Sicherheit von AM könnten Hinweise auf ethische Problemfelder in 2 Bereichen auftreten:

- Es stellt sich die Frage, ob durch Anwendung von AM wichtige schulmedizinische Therapien versäumt werden. Aus der vorliegenden Untersuchung haben wir keinen Hinweis dafür gefunden. AM-Ärzte sind schulmedizinisch ausgebildet und meist fachärztlich qualifiziert; AM-Einrichtungen verfügen über schulmedizinisches diagnostisches und therapeutisches Repertoire und können Patienten an entsprechende Einrichtungen überweisen. In den vorliegenden Studien waren die Behandlungsergebnisse unter AM gut, auch im Vergleich mit denen der Schulmedizin. Patienten wünschen die AM und sind zufrieden mit dem Ergebnis. Hieraus ergeben sich ebenfalls keine nennenswerten ethischen Probleme.
- Gelegentlich erfährt die AM, wie auch die übrige CAM, harsche Kritik von sogenannten Gegnern, die oft emotionsbeladen ausfällt. Diese Kritik wird aber in der Regel nicht mit konkret beobachteten ethischen Problemen, mit Behandlungsfehlern, Komplikationen oder Fahrlässigkeiten in der Patientenversorgung begründet, sondern üblicherweise meist mit einem (meist hypothetisch behaupteten) Mangel an Forschungsergebnissen oder mit weltanschaulichen Gründen. Die vorhandenen klinischen Studien wurden nun in diesem HTA-Bericht (und für die anderen CAM-Bereiche in den entsprechenden anderen HTA-Berichten) abgehandelt. Auf die weltanschaulichen Kritikpunkte kann hier nicht ausgiebig eingegangen werden, diesbezüglich sei auf andere Ausführungen verwiesen (z. B. [397]). Ob die AM und CAM bei der Mehrheit der Schulmediziner oder nur punktuell von wenigen, sich aber besonders heftig äußernden Opponenten abgelehnt werden, wurde unseres Wissens bislang nicht untersucht. Immerhin hält die Hälfte der Schweizer Ärzte die Komplementärmedizin für wirksam [851]. Fakt ist außerdem, dass die etablierten AM-Einrichtungen über gute Kooperationen mit Schulmedizinern und ihren Einrichtungen verfügen.

10 Anhang

Weitere klinische Studien zur Wirksamkeit der Anthroposophischen Medizin

Chronische Hepatitis C und Hepatitis B

Zur Behandlung der chronischen Hepatitis B und C mit Anthroposophischer Medizin liegen 10 klinische Studien vor (Tab. 10-1 und 10-2). 6 Studien wurden prospektiv durchgeführt (1-mal Universität Freiburg [346], 1-mal *Berg en Bosch Medical Centre Bilthoven* [753], 1-mal SYNANON Schmerwitz [487], 1-mal Medizinische Klinik und Infektiologisches Krankenhaus Moskau [751, 752], 1-mal Medizinische Universitätsklinik Bialystock [688], 1-mal Krankenhaus Havelhöhe [639]), 2 Studien sind systematische retrospektive Auswertungen des behandelten Patientengutes im gastroenterologischen Zentrum des Gemeinschaftskrankenhauses Havelhöhe (eine dieser retrospektiven Auswertungen wurde über 4 J. fortlaufend aktualisiert), 2 Studien sind kurzgefasste Berichte aus dem Hamburger Rot-Kreuz-Krankenhaus [199]. Es handelt sich durchgängig um Prä-post-Studien; einmal wird eine Vergleichsgruppe erwähnt, ohne dass jedoch hierzu Daten publiziert sind [688]. Alle Studien nennen rasche Verbesserungen von Lebensqualität und Allgemeinbefinden, Rückgang der Symptome, Wiedererlangung voller Arbeitsfähigkeit. Die vier retrospektiven Studien beschreiben komplette Remissionen der Hepatitis C und B, in den prospektiven Studien zeigte sich nur eine Verminderung der Viruslast und ein Abfall der Transami-

nasen, jedoch ohne dauerhafte Normalisierung; eine Studie ergab eine Hemmung bzw. Verminderung der Leberfibrose. Die unterschiedlichen Behandlungserfolge mögen u. a. Folge der divergierenden Behandlungskonzepte und Behandlungszeiten sein. Leider sind die retrospektiven Auswertungen aus einer großen gastroenterologischen Ambulanz, die Heilungen in relevantem Ausmaß beschreiben, bislang nicht ausführlich publiziert.

Akute Infekte der oberen Atemwege, Ohren, Augen, Gastrointestinaltrakt

Die Behandlung akuter Infektionen der oberen Atemwege, der Ohren, ferner auch der Augen und des Intestinaltrakts sind ein Schwerpunkt der Anthroposophischen Medizin. Zusätzlich zu der bereits vorgestellten vergleichenden klinischen Studie zur Behandlung akuter Infektionen der oberen Atemwege (s. S. 68 ff.) gibt es noch 16 weitere klinische Studien (Tab. 10-3 bis 10-5) und 5 Querschnittsstudien zur Behandlung akuter Infektionserkrankungen (Tab. 10-6). Drei der Studien wurden im Umfeld von Tschernobyl durchgeführt [128, 129, 471], wo nach dem Unfall des Kernreaktors bei

Tab. 10-1 Chronische Hepatitis C und Hepatitis B: Kohortenstudien im Vorher-nachher-Design – Beurteilung der Studienqualität und Praxisrelevanz (Kodierung der Beurteilungskriterien s. S. 54 f.)

Autor, Jahr [Literatur]	Diagnose	Ergebnis	Beurteilung der Studienqualität								Beurteilung der Praxisrelevanz							Kommentar
			A	B	C	D	E	F	G	H	I	II	III	IV	V	VI	VII	
Martini 1999 [487]	chronische Hepatitis C	(↑)	+	(+)	+	+	(+)	+	+	(-)	+	+	++	++	++	++	++	für AM sehr spezifische Studie, exzellente Dokumentation, auch methodisch hochstehend
Huber 2001 [346]	chronische Hepatitis C	0/↑	+	+	+	+	-	+	(+)	+	+	+	+	+	+	+	+	
Schad 2004 [639]	chronische Hepatitis C, Leberfibrose	↑	+	+	+	+	-	(+)	+	-	+	+	++	+	+	+	++	nur Abstract
Tusenius 2001 [753]	chronische Hepatitis C	↑	+	+	+	+	-	(-)	+	(-)	(+)*	+	(+)*	+	+	+	+	* nur 5 Pat, nur Iscador®
Sienkiewicz 1997 [688]	chronische Hepatitis B	↑	+	(-)	+	(+)	-	(+)	(+)	(-)	+	+	+	++	(+)	+	+	
Turjanov 2001 [751, 752]	chronische Hepatitis C	↑	+	(-)	(-)	(-)	(+)	(-)	(+)	-	+	+	+	+	(+)	+	+	
Matthes 1997–2000 [489, 490, 492, 494]	chronische Hepatitis C	↑	-	(-)	(+)	+	-	(+)	(+)	-	+	+	++	+	(+)*	+	++	* nur Laborparameter
Matthes 2004 [496]	chronische Hepatitis C	↑	-	(-)	(+)	(+)	-	(-)	+	-	+	+	++	+	+	+	++	nur Abstract
Fintelmann 1995 [199]	chronische Hepatitis B	↑	-	-	(-)	(+)	-	(-)	(-)	-	+	+	++	+	+	+	++	
Fintelmann 1995 [199]	chronische Hepatitis C	↑	-	-	-	(+)	-	-	-	-	+	+	++	+	+	+	++	

Tab. 10-2 Chronische Hepatitis C und Hepatitis B: inhaltliche Darstellung der Studien (prospektive und retrospektive Kohortenstudien im Vorher-nachher-Design)

Autor, Jahr [Literatur]	n	Alter, Patientencharakteristika	Diagnose (Indikation)	Intervention	Dosierung, Therapiedauer	Zielparameter	Ergebnis	Länge des Follow-up	Verlustrate, Art des Verlusts	Verträglichkeit	Kommentar
Martini 1999 [487]	11	9 m, 2 w; 31–54 J.; 3 x HCV + HGV; 8 x HCV + HBV; 1 x HCV + HBV + HDV + HGV; i. v. Drogenabusus	chronische Hepatitis C, Typ 1a und 1b	Iscucin® Qu D5-D10, Solanum Hepatodoron®, Hepar Stannum, Thuja occ., Schafgarbenwickel, Heileurythmie	2 J., individualisierte Therapie	HCV-RNA-PCR, Transaminasen, Lebensqualität, diverse weitere Labordiagnostik	Viruslast wechselnd, im 1. J. ↑, im 2. J. ↓, Transaminasen wechselnd, Lebensqualität: im 1. J. ↓, im 2. J. deutlich ↑	2 J.	k. A.	k. A.	
Huber 2001 [346]	25	16 m, 9 w; 50,5 J.; 12 x IFN-α-Therapie; 3 x Ribavirin-Behandlung; 10 x i. v. Drogenabusus	chronische Hepatitis C	Abnobaviscum® Qu, Solanum lycopersicum (teils)	6 Mo.	ALT, HCV-RNA, Müdigkeit, abdominelle Beschwerden, muskuloskelettale Schmerzen	ALT, HCV-RNA: keine Veränderung; Symptome: signifikante Verbesserung	6 Mo.	–	+	Therapie exzellent vertragen; 24 Pat. setzten die Therapie nach der Studie fort; 6 Mo. Baseline

Tab. 10-2 (Fortsetzung)

Studie	n	Patienten	Diagnose	Therapie	Dauer	Diagnostik	Ergebnis	Nachbeob.	k. A.		Anmerkungen
Schad 2004 [639]	8	Genotyp 1; 3 m, 5 w; 43 J.	chronische Hepatitis C, Leberfibrose	Abnobaviscum® Qu, Solanum lycopersicum, Hepatodoron®	13,3 Mo. (im Mittel)	Leberbiopsie, HAI-Score (Total, Fibrose), Genotypisierung	HAI T-Score: 7,75 → 5,25, HAI F-Score: 2,38 → 1,38; 4 x 1–3 Punkte Abnahme, 1 x 1 Punkt Zunahme, 3 x stabil; Abnahme der periportalen Inflammation	18–23 Mo.	k. A.		Sampling variability
Tusenius 2001 [753]	5	2 m, 3 w; 36–55 J.; keine IFN-α-Therapie; 4 x i. v. Drogenabusus	chronische Hepatitis C	Iscador® Qu	12 Mo.	HCV-RNA, Transaminasen, diverse weitere Labordiagnostik; QOL: RSCL, SF 36®	Viruslast: 2/5 Pat. Reduktion; Transaminasen: 2/5 Normalisierung, 1/5 Reduktion; QOL: Verbesserung	18 Mo.	k. A.	+	Lokalreaktion, sonst keine Nebenwirkungen
Sienkiewicz 1997 [688]	10	8 m, 2 w; 3–11 J.	chronische Hepatitis B bei Kindern	Taraxacum Stanno cultum s. c., Hepar Stannum s. c., Hepatodoron® oral	4 Wo., 2 Wo. Pause, dann Wiederholung, über 12 Mo.	• HBV DNA-Aktivität • serologische HBV-Marker • Transaminasen • Rosettentest	HBV DNA-Aktivität signifik. ↓; 1 x Serokonversion „e"-Typ; GPT ↑; Immunität ↑; Appetit, Infektionen der oberen Atemwege und Stuhlgang verbessert	12 Mo.	20 % (Behandlung nicht abgeschlossen)	+	Kontrollgruppe erwähnt, aber nicht näher berichtet; vorläufiger Bericht; keine Nebenwirkungen

Fortsetzung auf nächster Seite

Tab. 10-2   (Fortsetzung)

Autor, Jahr [Literatur]	n	Alter, Patientencharakteristika	Intervention	Dosierung, Therapiedauer	Zielparameter	Ergebnis	Länge des Follow-up	Verlustrate, Art des Verlusts	Verträglichkeit	Kommentar
Turjanov 2001 [751, 752]	40	18–40 J.	chronische Hepatitis C	Iscador®	2–3/Wo., s. c., 12 Mo.	Transaminasen, HCV-RNA, Immunparameter	Transaminasen ↓ Viruslast ↓ (keine Daten), Immunmodulation; rasche Verbesserung des Allgemeinbefindens	18 Mo.	k. A.	+	kaum Angaben; mehr Angaben zu Immunveränderungen, zu Leber-Morphologie und Immunhistochemie; gute Verträglichkeit
Matthes 1997–2000 [489, 490, 492, 494]	21–69	vor allem Genotyp 1 ca. 40 % mit Interferon-α vorbehandelt	chronische Hepatitis C	Abnobaviscum® Qu, Solanum lycopers., Hepatodoron®; optional: Hepar stannum, Carduus marianus, Schafgarbenwickel, Heileurythmie, Plastizieren, Gespräche	1 J. Dosierung s. [492]	HCV-RNA-PCR, Transaminasen, GLDH, PIIIP, Genotypisierung	17–43 % „sustained response" (Normalisierung von Transaminasen und HCV-RNA-PCR). 42–45 % Teilresponse (Viruslast >10³ und Transaminasen > 50 % gesenkt); Abnahme, teils Normalisierung des PIIIP; subjektive Verbesserung	18 Mo.	k. A.	–	über 4 J. mehrmals aktualisiert; in hohem Maße Befindlichkeitsverbesserung; Therapiedauer mindestens 1 J., da Heilungen auch spät zu erwarten sind

Tab. 10-2 (Fortsetzung)

Matthes 2004 [496]	78 (85)	43 Leberbiopsie, 27 kein Ansprechen auf IFN-α-Therapie	chronische Hepatitis C	Abnobaviscum® Qu, Solanum lycopersicum, Hepatodoron®	1 J. (78 Pat.) bis 2 J. (64 Pat.)	HCV-RNA-PCR, Transaminasen, Fibroseparameter PIIIP, Genotypisierung	14 (18 %) bzw. 20 Pat. (25 %) HCV-RNA-PCR-negativ nach 1 bzw. 2 J.; 44 Pat. (56 %) Nonresponder; signifikante Abnahme der Transaminasen und des PIIIP-Wertes	1–2 J.	keine sicheren Angaben	+	78 von 85 Pat. schlossen die Therapie ab; Response-Raten liegen unter denen der Standardtherapie; Vorteile sind: gute Verträglichkeit, weitgehend fehlende Nebenwirkungen und niedrige Kosten
Fintelmann 1995 [199]	20	k. A.	chronische Hepatitis B	Solanum lycopersicum, Hepatodoron®, Hepar-Stannum, Schafgarbenwickel	s. [199], Langzeittherapie	1) „typische Laborparameter"; 2) HBsAG; 3) HBeAG	1) vollständige Normalisierung bei 13, Besserung bei 3, unverändert bei 4 Pat.; 2) negativ bei 2, unter Nachweisgrenze bei 7, ↓ bei 5; 3) Serokonversion zu HBeAK bei 13; rasche subjektive Beschwerdefreiheit und uneingeschränkte Leistungsfähigkeit	21 Mo. bis 7 J. bis zur vollständigen Ausheilung	k. A.	k. A.	kaum Angaben
Fintelmann 1995 [199]	19	k. A.	chronische Hepatitis C	Solanum lycopersicum, Hepatodoron®, Hepar-Stannum, Schafgarbenwickel; teils: Abnobaviscum® Qu D10	s. [199], Langzeittherapie	„Ausheilung"	8 von 19; rasche subjektive Beschwerdefreiheit und uneingeschränkte Leistungsfähigkeit	k. A.	k. A.	k. A.	kaum Angaben

Tab. 10-3 Akute Infekte der oberen Atemwege, Ohren, Augen, Gastrointestinaltrakt: prospektiv vergleichende Studie mit identischen Patienten in Prüf- und Kontrollgruppe – Beurteilung der Studienqualität und Praxisrelevanz (Kodierung der Beurteilungskriterien s. S. 54 f.)

Autor, Jahr [Literatur]	Diagnose	Ergebnis	Beurteilung der Studienqualität											Beurteilung der Praxisrelevanz							Kommentar
			A	B	C	D	E	F	G	H	I	J	K	I	II	III	IV	V	VI	VII	
Chernyshov 1997 [129]	rezidivierende Atemwegsinfekte bei Kindern, Immunsuppression	←	–	+*	(–)	(+)	(+)	+	(+)	(+)	(+)	(–)	–	+**	+** / **	+	+	+	+	+	* intraindividuelle Kontrolle ** Therapie der Immunschädigung

Tab. 10-4 Akute Infekte der oberen Atemwege, Ohren, Augen, Gastrointestinaltrakt: Kohortenstudien im Vorher-nachher-Design – Beurteilung der Studienqualität und Praxisrelevanz (Kodierung der Beurteilungskriterien s. S. 54 f.)

Autor, Jahr [Literatur]	Diagnose	Ergebnis	Beurteilung der Studienqualität								Beurteilung der Praxisrelevanz							Kommentar
			L	M	N	O	P	Q	R	S	I	II	III	IV	V	VI	VII	
Prospektiv																		
Lukyanova 1994 [471]	rezidivierende Atemwegsinfektionen, Immunsuppression	←	+	+	(+)	+	+	(+)	(+)	+	+	+	+*	+*	+	+	+	* Therapie der Immunschädigung, Tschernobyl! Kinderklinik Kiew
Chernyshov 2000 [128]	rezidivierende Atemwegsinfektionen bei Kindern	←	+	+	(+)	+	+	(+)	(+)	(–)	–	–	+*	+*	+	+	(–)	* Therapie der Immunschädigung, Tschernobyl! Kinderklinik Kiew
Toelg 2005 [747]	Konjunktivitis	←	+	(+)	(+)	+	(+)	(+)	+	(+)	+	+	+	+	(+)	+		selbstlimitierend; Diagnostik unzureichend
Schramm 1994 [667]	Herpes labialis	←	+	(+)	(+)	(–)	+	(–)	(+)	+	+	+	+	+	+	+		subjektiver Vergleich mit konventionellen Therapien; selbstlimitierend

Tab. 10-4 (Fortsetzung)

Studie	Indikation													Kommentar
Doering 1995 [160]	akute Hals-, Racheninfekte	←	+	(+)	+	+	+	-	+	+	+	(+)	(+)	selbstlimitierend
Wellhausen 2005 [819]	Stomatitis, Gingivitis	←	+	(-)	(-)	+	+	+	+	++	+	+	(+)	
Rinker 2004 [595]	Husten	←	+	(-)	(-)	+	(-)	+	-	+	+	+	(+)	selbstlimitierend; indikationsrelevante Begleittherapien
Stoss 2000 [241, 736]	Konjunktivitis	←	+	+	(-)	-	+	(+)	-	+	(+)	+	+	Diagnostik unzureichend; selbstlimitierend; abweichende Patientenzahl in 2 Publikationen
Toedt 2001 [745]	Otitis media acuta	←	+	(-)	(-)	(-)	+	-	(+)	+	+	+	(+)	
Meyer 2003 [518]	akute Bronchitis oder Sinubronchitis	←	+	(-)	(-)	(+)	+	-	(+)	(+)	+	+	+	selbstlimitierend
Meyer 2003 [517]	akute Gastroenteritis	←	+	(-)	(-)	(+)	+	-	(+)*	+	(-)	(-)	(-)	* wichtiger wäre Salz-Zucker-Lösung und Diätaufbau
Baars 2003 [46]	akute Halsschmerzen	←	+	-	-	(+)	-	+	+	+	+	+	(-)	nur 8 Pat.
Ramos 2005 [581]	Konjunktivitis	←	-	(-)	-	(-)	-	(-)	+	?	+	+	(+)	selbstlimitierend; Diagnostik unzureichend
Retrospektiv														
Husemann 1998 [352]	Scharlach und eitrige Angina	←	-	(+)	(+)	(+)	+	(+)	+	+	+	+	+	
Büttner 1973 [121]	akute Otitis media	←	-	(+)	+	+	(+)	+	+	+	+	+	+	

Tab. 10-5 Akute Infekte der oberen Atemwege, Ohren, Augen, Gastrointestinaltrakt: inhaltliche Darstellung der Studien (prospektive Studien im Parallelgruppendesign, prospektive und retrospektive Kohortenstudien im Vorher-nachher-Design)

Autor, Jahr [Literatur]	n	Alter, Patientencharakteristika	Diagnose (Indikation)	Intervention	Dosierung, Therapiedauer	Zielparameter	Ergebnis	Länge des Follow-up	Verlustrate, Art des Verlusts	Verträglichkeit	Kommentar
Chernyshov 1997 [129]	30	14 w, 16 m; 43 %: 12–15 J., 40 %: 8–11 J.; 17 %: < 8 J.; 7–12 Infekte/J.	rezidivierende Atemwegsinfektionen, Immunsuppression (Tschernobyl)	Placebo Iscador® M	2 Inj./Wo., je 3 Wo.	diverse Symptome; diverse Immunparameter	Besserung der Symptome unter Verum (6 von 9 statistisch signifikant); keine Veränderung unter Placebo	je 3 Wo.	–	+	intraindividueller Vergleich mit vorangehender Placebophase; Studie primär zu immunologischen Fragestellungen; gute Verträglichkeit; 5 UEs (Gelenk-, Muskel-, Knochenschmerz, nächtliche Angst, Übelkeit)
Lukyanova 1994 [471]	25	16 w, 9 m; 3–15 J. (72 %: 8–10 J.); 10–12 Infekte/J.	rezidivierende Atemwegsinfektionen, Immunsuppression (Tschernobyl)	Iscador® M	2 Inj./Wo., über 5 Wo.	diverse Symptome: „besser", „gleich", „schlechter"; Infekte; diverse Immunparameter	alle Symptome Besserung bei 11–84 %; 3 von 8 Symptome Verschlechterung bei 5–37 %[1]; Abnahme der Infekte	15 Mo.	6 vorzeitiger Ortswechsel	+	häufigste Verbesserung bei Wohlbefinden, Müdigkeit, Schmerzen, Appetit; selten bei vergrößerter Leber, Lymphknotenschwellung; Bezugspunkt der Besserung bei 4 Follow-ups unklar; gute Verträglichkeit; vereinzelt leichte Rötung und Schmerzen an der Injektionsstelle

Tab. 10-5 (Fortsetzung)

Autor/Jahr	n	Patienten/Indikation	Medikament	Dosierung	Zielparameter	Ergebnis	Dauer		+/−	Bemerkungen
Chernyshov 2000 [128]	92	37 w, 55 m; 5–14 J.; 6–12 Infekte/J.; rezidivierende Atemwegsinfektionen	Iscador® M oder Iscador® P	2 Inj./Wo., über 5 Wo.	Symptome (nach 1 Wo.), Infekte (nach 1 J.); diverse Immunparameter	Besserung in allen Symptomen, 6–8 von 11 statistisch signifikant; bei 15 Pat. Zunahme oder neue Beschwerden, Abnahme der Infektionen um 73–78 % (p < 0.000005)	1 Wo., 1 J.	k. A.	+	eigentlich Studie zu immunologischen Fragestellungen; gute Verträglichkeit; leichte Rötung und Schmerzen an der Injektionsstelle
Toelg 2005 [747]	121	73 w, 48 m; 7 (0–16) J.; infektiöse (65 %), allergische (26%) Konjunktivitis bei Kindern	Weleda Euphrasia Augentropfen	meist 3 × 1 Tr./Tag	Symptomscore, Symptombesserung: Bindehautrötung, Lidschwellung, eitriges Sekret, verklebte Augen, Brennen/Juckreiz, Fremdkörpergefühl; subjektive Einschätzung von Wirksamkeit und Verträglichkeit durch Patient und Arzt	nahezu/vollständig symptomfrei: 98 %, im Mittel nach 5,2 Tagen; 2 % keine Wirkung; subjektive Einschätzung der Wirksamkeit durch Patient und Arzt: 93–95 % gut und sehr gut	10,4 Tage (Mittel)	2 (Alter: Erwachsene)	+	Einschätzung von Verträglichkeit: 99 % gut oder sehr gut

Fortsetzung auf nächster Seite

1 Hier trat die Verschlechterung erst ein Jahr nach Beendigung der Therapie auf.

Tab. 10-5　(Fortsetzung)

Autor, Jahr [Literatur]	n	Alter, Patientencharakteristika	Diagnose (Indikation)	Intervention	Dosierung, Therapiedauer	Zielparameter	Ergebnis	Länge des Follow-up	Verlustrate, Art des Verlusts	Verträglichkeit	Kommentar
Schramm 1994 [667]	23	3 m, 20 w; Alter 15–73, 43 im Mittel	Herpes labialis	Weleda Lippenschutz	k.A.	Besserung, Abheilung	komplikationsloses Abheilen in 1–14, meist 3–4 Tagen	1–5 Wo.	–	+	Pat. schätzten die Therapie subjektiv besser ein als konventionelle Therapien; gute Verträglichkeit, außer in 2 Fällen: lokale Schmerzen; stattdessen Tyrosur®-Puder oder Zovirax®-Creme
Doering 1995 [160]	33 Pat., 36 Behandlungsfälle	19 w, 14 m; 34 J.; 14 x Angina tonsillaris, 25 x grippaler Infekt, 7 x Pharyngitis, andere	akute Hals-, Rachenentzündung	Echinadoron® Lutschtabl.	akut: 2-stündlich 1–2 Tabl., dann: 3–5/Tag 1 Tabl.	Beschwerdebesserung, Verträglichkeit	Abheilung 36%; Besserung 46%; gleich 18%	14 Tage	–	+	gute Verträglichkeit; laut Autoren keine Aussagemöglichkeit zur Wirksamkeit

Tab. 10-5 (Fortsetzung)

Wellhausen 2005 [819]	100	61 w, 39 m; 43,6 (1–100) J.; 22 Begleiterkrankungen, 13 x Begleitmedikation, 7 x indikationsrelevant, 29 % Stomatitis aphtosa, 14 % chronisch rezidivierende Stomatitis, 22 % Gingivitis	entzündliche Erkrankung der Mundschleimhaut	Wala Mundbalsam (4 x Apis/Belladonna c. Merc., 1 x Ratanhia comp. 1 x Betaisodona®, 1 x Viburcol®)	meist 2–6/Tag, 1–3 Wo.	Symptombesserung; subjektive Einschätzung der Wirksamkeit und Verträglichkeit durch Arzt und Patient	91 % deutliche Besserung oder Heilung; 1 x Verschlechterung; subjektive Einschätzung der Wirksamkeit: 94 bzw. 79 % gut und sehr gut; subjektive Einschätzung der Verträglichkeit: 98 bzw. 86 % gut und sehr gut	1–3 Wo.	unklar	+	Untergruppen nur unvollständig berichtet; kein unerwünschtes Ereignis, keine allergische Reaktion

[1] Hier trat die Verschlechterung erst ein Jahr nach Beendigung der Therapie auf.

Fortsetzung auf nächster Seite

Tab. 10-5   (Fortsetzung)

Autor, Jahr [Literatur]	n	Alter, Patienten- charak- teristika	Diagnose (Indikation)	Intervention	Dosie- rung, Therapie- dauer	Zielparameter	Ergebnis	Länge des Follow- up	Verlust- rate, Art des Verlusts	Ver- träg- lich- keit	Kommentar
Rinker 2004 [595]	210	48 % w, 51 % m; 68 % akute, 12 % Sinubron- chitis, 7 % Laryngitis, 5 % Broncho- pneumonie; 1) 41 J.; 12 % < 18 J. 2) 14 J.; 90 % > 20 J.	Husten	Wala Plantago Hustensaft; in 34 bzw. 50 % indikations- relevante Begleit- medikation	3 Esslöf./ Tag bis 1 Teelöf. alle 2 h; Kinder: 3–4 Tee- löf./Tag; 4–12 Tage	Besserung des Hustens; zusätzlich diffe- renziert nach Art des Hustens; subjektive Einschätzung der Wirksamkeit und Verträglich- keit durch Arzt und Patient	66,5% deutliche Linderung nach 2–3 Tagen; 1) nach Thera- pieende: 84% kein, 15% leichter, 1% starker Husten 2) nach Thera- pieende: 39% kein, 54% leichter, 7% starker Husten; subjektive Ein- schätzung parallel zur Beschwerde- besserung; Verträglichkeit gut bis sehr gut	4–12 Tagen	unklar	+	2 Anwendungs- beobachtungen, teils zusammen beschrieben; kein unerwünschtes Ereignis

Tab. 10-5 (Fortsetzung)

Studie	n (N)	Patienten	Diagnose	Therapie	Dauer	Symptome	Ergebnis	Follow-up		+	Bemerkungen
Stoss 2000 [736], Gorter 2004 [241]	65 (80)	27 m, 38 w, im Mittel 35 (0,5–84) J.	Konjunktivitis	Euphrasia Augentropfen	meist 1–5 x 1 Tr./Tag	Rötung (konjunktival, ciliär), Brennen, „follicle" Schwellung, Ausfluss (dick, serös), Fremdkörpergefühl, subjektive Einschätzung der Wirksamkeit, Verträglichkeit durch Patient, Arzt	81 % komplette Abheilung nach 14 Tagen; subjektive Einschätzung der Wirksamkeit durch Patient und Arzt: 86–88 % gut und sehr gut	7 und 14 Tage	15	+	angegebene Gründe für die Konjunktivitis: Reizung, Wind/Staub, Pollen, Allergie, andere Gründe; gute Verträglichkeit; keine ernsten Nebenwirkungen
Toedt 2001 [745]	104	50 % m, w; 59 % < 18 J., 51 % ≥ 18 J.	Otitis media acuta	Wala Aconit Ohrentropfen	2 Wo.	Ohrenschmerz, Hörverschlechterung, Druckschmerz am Warzenfortsatz, Trommelfellveränderungen, Fieber	Verbesserung fast aller Symptome bei fast allen Pat.	2 Wo.	keine genaue Angaben	+	gute Verträglichkeit, keine Nebenwirkungen; 72 % Zusatztherapie; Diagnosesicherung unklar

Fortsetzung auf nächster Seite

1 Hier trat die Verschlechterung erst ein Jahr nach Beendigung der Therapie auf.

Tab. 10-5 (Fortsetzung)

Autor, Jahr [Literatur]	n	Alter, Patientencharakteristika	Diagnose (Indikation)	Intervention	Dosierung, Therapiedauer	Zielparameter	Ergebnis	Länge des Follow-up	Verlustrate, Art des Verlusts	Verträglichkeit	Kommentar
Meyer 2003 [517]	101	54 w, 47 m; Alter: 6 Pat. < 3 J., 41 Pat. < 14 J., 3 Pat. > 80 J.; 27 % zusätzliche chronische Grunderkrankung	akute Gastroenteritis (v. a. viral)	Gentiana comp. Globuli velati Wala	5–10 Gl., 3/Tag, unter Zunge; 7 Tage (bei 23 % > 7 Tage)	Stuhlfrequenz und -konsistenz; Erbrechen, Übelkeit, Bauchschmerz, Fieber, subjektive Einschätzung von Wirksamkeit und Verträglichkeit durch Arzt	Abheilung fast aller Beschwerden nach 7 Tagen; im Mittel sei die Gastroenteritis nach 4 Tagen abgeheilt; subjektive Einschätzung: Verkürzung der Erkrankung in 84 %, Verringerung der Beschwerden in 90 %, Wirksamkeit in 87 % gut	vermutich 7 Tage	k. A.	+	Zusatztherapie bei 25 % der Pat.; gute Verträglichkeit
Meyer 2003 [518]	103	49 % < 10 J., 33 % 10–20 J.; 59 % akute, 1 % chronische Bronchitis, 40 % Sinubronchitis	Bronchitis, Sinubronchitis	Wala Plantago Bronchialbalsam	1–3/Tag Einreibungen, 3–10 Tage	Besserung der Beschwerden global, Husten, Rasselgeräusche, Auswurf, Patientenzufriedenheit	Besserung im Mittel nach 4 Tagen (Arztangaben), 94 % der Pat. zufrieden	keine genauen Angaben	k. A.	+	> 75 % Zusatztherapie (phytotherapeutisch, homöopathisch, anthroposophisch), 3 x ACC, 2 x Amoxicillin; gute Verträglichkeit

Tab. 10-5 (Fortsetzung)

Studie	n		Indikation	Medikation	Dosierung	Zielkriterien	Ergebnis	Dauer	Ausschluss		Kommentar
Baars 2003 [46]	8	k. A.	akute Halsschmerzen	Bolus eucalyptus comp.	3/Tag	Schluckbeschwerden, Schmerzen, subjektive Einschätzung der Wirksamkeit; VAS, Zusatztherapien	teilweise Besserung der Symptome	2 Tage	2 von 10 ausgeschlossen	–	kein „Therapeutic Causality Report"
Ramos 2005 [581]	72	48 w, 26 m; 34 (16–77) J.; 26 harte, 46 weiche Kontaktlinsen, 48 trockenes Auge, 14 Infektion	Konjunktivitis bei Kontaktlinsenträgern	Euphrasia Augentropfen	21 Tage	Angabe der Beschwerdebesserung	nach 1 Wo.: bei 100 % Besserung, 54 % beschwerdefrei; nach 3 Wo.: 100 % beschwerdefrei	3 Wo.	unklar	+	keine allergische Reaktion; bei 15 Pat. nach Therapieende innerhalb von 6 Wo. Rezidiv; bei anschließender Dauertherapie (Tränenmangelsyndrom) keine Rezidive mehr (Problemkeime, Pilzinfektionen, schwere Allergien ausgeschlossen)

¹ Hier trat die Verschlechterung erst ein Jahr nach Beendigung der Therapie auf.

Fortsetzung auf nächster Seite

Tab. 10-5 (Fortsetzung)

Autor, Jahr [Literatur]	n	Alter, Patientencharakteristika	Diagnose (Indikation)	Intervention	Dosierung, Therapiedauer	Zielparameter	Ergebnis	Länge des Follow-up	Verlustrate, Art des Verlusts	Verträglichkeit	Kommentar
Husemann 1998 [352]	289 (427 Behandlungsfälle)	50–55 % m; hauptsächlich Kinder < 12 J., 239 (175 Pat.) Angina follicularis, 188 (142 Pat.) Scharlach	Scharlach und Angina follicularis	anthroposophische Therapie, Antibiotika: 40 bzw. 8 %; 6 x Tonsillektomien	–	Verlauf, rheumatisches Fieber, Herzerkrankung, Glomerulonephritis	kein rheumatisches Fieber, keine Glomerulonephritis, keine rheumatische Karditis	5,6 J. im Mittel	0–12 %	(+)	Antibiotika wegen: 13 x Otitis media, 12 x retrotonsillärer Abszess, je 1 x fieberhafte Enteritis, Sinubronchitis, Bronchitis, Pneumonie, 4 x schwerer Verlauf, Harnwegsinfekt, Lymphadenitis; 52 x ohne zwingenden medizinischen Grund (z. B. um die 6-wöchige Isolierung von Schulkindern zu verhindern)
Büttner 1973 [121]	100 (132 Behandlungsfälle)	Alter überwiegend ≤ 12 J.; 14 x grippaler Infekt, 11 x Bronchialkatarrh, 6 x eitrige Angina, 4 x Masern-Otitis	akute Otitis media, 98 leicht, 34 schwer, 28 x „Trommelfellperforation"	1) Ferrum phosphoricum D6 2) Belladonna D3–D6 3) Apis D3–4 4) Weiteres	individuell je nach Krankheitsverlauf	Abheilung, Komplikationen	alle Fälle gute ausgeheilt, keine Komplikationen, keine Mastoiditis, Labyrinthitis, Fazialisparese, Defektheilung des Trommelfells; keine Antibiotika außer in 2 extern behandelten Fällen*	3,2 J. im Mittel	keine	–	* 1 Kind wurde im sonntäglichen Notdienst antibiotisch behandelt, 1 Kind wurde wegen Zöliakie und Bronchopneumonie stationär eingewiesen

¹ Hier trat die Verschlechterung erst ein Jahr nach Beendigung der Therapie auf.

Tab. 10-6 Studien zum Verlauf und Komplikationen von Kinderkrankheiten im Kontext der Anthroposophischen Medizin

Autor, Jahr [Literatur]	Diagnose	Bezug	Probanden	Anzahl	Outcome	Ergebnis
Alm 1999 [30]	Atopie	Schulen/Waldorfschule	Schüler 5–13 J.	380/295	Prävalenz diverser atopischer Erkrankungen	signifikant niedrigere Prävalenz, korreliert mit fehlender MMR-Impfung
Lemann 1996 [455]	1) Masern 2) Mumps 3) Röteln 4) Keuchhusten	anthroposophisch orientierte Arztpraxen	alle Pat., die den Arzt konsultieren	1) 280 2) 198 3) 36 4) 66	Häufigkeit, Komplikationen	1) 6,8 % 2) 2,5 % 3) 0 % 4) 0 % keine Residuen
Albonico 1996, 1998 [23, 24]	Krebs	anthroposophische Arztpraxen	Fall-Kontroll-Studie, Pat.	379 Paare	in der Anamnese: 1) fieberhafte Infektionskrankheiten im Kindesalter 2) äußere Anwendungen (Wickel, Einreibungen usw.) 3) Fieberzäpfchen 4) Antibiotikabehandlung	1) vermindertes Krebsrisiko (Nicht-Mammakarzinom) 2) vermindertes Krebsrisiko (OR < 0,3; p < 0.003) 3) keine Assoziation 4) erhöhtes Krebsrisiko (OR 1,9–2,4, p = 0.06 bzw. p = 0.007)
Husemann 1992 [348]	Masern	Befragung während eines Treffens	anthroposophische Kinderärzte	13 befragte Ärzte	Auftreten neuraler Komplikationen	fraglich 5 x Enzephalitis
Kummer 1992 [443]	Masern	Kinderarztpraxis	Eltern, Patientenakten	224	Komplikationen	10 % Durchfall/Erbrechen, 13,3 % Otitis media, 1 % Pneumonie, 12 % sonstiges; komplett komplikationslose Abheilungen
Kummer 1999 [445]	Masern	mehrere anthroposophische Praxen (D, S, CH, AU)	Eltern	max. 1001[1]	Komplikationen; Abheilung, Erholung	15 % Magen-Darm-Symptome, 4,5 % neurologische Auffälligkeiten, 0 % Enzephalitis, 9 % Otitis media, 2 % Pneumonie, 1 % Asthma, 5 % Sonstiges[2]

[1] teilweise kleinere Bezugsgröße; [2] Es wird noch von einem Todesfall berichtet: Ein 9-jähriger Junge war gestorben (Herzversagen bei Masernpneumonie), ohne in die ärztliche (anthroposophische) Behandlung gekommen zu sein. Die Eltern hatten den Arzt telefonisch kontaktiert, dieser hatte einen Hausbesuch vorgeschlagen, was die Eltern jedoch nicht für nötig erachteten und ablehnten.

zahlreichen Kindern eine Immunschwäche und konsekutiv das Problem gehäufter Infekte der Atemwege mit verschiedenen belastenden Symptomen aufgetreten waren. Zur Behandlung der Immunschwäche wurden die Kinder mit Mistelextrakten behandelt, woraufhin sich neben der Verbesserung der immunologischen Situation auch die Symptome und die Zahl der Infekte verminderten. Verschiedene Studien – überwiegend Anwendungsbeobachtungen [46, 160, 241, 517, 518, 581, 595, 667, 736, 745, 747, 819] – untersuchen den Einfluss von Einzelarzneimitteln auf verschiedene Infektionserkrankungen bzw. Entzündungen. Sie haben alle ein positives Ergebnis bezüglich Abheilung, Verträglichkeit und subjektiver Beurteilung; eine kausale Attribution ist hier jedoch meist schwierig, da die Beobachtungszeit bei den in der Regel selbstlimitierenden Erkrankungen oft zu lang und zu unspezifisch war. 6 Studien untersuchen systematisch die Abheilung und Komplikationsrate von Infektionserkrankungen, die typischerweise in der Anthroposophischen Medizin anders behandelt werden als konventionell. Dies betrifft Scharlach, eitrige Angina [352] und Otitis media [121], wo weit weniger Antibiotika und Antipyretika eingesetzt werden als herkömmlich, ebenso die Behandlung von Masern, Mumps, Röteln, Keuchhusten. Die Studien zu letztgenannten Krankheiten sind meist Querschnittsstudien; sie werden gesondert und eingehender beschrieben.

In der Anthroposophischen Medizin werden Antibiotika und Antiphlogistika zur Fiebersenkung nur zurückhaltend eingesetzt, außerdem Kinder auch seltener gegen Kinderkrankheiten (Masern, Mumps, Röteln, Keuchhusten) geimpft. Bei der Behandlung von Kinderkrankheiten wird, neben der Anwendung anthroposophischer Therapie, großer Wert auf eine Vermeidung medikamentös erzeugter Antipyrese gelegt. Verschiedene Untersuchungen wurden durchgeführt zur Erfassung eventueller Risiken, die bei den Kinderkrankheiten bekannt sind (s. Tab. 10-6):

Lemann 1996 [455]: Lemann untersuchte prospektiv über 1 Jahr – von Februar 1992 bis Januar 1993 – das Auftreten von Kinderkrankheiten in Schweizer anthroposophisch orientierten Arztpraxen; die Erkrankungsfälle wurden fortlaufend dokumentiert und gemeldet. Von etwa 60 in Frage kommenden Ärzten nahmen 28 an der Dokumentation teil (die übrigen sagten ab aus Gründen der Arbeitsüberlastung, wegen Unwillens gegen solche Untersuchungen oder weil sie keine Masernpatienten behandelten).

Masern: Im Meldezeitraum – in dem eine kleinere Masernepidemie lag – wurden 280 Masernfälle gemeldet, Durchschnittsalter 7,5 Jahre (3 Mo.–33 J.); dabei wurden 19 Masernkomplikationen (6,8 %) gemeldet: 10-mal Otitiden (Durchschnittsalter 11 J.), 5-mal Pneumonien (Durchschnittsalter 12 J.), 2-mal schwere Stomatitiden, 1-mal Enzephalitis, 1-mal Bronchitis. 5 Kinder (1,8 %) wurden hospitalisiert (2 Pneumonien, davon 1-mal bei einem als Kind geimpftem Jugendlichen, 1-mal Dehydratation, 1-mal 3-monatiger Säugling ohne Komplikationen, 1-mal Enzephalitis). Alle Komplikationen heilten ohne Residuen ab (auch die Enzephalitis heilte rasch und folgenlos ab).

Mumps: 198 Patienten wurden gemeldet, Durchschnittsalter 9,6 Jahre (0–43). Komplikationen: 2-mal Orchitiden (1-mal bei einem 33-jährigen Mann), 3-mal Meningitiden, davon 1-mal mit gleichzeitiger Pankreatitis. Gesamte Komplikationsrate: 2,5 %.

Röteln: 36 Patienten behandelt. Durchschnittsalter 7 Jahre. Keine Komplikationen.

Keuchhusten: 66 Patienten gemeldet, 7 davon geimpft. Durchschnittsalter 6,2 Jahre (0–38-jährig). 2 Kinder waren jünger als 6 Monate, beide ohne Komplikationen, eines der beiden wurde zur Beobachtung hospitalisiert. Keine Komplikationen.

Albonico 1996, 1998 [23, 24]: Albonico et al. führten eine Fall-Kontroll-Studie durch zur Häufigkeit von fieberhaften Infektionserkrankungen im Kindesalter bei Krebspatienten. Sie fanden eine starke Assoziation zwischen typischen Kinderkrankheiten in der Anamnese und einem verminderten Risiko von Karzinomerkrankungen (Nicht-Mammakarzinom) im Erwachsenenalter. Diese Untersuchung bestätigt eine Reihe anderweitiger diesbezüglicher Untersuchungen (Übersicht z.B. [399]). Interessant ist, dass sie auch ein vermindertes Risiko von Karzinomerkrankungen (Mammakarzinom und bei jüngeren Patienten) fanden, wenn seltener mit Antibiotika behandelt worden war (OR 1,86, p = 0.062 bzw. OR 2,36, p = 0.007) und wenn häufiger mit äußeren Behandlungen, Wickel, Einreibungen etc. behandelt worden war (bei Nicht-Mammakarzinom und älteren Patienten: OR < 0.3, p > 0.003).

Kummer 1992 [443]: Anlässlich eines gehäuften Auftretens von Masernerkrankungen im Zeitraum von Ende 1987 bis Frühjahr 1988 führte Kummer in seiner Kinderarztpraxis 1992 eine retrospektive Elternbefragung zum Masernverlauf durch und untersuchte anhand der Karteikarten die Behandlungshäufigkeit vorher und nachher. An 251 Eltern wurden im Juni 1988 Fragebögen verschickt; 224 antworteten (89,3 %) Die meisten Kinder (91,5 %) waren im Vorschulalter, überproportional viele Kinder hatten weitere Erkrankungen (60,2 % ohne Belastung, 20,7 % allergische Erkrankungen, 19,1 % weitere Probleme wie Herzfehler).

Während der Masern traten in 64,4 % keine Komplikationen auf, in 9,8 % Durchfall/Erbrechen, in 13,3 % eine Otitis media, in 0,9 % eine Pneumonie und in 11,6 % Sonstiges. Drei Viertel der Kinder genasen innerhalb von 2 Wochen komplett. Nach 3 Jahren hatte ein Mädchen ein fokales Krampfleiden entwickelt, das jedoch nicht auf die Masernerkrankung zurückgeführt wurde. Ein weiteres Kind hatte bereits vor der Masernerkran-

kung ein ungeklärtes zerebelläres Leiden. Sonst bestanden bei keinem Kind Hinweise auf neurologische Probleme. 54 % der Eltern gaben eine positive Entwicklungsveränderung der Kindern nach den Masern an, 35 % keine Veränderung und 10 % eine negative Entwicklung. Die Eltern änderten durch die Erkrankung nichts an ihrer zurückhaltenden Einstellung zum Impfen. Die Inanspruchnahme von Arztbesuchen, Krankenhausambulanzen, ärztlichen Notfalldiensten (mit Ausnahme der masernbedingten Konsultationen, Vorsorgeuntersuchungen, Impfungen, Unfälle, Verletzungen) nahm 3, 6 und 12 Monate nach der Masernerkrankung im Vergleich zum selben Zeitraum vor der Erkrankung signifikant ab.

Kummer 1999 [445]: Kummer führte eine prospektive (und zum geringen Teil auch retrospektive) Befragung zum Masernverlauf durch: in Praxen aus Deutschland, Schweden, Österreich und Schweiz. Da anlässlich einer kleinen Masernepidemie die Untersuchung unter Zeitdruck begonnen wurde, wurde der Fragebogen im Verlauf 2-mal modifiziert. Die Folge ist, dass zu den 1 001 dokumentierten Verläufen nicht alle Fragen beantwortet wurden und dass die Publikation diesbezüglich nicht immer transparent ist. Den Eltern wurde nach 6 Monaten ein Fragebogen zum weiteren Verlauf zugeschickt, der 322-mal beantwortet vorliegt.

Hauptsächlich waren Kinder zwischen 1 und 10 Jahren erkrankt. Ohne wesentliche Vorerkrankungen waren 90 % von 676 Kindern, schwere Allergien oder Neurodermitis hatten 21 Kinder, eine Entwicklungsstörung oder eine sonst nicht normale Entwicklung hatten 24 Kinder.

Verlauf: Die Kinder hatten meist hohes Fieber. Der Ausschlag dauerte bei 79 % der Kinder bis zu 6 Tagen. Magen-Darm-Symptome (z.B. Durchfall, Erbrechen) hatten 15 % der Kinder, bei 4,5 % wurden neurologische Auffälligkeiten beschrieben. Enzephalitis kam in der Gesamtstichprobe von 1 001 (prospektiv und retrospektiv) nicht vor. Ein Kind, das jedoch nicht Teil dieses Behandlungskollektivs ist (s. Fußnote zu Tab. 10-6), starb an Herzversagen bei Pneumonie. Zu akuten Komplikationen liegen darüber hinaus Daten von 596 Kindern vor: Keine Komplikationen hatten 85%, Otitis media 9%, Pneumonie 2,2%, Asthma 0,7%, sonstige Komplikationen bei 4,8%. Nach 4 Wochen waren 85,3% der Kinder wieder völlig gesund. 12 der Kinder (3,7%) brauchten 8 Wochen oder länger. 97,1% der Eltern (645 von 664) gaben an, dass sie auch nach dieser Masernerkrankung ihr Kind nicht gegen Masern impfen würden, 16 Eltern hätten lieber geimpft (2,4%). 3 Kinder waren geimpft und trotzdem erkrankt.

Husemann 1992 [348]: Husemann führte 1990 bei einem Treffen mit 17 anthroposophischen Kinderärzten eine Befragung durch zu der Häufigkeit der von diesen Ärzten selbst erfahrenen neuralen Komplikationen bei der Masernerkrankung. Die Kinderärzte hatten 12 bis 35 Jahre in mittleren bis großen Praxen oder in Krankenhäusern gearbeitet. Keiner der Kinderärzte habe bisher neurale Komplikationen erlebt, mit Ausnahme von einem Arzt (Dr. Stellmann), der bei 1 000 behandelten Masernfällen in 32 Jahren einmal die Verdachtsdiagnose einer Masernenzephalitis stellte, die jedoch rasch abheilte. 2 weitere Ärzte berichteten von je einem Patienten, die sie mit bereits bestehender Enzephalitis in die Behandlung bekamen. In einer Kinderklinik wurden 2 Kinder mit Verdachtsdiagnose einer Enzephalitis behandelt. Die gesamte Anzahl der mit Masern behandelten Kinder ist nicht deutlich, liegt jedoch weit im vierstelligen Bereich.

Über diese Studien hinaus wurde vom Karolinska-Institut in Schweden eine epidemiologische Untersuchung durchgeführt, zum Auftreten atopischer Erkrankungen im Zusammenhang mit der anthroposophischen Lebensweise:

Alm 1999 [30]: In einer Querschnittsstudie – Vergleich von Kindern (5–13 J.) aus zwei Waldorfschulen (n = 295) und aus zwei benachbarten Kontrollschulen (380) – wurde das Vorliegen von atopischen Erkrankungen in Hinblick auf den Einsatz von Antibiotika, Impfungen, Infektionserkrankungen und soziale Umgebungsbedingungen untersucht.

Es zeigten sich signifikante Unterschiede: Die Kinder aus anthroposophischen Familien benutzten weniger Antibiotika (52 vs. 90%), Antipyretika (39 vs. 89%), weniger MMR-Impfungen (18 vs. 93%), weniger Impfungen insgesamt (91 vs. 100%); die Kinder der Waldorfschule hatten mehr Masernerkrankungen (61 vs. 1%), waren länger gestillt (5,7 vs. 4,3 Mo.) und häufiger ausschließlich gestillt (85 vs. 65%), die Ernährung enthielt mehr fermentiertes Gemüse[5] (63 vs. 5%), mehr organische/biodynamische Nahrungsmittel (76 vs. 6%). Keine signifikanten Unterschiede gab es hinsichtlich: Alter, Haustiere, rauchende Mütter, atopische Erkrankungen der Eltern.

Die Waldorfschüler hatten signifikant weniger atopische Erkrankungen (13 vs. 25%), vor allem seltener atopische Dermatitis (2,7 vs. 8,9%) und Asthma bronchiale (5,8 vs. 17%), aber auch allergische Rhinokonjunktivitis (7,1 vs. 14%) als die Kinder der Kontrollgruppe. Ebenfalls seltener waren ein positiver Prick-Test (7 vs. 13%) und eine positive Reaktion im Bluttest (24 vs. 33%).

In der logistischen Regression zeigte sich ein signifikant niedrigeres Risiko für atopische Erkrankungen sowie eine negative Korrelation zwischen Charakteristika des anthroposophischen Lebensstils und dem Risiko, an einer atopischen Erkrankung zu erkranken; die Korrelation war statistisch signifikant in Bezug auf MMR-Impfungen und organische/biodynamische Ernährung.

---

[5] Enthalten lebende Laktobazillen.

Gynäkologie und Geburtshilfe (ohne Krebs)

Zu gynäkologischen und geburtshilflichen Fragestellungen – ausgenommen Krebserkrankungen – liegen derzeit 6 Studien vor (Tab. 10-7 bis 10-9). Es handelt sich um 5 retrospektive systematische Auswertungen von Frauen, die geburtshilflich behandelt wurden, außerdem eine prospektive Anwendungsbeobachtung zu einem Vaginalgel bei Vaginitis und Vulvitis [746]. 4 der 5 geburtshilflichen Studien beschreiben die tokolytische intravenöse und perorale Behandlung von vorzeitigen Wehen und drohender Frühgeburt mit Bryophyllum *(Bryophyllum pinnatum)*, worunter sich gute Resultate zeigten, vergleichbar mit der konventionellen Tokolyse (Fenoterol), aber bei ausgezeichneter Verträglichkeit [142, 300, 767]. Bei Kombination mit herkömmlichen Tokolytika lässt sich deren Dosis reduzieren. Die tokolytische Aktivität von *Bryophyllum pinnatum* wurde kürzlich an der Universität Zürich *in vitro* nachgewiesen, wo es auf die spontane und Oxytocin-aktivierte Kontraktilität humaner Uterusmuskulatur (Biopsien, die im Rahmen von Sectiones entnommen wurden) eine deutliche relaxierende Wirkung zeigte. [273] In einer sorgfältig durchgeführten, retrolektiven Matched-Pair-Studie zeigte sich unter und nach tokolytischer Behandlung mit Bryophyllum (in den anthroposophischen Krankenhäusern Paracelsus-Spital Richterswil, Filderklinik und GKH Herdecke) eine vergleichbare Wirksamkeit bei deutlich besserer Verträglichkeit als unter Betamimetika-Behandlung (Universitätsklinik Zürich). [571]

Tab. 10-7 Gynäkologie und Geburtshilfe (ohne Krebs): Kohortenstudien im Vorher-nachher-Design – Beurteilung der Studienqualität und Praxisrelevanz (Kodierung der Beurteilungskriterien s. S. 54 f.)

Autor, Jahr [Literatur]	Diagnose	Ergebnis	Beurteilung der Studienqualität								Beurteilung der Praxisrelevanz							Kommentar
			L	M	N	O	P	Q	R	S	I	II	III	IV	V	VI	VII	
Toedt 2002 [746]	Vaginitis, Vulvitis, Kolpitis, unspezifischer Fluor	←	+	(–)	(+)	(+)	–	(–)	(+)	–	+	+	+	+	+	+	+	selbstlimitierende Erkrankung/Symptome
Daub 1989 [142]	vorzeitige Wehentätigkeit	←	–	+	+	+	(+)	(+)	+	+	+	+	++	++	+	+	++	
Hassauer 1985 [300]	vorzeitige Wehentätigkeit	←	–	+	+	+	(+)	(–)	+	+	+	+	++	++	+	+	++	

Tab. 10-8 Gynäkologie und Geburtshilfe (ohne Krebs): retrospektive Studien mit Vergleichsgruppe – Beurteilung der Studienqualität und Praxisrelevanz (Kodierung der Beurteilungskriterien s. S. 54 f.)

Autor, Jahr [Literatur]	Diagnose	Ergebnis	Beurteilung der Studienqualität									Beurteilung der Praxisrelevanz							Kommentar
			T	U	V	W	X	Y	Z	Ψ	Ω	I	II	III	IV	V	VI	VII	
Plangger 2005 [571]	vorzeitige Wehentätigkeit	↑	+	–	+	+	+	+	+	+	–	+	+	++	+	+	+	(+)*	Vergleich AM vs. Schulmedizin (Universitätsklinik Zürich) * stationäre Behandlung
Világhy 2002 [767]	vorzeitige Wehentätigkeit, drohende Frühgeburt	↑	(–)	–	+	+	(+)	(+)	+	+	–	+	+	++	++	+	+	++	
Caille 1988 [122]	Geburtshilfe	=	–	–	+	+	+	(+)	(–)	+	–	+	+	+	+	+	+	+	schlechte Vergleichbarkeit, Bias zugunsten IWK

Tab. 10-9 Gynäkologie und Geburtshilfe (ohne Krebs): inhaltliche Darstellung der Studien (prospektive und retrospektive Kohortenstudien im Vorher-nachher-Design, retrospektive Studien mit Vergleichsgruppe)

Autor, Jahr [Literatur]	n	Alter, Patientencharakteristika	Diagnose (Indikation)	Intervention	Dosierung, Therapiedauer	Zielparameter	Ergebnis	Länge des Follow-up	Verlustrate, Art des Verlusts	Verträglichkeit	Kommentar
Toedt 2002 [746]	102	40 (16–76) J., 75 % prämenopausal; 50 % akut, 32 % rezidivierend; 18 % chronisch erkrankt, 15 % bakterielle Infektion, 5 % Pilzinfektion, 42 % kein Abstrich	Vaginitis, Vulvitis, Kolpitis, unspezifischer Fluor	Wala Majorana Vaginalgel	1–2/Tag bis 1–2/ Wo.	Verlauf der Beschwerden: Juckreiz, Fluor, Schwellung/ Ödem, Foetor, Befindlichkeit; globale subjektive Beurteilung von Wirksamkeit und Verträglichkeit	Verbesserung fast aller Symptome; bei 80 % Besserung in der ersten Wo.; beschwerdefrei 76 %, davon 87 % dauerhaft, 24 % Restbeschwerden	1 Wo., 2–3 Mo.	k. A.	+	93 % gute und sehr gute Verträglichkeit, 4 % mäßig, 3 % schlecht

Tab. 10-9 (Fortsetzung)

	n				Zielkriterien				primär
Daub 1989 [142]	170 Frauen	26 bzw. 27 J.; 46–54 % anamnestisches Risiko; Tokolyseindex[1] 2: 43 %, 3: 29 %, 4: 5 %, 5: 7 %, ≥ 6: 17 %; Gestationsalter 37 % ≤ 32 Wo.	vorzeitige Wehentätigkeit, drohende Frühgeburt	• Bryophyllum • Bryophyllum und Fenoterol	Bryophyllum: erst Infusion, dann oral	1) Schwangerschaftsverlängerung 2) Schwangerschaftsdauer 3) kindliche Mortalität 4) Geburtsgewicht 5) therapeutischer Erfolg: > 15 Weidinger Score 6) Prolongationsindex > 40 7) Prolongationsindex > 8	1) 38 bzw. 36 Tage 2) 39 bzw. 37,5 Wo. 3) 2,2 % bzw. 3,7 %[2], 4) 2 900 bzw. 2 500 kg 5) 64 bzw. 68 % 6) 10 bzw. 11 % bzw. 7) 68,5 bzw. 66,7 %	bis zur Geburt	326 hatten Diagnose, 170 wurden eingeschlossen (Einschluss-, Ausschlusskriterien)	+	Bryophyllumtherapie: bei fehlendem Erfolg nach 2 h zusätzliche Gabe von Fenoterol; Angaben jeweils für beide Behandlungsgruppen; Ergebnisse sind vergleichbar mit denen aus der Literatur, aus anderen Studien; Bryophyllum: keine Nebenwirkung

n = Patientenanzahl; T = Therapiegruppe; K = Kontrollgruppe; [1] nach Baumgartner und Gruber; [2] bezogen auf die Geburten von Frauen mit vorzeitiger Wehentätigkeit und drohender Frühgeburt, die in die Studie eingingen; [3] bezogen auf die Geburten von Frauen mit vorzeitiger Wehentätigkeit, drohender Frühgeburt.

Fortsetzung auf nächster Seite

Tab. 10-9   (Fortsetzung)

Autor, Jahr [Literatur]	n	Alter, Patienten- charak- teristika	Diagnose (Indikation)	Intervention	Dosie- rung, Therapie- dauer	Zielparameter	Ergebnis	Länge des Follow- up	Verlust- rate, Art des Verlusts	Ver- träg- lich- keit	Kommentar
Hassauer 1985 [300]	50 Frauen	27,4 J. (3 x < 20 J., 1 x > 35 J.), 50 % Erst-, je 22 % Zweit- und Dritt-, 6 % Viert- gebärende; 1 x Mehr- linge; Tokolyse- index[1] 1: 18 %; 2: 30 %, 3: 30 %, 4: 14 %, 5: 6 %, 6: 2 %; 31. Schwan- gerschafts- woche (Mittel)	vorzeitige Wehen- tätigkeit, drohende Frühgeburt	• 50 x Bryophyllum, • 19 x Fenoterol zusätzlich, 10 x Cerclage, Bettruhe, ggf. Marmor/Stibium D6, Aurum D6, Cardiodoron®, Nux Vomica D6	Bryophyl- lum und Fenoterol: erst Infusion, dann oral	1) Schwanger- schaftsdauer 2) Schwanger- schaftsverlänge- rung 3) Tokolyseerfolg nach Richter 4) kindliche Mortalität, Morbidität	1) 39. bzw. 37. Wo. 2) 64 bzw. 43 Tage 3) voller Erfolg 62 %, Teilerfolg 22 %, Misserfolg 21 % 4) 3,7 % Morta- lität[3] 68 % unauf- fällig, 17 % Ikterus, 9 % Unterge- wicht, 1,8 % Atemnot- syndrom	bis zur Geburt	–	+	alle im Jahr 1979 stationär am Gemeinschaftskranken- haus Herdecke sta- tionär behandelten Schwangeren; Fenoterol bei fehlen- dem Ansprechen auf Bryophyllum; Ergebnisse des Studien- kollektivs sind neben bzw. anderer Kliniken bzw. aus der Literatur ver- gleichbar oder besser; Bryophyllum keine, Fenoterol erhebliche Nebenwirkungen; Patientinnen vermut- lich auch (z. T.) in Daub 1989 [142] enthalten (s. o.)

Tab. 10-9 (Fortsetzung)

Planger 2005 [571]	n		Indikation / Ausgangsdaten	Therapie	Dauer	Zielgrößen	Ergebnisse			Bemerkungen
	2 × 67	31,0 vs. 30,9 J.; Gestationsalter 31,8 vs. 31,7 Wo.; Parität 1,5 vs. 1,6; Zervixlänge 1,6 vs. 1,5 cm; Muttermundsweite 0,5 vs. 0,6 cm; Kontraktionsfrequenz 7,5 vs. 8,2 /h; VBLSP 3/64 vs. 3/64; Frühgeburtsanamnese: 17/50 vs. 17/50	vorzeitige Wehentätigkeit, drohende Frühgeburt	Bryophyllum + Betamimetika (28 % parenteral, 5 % oral) + Magnesium vs. Betamimetika + Magnesium	Bryophyllum und Betamimetika: erst Infusion, dann oral; 1,8 vs. 2,2 Wo.	1) Tokolysedauer 2) Gestationsalter bei Geburt 3) Verlängerung der Schwangerschaft 4) zusätzlich Antibiotika 5) zusätzlich parenteral Betamimetika 6) zusätzlich Betamethason 7) Pat. mit Nebenwirkungen 8) Hospitalisationsdauer vor Geburt 9) neonatale Mortalität 10) Geburtsgewicht, APGAR 11) neonatale Morbidität (O$_2$-Bedarf, RDS)	1) 1,8 vs. 2,2 Wo. 2) 38,0 vs. 37,1 Wo. 3) 6,2 vs. 5,4 Wo. 4) 3 vs. 35,8 % 5) 28 % vs. – 6) 6 vs. 47,8 %* 7) 43,3 vs. 55,2 %* 8) 19,9 vs. 18,6 Tage 9) 0 vs. 0 10) 3 096 vs. 2 900 g, 10 vs. 9* 11) niedriger (7 vs. 30*; 3 vs. 13)	bis zur Geburt	– +	klare Einschluss-, Ausschlusskriterien; retrospektiv gematcht 1 : 1 nach Alter, Gestationsalter, Anzahl CTG-registrierter Kontraktionen, Zervixverkürzungen, PPROM, Frühgeburtenanamnese; Grund für niedrigere neonatale Morbidität unklar * statistisch signifikant

Fortsetzung auf nächster Seite

n = Patientenanzahl; T = Therapiegruppe; K = Kontrollgruppe; 1 nach Baumgartner und Gruber; 2 bezogen auf die Geburten von Frauen mit vorzeitiger Wehentätigkeit und drohender Frühgeburt, die in die Studie eingingen; 3 bezogen auf die Geburten von Frauen mit vorzeitiger Wehentätigkeit, drohender Frühgeburt.

Tab. 10-9 (Fortsetzung)

Autor, Jahr [Literatur]	n	Alter, Patientencharakteristika	Diagnose (Indikation)	Intervention	Dosierung, Therapiedauer	Zielparameter	Ergebnis	Länge des Follow-up	Verlustrate, Art des Verlusts	Verträglichkeit	Kommentar
Világhy 2002 [767]	I: 39 II: 119 III: 95 Geburten (alle: 1622)	alle Tokolysen eines Gynäkologen im Zeitraum (% aller Geburten des Zeitraums): I: 1977–1983 (17 %) II: 1983–1990 (17 %) III: 1990–2000 (14 %)	vorzeitige Wehentätigkeit, drohende Frühgeburt	I: 100 % Fenoterol, 2,5 % Bryophyllum II: 29 % Fenoterol, 80 % Bryophyllum III: 7 % Fenoterol, 95 % Bryophyllum (% der behandelten Pat.)	Fenoterol: i. v. und oral; Bryophyllum: oral	1) stationäre Tokolyse 2) Frühgeborenenrate 3) Mortalität	I II III 1) 67 % 21 % 11 %[3] 2) 33 % 12 % 8 %[3] 3) 8 % 3 % 1 %[3]	bis zur Geburt	keine Dropouts	+	historischer Vergleich der Behandlungen desselben Gynäkologen zu verschiedenen Zeiten; (in III weniger Behandlungen, da bei feinerer Diagnostik die Indikation zurückhaltender gestellt wurde)
Caille 1988 [122]	658 Geburten	9,4 %, > 36 J., weniger Risikoschwangerschaften in der IWK als in der Uniklinik	Geburt	anthroposophische Geburtshilfe in der Ita-Wegmann-Klinik (IWK)	anthroposophische (vs. konventionelle) Geburtshilfe	Mortalität, Morbidität, Komplikationen, Interventionen	in der IWK: geringere Mortalität und Morbidität, weniger Komplikationen, mehr Dammrisse, längere Geburtsdauer, weniger operative Entbindungen, weniger Geburtseinleitungen, weniger Sedativa, einfache Analgetika	Geburt	2 % vor und 1,7 % unter Geburt in andere Spitäler verlegt (IWK führt keine Sectio durch)	–	Vergleich der Statistik zur Geburtshilfe der Ita-Wegmann-Klinik (IWK) mit Universitätsklinik Basel und 3 kleineren Spitälern; Gruppen schlecht vergleichbar; gute deskriptive Beschreibung der Geburtshilfe

n = Patientenanzahl; T = Therapiegruppe; K = Kontrollgruppe; [1] nach Baumgartner und Gruber; [2] bezogen auf die Geburten von Frauen mit vorzeitiger Wehentätigkeit und drohender Frühgeburt, die in die Studie eingingen; [3] bezogen auf die Geburten von Frauen mit vorzeitiger Wehentätigkeit, drohender Frühgeburt.

Psychiatrie, Neurologie

Es wurden bereits einige Studien zu neurologischen und psychiatrischen Erkrankungen berichtet (s. Depression, LWS-Syndrom, bandscheibenbedingte Erkrankungen, ADHS, Anorexia nervosa, S. 58 ff.). Darüber hinaus liegen 7 weitere Studien vor, 6 mit Vorher-nachher-Design, 1 mit Parallelgruppen-Design (Tab. 10-10 bis 10-12).

An der Friedrich-Husemann-Klinik, die für die anthroposophische Behandlung psychiatrischer Erkrankungen spezialisiert ist, wurden zwei Studien durchgeführt zur stationären Behandlung der Depression mit seriellen Überwärmungsbädern. Die Studien sind klein, jedoch wurden die Patienten umfangreich dokumentiert und beschrieben; die Befunde wurden im engen zeitlichen Kontext mit den Bädern erhoben. In der ersten Studie [645] zeigten sich Besserungen der depressiven Symptomatik sowie diverse Immunveränderungen. Die langfristige mittlere Körpertemperatur nahm bei fast allen Patienten, welche tiefe Basiswerte hatten, zu, was bei 67 % dieser Gruppe mit einer Abnahme der HAMD-Punktwerte korrelierte. [645] Eine zweite Untersuchung wurde in enger Kooperation mit der Universität Graz durchgeführt. [237, 238] Neben Befindlichkeit und depressiver Symptomatik wurde die autonome Regulation anhand der Temperatur und der Herzfrequenzvariabilität untersucht. Es zeigten sich rhythmologische Reaktionen, wie sie typisch für eine aktivierende Therapie sind. Mit Auslösung reaktionsperiodischer Schwankungen, signifikanter Trendverläufe und Normalisierungsbefunden z. B. für das Schlafverhalten wurde gezeigt, dass die Überwärmungsbadtherapie einen vegetativen Erholungsprozess anzustoßen in der Lage war, der mit einer erhöhten Flexibilisierung und Belebung des Herzschlags verbunden war. Hiermit ging eine Verbesserung der depressiven Symptomatik einher.

Eine retrospektive Studie untersuchte die anthroposophische Behandlung von geriatrischen Patienten mit Schlaganfällen, durchgeführt in der Alexander-von-Humboldt-Klinik Bad Steben. [836–839] Hier zeigte sich eine Verbesserung der Befunde im Verlauf der stationären Therapie, das Ausmaß ist mit dem in anderen klinischen Studien vergleichbar. Die anthroposophische Therapie konnte nur eingeschränkt durchgeführt werden.

Eine sorgfältige, detaillierte, sehr fachkundige und feinfühlige qualitative Studie wurde durchgeführt zur Erstbehandlung querschnittsgelähmter Patienten am Gemeinschaftskrankenhaus in Herdecke. [646] Die Studie gibt einen guten Einblick in die Anwendung anthroposophischer Kunsttherapien und in das unmittelbare Erleben dieser Therapien durch Menschen, die die Anthroposophischen Medizin bis dahin zumeist nicht kannten und die aufgrund der frisch aufgetretenen und oft lebensbedrohenden und mit schweren Lebensveränderungen einhergehenden Querschnittslähmung in der meist schwersten Krise ihres Lebens stehen. Verdeutlicht wird auch die Bedeutung der anthroposophischen Kunsttherapie für den mehrphasigen Rehabilitationsverlauf (Akutphase, Lernphase, Konsolidierungsphase, Akzeptierungsphase). Die Ergebnisse der qualitativen Erhebung lassen sich wie folgt resümieren: Jede neu aufgetretene Querschnittslähmung ist eine einschneidende Veränderung im körperlichen und seelischen Erleben und erfordert eine Neuorientierung der gesamten Persönlichkeit. Üblicherweise treten Einzelsymptome wie Schmerzen, Spastik, Schlafstörungen, Antriebsarmut, depressive Stimmungen, Aggression, tiefe Trauer auf. Kunsttherapie erscheint wichtig für Verarbeitungsmöglichkeiten, Integrationsprozess, Akzeptanz der Behinderung, Motivation zur Übung, Reintegration und Neupositionierung der eigenen Person und um neue Lebensperspektiven zu entwickeln und zu realisieren. Die Auswirkungen der Kunsttherapien wur-

Tab. 10-10 Psychiatrie, Neurologie: prospektive Studien im Parallelgruppendesign – Beurteilung der Studienqualität und Praxisrelevanz (Kodierung der Beurteilungskriterien s. S. 54f.)

Autor, Jahr [Literatur]	Diagnose	Er-gebnis	Beurteilung der Studienqualität											Beurteilung der Praxisrelevanz							Kommentar
			A	B	C	D	E	F	G	H	I	J	K	I	II	III	IV	V	VI	VII	
Weckenmann 1979 [799]	Aufmerksamkeit und Merkfähigkeit im Alter	↑	–	(–)	–	(–)	+	(–)	+	(+)	(+)	+	–	+	+	++	++	+	+	(+)	

Tab. 10-11 Psychiatrie, Neurologie: Kohortenstudien im Vorher-nachher-Design – Beurteilung der Studienqualität und Praxisrelevanz (Kodierung der Beurteilungskriterien s. S. 54f.)

Autor, Jahr [Literatur]	Diagnose	Er-gebnis	Beurteilung der Studienqualität								Beurteilung der Praxisrelevanz							Kommentar
			L	M	N	O	P	Q	R	S	I	II	III	IV	V	VI	VII	
Scheel-Sailer 2003 [646]	Querschnitts-lähmung, Erstrehabilitation	↑	–	+	+	+	(+)	+	+	(+)	+	+	+	+	*	*	(–)	* qualitative Studie
Gödl 2000 [237, 238]	Depression	↑	+	(+)	(+)	+	+	(–)	–	(–)	+	+	++	+	+	+	++	
Schaper 1996 [645]	Depression	↑	+	+	(+)	(–)	(+)	(+)	–	(–)	+	+	++	++	+	+	++	
Wilkens 2002 [836–839]	Geriatrie, Schlaganfall	↑	–	(+)	(+)	(–)	(+)	(+)	(+)	(+)	+	(+)	(–)	(–)	+	+	(+)	
Schmitz 1989 [608, 654]	Anorexia nervosa	↑	–	(+)	(+)	+	(–)	(–)	(+)	(+)	+	+	++	++	+	+	+	qualitative Erhebungen
Madeleyn 1990 [474]	Epilepsien/Anfälle	↑	–	(–)	(–)	(+)	(–)	(–)	–	–	+	+	++	++	+	+	+	

Tab. 10-12 Psychiatrie, Neurologie: inhaltliche Darstellung der Studien (prospektive Studien im Parallelgruppendesign, prospektive und retrospektive Kohortenstudien im Vorher-nachher-Design)

Autor, Jahr [Literatur]	n	Alter, Patienten-charakteristika	Diagnose (Indikation)	Intervention	Dosierung, Therapiedauer	Zielparameter	Ergebnis	Länge des Follow-up	Verlustrate, Art des Verlusts	Verträglichkeit	Kommentar
Weckemann 1979 [799]	36 vs. 39	18 w vs. 20 w, 18 m vs. 20 m; <58 J.: 15 vs. 26, 58–66 J.: 21 vs. 13 Eingangstest (Meili und Benton) vergleichbar in beiden Gruppen	Merkfähigkeit und Aufmerksamkeit im Alter	Scleron® vs. Kontrolle	3 x 1 Tabl./Tag, 5 Mo.; Kontrolle: keine Therapie	1) Meili-Test 2) Benton-Test	zwischen 3. und 5. Mo. zeigt sich ein signifikanter Unterschied zur Kontrollgruppe 1) bei den 58–65-Jährigen 2) bei Frauen	5 Mo.	„sehr gering"	–	Kontrollgruppe nicht speziell erkrankt oder behandlungsbedürftig, dennoch gleicher Ausgangsbefund
Scheel-Sailer 2003 [646]	21	7 w, 14 m; 19–76 J.	Erstrehabilitation bei Querschnittslähmung	Maltherapie, Heileurythmie, Musiktherapie (Nordoff-Robbins), stationäre Erstrehabilitation	individuell	Auswertung aller Krankenhausaufzeichnungen, Interviews	Verbesserung von: Verarbeitungsmöglichkeiten, Integrationsprozess, Akzeptanz der Behinderung, Motivation für Übungen, Reintegration, Neupositionierung der eigenen Person, neue Lebensperspektiven, Feinmotorik	individuell, bis nach Entlassung	keine	+	sehr gute qualitative Studie; wenig zur Wirksamkeit

GDS = Geriatric Depression Scale; MMST = Mini-Mental-Status Test; SSS = Scandinavian Stroke Scale.

Fortsetzung auf nächster Seite

Tab. 10-12   (Fortsetzung)

Autor, Jahr [Literatur]	n	Alter, Patientencharakteristika	Diagnose (Indikation)	Intervention	Dosierung, Therapiedauer	Zielparameter	Ergebnis	Länge des Follow-up	Verlustrate, Art des Verlusts	Verträglichkeit	Kommentar
Gödl 2000 [237, 238]	5	3 w, 2 m; 28–54 J.; 3 x Major Depression, 2 x bipolare Depression	Depression	Überwärmungsbad, zusätzlich: anthroposophische stationäre Therapie	1/Wo. über 6 Wo.	HAMD, BDI, Befindlichkeitstagebuch, Körpertemperatur, Herzfrequenzvariabilität	Verbesserung von Schlaf und Unruhe; HAMD, BDI: Besserung; Regularisierung des autonomen Systems	6 Wo.		−	Untersuchung primär zu rhythmologischen Fragestellungen; ausführliche Einzelfallbeschreibungen; Befunde wurden am Tag nach jedem Bad erhoben; Pat. waren im HAMD nicht depressiv, der Erstbefund wurde jedoch erst nach dem 1. Bad erhoben; viele Begleittherapien (stationäre Behandlung)
Schaper 1996 [645]	20	15 w, 5 m; 42 J. (21–58 J.); 9 x unipolare Depression, 5 x unipolare Depression mit Zusatzdiagnose, 3 x bipolare Depression, 3 x Dysthymie	Depression	Überwärmungsbäder, zusätzlich: anthroposophische stationäre Therapie, 7 x Antidepressiva	je 6–12 Bäder, 1–2/Wo.	HAMD, BfS, AMDP (DEPRES, APA); Immunwerte	HAMD: bei 9 Pat. deutliche Verbesserung; AMDP: Verbesserung (DEPRES: 45,9 %, APA: 39,9 %); BfS: 9 x Verbesserung, 9 x Verschlechterung; Arzturteil: Stimmungsaufhellung, aktivere Teilnahme, Schlaf besser u. a. m.	3 bzw. 6 Wo.	2 von ursprünglich 22 Pat. ausgeschieden	+	Befunde wurden erhoben vor dem 1. und am Tag nach jedem weiteren Bad oder vor 1. und nach 6. Bad (bzw. nach 12. Bad); Confounder, da stationäre Therapie der Depression, jedoch Soforteffekte nach jedem Bad beschrieben; teilweise Nebenwirkungen (Kopfschmerzen, Kreislaufkollaps, 3 x Zunahme der Suizidalität)

Tab. 10-12 (Fortsetzung)

Studie	n	Patienten	Diagnose	Therapie	Dauer	Outcome	Ergebnisse				Anmerkungen
Wilkens 2002 [836–839]	24	6 w, 18 m; 79 J. (65–88 J.); geriatrische Pat.; Barthel-Index: 33; MMST: 21,1; GDS: 4,7; Lachs: 8,3; SSS: 2,7	Schlaganfall (bis zu mehreren Jahren vorher)	Arnica, Lachesis Organpräparat Wala; Zusatztherapien, konventionelle Basistherapie	Dauer: 35,3 Tage	Barthel-Index, Ranking Scale, SSS	gute bis sehr gute Verbesserung bei 37 % der Pat.; Verbesserung im Barthel-Index 17,6 Punkte, SSS um 0,4 Punkte, Ranking Scale um 1 Punkt	35,3 Tage	k. A.	–	anthroposophische Therapie nur eingeschränkt durchgeführt; auch homöopathisch behandelte Pat. dokumentiert: leichter erkrankt, größere Verbesserung; Aufnahmestatus divergierte von einem prästationär erhobenen Befund; aufgrund der Kombinationstherapie ist der Einfluss der anthroposophischen Therapie schwer einschätzbar
Schmitz 1989 [608, 654]	17	16 w, 1 m; 15,6 J. (12–19), Gewicht: 69,6 % vom Sollgewicht; Krankheitsdauer: 47 % < ½ J., 53 % ¾–3 J.	Anorexia nervosa	anthroposophische Medikamente, äußere Anwendungen, künstlerische Therapien, Psychotherapien, spezielle Alltagsgestaltung, ggf. konventionelle somatische Versorgung	stationäre Behandlung 3,7 Mo. im Mittel	General Outcome Score nach Morgan und Russell	67 % Heilung (gut), 20 % Besserung (mittel), 13 % Chronifizierung (schlecht); Gewicht: 91,2 % vom Sollgewicht; psychosoziale Integration bei 87 % gelungen, bei 13 % problembehaftet; Gewicht und Körperbild: 60 % uneingeschränkt, 40 % belastet; vegetative Beschwerden: 60 %	¼–4 J. nach Entlassung	12 %	–	s. auch Studie von Schäfer, s. S. 99 f.

GDS = Geriatric Depression Scale; MMST = Mini-Mental-Status Test; SSS = Scandinavian Stroke Scale.

Fortsetzung auf nächster Seite

Tab. 10-12   (Fortsetzung)

Autor, Jahr [Literatur]	n	Alter, Patienten- charak- teristika	Diagnose (Indikation)	Intervention	Dosie- rung, Therapie- dauer	Zielparameter	Ergebnis	Länge des Follow- up	Verlust- rate, Art des Verlusts	Ver- träg- lich- keit	Kommentar
Madeleyn 1990 [474]	54 (?)	11(?) x BNS; 7(?) x An- fallsleiden mit multi- fokalen EEG-Verän- derungen, 8(?) x be- nigne fokale Anfälle, 16(?) x Grand-mal- Epilepsie, 4 (?) x myoklonisch und myoklo- nisch-astati- sche Anfalls- leiden, 25 x schwe- re Hirn- schädigung, 20 normal entwickelt	epileptische Anfälle bei Kindern	anthroposophische Therapie, keine Antikonvulsiva	–	Anfallsfreiheit, Besserung, Verschlechterung	25 x anfallsfrei, 16 x Besserung, 5 x keine Ver- änderung/Ver- schlechterung, 2 Verlauf unbekannt, 3 x später Anti- konvulsiva	–	2 x kein Verlauf, 3 Verläu- fe fehlen	–	es ist nicht ganz klar, woher die 54 Pat. alle stammen, denn von 125 Kindern mit epilep- tischen Anfällen (im GKH) waren 36 ohne Antikonvulsiva behan- delt worden (Einschluss- kriterium)

GDS = Geriatric Depression Scale; MMST = Mini-Mental-Status Test; SSS = Scandinavian Stroke Scale.

den bis hinein in die körperlichen Fähigkeiten wahrgenommen. Die meisten Patienten stehen während der Erstrehabilitation einer Psychotherapie kritisch gegenüber, Kunsttherapie kann deshalb auch als eine Art von körperorientierter Psychotherapie angesehen werden, die den Gesamtprozess einer neuen Identitätssuche anregt. Es werden aber auch körperliche Veränderungen, z. B. Verbesserung der Feinmotorik beschrieben. Die wichtigste Indikation für die Kunsttherapien war eine Verbesserung der Befindlichkeit, insbesondere von Schmerzen, depressiver Symptomatik, getriebener Unruhe, Spastik, Schlafstörungen und Gefühlen, die zur Unfreiheit führen. Kunsttherapien können Fähigkeiten unterstützen, die zum Erreichen der „Akzeptanz-Phase" führen. – Zur Wirksamkeitsbestimmung im konventionellen, quantitativen Sinne war die Studie weniger ausgelegt.

In einer weiteren Studie wertete Madeleyn in der Herdecker Kinderklinik alle Behandlungsverläufe von Kindern aus, die aufgrund einer Epilepsie rein anthroposophisch, das heißt ohne Antikonvulsiva behandelt wurden. Knapp die Hälfte der Kinder wurde anfallsfrei, bei einem weiteren Viertel besserte sich die Symptomatik. [474] Eine katamnestische Untersuchung wurde zur Behandlung der Anorexia nervosa bei Kindern und Jugendlichen in der Filderklinik durchgeführt [608, 654], diese Untersuchung wurde schon auf S. 101 ff. erwähnt.

Eine vergleichende Untersuchung wurde durchgeführt zum Einfluss von Skleron® auf Aufmerksamkeit und Merkfähigkeit im Alter. [799] Die Tests führten auch zu einem Lerneffekt in den Kontrollgruppen, ein sich davon absetzender Unterschied zeigte sich zum einen bei älteren Patienten, zum anderen bei Frauen.

Schilddrüsenerkrankungen

Zur anthroposophischen Behandlung von Schilddrüsenerkrankungen liegen 4 klinische Studien vor (Tab. 10-13 und 10-14), zwei zur Behandlung der Hyperthyreose [230, 232], eine zur Behandlung der Struma [230] (wobei einige Patienten mit Struma und Hyperthyreose in zwei überlappenden Untersuchungen geführt wurden) und eine unspezifische Studie zu subjektiven Schilddrüsenbeschwerden [649]. Alle Studien sind Vorher-nachher-Vergleiche, die eine leichte aber statistisch signifikante Verbesserung in den jeweils untersuchten Befunden aufweisen, wo sich auch Verbesserungen in den Laborparametern und den sonographischen Befunden ergaben. Ein kausaler Schluss ist insbesondere in der Studie zu den subjektiven Beschwerden [649] schwer zu ziehen, da einige der beschriebenen Beschwerden nicht spezifisch für Schilddrüsenerkrankungen sind und die Patienten zeitgleich eine Kur antraten, unter der eine Verbesserung der Symptomatik angenommen werden kann.

Herz-Kreislauf- und Venen-Erkrankungen

Zu Herz-Kreislauf-Erkrankungen gibt es eine Reihe von Untersuchungen, insbesondere zur Therapie mit Cardiodoron®; zum großen Teil sind es experimentelle, präklinische Untersuchungen zu primär rhythmologischen Fragestellungen und zur Frage der normalisierenden Wirkung von Cardiodoron® [135, 137, 138, 438]. Weitere Studien (Tab. 10-15–10-17) wurden an Patienten mit orthostatischer Dysregulation durchgeführt: In einem placebokontrollierten doppelblin-

Tab. 10-13 Schilddrüsenerkrankungen: Kohortenstudien im Vorher-nachher-Design – Beurteilung der Studienqualität und Praxisrelevanz (Kodierung der Beurteilungskriterien s. S. 54 f.)

Autor, Jahr [Literatur]	Diagnose	Ergebnis	Beurteilung der Studienqualität								Beurteilung der Praxisrelevanz, Modellvalidität							Kommentar
			L	M	N	O	P	Q	R	S	I	II	III	IV	V	VI	VII	
Girke 2004 [230]	Hyperthyreose	↑	+	(-)	+	(+)	-	+	+	(+)	+	+	+	+	+	+	+	
Girke 2004 [230]	Struma	↑	+	(-)	+	(-)	-	(+)	+	(+)	+	+	+	+	+	+	+	
Girke 2001 [232]	Hyperthyreose	↑	-	(+)	(+)	(+)	-	(-)	(+)	(+)	+	+	+	+	+	+	+	
Scheurle 1993 [649]	Schilddrüsenstörungen, (subjektive Beschwerden)	↑	?	(-)	-	+	(+)	(-)	(+)	-	+	(+)	+	+	(+)	(+)	(+)	

Tab. 10-14 Schilddrüsenerkrankungen: inhaltliche Darstellung der Studien (prospektive und retrospektive Kohortenstudien im Vorher-nachher-Design)

Autor, Jahr [Literatur]	n	Alter, Patientencharakteristika	Diagnose (Indikation)	Intervention	Dosierung, Therapiedauer	Zielparameter	Ergebnis	Länge des Follow-up	Verlustrate, Art des Verlusts	Verträglichkeit	Kommentar
Girke 2004 [230]	19	16 w, 3 m; 60,4 J.	latente Hyperthyreose	Colchicum autumnale	Tuber RH D3: 3 x 20°, ggf. D6, Digestio D2, D12	Hyperthyroid-Symptom-Scale SS TSH, fT3, fT4, Befinden	SS Besserung (7,0 → 3,3, p = 0.01); fT3 4,0 → 3,6 (p = 0.03); TSH und fT4 keine signifikante Veränderung	3 Mo.	2 Pat. nahmen die Medikamente < 3 Mo. ein	+	keine UAW

Tab. 10-14 (Fortsetzung)

	n									+/−	
Girke 2004 [230]	22	11 x euthyreot, 11 x latent hyperthyreot	Struma	Colchicum autumnale	keine direkte Angaben	s. o. plus sonographisch Schilddrüsenvolumen	signifikante Abnahme von 35,6 auf 33,2 ml, p = 0,036; Abnahme des Schilddrüsenvolumens bei 10 Pat. > 10 %, bei 5 Pat. >15 %; Veränderungen v. a. bei euthyreoter Struma	0, 6, 12 Mo.	2 (von 24) Pat. vorzeitig Therapieabbruch, 3 (von 22) Pat. kein sonographischer Verlauf	+	keine UAW; 11 Pat. mit latenter Hyperthyreose sind auch in der oben genannten Studie zur Hyperthyreose enthalten; Resultat sei vergleichbar mit denen unter Iodid oder L-Thyroxin
Girke 2001 [232]	20	60 J. (36–80 J.); 2 x M. Basedow, 17 x Struma nodosa, 1 x Struma diffusa	Hyperthyreose (9 x latent, 6 x manifest oder nur symptomatisch)	Colchicum autumnale	1 Inj./Tag oder 3 x 20 Tr./ Tag oral	TSH, fT3, fT4	TSH: 0,62 → 0,67 mU/l; Pat. mit erniedrigtem TSH: 14 → 10; fT3: 4,83 → 4,24 pmol/l (p = 0.034); fT4: 18,05 → 16,26 pmol/l (p = 0.004)	ca. 92 Tage	20 von 32 behandelten Pat. waren auswertbar	–	

Fortsetzung auf nächster Seite

Tab. 10-14   (Fortsetzung)

Autor, Jahr [Literatur]	n	Alter, Patientencharakteristika	Diagnose (Indikation)	Intervention	Dosierung, Therapiedauer	Zielparameter	Ergebnis	Länge des Follow-up	Verlustrate, Art des Verlusts	Verträglichkeit	Kommentar
Scheurle 1993 [649]	102	101 w, 1 m; 20 Pat.: 20–40 J., 55 Pat.: 41–60 J., 27 Pat.: > 60 J.	Schilddrüsenstörung (79 x Struma, 13 x Hypothyreose, 4 x Dysthyreose, 33 x Hyperthyreose, 22 x Hypertonie)	Ferrum metallicum 0,4 % Salbe (teils Cardiodoron® Valeriana cum Zinco, Bryophyllum)	Einreibung des unteren Halses jeden Morgen, 3–4 Wo.	Schilddrüsensymptome, Engegefühl am Hals, Halsumfang, Schlafstörung, nächtliches Herzklopfen, Herzbeschwerden	82 % Besserung der Schilddrüsensymptome, 18 % unverändert; Halsumfang: bei 6 % Verminderung um > 2 cm, bei 35 % um 1 < 2 cm, bei 56 % keine Veränderung, bei 3 % Vergrößerung	3–4 Wo.	k. A.	–	keine neue schilddrüsenwirksame Zusatztherapie; Beginn eines Kuraufenthaltes mit möglichem Einfluss auf die Symptomatik; kaum Information zur Studienmethodik

Tab. 10-15 Herz-Kreislauf- und Venenerkrankungen: prospektive Studien im Parallelgruppendesign oder mit intraindividueller Kontrolle – Beurteilung der Studienqualität und Praxisrelevanz (Kodierung der Beurteilungskriterien s. S. 54 f.)

Autor, Jahr [Literatur]	Diagnose	Ergebnis	Beurteilung der Studienqualität											Beurteilung der Praxisrelevanz							Kommentar
			A	B	C	D	E	F	G	H	I	J	K	I	II	III	IV	V	VI	VII	
Weckenmann 1984 [805]	orthostatische Dysregulation	↑	-	(-)	+	+	+	+	(+)	(+)	(-)	+	-	+	+	?	?	?	+	+	Arzneimittelversuch
Weckenmann 1987 [813]	Veneninsuffizienz	↑	-	+	(-)	(-)	+	-	(-)	(+)	(+)	(-)	-	(+)	+	+	(+)	+	+	+	einfachblind aber entblindbar

Tab. 10-16 Herz-Kreislauf- und Venenerkrankungen: Kohortenstudien im Vorher-nachher-Design – Beurteilung der Studienqualität und Praxisrelevanz (Kodierung der Beurteilungskriterien s. S. 54 f.)

Autor, Jahr [Literatur]	Diagnose	Ergebnis	Beurteilung der Studienqualität								Beurteilung der Praxisrelevanz							Kommentar
			L	M	N	O	P	Q	R	S	I	II	III	IV	V	VI	VII	
Weckenmann 1970 [794]	orthostatische Dysregulation	↑	+	(-)	(+)	+	+	(+)	+	-	+	+	+	+	++	+	+	
Matthiolius 1970 [500]	orthostatische Dysregulation, DaCosta-Syndrom, Tachykardie	↑	+	(-)	(+)	+	-	(+)	(+)	(-)	+	+	+	+	++	+	+	
Weckenmann 1973 [795, 796]	orthostatische Dysregulation	↑	+	(-)	(+)	(+)	-	(+)	(+)	-	+	+	+	+	++	+	+	
Schürholz 1975 [676]	diverse Herz-Kreislauf-Erkrankungen	↑	-	-	(-)	-	-	-	-	-	+	+	+	+	+	+	+	

Tab. 10-17 Herz-Kreislauf- und Venenerkrankungen: inhaltliche Darstellung der Studien (prospektive Studien im Parallelgruppendesign, prospektive und retrospektive Kohortenstudien im Vorher-nachher-Design)

Autor, Jahr [Literatur]	n	Alter, Patientencharakteristika	Diagnose (Indikation)	Intervention	Dosierung, Therapiedauer	Zielparameter	Ergebnis	Länge des Follow-up	Verlustrate, Art des Verlusts	Verträglichkeit	Kommentar
Weckenmann 1984 [805]	28/ 28/ 14	C und V: 35 w, 36 J.; 22 m, 38 J.; P: 7 w, 42 J.; 7 m, 41 J.	orthostatische Dysregulation	Cardiodoron® vs. Veratrum vs. Placebo	1 Inj.	Schellong 1) Pulsfrequenz 2) Atemfrequenz 3) PAQ 4) Orthostase-Quotient	Normalisierung unter Cardiodoron: 1) ↓, 2) ↑, 3) ↓, 4) ↑; Vergleich mit Placebo: 1.–4. statistisch signifikant	1 h	keine	–	dreiarmiger placebokontrollierter Kurzzeitversuch
Weckenmann 1987 [813]	14	10 w, 4 m; Alter 33–63; 12 x sichtbare Varizen, keine lokale Entzündung, keine schweren Sekundärerscheinungen	chronische Veneninsuffizienz leichtes bis mittleres Stadium	Lotio pruni mit vs. ohne Cuprum, vs. Salbengrundlage	2,5 ml / Bein einreiben, 2/Tag, 4 Wo.	*Arzt:* Inspektion des Lokalbefundes, klinischer Status, Puls-, Atem-Frequenz, EKG, RR, Laborparameter, BB, Plethysmographie *Patient:* Sensationen, Befinden u. a. m., Fesselumfang	*Inspektion:* Zyanose und Venenfüllung während Verum: 51 % Verbesserung, 7 % Verschlechterung; während Kontrolle: 3 % Verbesserung, 37 % Verschlechterung; venöser Rückfluss in Subgruppe ↑, Rückgang „akuter Entzündung"; Sensationen ↓, 64 % Responder	5 x 4 Wo.	?	+	3 intraindividuelle Vergleiche; keine Nebenwirkungen; viele Parameter, kein Hauptparameter, „akute Entzündung" nicht näher spezifiziert; Ergebnisse teils unklar beschrieben, teils nur von Subgruppen; Beobachter-Bias möglich; rhythmologische Untersuchungen

Tab. 10-17 (Fortsetzung)

| Weckenmann 1970 [794] | 33 | 11 m, 22 w, mittleres Alter: Frauen: 35,5 J., Männer 40 J., keine Begleiterkrankung | ortho-statische Dysregulation | Cardiodoron® | 5 × 20 Tropfen/ Tag, oral | 1) Besserung der Beschwerden 2) Puls-, Atemfrequenz (Beobachtung) 3) PAQ 4) Blutdruck 5) Schellong-Test | Tendenz zur Normalisierung: Vergleich vor und unter Cardiodoron® 1) 36 % der Symptome verschwunden, 38 % verbessert, 26 % unverändert 2)–4) im Liegen: Puls ↓ ($p < 0.05$), PAQ ↓ ($p < 0.01$) (Atmung leicht ↑, $p > 0.2$); im Stehen: Puls ↓ ($p < 0.005$), Atmung ↑ ($p < 0.02$), PAQ ↓ ($p < 0.005$), diastolischer RR ↓ ($p = 0.05$), RR-Amplitude ↑ ($p < 0.02$) 5) Ausmaß der Veränderung beim Wechseln vom Liegen zum Stehen: Pulsdifferenz ↓ ($p < 0.005$), PAQ ↓ ($p < 0.005$), diastolischer RR ↓ ($p < 0.005$), RR-Amplitude ↑ ($p < 0.05$), Atmung ↑ ($p > 0.1$) | Kontrolle alle 4 Wo., 3,1 × (2–8) | 1 Patient / – | keine Begleittherapie (physikalische oder Trainingstherapie, Psychotherapie, kreislaufwirksame Medikamente); zur subjektiven Besserung noch konkretere Angaben; anscheinend keine Möglichkeit, eine Verschlechterung anzugeben |

Fortsetzung auf nächster Seite

Tab. 10-17 (Fortsetzung)

Autor, Jahr [Literatur]	n	Alter, Patientencharakteristika	Diagnose (Indikation)	Intervention	Dosierung, Therapiedauer	Zielparameter	Ergebnis	Länge des Follow-up	Verlustrate, Art des Verlusts	Verträglichkeit	Kommentar
Matthiolius 1970 [500]	67	30 m, 37 w	orthostatische Dysregulation, DaCosta-Syndrom, Tachykardie	Cardiodoron®	4 × 15 (20) Tr./Tag, oral, 2–3 Mo.	1) subjektive Besserung 2) Puls-Atem-Quotient, PAQ (Oszillograph)	1) 16 % beschwerdefrei, 48 % deutlich und 31 % leicht gebessert, 5 % unverändert 2) 5,3 → 4,6 (p < 0,025) Normalisierung*: PAQ tendiert in 73 % zu 4, in 15,4 % von 4 weg; 11,5 % bleiben gleich	k. A.	10 nicht ausgewertet (unregelmäßiger Praxisbesuch, Schwangerschaft)	–	*Steigerung des PAQ < 4 (p < 0.05), Senkung des PAQ > 4 (p < 0.001), gleich bleiben des PAQ = 4; Normalisierung v. a. bei Pat. mit Befindensbesserung; keine Negativbewertungsmöglichkeit für subjektive Angaben
Weckenmann 1973 [795, 796]	41 (54)	13 m, 35,3 J., 28 w, 35,6 J.	orthostatische Dysregulation	Cardiodoron®	5 × 20 Tr./Tag, oral	1) Pulsfrequenz 2) Atemfrequenz 3) PAQ 4) RR-Amplitude	1) ↓, 2) ↑, 3) ↓, 4) ↑; *Im Vergleich mit Werten einer gesunden Kontrollgruppe: vor Therapie:* 1) und 3) signifikant höher, 2) und 4) signifikant niedriger (jeweils p < 0.003); *nach Therapie:* Nor­malisierung aller Werte (Abweichung (p = 0.12 – p > 0.6)	Kontrolle 40 und 80 Tage	k. A.	–	Vergleich mit gesunder Kohorte (n = 75); Anzahl der Pat. für jeweilige Untersuchungen nicht immer deutlich

Tab. 10-17 (Fortsetzung)

| Schürholz 1975 [676] | 84 | 62 w, 22 m; 20–94 J. | Koronarinsuffizienz, Herzinsuffizienz, funktionelle Herzbeschwerden, Rhythmusstörungen | Crataegus | 2 oder 1 x 3 Tabl./Tag | „wesentlich gebessert", „gebessert", „unverändert", „verschlechtert" | fast alle „wesentlich gebessert" oder „gebessert" | keine klaren Angaben | k. A. | + | Begleittherapien und sonstige Behandlungssituation unbekannt; gute Verträglichkeit |

den Kurzzeitversuch (1 h; modifizierter Schellong-Test; Cardiodoron® vs. Veratrum album vs. physiologische Kochsalzlösung) ergaben sich nach i. v. Injektion von Cardiodoron® therapeutisch erwünschte und statistisch signifikante Normalisierungen von Herz-, Atemfrequenz, Puls-Atem-Quotient und Blutdruckamplitude. [805] Gleichsinnige, normalisierende Ergebnisse dieser Parameter erbrachten auch Therapiestudien; hierbei kam es parallel auch zu Besserungen subjektiver Beschwerden. [500, 794–796] Ein systematisches Review fasst die Untersuchungen – experimentell und klinisch – zusammen. [136] Ferner wurden Umfragen bei Ärzten durchgeführt zum Einsatz von Cardiodoron®, mit der Frage nach Indikation, Wirkung, Nebenwirkungen und Verträglichkeit, wobei eine positive Wirkung überwiegend bestätigt wurde. [804, 806]

Weitere Lungenerkrankungen, Asthma bronchiale, Sarkoidose

Eine vergleichende Studie zur Behandlung des Asthma bronchiale wurde bereits vorgestellt (s. S. 104 f.). Studien zu Infektionen der oberen Atemwege wurden ebenfalls beschrieben (s. S. 68 ff.) Auch in AMOS (s. S. 77 ff.) wurden Erkrankungen der Lunge, insbesondere Asthma bronchiale, untersucht. Es fanden sich noch 1 weitere vergleichende Studie und 5 systematische retrospektive Auswertungen von Lungenerkrankungen (Tab. 10-18 bis 10-20), deren primäre Fragestellung jedoch nicht immer die Wirksamkeit der anthroposophischen Therapie zum Inhalt hatte: 3 betreffen obstruktive Lungenerkrankungen, einmal unter intensiver anthroposophischer Therapie am Gemeinschaftskrankenhaus Herdecke, und zwei zu

Tab. 10-18 Weitere Lungenerkrankungen: prospektive Studien im Parallelgruppendesign – Beurteilung der Studienqualität und Praxisrelevanz (Kodierung der Beurteilungskriterien s. S. 54 f.)

Autor, Jahr [Literatur]	Diagnose	Ergebnis	Beurteilung der Studienqualität											Beurteilung der Praxisrelevanz							Kommentar
			A	B	C	D	E	F	G	H	I	J	K	I	II	III	IV	V	VI	VII	
Koshetchkin 1999 [421]	Asthma	↑	-	-	-	(-)	(+)	-	(+)	(-)	-	-	-	+	+	+	?	?	?	?	nur Zusammenfassung; kaum klare Informationen

Tab. 10-19 Weitere Lungenerkrankungen: Kohortenstudien im Vorher-nachher-Design – Beurteilung der Studienqualität und Praxisrelevanz (Kodierung der Beurteilungskriterien s. S. 54 f.)

Autor, Jahr [Literatur]	Diagnose	Ergebnis	Beurteilung der Studienqualität								Beurteilung der Praxisrelevanz							Kommentar
			L	M	N	O	P	Q	R	S	I	II	III	IV	V	VI	VII	
Knol und Goebel 1989 [413, 414]	obstruktive Lungenerkrankung, Ekzem, allergische Rhinitis	↑	-	(+)	(-)	+	(+)	(-)	(+)	(+)	+	+	++	+	+	+	+	Ergebnisse teils nur als Kasuistik
Lohn 1993 [467]	Pneumonie	↑	-	(+)	(-)	(+)	(-)	(-)	+	+	+	+	+	+	+*	+	+	* speziell: Einsparung von Antibiotika
Kümmell 1983 [439]	Sarkoidose	↑	-	+	(-)	(+)	-	(+)	(-)	+	+	+	++	++	+	+	++	
Kümmell 2003 [440]	Sarkoidose	↑	-	(-)	(-)	+	(-)	(-)	(-)	(+)	+	+	++	++	+	+	++	
Kaliks 1994	Asthma bronchiale	↑	-	-	(-)	+	(-)	(+)	-	(+)	+	+	++	+	+	+	+	

Tab. 10-20 Weitere Lungenerkrankungen: inhaltliche Darstellung der Studien (prospektive Studien im Parallelgruppendesign, retrospektive Kohortenstudien im Vorher-nachher-Design)

Autor, Jahr [Literatur]	n T/K	Alter Patienten-charak-teristika	Diagnose (Indikation)	Interven-tion	Dosierung, Therapiedauer	Zielparameter	Ergebnis	Länge des Follow-up	Verlust-rate, Art des Verlusts	Ver-träg-lich-keit	Kommentar
Koshetch-kin 1999 [421]	68*	20 w, 48 m; Erkrankungs-dauer 8,5 J.; Erkrankungs-schwere: leicht 34%, mittel 66% (schwer 0%); Betamimetika: 34 bzw. 32 Pat., 6,2 bzw. 5,8 Hub; Cortison in-halativ: 10 bzw. 13 Pat., 3,2 bzw. 3,8 Inhalationen; oral: je 3 Pat. in Verum- und Kontrollgruppe	Asthma, infektbedingt	Pertudoron® MVC 1 MVC 2 Kontrolle	1 Mo.	1) Anfälle/Mo. 2) inhalatives Betamimetika/Tag 3) inhalatives Cortison/Tag 4) Cortison oral 5) Lungenfunktion 6) Peak-flow 7) RFS 8) Belastungstest	Pertudoron vs. Kontrolle; mittlerer Schwe-regrad: 1) 1,2 vs. 3,5 2) 3–4 vs. 7,3 3) 2,3 vs. 4,5 4) 0 vs. 0,06 leichter Schwe-regrad: 1) 0 vs. 1–2 2) 0 vs. 3–4 3) 0 vs. 0 4) 0 vs. 0 5–8 unklare Beschreibungen	k. A.	unklar	–	nur Zusammenfas-sung * nicht erwähnt wird, wie viele Pat. in die einzelnen Gruppen entfielen; 32 Pat. in der Kontrollgruppe

Fortsetzung auf nächster Seite

Tab. 10-20 (Fortsetzung)

Autor, Jahr [Literatur]	n T/K	Alter, Patientencharakteristika	Diagnose (Indikation)	Intervention	Dosierung, Therapiedauer	Zielparameter	Ergebnis	Länge des Follow-up	Verlustrate, Art des Verlusts	Verträglichkeit	Kommentar
Knol und Goebel [413, 414]	50 (62)	Alter: 1 Mo.–12 J.; 4 x allergische Rhinitis, 20 x Asthma bronchiale, 32 x atopische Dermatitis, 14 x obstruktive Bronchitiden (Mehrfachnennung)	obstruktive Lungenerkrankung und/oder Ekzem; allergische Rhinitis bei Kindern	anthroposophische Therapie	–	Besserung der Erkrankung, Zufriedenheit der Eltern	54 % erhebliche Besserung, 16 % teilweise Besserung	bis zu 1 J. (teilweise jahrelange Behandlung)	5 x wegen anderem Problem behandelt; 7 x keine Therapie	–	besonders intensive Betreuung durch extra freigestellte Ärztin; einige Kasuistiken ausführlich dargestellt
Lohn 1993 [467]	22	7 w, 15 m; 0–14 J.; 77 % ≤ 7 J.; 2 Rezidive; 9 x chronische Atemwegsinfektionen oder Asthma bronchiale; 6 x andere relevante Begleiterkrankungen	Pneumonie bei Kindern	anthroposophische Therapie, 8 x Antibiose	stationär: 67 % ≤ 2 Wo., 17 % > 4 Wo.	komplette Gesundung, Zeit bis zur Entlassung	alle heilten komplett aus; 67 % ≤ 2 Wo., 17 % > 4 Wo. gesund; Fieber durchschnittlich 5 Tage (1–7 Tage)	k. A.	1 Pat. keine Unterlagen	–	eigentlich keine Studie zur Wirksamkeit

Tab. 10-20 (Fortsetzung)

Studie	n	Patienten	Diagnose	Therapie	Applikation	Zielkriterium	Ergebnis				Nebenwirkungen
Kümmell 1983 [439]	13	7 m, 6 w; 27–61 J.; Stadium I: 4 Stadium II: 9	Sarkoidose	Phosphor D5–6, Argentum D6, Mercurius D8, Iscador®	tägl. oral und s. c., Dauer > 1 J.	*Heilung:* nach 3-jähriger Therapiepause kein Rezidiv; *gebessert, unverändert, verschlechtert:* Einschätzung der behandelten Ärzte	6/13 (46 %) geheilt; 5/13 (39 %) gebessert; 2/13 (15 %) nicht gebessert	k. A.	–	+	keine Nebenwirkungen
Kümmell 2003 [440]	136	Stadium I: 29 Stadium II: 87 Stadium III: 20 Cortison-Vorbehandlung: 83 (61 %)	Sarkoidose	• Phosphor D6, Ferrum D6/Graphites/ D15 • Iscador® P, Abnobaviscum® Fr/Betulae (58 %) • Cortison bei 29 % der Pat.	• tägl. oral • 2 Inj./Wo.	*Heilung:* nach 3-jähriger Therapiepause kein Rezidiv; *gebessert, unverändert, verschlechtert:* Einschätzung der behandelten Ärzte	Stadium II: 6 (7 %) geheilt, 50 (58 %) gebessert, 24 (28 %) unverändert, 7 (8 %) verschlechtert; Stadium I: ca. 21 (72 %) geheilt und gebessert; Stadium III: ca. 8 (40 %) gebessert	k. A.	200 behandelt (1979–1997), aber nur von 136 komplette Daten; hier keine Selektion	+	Mistelbehandlung erst als 2. Stufe, wenn orale Behandlung keine radiologische Besserung bringt; Mistel bei 58 % der Fälle; bei 32 Pat. wurde Cortison durch Mistelextrakte ersetzt; ca. 50 % Verbesserung, ca. 15 % Verschlechterungen; keine Nebenwirkungen

Fortsetzung auf nächster Seite

Tab. 10-20   (Fortsetzung)

Autor, Jahr [Literatur]	n T/K	Alter Patientencharakteristika	Diagnose (Indikation)	Intervention	Dosierung, Therapiedauer	Zielparameter	Ergebnis	Länge des Follow-up	Verlustrate, Art des Verlusts	Verträglichkeit	Kommentar
Kaliks 1994 [372]	70	42 m, 28 w; 2–69 J.; 37 % < 10 J.	Asthma bronchiale	Prunus spinosa D3, Quercus Cortex TM, Veronica officinalis	10 Tr./Tag, 10 Tr. am Morgen, 10 Tr. zur Nacht	Anfallsfreiheit; Besserung (weniger, leichtere Anfälle); keine Veränderung	65 % anfallsfrei; 12 % gebessert; 23 % unverändert	4–24 Mo.	5 Pat. (7 %)	+	keine Nebenwirkungen; k. A. zu Ursache und Schwere des Asthmas

Tab. 10-21   Schmerzhafte Erkrankungen: Kohortenstudien im Vorher-nachher-Design – Beurteilung der Studienqualität und Praxisrelevanz (Kodierung der Beurteilungskriterien s. S. 54 f.)

Autor, Jahr [Literatur]	Diagnose	Ergebnis	Beurteilung der Studienqualität								Beurteilung der Praxisrelevanz							Kommentar
			L	M	N	O	P	Q	R	S	I	II	III	IV	V	VI	VII	
Da Gama 1992 [140]	Arthrose	↑	+	+	(+)	+	–	–	+	–	+	+	++	+	+	+	+	
Meyer 2003 [516]	Meteorismus und Bauchschmerzen bei Säuglingen, Kleinkindern	↑	+	(–)	(–)	+	+	(–)	(–)	–	+	+	+	+	+	+	+	
Meyer 2003 [515]	schmerzhafte Erkrankungen	↑	+	(–)	(–)	(+)	+	(–)	(–)	–	+	+	+	+	+	+	+	selbstlimitierend
Scheurle 1993 [650]	Arthrose, v. a. Gonarthrose	↑	(+)	(–)	(–)	(+)	–	–	(–)		+	+	++	(+)	+	(+)	+	

bestimmten anthroposophischen Behandlungskonzepten mit Arzneimitteln. Eine Studie untersuchte die Abheilung von Pneumonien bei Kindern und die Frage, welche Kinder antibiotisch behandelt werden. In 2 Studien wurden sämtliche im Gemeinschaftskrankenhaus Herdecke behandelten Patienten mit Sarkoidose ausgewertet. Hier hat sich ein Behandlungskonzept etabliert, unter dem es in weit mehr als der Hälfte der Patienten zu Heilungen und Besserungen kommt, wobei das üblicherweise gegebene Cortison eingespart werden kann. Bei der Sarkoidose gibt es in hohem Maße auch Spontanausheilung, so dass eine diesbezügliche Abgrenzung schwer fällt, jedoch soll gerade dieser Prozess durch die anthroposophische Therapie unterstützt werden. („Der Wirksamkeitsansatz liegt in der Anregung zur Selbstheilung.")

Von einer weiteren, randomisierten Studie liegt nur ein unpublizierter Studienbericht auf französisch vor. Eine in Aussicht gestellte Übersetzungsmöglichkeit scheiterte leider wenige Wochen vor Abgabe des HTA-Berichts, so dass die Studie nicht mehr eingeschlossen werden konnte. [295]

Schmerzhafte Erkrankungen

Es wurden bereits eine Reihe von Studien zu schmerzhaften Erkrankungen vorgestellt (s. S. 108 ff.). Einige weitere seien hier ergänzt (Tab. 10-21 und 10-22). Es handelt sich um Beobachtungsstudien zu Aconit-Öl, zu Carum carvi Kinderzäpfchen, zu Stannum metallicum Salbe und zu Articulatio stannum. Jeweils wird eine relevante Besserung angegeben und war die Zufriedenheit der Patienten hoch. Zwei der Studien betreffen die Arthrose, zwei betreffen Schmerzzustände verschiedenster Genese. Inwieweit das jeweils untersuchte Medikament kausal an den Besserungen beteiligt ist, kann nicht mit Sicherheit angegeben werden, denn teilweise sind die Erkrankungen selbstlimitiert, teilweise umfassen die Indikationen verschiedenste Erkrankungen mit sehr unterschiedlich zu wertenden Spontanverläufen, teilweise sind die beschriebenen Informationen kaum zu beurteilen oder die Ergebnisse stark von der psychischen Konstitution abhängig. Auch fehlen konkrete, validierte oder krankheitsspezifische Messparameter.

Weiteres

Weitere Studien (Tab. 10-23 und 10-24) wurden durchgeführt zur Musiktherapie bei Dialysepatienten, zum globalen Urteil von Arzt und Patient beim Einsatz von einzelnen Arzneimitteln oder einzelnen fixen Kombinationsmitteln, zur Behandlung mit Meteoreisen bei Erschöpfungszuständen und zum globalen Verlauf von erhöhten Fettwerten. Die Ergebnisse sind meist nur knapp beschrieben, so dass die Behandlungsverläufe nicht sicher beurteilt werden können. Eine methodisch sehr sorgfältige und gut durchgeführte Studie untersuchte Verträglichkeit, Sicherheit, Wirksamkeit und Dosisfindung von Tormentillae rhizoma bei aktiver Colitis ulcerosa.

Als weiteres sind auch noch qualitative Studien zu nennen (s. S. 15 f.), beispielsweise von Kornelia Rauer [584], die bei Patientinnen mit Brustkrebs (im Gemeinschaftskrankenhaus Herdecke) die seelischen Verarbeitungsprozesse untersuchte und hierbei besonders die Bedeutung der Kunsttherapie, Heileurythmie, Rhythmische Massage und Gesprächstherapie untersuchte. Deren Bedeutung wurde von den Patientinnen durchwegs hoch bewertet.

Tab. 10-22 Schmerzhafte Erkrankungen: inhaltliche Darstellung der Studien (prospektive und retrospektive Kohortenstudien im Vorher-nacher-Design)

Autor, Jahr [Literatur]	n T/K	Alter, Patientencharakteristika	Diagnose (Indikation)	Intervention	Dosierung, Therapiedauer	Zielparameter	Ergebnis	Länge des Follow-up	Verlustrate, Art des Verlusts	Verträglichkeit	Kommentar
Da Gama 1992 [140]	27	nur Frauen; übergewichtig; 62,5 J. (43–80 J.); Erkrankungsdauer: 7,6 J.	Arthrose (primär)	Articulatio stannum D6, keine Begleittherapie	3 Tabl./Tag, oral, 6 Mo., 1 Wo. Pause/Mo.	Einschätzung von Morgensteifigkeit, Schmerz bei Bewegung, Berührung, Schwellung, Bewegungseinschränkung	signifikante Verbesserung der Morgensteifigkeit; nicht signifikante Verbesserung von Schmerz, Schwellung, Bewegungseinschränkung	18 Mo.	–	+	leichtes Unwohlsein im Magen, rückgängig nach Dosisreduktion
Meyer 2003 [516]	102	Alter: 3½ Mo. im Mittel (⅓ < 2 Mo.); 87 % „Dreimonatskolliken", 9 % unspezifisch, 4 % spezifische Bauchschmerzen; Dauer: 17 Tage; 34 Pat. mit Begleiterkrankungen	Bauchschmerzen, Meteorismus	Wala Carum carvi Kinderzäpfchen	1–3/Tag, (Mittel 1,5/Tag) nach Bedarf oder bis beschwerdefrei	Besserung der Beschwerden, abdomineller Untersuchungsbefund, Tage bis Beschwerdebesserung, Auftreten von Schreiattacken	83 % deutliche Besserung oder beschwerdefrei, 11 % leichte Besserung, 6 % keine Wirkung; vermehrte Darmgeräusche: 72 % → 12 %; Verspannungen im Bauchbereich: 73 % → 9 %; Schreiattacken: 97 % → 51 %; bei 31 % nach 1 Tag Besserung, bei 72 % nach 3 Tagen	?	–	+	Beschwerden von der psychischen Verfassung sehr abhängig; gute Verträglichkeit, kein unerwünschtes Ereignis

Tab. 10-22 (Fortsetzung)

Meyer 2003 [515]	121	78 w, 43 m; 54,2 J. (19–87 J.); 76 x Krankheiten des Muskel-Skelett-Systems, 33 x Neuropathien, 12 x Weiteres	schmerzhafte Erkrankung	Wala Aconit Schmerzöl, 16 x Antiphlogistika, Analgetika	1–3/Tag, 3,3 Wo. (2 Tage–30 Wo.)	Einschätzung von 1) Schmerzintensität 2) Entzündungszeichen 3) Beeinträchtigung der Alltagstätigkeit 4) globale Beurteilung der Wirksamkeit durch Arzt und Patient	1)–3) erheblicher Rückgang der Schmerzintensität (45,5 % keine Schmerzen mehr), Entzündungsaktivität, Beeinträchtigung der Alltagstätigkeit 4) 90 bzw. 88 % sehr gute und gute Wirksamkeit	vermutlich 2 Tage –30 Wo.	k. A.	+	gute Verträglichkeit, selbstlimitierende Symptome
Scheurle 1993 [650]	90	56 % > 60 J.; 68 % Beschwerdedauer > 1 J.	Arthrose (83 Gonarthrose, 4 Zustand nach Meniskektomie, 29 Polyarthropathie, 14 Sonstiges)	Stannum metallicum 5 %-Salbe	Auflage über Nacht oder 1–2 h abends; 3–4 Wo.	Einschätzung von 1) globalen Beschwerden 2) Schmerzen 3) Funktionseinschränkung gebessert, unverändert, verschlechtert	1) Verbesserung bei 89 %, Verschlechterung bei 0 %; 2) Verbesserung bei 85 %, Verschlechterung bei 6 %; 3) Verbesserung bei 83 %, Verschlechterung bei 4 %	3–4 Wo.	?	+	teilweise Reaktion am Knie (Erwärmung, Unruhe, „Arbeiten im Knie")

Tab. 10-23 Weiteres: Kohortenstudien im Vorher-nachher-Design – Beurteilung der Studienqualität und Praxisrelevanz (Kodierung der Beurteilungskriterien s. S. 54 f.)

Autor, Jahr [Literatur]	Diagnose	Ergebnis	Beurteilung der Studienqualität								Beurteilung der Praxisrelevanz							Kommentar
			L	M	N	O	P	Q	R	S	I	II	III	IV	V	VI	VII	
Von Ditfurth 2005 [208]	Colitis ulcerosa	↑	+	+	+	+	+	+	+	+	+	+	++	+	+	+	+	
Mocka 2005 [525]	Erschöpfung	↑	+	(+)	(+)	+	+	(-)	(+)	-	+	+	++	+	+	+	(+)	hohe Spontanschwankung und Selbstheilungsrate; Ko-Intervention
Wälti 2004 [792]	Hämodialyse	0	+	+	(-)	(+)	-	-	(+)	(-)	+	++	+	(+)	+	+	(+)	
Evans 2000, 2005 [188, 189]	Diverse	↑	+	(-)	(-)	(-)	+	(-)	(-)	-	+	?	+	?	+	?	(+)	Endpunkte uneinheitlich beschrieben; hohe Dropout-Quote
Walbaum 1982 [790]	Hyperlipidämie, Hyperurikämie	↑	-	-	(-)	-	-	-	(-)	-	+	(+)	+	+	+	+	(+)	

Tab. 10-24 Weiteres: inhaltliche Darstellung der Studien (prospektive und retrospektive Kohortenstudien im Vorher-nachher-Design)

Autor, Jahr [Literatur]	n T/K[2]	Alter, Patienten-charakte-ristika	Diagnose (Indikation)	Intervention	Dosierung, Therapie-dauer	Zielparameter	Ergebnis	Länge des Follow-up	Verlust-rate, Art des Verlusts	Ver-träg-lich-keit	Kommentar
Von Ditfurth 2005 [208]	16	10 w, 6 m; 41 J. (21–57 J.); CAI 8,3 (5–13); Dauer der Colitis ulcerosa 1,2 J. (1–27 J.); 6 Pat. durchgehend Krankheitsaktivität in den letzten 12 Mo.; 12 x chronisch aktiv; 6 Pat. Steroide, 8 Pat. ASA-Präparate bei Studienbeginn; 13 Pat. Begleit-erkrankungen	Colitis ulcerosa	Tormentillae rhizoma	4 x 3 Wo., mit 1 200, 1 800, 2 400 bzw. 3 000 mg/Tag	1) CAI (Rachmi-lewitz) 2) Steroidbedarf 3) subjektive Einschätzung von Wirksamkeit, All-gemeinbefinden 4) CRP, BSG, Leukozyten 5) Verträglichkeit, Sicherheit wö-chentlich (Frage-bögen, Labor)	1) signifikant verbessert (p < 0.001), dosisabhängig bis 2 400 mg, Effektstärke 1,4; 11 x komplette, 3 x inkomplette Remission, 2 x Verschlechte-rung 2) 2 x Absetzen, 2 x Reduktion, 1 x keine Verän-derung, 1 x Steigerung von Steroiden 4) Absinken	max. 28 Wo.*	0 %	+	intraindividuelle Kontrolle: in Therapiephasen Verbesserung, in Therapiepausen (1–4 Wo.) Ver-schlechterung des CAI; gelegentliche Oberbauchbe-schwerden, sonst gute Verträglich-keit; * Therapie- und Studienende bei Remission

Fortsetzung auf nächster Seite

Tab. 10-24   (Fortsetzung)

Autor, Jahr [Literatur]	n T/K²	Alter, Patienten-charakte-ristika	Diagnose (Indikation)	Intervention	Dosierung, Therapie-dauer	Zielparameter	Ergebnis	Länge des Follow-up	Verlust-rate, Art des Verlusts	Ver-träg-lich-keit	Kommentar
Mocka 2005 [525]	99	69 w, 28 m; 47 J. (3–100 J.); Diagnose: Dauer: 117,5 Tage (Mittel), 28 % schwerwie-gend und/oder chronisch; 38 % familiäre, 32 % berufliche Überlastung, 31 % grippaler Infekt; 58 Pat. mit Be-gleiterkrankungen (Bluthochdruck, Depression, Schlaf-störungen), entsprechend Begleitmedikation	Erschöpfungs-zustand	Meteoreisen; bei 43 Pat. Zusatzthera-pie, davon 21 indikationsre-levant	5–10 Gl. 1–3/Tag	Symptomskala 0–10; Besserung der Beschwerden, Probleme bei Alltagsaktivitäten, körperlichen Beschwerden, Angst, Ausheilung, subjektive Ein-schätzung der Wirksamkeit und Verträglichkeit durch Arzt	mittlere Sym-ptomabnahme (6,7 → 3,7); Besserung bei 93,9 %, unver-ändert bei 5 %, Verschlechte-rung bei 1 %; auch sonst überwiegend Besserung; Wirksamkeit: 81 % gut und sehr gut; Verträglichkeit 97 % gut und sehr gut	6 Wo. (Mit-tel)	k. A.	+	Einschätzung der Wirksamkeit und der Besserung unabhängig von Begleittherapie; kein unerwünsch-tes Ereignis

Tab. 10-24 (Fortsetzung)

	N		Intervention	Vergleich	Dauer	Messparameter	Ergebnis		%	+/–	Anmerkungen
Wälti 2004 [792]	9	5 w, 4 m; 70 J. (27–88 J.); Dauer der Niereninsuffizienz: 17,3 J.; Dauer der Dialyse: 3,6 J.; Grunderkrankung: Analgetikanephropathie, Nephangiosklerose, chronische Pyelonephritis, HELLP-Syndrom, Schrumpfniere unklarer Ätiologie, autosomal-dominante polyzystische Nephropathie	Hämodialyse	Musiktherapie	2 x 2 Mo.	RR, Puls, Atemfrequenz, Herzfrequenzvariabilität, Labor (Na, Ka, Ca, Phosphat, Kreatinin, Harnstoff), Befinden (Basler Befindlichkeits-Skala), Einschätzung der Therapeutin	keine Verbesserung: RR, Puls, Atemfrequenz, Laborparameter, Befindlichkeit; Pat. schätzten sich zerstreut und unsicherer ein; Harnstoff: 30,1 → 24,8 mmol/l	vermutlich über 5 Mo.	0 %	–	eine Untergruppe von 5 Pat. mit undulierenden Blutdruck- und Pulskurven zeigte eine Verbesserung der Befindlichkeit
Evans 2000, 2005 [188, 189]	835	k. A.	Diverse	270 diverse Arzneimittel; nur 1 Arzneimittel/Patient	divers	symmetrische 5-Punkte-Skala zu 1) Besserung des Beschwerdebildes 2) subjektive Einschätzung der Arzneimittelwirkung auf Therapieerfolg durch a) Patient und b) Arzt 3) Nebenwirkung	1) 55 % deutliche, 26 % mäßige Besserung, 16 % keine Veränderung, 2,3 % mäßige, 0,2 % deutliche Verschlechterung 2) Therapieerfolg in 77 %, 78 % durch Arzneimittel	individuell festgelegt	31 % (Arztangaben), 53 % (Patientenangaben)	+	Aufnahmekriterium: Behandlung mit solitärem Anthroposophischem Arzneimittel; hoher Dropout, transparent beschrieben; 21 unerwünschte Ereignisse (20 mäßig, 1 stark)

Fortsetzung auf nächster Seite

Tab. 10-24 (Fortsetzung)

Autor, Jahr [Literatur]	n T/K2	Alter, Patientencharakteristika	Diagnose (Indikation)	Intervention	Dosierung, Therapiedauer	Zielparameter	Ergebnis	Länge des Follow-up	Verlustrate, Art des Verlusts	Verträglichkeit	Kommentar
Walbaum 1982 [790]	180	Begleiterkrankungen wie koronare, zerebrale und periphere Arteriosklerose, Hypertonie, Diabetes mellitus, Leberparenchymschaden; sonst keine genauen Angaben	Hyperlipidämie, Hyperurikämie	Arsenicum album D6, D3 bzw. Formica D3	per os, sonst: keine genauen Angaben	pauschale Veränderung von Triglyceriden, Cholesterol, Harnsäure	Absinken der Werte um 12–43 %	k.A.	k.A.	+	einmal Übelkeit unter Arsenicum, sonst keine klinischen oder laborchemischen Nebenwirkungen

Anmerkungen zu einzelnen Studien

Grossarth et al. 2001

Im Rahmen einer umfangreichen epidemiologischen Langzeitstudie (10 226 Krebspatienten) wurden u. a. auch zur Iscador®-Behandlung prospektive Matched-Pair-Studien und eingebettete randomisierte Studien durchgeführt [252, 256]. Patienten, die Iscador® nahmen, wurden mit nicht Iscador® nehmenden Patienten gematcht (nach krankheits- und therapiespezifischen Kriterien, Begleittherapien, Diagnosedatum und Aufnahmezeitpunkt in die Studie). In der prospektiven Nachbeobachtung zeigten sich für die Iscador®-Gruppen signifikant längere Überlebenszeiten. Dies zeigte sich auch in den eingebetteten RCTs, bei denen entsprechend der oben genannten Kriterien vergleichbare Patientenpaare gebildet und je einem per Randomisation ausgewählten Zwilling eine Iscador®-Behandlung nahe gelegt worden war. Außerdem fand sich in den Iscador®-Gruppen ein Anstieg der psychosomatischen Selbstregulation (Eigenaktivität des Menschen, Wohlbefinden, inneres Gleichgewicht, bedürfnisgerechte Anregung, Kompetenzgefühl und das Gefühl der Fähigkeit zur Kontrolle von Stresssituationen herbeizuführen [250]). Die Patientenrekrutierung erfolgte bereits in den 1970er, teils auch noch in den 1980er Jahren (Nachbeobachtung bis 1998). Dies hat zur Konsequenz, dass moderne Anforderungen an klinische Studien (insbesondere hinsichtlich GCP) teils nicht eingeplant waren.

Eine kritische Rezension dieser Studie im Deutschen Ärzteblatt enthielt eine Vielzahl falscher und irreführender Aussagen [176], die Autoren der Studie publizierten eine Richtigstellung [254].

Richtigstellung seitens der Studienautoren zu dem Beitrag von L. Edler (*„Mistel in der Krebstherapie"*) im Deutschen Ärzteblatt *101,* A 44-A 49 (2004).

Ronald Grossarth-Maticek, Dr. med., Dr. phil., Dr. h.c., Professor für präventive Medizin/ Postgraduierte Studien ECPD
Helmut Kiene, Dr. med.
Stephan Baumgartner, Dr. rer. nat.
Renatus Ziegler, Dr. rer. nat.

Der Beitrag von L. Edler („Mistel in der Krebstherapie"[176]) zur Iscador®-Studie von Grossarth et al. [251–253] enthält viele unzutreffende und irreführende Aussagen, z. B.:

1. Entgegen dem Publikationstitel von Grossarth et al. („Prospective nonrandomized and randomized matched-pair studies nested within a cohort study") besteht Edler nachdrücklich darauf, es handle sich um eine „retrospektive Studie". Dies ist falsch. Tatsache ist: Nach der Aufnahme in die Matched-Pair-Studien (Matching entsprechend prognostischer Faktoren und Jahr der Diagnosestellung) wurden die Patienten bis zum Todeszeitpunkt weiter verfolgt. Somit ging die Blickrichtung von der Vergangenheit in die Zukunft (= Definitionskriterium prospektiver Studien nach Feinstein [192] und nach Last's Dictionary of Epidemiology [453]); zudem lagen die maßgeblichen Zielparameter – Überlebenszeit und Änderung der psychosomatischen Selbstregulation – bei Planung und Beginn der Studien jeweils in der Zukunft (= zweites Definitionskriterium prospektiver Studien nach Feinstein [192], aber auch nach Dawson-Saunders

und Trapp [143]); nach Spilker wäre zu spezifizieren als „prospective study with historical baseline" [717]. Es handelt sich eindeutig um prospektive Studien.

2. Laut Edler sei das beschriebene Matching-Verfahren nicht möglich, da man bei mehr als 40 Prognosefaktoren mehr als 2^{50} Klassen erhalte. Diese Aussage ist falsch. Wie in der Publikation deutlich beschrieben, gab es z. B. für Patienten mit Kolonkarzinom nur 6 (nicht 40) gematchte Prognosefaktoren, ähnlich bei anderen Tumorarten. Zudem waren die Faktoren nicht gänzlich unabhängig voneinander. Ergo: Das beschriebene Matching war möglich.

3. Edler schreibt, es seien von 622 nichtrandomisierten Paaren nur 396 ausgewertet worden. Dies trifft nicht zu. Beide Ergebnisse (die der 396 eng gematchten und der 622 weit gematchten Paare) wurden ausgewertet und publiziert. [251–253]

4. Da in der Studie die Überlebenszeit ab Diagnosedatum und nicht ab Behandlung gemessen wurde, sei das Intention-to-Treat-Prinzip verletzt. Die Aussage ist falsch. Die Art der Überlebenszeiterfassung hat mit dem Intention-to-Treat-Prinzip (= Auswertung entsprechend initialer Gruppenzuordnung [687]) nicht das Geringste zu tun. Im Übrigen kann es auch gute Gründe geben, vom Intention-to-Treat-Prinzip abzuweichen. [687]

5. Edler zitiert aus einer ihm von irgendwoher zugespielten Vorversion der Studienpublikation, dass ein Kontrollpatient gleichzeitig in mehreren der Studien als Kontrolle dienen könne; dies würde jede statistische Auswertung korrumpieren. Edler hat übersehen, dass diese Formulierung sich nicht auf die Iscador®-Studien, sondern auf das weiterreichende methodische Gesamtprinzip der sog. Systemischen Epidemiologie bezog. Innerhalb der Iscador®-Studien gab es selbstverständlich keine Mehrfachverwendung eines Kontrollpatienten.

6. In der statistischen Auswertung der Studie gebe es die bekannte Problematik multipler Vergleiche. – Diese Kritik geht ins Leere: a) Sie gilt nicht für die (statistisch signifikanten) Ergebnisse der beiden randomisierten Matched-Pair-Studien, da diese *unabhängige* Studien waren. b) Für die nichtrandomisierte Matched-Pair-Studie (mit statistisch signifikantem Gesamtergebnis) war eine Untergruppenanalyse entsprechend der 8 enthaltenen Tumorarten vollauf angezeigt – und legitim, denn die Wahrscheinlichkeit falsch positiver Ergebnisse war gering: Erstens waren die Iscador®-Arme *stets* (= 8-mal) überlegen, hiervon 6-mal signifikant ($p < 0.05$) und 4-mal hochsignifikant ($p < 0.001$). Zweitens war die durchgeführte Statistik (Log-Rank-Test, ohne Berücksichtigung der Stratifizierung nach dem Matched-Pair-Design) konservativ, das heißt *zu Ungunsten* der Iscador®-Gruppe. Zum Vergleich: Eine Analyse nach dem Wilcoxon-Matched-Pair-Test, die in der Originalarbeit nicht dargestellt ist, ergibt auch nach Korrigieren für multiples Testen (Bonferroni) signifikante Überlegenheiten für *alle* einzelnen Teilstudien ($p < 0.05$).

7. Edler spekuliert über die Folgen eines möglichen Ausschlusses von Kontrollpatienten nach Erhalt einer Iscador®-Therapie. Wie allerdings aus der Publikation ersichtlich ist (alle Ausschlussgründe sind explizit angeführt), kamen solche Fälle nicht vor. Edler spekuliert weiter über verschiedene Möglichkeiten der prognostischen Begünstigung der Iscador®-Patienten durch das Matching-Verfahren; er reflektiert aber nicht, dass solche Möglichkeiten gleichermaßen für die Kontrollpatienten gelten.

8. Die Berechnung arithmetischer Mittelwerte sei bei Überlebenszeiten unzulässig, u.a. wegen zensierter Daten. Auch diese Aussage ist falsch. Wie in der Publikation erwähnt, lebten bei Studienabschluss nur noch Patienten (n = 23),

die mit Iscador® behandelt wurden; die Zensierung führte also zu einem konservativem Ergebnis zu Ungunsten der Mistelgruppe und war deshalb legitim. Überhaupt ermittelt der eingesetzte Log-Rank-Test nicht eigentlich den Unterschied der mittleren Überlebenszeiten, sondern der gesamten Absterbekurven.

9. Die nichtrandomisierten und randomisierten Matched-Pair-Studien hätten keine externe Validität, weil sie nur einen relativ geringen Teil der Ausgangspopulation umfassen („die Verallgemeinerung verbietet sich schon numerisch"). Diese Kritik berücksichtigt nicht die Architektur von Matched-Pair-Studien; außerdem gilt diese Kritik gleichermaßen für fast alle konventionellen randomisierten Krebstherapiestudien, in die immer nur ein kleiner Teil der betreffenden Krebspatienten eingeht. Im Übrigen ist illusorisch anzunehmen, das allgemeine Dilemma externer Verallgemeinerung mittels eines numerischen Modells lösen zu können.

10. Nach Edler sei die Untersuchung nicht nach GCP durchgeführt und deshalb problematisch. Jedoch: Die Aufnahme gematchter Paare erfolgte von 1971 bis 1988, GCP wurde in Deutschland aber erst im Dezember 1987 eingeführt [150]. Auch bei sehr vielen anderen Studien, deren Durchführung oder Patientenrekrutierung vor 1988 lag, fehlt GCP-Konformität, dennoch werden solche Studien regelmäßig z. B. in Cochrane-Reviews eingeschlossen, also im heutigen Standard von Evidence-based Medicine positiv gewürdigt.

11. Nach Edler sei die Studie „nicht unter den Bedingungen der Deklaration von Helsinki" durchgeführt. Diese Aussage ist nicht richtig. Die Studie verletzt keinen einzigen Satz der Deklaration von Helsinki, wie sie bis Ende der Patientenrekrutierung (1988) formuliert war [151]. Erst durch den Zusatz von Hongkong (1989) wurden formale Anforderungen entsprechend GCP in die Deklaration aufgenommen [178]. Hierzu gilt, was bereits unter Punkt 10 gesagt wurde.

12. Ein Problem sei, dass keine GCP-konforme schriftliche Festlegung der Fragestellungen, der Effekthypothesen und keine Fallzahlplanung vorliege. Jedoch: Die Wahl der primären Fragestellung (Überlebenszeit) ist eine Selbstverständlichkeit. Zudem: Die Fallzahlen führten in 6 der 8 (bei weniger konservativem statistischem Test in 8 der 8) nichtrandomisierten und in beiden randomisierten Matched-Pair-Studien zu statistisch signifikanten Ergebnissen, waren also ausreichend.

13. Edler zitiert einseitig zwei Literaturstellen von 1991 [206, 758], welche die Datenqualität einer Untersuchung von Grossarth-Maticek in Abrede gestellt hatten, er zitiert aber nicht die ausführliche, auf diese Kritiken eingehende Apologie der Grossarth'schen Studien seitens des international renommierten Wissenschaftlers Eysenck (1992) [190].

14. Edler ordnet die Studien von Grossarth et al. unter die Rubrik „nicht randomisiert" und beschränkt die Eignung für schlüssige Evidenz auf randomisierte Studien. Tatsache ist aber, dass zwei der Studien prospektiv randomisiert waren, außerdem anerkennt Evidence-based Medicine auch nichtrandomisierte Studien, spricht jedenfalls stets von mehreren Evidenzstufen (was seine Berechtigung hat [62, 98, 133]). Darüber hinaus ergeben sich besondere Vorteile durch, wie hier geschehen, die Vernetzung nichtrandomisierter und randomisierter Studien.

15. Den von ihm kritisierten Mistelstudien, die positive Ergebnisse haben, stellt Edler 2 „korrekt durchgeführte randomisierte Studien" mit negativen Ergebnissen [179, 734] entgegen, ohne aber die in systematischen Reviews genannten, zum Teil schwerwiegenden Probleme dieser Studien zu erwähnen [391, 399]. Edler behauptet, es gebe bisher kein systematisches Review aller Mistelstudien. Dies

trifft nicht zu; ein Blick in Medline zeigt, dass im Februar 2003 ein systematisches Review aller kontrollierten klinischen Studien (n = 23) publiziert wurde [391]; darüber hinaus enthält das umfangreiche Standardwerk zur Mistelforschung („Die Mistel in der Onkologie") ein systematisches Review aller klinischen Studien (n = 93) [399].

Zu den retrolektiven Studien: Augustin et al. 2005, Bock et al. 2004

Stellungnahme zu
- L. Edler: Chemotherapie mit komplementärer Misteltherapie, in: Arzneimittel-, Therapie-Kritik 2003, 895–903
- L. Edler „Chemotherapie mit komplementärer Misteltherapie. Wie evident ist ihre Wirksamkeit wirklich?" erschienen als gleichlautende Publikation in: 1. Internistische Praxis, 43, (203), 895–904, 2. Chirurgische Praxis, 62 (2003), 167 ff., 3. Gynäkologische Praxis, 27 (2003), 765 ff., 4. Tägliche Praxis, 44 (2003), 895 ff., 5. Arzneimittel-, Therapie-Kritik, 35 (2003), 337 ff.

Berthold Schneider, Prof. (em.) Dr. phil. nat., Medizinische Hochschule Hannover, Institut für Biometrie

In dem Artikel beurteilt der Autor kritisch einige retrospektive (bzw. retrolektive) epidemiologische Studien zur Misteltherapie

und Enzymtherapie bei Tumorerkrankungen und kommt zum Schluss, „dass auf der Grundlage der vorliegenden Studiendaten und einer kritischen Beurteilung der biometrischen Methodik auch die neuen Studien eine Wirksamkeit der Misteltherapie nicht objektiv belegen, die Methodik der epidemiologischen Kohortenstudie die grundsätzlichen Schwachstellen retrospektiver Studien nicht überwindet und in einzelnen Studien Selektions- und Informationsverzerrungen zugunsten der Mistelbehandlung und zu Ungunsten der Kontrollgruppe nicht ausgeschlossen werden können".

Wenn auch den Ausführungen des Autors zu den „Schwächen" von epidemiologischen Kohortenstudien (EKS) überwiegend zuzustimmen ist, so ist die Schlussfolgerung nachdrücklich zurückzuweisen, da sie im Widerspruch zu geltendem Recht steht und in letzter Konsequenz jegliche epidemiologische Forschung in Frage stellt.

Nach der seit 1999 gültigen gesetzlichen Regelung der EU (letzte Novellierung von 2001), ist für lang eingeführte Arzneimittel unter definierten Bedingungen („well established use") der Nachweis der therapeutischen Wirksamkeit und Unbedenklichkeit unter anderem auch mit epidemiologischen Studien, bevorzugt mit vergleichenden epidemiologischen Kohortenstudien möglich, ohne dass weitere prospektive klinische Studien oder präklinische Untersuchungen erforderlich wären[6][7][8]. Außerdem ist auch nach den, von Edler so häufig zitierten, EbM-Kriterien mit den optimierten epidemiologischen Kohortenstudien (Evidenzklasse II, Empfehlungsgrad B) der Nachweis der Wirksamkeit möglich.

Auch nach deutschem Recht stellen Anwendungsbeobachtungen (zu denen die epi-

---

[6]   EC Commission Directive 1999/83/EC of 08.09.1999. EC Official Journal, L243, 9–11, 1999.
[7]   Richtlinie 2001/83/EG des Europäischen Parlaments und Rates vom 06.11.2001, zur Schaffung eines Gemeinschaftskodexes für Humanarzneimittel. Amtsblatt der Europäischen Gemeinschaften, L311/67–128, 2001.
[8]   Keller K., The European Union CD 1999/83/EEC on „well established use" – application to herbal medicinal products; Herbal Medicines Working Group, EMEA, London, Internet communication, 2001.

demiologischen Kohortenstudien in weiterem Sinne zu zählen sind) ein zulässiges und gültiges Erkenntnismaterial zur Nutzen/Risikobewertung von Arzneimitteln dar (wozu auch der Nachweis der Wirksamkeit gehört). In der Bekanntmachung des BfArM vom 04.12.1998[9] wird festgestellt: „Derartige Anwendungsbeobachtungen können, soweit sie wissenschaftlich geplant und sorgfältig durchgeführt wurden, als anderes wissenschaftliches Erkenntnismaterial im Sinne von § 22 Absatz 3 AMG in die Nutzen/Risiko-Bewertung bekannter Arzneimittel einbezogen werden. Die Verordnung nach § 26 AMG über die Arzneimittel-Prüfrichtlinien (BAnz. Nr. 96a vom 20.05.1995) führt im 5. Abschnitt Nr. 1 aus, dass neue Untersuchungen nicht zu fordern sind, wenn sich die für die Beurteilung von Wirksamkeit und Unbedenklichkeit notwendigen Angaben aus dem anderen wissenschaftlichen Erkenntnismaterial, darunter auch Anwendungsbeobachtungen, entnehmen lassen."

Die ablehnende Schlussfolgerung des Autors ist auch aus seinen Erörterungen nicht nachzuvollziehen, zumal er auf die „Schwachstellen" kontrollierter randomisierter klinischer Studien nicht eingeht und ihm bei der Beurteilung der epidemiologischen Kohortenstudien Ungenauigkeiten und Fehler unterlaufen sind. Im Folgenden soll darauf näher eingegangen werden.

Nach einem Leitsatz des Bundesverwaltungsgerichts[10] ist die therapeutische Wirksamkeit eines Arzneimittels unzureichend begründet, „wenn sich aus dem vorgelegten Material nach dem jeweils gesicherten Stand der wissenschaftlichen Erkenntnisse nicht ergibt, dass die Anwendung des Arzneimittels zu einer größeren Zahl an therapeutischen Erfolgen führt als seine Nichtanwendung". Der Vergleich der mit dem zu prüfenden Arzneimittel (Test) erzielten Erfolge mit

den bei anderer (oder keiner) Behandlung (Kontrolle) festgestellten Erfolgen und die Extrapolation dieser Beobachtungen auf die Gesamtheit der möglichen Anwendung mit statistischen Verfahren sind somit unerlässlich für jede Wirksamkeitsaussage. Der Vergleich kann aber nur dann als valide angesehen werden, wenn die Patienten der Test- und Kontrollgruppe vergleichbar und repräsentativ für die Gesamtheit der Anwender sind. Unbestritten wird dies am ehesten bei randomisierten, kontrollierten klinischen Studien erreicht, die daher mit Recht das Standardverfahren zum Nachweis der Wirksamkeit darstellen. Durch die randomisierte Zuteilung wird zwar sichergestellt, dass die Patienten der Test- und Kontrollgruppe in gleicher Weise als Zufallsauswahl aus der Patientenpopulation angesehen werden können, die der Studie zu Grunde liegt (entsprechend der getroffenen Patientenauswahl und Ein- und Ausschlusskriterien). Sie garantiert allerdings nicht, dass die konkret ausgewählten Patienten beider Gruppen sich in allen Ausgangsbedingungen nicht unterscheiden. Wenn man – wie im Artikel von Herrn Edler – sehr viele Ausgangsbedingungen als relevant für die Wirksamkeit annimmt, dann wird man häufig bei randomisierten Studien in einzelnen dieser Bedingungen erhebliche Unterschiede zwischen Prüf- und Kontrollgruppe feststellen. Um einen unverzerrten Vergleich zu erhalten, müssen dann auch die von Herrn Edler kritisierten statistischen Ausgleichsverfahren angewandt werden. Ein weiterer kritischer Punkt bei kontrollierten, randomisierten Studien betrifft die Selektion der Studienpatienten. Diese unterscheiden sich häufig von den späteren Anwendern, z.B., wenn die Studie in Kliniken durchgeführt wird, das Medikament aber auch oder sogar vornehmlich in der Allgemeinpraxis angewendet wer-

---

[9]   BAnz. Nr. 229 vom 04.12.1998, Seite 16884.
[10] BVerwG 3. Senat, 14.10.1993, AZ: 3 C 21/91.

den soll. Eine solche Selektion beeinträchtigt die Validität des Therapievergleichs nicht, wenn keine Wechselwirkung zwischen dem Medikamenteneinfluss und dem Einfluss der Selektionsbedingungen vorliegt; das heißt die Unterschiede im Therapieergebnis zwischen Prüf- und Kontrollbehandlung auch bei Anwendern mit anderen, von den Studienpatienten abweichenden Bedingungen ähnlich sind. Dies kann aber nicht a priori vorausgesetzt werden. Auch der Aussagekraft kontrollierter, randomisierter Studien sind somit Grenzen gesetzt.

Bei epidemiologischen Kohortenstudien bemüht man sich, eine möglichst repräsentative Auswahl der Anwender des Testmedikaments und der Kontrollbehandlungen zu erreichen. In den von uns publizierten und von Herrn Edler zitierten Studien[11] [12] erfolgte die Auswahl in 2 Schritten. Im 1. Schritt wird eine repräsentative Auswahl von Zentren getroffen, in denen die zu vergleichenden Therapien angewendet werden. Im 2. Schritt werden in den Zentren *alle* Patienten ausgewählt, die in einem vorgegebenen Zeitraum wegen der indizierten Erkrankung (Nachsorge des Mammakarzinoms) behandelt wurden. Die Erfassung aller Patienten und die Vollständigkeit und Richtigkeit der erfassten Daten wurde durch unabhängige Monitore überprüft. Durch die Auswahl aller Patienten innerhalb des Zentrums wird eine zentrumsinterne Selektion vermieden. Bei der Auswahl der Zentren wurden nicht nur Zentren berücksichtigt, bei denen das Prüfmedikament (Enzymtherapie, Misteltherapie) angewandt wurde, sondern es wurde anhand von aktualisierten Adresslisten eine zufällige Auswahl anderer Zentren vorgenommen. Selbstverständlich kann die Studie (wie auch eine kontrollierte randomisierte Studie) nur bei den Zentren durchgeführt werden, die sich zur Teilnahme bereit erklären. Dadurch kann eine Selektion erfolgen, die aber – wie oben ausgeführt – den Therapievergleich nicht tangiert, wenn keine Wechselwirkung besteht.

Bei einer retrospektiven Datenerfassung aus Krankenakten können nur die Daten, die in den Akten aufgezeichnet sind, erfasst werden. Man kann aber davon ausgehen, dass die für die Studie wesentlichen Angaben zur Therapie (z.B. Strahlentherapie, Chemotherapie, Hormontherapie), zu Zusatzerkrankungen, schweren Nebenwirkungen und Ereignissen (Metastasen, Rezidiv, Tod) vollständig und korrekt aufgezeichnet wurden.

Wie in der Arbeit von Herrn Edler richtig dargestellt wurde, besteht der kritische Punkt bei Kohortenstudien in der möglichen Verzerrung durch Heterogenität von Prüf- und Kontrollgruppe. Die Heterogenität muss ermittelt und nach Möglichkeit ausgeglichen werden. Dass dafür entsprechende statistische Methoden (Regression, Stratifizierung) zu Verfügung stehen, mit denen der Einfluss prognostischer Faktoren „korrigiert" werden kann, wird von Herrn Edler selbst festgestellt. Falsch ist aber seine Feststellung, dass diese Verfahren in der Praxis auf „unüberwindliche Probleme" stoßen. Wenn dies so wäre, dann wäre jegliche komparative epidemiologische Forschung praktisch unmöglich und auch viele kontrollierte randomisierte Studien, bei denen Ausgleichsverfahren (z.B. die Cox-Regression für Überlebenszeiten) angewandt werden, wären praktisch bedeutungslos. Selbstverständlich wird man nicht alle Faktoren, die das Therapieergebnis beeinflussen können, erfassen. Aber die meisten dieser Faktoren sind eng miteinander korreliert, so dass durch den Ausgleich mit den erfassbaren Faktoren meist auch der Einfluss von nicht erfassbaren Faktoren ausgeglichen wird. Dies gilt auch für Faktoren wie z.B. Verhaltensmuster und psychische

---

[11]   Beuth J, et al., Cancer Chemother Pharmacol (2001) 47 (Suppl): 45–54.
[12]   Schneider B, Bock PR, Schweiz Z GanzheitsMed (2002); 13: 400–403.

Aspekte, die durch „Surrogatparameter" wie Alter, Herkunft, Vorerkrankungen, Art der Praxis gut repräsentiert werden können. Außerdem hat Rosenbaum gezeigt, dass viele der statistischen Testverfahren (insbesondere die Verfahren zum Vergleich von Ereignisdauern) in einem weiten Rahmen robust gegen einen „hidden bias" sind[13].

Der Propensity Score, der in den Studien zum Ausgleich von Heterogenitäten benutzt wurde, ist selbst kein neues Ausgleichsverfahren, sondern ein Hilfsmittel, das einen Ausgleich von sehr vielen Einflussfaktoren erleichtert, indem es den komplexen Einfluss dieser Faktoren durch eine einzige Kenngröße ausdrückt, die den Einfluss aller in ihm enthaltenen Faktoren vollständig erfasst. Er ermöglicht so, eine große Zahl von dokumentierten Einflussgrößen zum Ausgleich der Heterogenitäten praktisch einzuschließen und den „hidden bias" zu reduzieren. Wir haben uns in den oben zitierten Arbeiten nicht darauf beschränkt, den Ausgleich nur nach einem Modell durchzuführen, sondern verschiedene Modelle gewählt und die Homogenität zwischen den Behandlungsgruppen in Strata mit ähnlichem Porpensity Score überprüft. Der von Herrn Edler kritisierte „Fallstrick" (S. 899) wurde also berücksichtigt und liegt bei den Studien nicht vor. Auch ein Ausgleich mit anderen wichtigen Faktoren zusätzlich zum Propensity Score wurde von uns durchgeführt. Die Feststellung von Herrn Edler zu diesem Punkt ist also falsch.

Herr Edler hat in 3 Schritten mögliche Gründe für die Verzerrung bei epidemiologischen Kohortenstudien aufgeführt. Im Schritt 1 führt er aus, dass keine Patientenaufklärung erfolgt. Dies ist bei retrospektiver Datenerfassung kaum möglich und auch nicht notwendig, da zumindest an forschenden Einrichtungen die Patienten im Behandlungsvertrag der anonymisierten Verwendung ihrer Daten zu Forschungszwecken zugestimmt haben. Auf eine strenge Anonymisierung der Daten wurde bei den Studien großer Wert gelegt. Selbstverständlich stellen die Patienten, die sich nach Aufklärung zur Studienteilnahme bereit erklären, eine Selektion dar und die Patientenpopulation von epidemiologischen Studien unterscheidet sich von der kontrollierter Studien. Genau das ist auch beabsichtigt, wobei man bei epidemiologischen Studien möglichst gut die tatsächliche Anwenderpopulation erreichen will und auch kann. Es ist unverständlich, wie nach Meinung von Herrn Edler dadurch eine Verzerrung der Wirksamkeitsaussage zustande kommen soll.

Im 2. Schritt wird die Auswahl der Studienzentren und des Zeitfensters kritisiert. Auf die Auswahl der Zentren wurde bereits oben eingegangen und erklärt, dass eine möglichst repräsentative Auswahl angestrebt wurde. Ein Zeitfenster für die Behandlung muss schon deshalb gewählt werden, weil das Testmittel erst ab einem bestimmten Zeitpunkt auf dem Markt ist und bei der Auswahl von früheren Behandlungsfällen gar nicht gegeben werden konnte. Außerdem ändern sich die Behandlungsbedingungen mit der Zeit, so dass auch kein allzu großes Zeitfenster gewählt werden kann. Da es sich bei den Studien um Nachsorgepatientinnen handelte, kann eine Überlappung von Behandlungsperioden nicht vorkommen, wohl aber unterschiedlich lange Behandlungsdauer. Dies wurde bei der statistischen Analyse berücksichtigt. Auch dieser Einwand im Schritt 2 trifft somit nicht zu.

Auf die Einwände im Schritt 3, nämlich die korrekte und vollständige Dokumentation, wurde bereits eingegangen. Selbstverständlich können nur die Daten für die Studie erfasst werden, die in den Krankenakten dokumentiert sind. Dies sind oft „Surrogatparameter" für das vollständige Krankheits-

---

13   Rosenbaum PR: Observational Studies. Springer Series in Statistics, Springer-Verlag New York, Inc. 1995.

geschehen (z. B. Verordnungsdaten), aus denen sich aber das tatsächliche Geschehen meist gut extrahieren lässt. Es soll noch erwähnt werden, dass in unseren Studien die Kontrollgruppe klar definiert ist. Es sind die Patienten, die keine Testtherapie (Enzyme bzw. Misteltherapie) erhalten haben. Die Testtherapie wurde also nicht als Primärbehandlung, sondern als Zusatzbehandlung zu einer Basistherapie angesehen. Aus den Studienergebnissen können daher sehr gut ärztliche Entscheidungen über den Wert dieser Therapie in Abhängigkeit von der Basistherapie und den sonstigen Behandlungsbedingungen hergeleitet werden.

Abschließend soll noch einmal betont werden, dass epidemiologische Kohortenstudien weder als Ersatz noch als Alternative zu kontrollierten klinischen Studien anzusehen sind und von uns auch nicht angesehen wurden[14]. Sie stellen vielmehr eigene wissenschaftliche Methoden der pharmakoepidemiologischen Forschung dar, die valide und gültige Aussagen über den Einsatz, die Wirksamkeit und Unbedenklichkeit von auf dem Markt befindlichen Arzneimitteln unter den Bedingungen der medizinischen Praxis gestatten.

Verfasser: Berthold Schneider
Prof. (em.) Dr. phil. nat., Medizinische Hochschule Hannover,
Institut für Biometrie, Carl-Neuberg-Straße 1, D-30625 Hannover

Fallberichte

(Die Fallberichte wurden nicht systematisch gesammelt, es wurde keine Handrecherche in relevanten Zeitschriften durchgeführt, die Anzahl ist also vermutlich unterschätzt. Weitere Einzelfallbeschreibungen gibt es in klinischen Studien.)

Tab. 10-25 Fallberichte zur anthroposophischen Behandlung verschiedener Erkrankungen

Autor, Jahr [Literatur]	Diagnose	Therapie	Anzahl der Fälle	Bemerkung
Psychiatrie				
Baur 1997 [59]	Autismus	Chirophonetik	1	
Bissegger 1989 [70]	Anorexia nervosa	Diverse	9	
Bräuner-Gülow 2000 [94]	Anorexia nervosa	Heileurythmie	1	
Dannegger 1991 [141]	Depression	Musiktherapie, KAM	12	
Langerhorst 1999 [452]	Anorexia nervosa	Heileurythmie	1	
Lauer 1991 [454]	Angst	Diverse, KAM	27	
Gutknecht 1997 [267]	Depression, Migräne, Sinus	Kunsttherapie	2	
Heckel 1997 [305]	„psychiatrisch"	Musiktherapie	2	

---

14 Schneider B; Cancer Chemother Pharmacol (2001) 47 (Suppl.): 35–37.

Tab. 10-25 (Fortsetzung)

Autor, Jahr [Literatur]	Diagnose	Therapie	Anzahl der Fälle	Bemerkung
Hamre 2002 [285]	Depression	Kunsttherapie	1	
Junge 2001 [371]	Persönlichkeitsstörung nach Missbrauch	Diverse	1	
Notholt 2003 [548]	Hochbegabung	Musiktherapie	1	
Petersen 1999 [566, 567]	Neurose	Heileurythmie	1	
Quecke 2000 [579, 580]	paranoide Fehlhaltung	Plumbum, Diverse	1	
Ruckgaber 1999 [609]	Anorexia nervosa	Diverse	1	
Ruckgaber 2001 [610]	psychogene Gangstörung	Diverse	1	
Solheim 2002 [700]	Depression, Krebs	Kunsttherapie	1	
Solheim 2002 [699]	Depression, Krebs	Kunsttherapie	1	
Sommer 2003 [703]	Panikstörung	Pallasitsalbe	1	
Sommer 2001 [711]	Albträume von Verstorbenen	potenziertes Kupfer	4	
van Gerven 1998 [760]	Psychose	Diverse	1	
Hauterkrankungen				
Glaser 1995 [233]	Ulcera crures, infiziert	anthroposophische Krankenpflege, KAM	1	
Guéguen 2001 [260]	atopische Dermatitis	KAM	1	
Hessenbruch 2000	Psoriasis vulgaris	KAM	5	
Husemann 1998 [351]	Furunkulose	Diverse	1	
Jachens 1998 [362]	Psoriasis, Akne	Diverse	1	
Klasen 2000 [406]	Lupus erythematodes	KAM, Cortison	1	
Kummer 1998 [444]	Neurodermitis	KAM	1	
Lösch 1997 [469]	M. Sudeck	Heileurythmie	1	
Schramm 1999 [668]	Neurodermitis	Ferrum Quarz comp.	1	
Schweigert 1994 [680]	Vaskulitis, M. Crohn	Heileurythmie	1	
Selawry-Lipp. 1990 [685]	Ekzem, Furunkulose	Diverse	10	
Neurologie				
Büttner 1982 [119]	Migräne	Kephalodoron®, Ferrum Quarz	45	
Bissegger 2000 [69]	Hirnblutung (Intensivstation)	Musiktherapie	1	
Bräuner-Gülow 2001 [95]	Bewegungsstörung	Heileurythmie	1	
Dirks 1993 [157, 158]	Hyperkinetisches Syndrom	Mistel, Diverse	1	
Gessler 1993 [228]	Skoliose, Zervikalsyndrom	Heileurythmie	2	
Hablützel 1993 [274]	Lumbo-, Ischialgie	Heileurythmie	3	

Tab. 10-25   (Fortsetzung)

Autor, Jahr [Literatur]	Diagnose	Therapie	Anzahl der Fälle	Bemerkung
Husemann 1996 [354]	Enzephalitis	Eurythmie	1	
Rivoir 1997 [597]	Encephalomyelitis disseminata	Diverse	1	
Rivoir 2001 [598]	Multiple Sklerose	Diverse	1	
Specht 1986 [713]	zerebrale Krampfanfälle	Heileurythmie	3	
Sommer 2002 [710]	Migräne	Diverse	6	eventuell Überschneidungen
Sommer 1999 [702]	Migräne	Diverse	6	
Sommer 1998 [707]	spastische Parese	Lathyrus sativus	2	
Sommer 1999 [709]	zerebrales Anfallsleiden	Zink, Diverse	1	
Steinke 1995 [730]	Diverse	Heileurythmie	8	
von Zabern 1999 [786]	zerebrales Anfallsleiden	Acidum sulfuricum und Diverse	3	
Wagner 1986 [788]	Kopfschmerz	Ferrum Quarz	1	
Knochen, Gelenke, Orthopädie				
Gärtner 1999 [217]	Arthrose	Mistel, Articulatio coxae	1	
Grah 2002 [248]	PCP (juvenil)	KAM	1	
Hamprecht 1998 [282]	M. Bechterew	Maltherapie	1	
Hessenbruch 1996 [314]	Arthrose	Diverse	20	
Ossapofsky 1999 [553]	Arthrose	Organpräparat Mistel	1	
Roemer 1997 [601]	Arthrose	Diverse	1	
Roemer 1996 [600]	posttraumatische Rückenschmerzen	N. intercostalis, Diverse	1	
Roemer 2002 [602]	Diverse	Diverse	12	
Schleyerbach 2000 [653]	Arthritis saltans, Exanthem	Diverse	1	
Sommer 1997 [706]	Coxarthrose	Diverse	1	
Steinke 1995 [731]	rheumatische und andere Gelenkerkrankungen	Heileurythmie	5	
Geriatrie				
Baring 1997	Alzheimer	Kunsttherapie	1	
Bräuner-Gülow 1999 [93]	postoperativ bei geriatrischen Pat.	Heileurythmie	2	
Weckenmann 1982 [803]	Geriatrie	Scleron®	7	
Herz/Kreislauf				
Halblützel 1998 [279a]	Herz-, Kreislauf-Erkrankungen	Diverse	84	

Tab. 10-25 (Fortsetzung)

Autor, Jahr [Literatur]	Diagnose	Therapie	Anzahl der Fälle	Bemerkung
Momsen 2001 [526]	Arrhythmien, Vitium cordis	Scilla comp.	1	
Weckenmann 1981 [801]	Diverse, teils funktionell	Cardiodoron®	10	
Erkrankungen der Atemwege, Rachen, Nasen-, Nasennebenhöhlen, Mittelohr				
Baur 1992 [60]	Diverse	Diverse, KAM	252	
Belart 1987 [61]	Heuschnupfen	Gencydo®	3	
Ecker 1999 [171]	Asthma, Kinder	Heileurythmie, Diverse	3	
Girke 1996 [231]	Pleuropneumonie	KAM	1	
Husemann 2000 [349]	Lungenfibrose, interstitielle Alveolitis	Formica Inhalationen, Diverse	1	
Husemann 1984 [355, 356]	Asthma, Kinder	Diverse	3	
Jacobs 1989 [363]	Asthma	Musiktherapie	1	
Jeserich 2000 [368]	Asthma	Diverse	1	
Mascher 1981 [488]	Pneumonie, Tetraplegie	Musiktherapie, Heileurythmie, KAM	1	
Maurer 1994 [502, 503]	Asthma	Musiktherapie	1	
Werner 1987 [828]	chronischer Lungenabszess	KAM	1	
Soldner 2002 [698]	Pneumonie, Kinder	Diverse	3	
Tautz 1996 [741]	Asthma	Diverse	1	
von Zabern 1995 [785]	Otitis media (rezidivierend)	Diverse	1	
Gastrointestinale Erkrankungen				
Arntzen 1996 [37]	diverse Darmerkrankungen	Carbo Juniperi e summitates	5	extrem knapp
Fintelmann 1991 [198]	Hepatitis	KAM	3	
Hablützel 1993 [274]	Oberbauchbeschwerden	Heileurythmie	1	
Kayser-Springorum 2000 [376]	Neurodermitis, Schlafstörungen	KAM	1	
Schikarski 1991 [651]	M. Crohn, Colitis ulcerosa	KAM	6	
Werner 1980 [826]	chronische Hepatitis	Mistel	1	
von Bonin 2001 [774]	Colitis ulcerosa	Sprachtherapie	1	
Wunderlich-Fricke 2000 [857]	Obstipation, Mammakarzinom	Bufo rana	1	
Pädiatrie (weiteres in anderen Kategorien)				
Börner 2001 [87]	„Wahrnehmungsstörung"	Rhythmische Massage	1	
Bort 1939 [90]	sprachgestört, unruhig	Heileurythmie, Kunsttherapie	1	

Tab. 10-25 (Fortsetzung)

Autor, Jahr [Literatur]	Diagnose	Therapie	Anzahl der Fälle	Bemerkung
Ecker 2000 [170]	Essstörung, Frühgeburt	KAM	1	
Gessler 1993 [228]	hirnorganische Schädigung	Heileurythmie	1	
Momsen 2002 [527]	ADHS	Kunsttherapie, Rhythmische Massage, Diverse	2	
Husemann 1999 [353]	„Sexualstörung"	Agave americana	1	
Pütz 1997 [578]	Verhaltensstörung	Kunsttherapie	1	
Schneider 2001 [656]	Anpassungsstörung	Bryophyllum argento cultum	1	
Schwarz 2004 [679]	Albinismus	Pyritsalbe, Cochleariasalbe	1	
Soldner 2004 [695]	schwerer Vitamin-B$_{12}$-Mangel (1 x Imerslund-Graesbeck-Syndrom, 1 x Zustand nach Ewing-Sarkom)	Cobaltum met.	3	
Ulrich 2000 [756]	Frühgeborenes, multiple Erkrankungen	Diverse	1	
Gynäkologie, Geburtshilfe				
Gmeindl 2001 [234]	drohende Frühgeburt 18. SSW	Heileurythmie, KAM, KM	1	
Weiteres, Diverses				
Andersson 2004 [33]	Sjögren-Syndrom	Misteltherapie	1	
Anger 2002 [34]	Diabetes	Heileurythmie	2	
Appenzeller 2001 [672]	Diverse	Diverse	6	
Autorenkollektiv 99 [44]	Diverse	Diverse	69	
Baltes 2001 [49]	Pulpitis	Pulpa dentis	1	
Best 2000 [63]	Stottern	Chirophonetik	1	
Bopp 1942 [84]	Diverse	Diverse	13	
Denjean 2000 [149]	Diverse	Sprachtherapie	15	
Drebber 1942 [164]	Diverse	Diverse	115	
Felber 2000 [194]	Diverse	Musiktherapie	5	
Fischer-Wasels 2000 [203]	HIV, Kind	KAM	1	
Frieling 1999 [212]	M. Crohn, Basaliom	Maltherapie	2	diagnostisch
Gelaudie 2001 [224]	Diverse	Rhythmische Massage	8	
Girke 2001 [232]	Hyperthyreose	Colchicum autumnale	2	
Güldenstern 2002 [262]	Pulpitis	Pulpa dentis	1	

Tab. 10-25 (Fortsetzung)

Autor, Jahr [Literatur]	Diagnose	Therapie	Anzahl der Fälle	Bemerkung
Gutknecht 2000 [268]	Strafvollzug	Kunsttherapie	2	
Hessenbruch 1998 [315]	Kopfschmerzen, Venenentzündung und anderes	Kephalodoron®, Ferrum Quarz, Kalium Aceticum comp.	16	
Hilgard 2004 [327]	kindlicher Diabetes mellitus Typ 1	KAM	1	
Husemann 1942 [350]	Diverse	Diverse	88	
Kümmell 1997 [437]	Sarkoidose	Mistel, Diverse	1	
Mees-Christeller [505]	Diverse	Kunsttherapie	7	
Pechmann 1999 [559]	Nierenerkrankung	Diverse	1	
Reiner 1995 [587]	Chronic fatigue	Diverse	1	
Roemer 2002 [603]	Diverse	potenzierte Organpräparate	219	eventuell einzelne Überschneidungen
Röser 2000 [607]	Metabolisches Syndrom	Diverse	1	
Roggatz 2002 [605]	Diverse	Eisenpräparate	2	
Runte 1996 [612]	Störfelder	Diverse	6	
Schneider 1999 [655]	„gestörter Marsprozess"	Ferrum	1	Diagnose?
Schnürer 1995 [663]	AIDS	KAM	2	
Schnürer 2000 [664]	Diverse	Schulmedizin, Alternativmedizin	5	
Simon 2001 [691]	Cystitis, Zustand nach Zervixkarzinom	Diverse	1	
Soldner 1998 [696]	Diverse	Diverse	3	
Sommer 1996 [705]	Wundheilungsstörungen	Calendula	2	
Spielberger 1998 [715]	Diverse	Equisetum cum Sulfure tostum	6	
Spielberger 1999 [716]	Diverse	potenzierte Organpräparate		
Steinke 1999 [732]	Diverse	Heileurythmie	6	
Treichler 1996 [749]	Diverse	Kunsttherapie	6	
von Bonin 2000 [773]	Diverse	Sprachtherapie	2	
Vogel 1995 [769]	Augenerkrankungen	Diverse	4	
Vogel 1997 [770]	Diabetes mellitus und Retinopathie	Diverse	6	
Vogel 1998 [771]	Makulaödem	Chrysolith comp.	1	

Tab. 10-25   (Fortsetzung)

Autor, Jahr [Literatur]	Diagnose	Therapie	Anzahl der Fälle	Bemerkung
Weckenmann 2004 [811]	Diverse	Diverse	6	
Werner 1996 [829]	M. Basedow	Diverse	1	
Wolff-Hoffmann [854]	Diverse	Heileurythmie	3	
Anerkennungsfälle der GAÄD, die zur wissenschaftlichen Auswertung freigegeben wurden				
Diverse	Diverse	Diverse	254	
Onkologie				
Denjean-v. Stryk 2003 [148]	Diverse	Sprachtherapie, KAM	4	
Goyert 1990 [243]	Mammakarzinom	Mistel	2	
Goyert 1991 [244]	Lungenkarzinom	Mistel	1	
Goyert 1991 [245]	Ovarialkarzinom	Mistel	1	
Grah 1997 [246]	CLL	Helleborus niger, KAM	1	
Heiligtag 2000 [307]	Melanom	Mistel	4	
Klasen 2004	HCC	Mistel, Diverse	1	
Kruse-Freund 1997 [430, 431]	metastasierte Krebs- erkrankung	Maltherapie	1	
Madeleyn 2001 [475]	Hirntumoren, Kinder	Mistel, KAM	10	
Madeleyn 2002 [476]	Hirntumoren, Kinder	Mistel, KAM	7	
Marian 2002 [485]	Mammakarzinom	Maltherapie	1	
Meisermann 2004 [511]	Nierenkarzinom	Misteltherapie	1	
Merckens 2001 [514]	Ovarialkarzinom	Phosphor	1	
Müller-Busch 1999 [538]	Mammakarzinom	Kunsttherapie, Diverse	1	
Schad 1999 [637]	Kolonkarzinom	Mistel	1	
Schad 1999 [638]	hepatozelluläres Karzinom	Mistel	1	
Schnürer 1995 [659, 660]	CLL, Asthma	Mistel, Diverse	1	
Sommer 2002 [712]	Diverse	Mistel	7	
Sommer 1998 [708]	megakaryozytäre Myelose	Medulla osium	1	
Sommer 1994 [704]	Lymphangiose der Lunge	Plexus pulmonalis	1	
Stahlhammer 1997 [719]	Krebs	Kunsttherapie	2	
Vögler 2003 [772]	Larynx-Papillomatose	Mistel	1	
Werner 1973 [821]	Magenkarzinom		1	biografisch
Werner 1974 [822]	Mammakarzinom	Mistel, KAM	1	

Tab. 10-25 (Fortsetzung)

Autor, Jahr [Literatur]	Diagnose	Therapie	Anzahl der Fälle	Bemerkung
Werner 1977 [823]	Nierenkarzinom	Mistel, Heileurythmie, KAM	1	
Werner 1980 [824, 825]	Diverse Karzinome	Mistel, Diverse	2	
Werner 1984 [827]	Diverse Karzinome	Mistel	4	
Werner 1996 [831]	Mammakarzinom	Mistel, Diverse	1	
Zwischensumme Gesamt			**1 592**	
Noch nicht tabellarisch erfasst				
Diverse	diverse Krebserkrankungen	Mistel	ca. 500	
Summe			**ca. 2 090**	

KAM = komplexe anthroposophische Therapie; KM = konventionelle Medizin

Ausgeschlossene Literatur und Grund des Ausschlusses

Die folgende Literatur wurde von den *klinischen Studien* ausgeschlossen; teilweise wurden sie aber im Kontext der Grundlagenforschung angeführt.

Tab. 10-26

Name, Jahr [Literatur]	Grund des Ausschlusses
Abbie 1978 [18]	keine anthroposophische Therapie
Alles 1997 [27]	Erfahrungsbericht ohne quantifizierende Angaben
Arman 2001 [35]	qualitative Studie (Teil von Carlsson 2001 [125], 2004 [124]), keine Resultate zur anthroposophischen Therapie
Arman 2002 [36]	qualitative Studie, keine Resultate zur anthroposophischen Therapie
Baars 2003 [543]	keine klinische Studie; konzeptuelles
Baumann 1971 [58]	keine anthroposophische Therapie (Aristochol®)
Baumann 1975 [57]	keine anthroposophische Therapie (Aristochol®)
Bettermann 1997 [66]	keine anthroposophische Medizin, chronobiologische, physiologische Untersuchung
Bettermann 1999 [67]	keine klinische Studie (physiologisch)
Bettermann 2000 [65]	keine klinische Studie; rhythmologische Untersuchung

Tab. 10-26 (Fortsetzung)

Bettermann 2002 [68]	keine klinische Studie, physiologische Untersuchung an Gesunden
Böhlau 1968 [75]	keine anthroposophische Therapie (Crataegutt®)
Braunstein 1999 [96]	Kurzzeiteffekte (vor und nach Bad), physiologische Untersuchung, Befinden, keine klinische Studie
Brock 1991 [99]	kein anthroposophisches Arzneimittel
Bühlbäcker 1996 [105]	keine eigentliche Studie
Büttner 1982 [119, 120]	Sammlung von Einzelfällen verschiedener Ärzte
Clover 1995 [131]	kein anthroposophisches Setting; nur 58 % der Pat. bekam Mistel; viele Kointerventionen; keine Auswertung oder Aussage speziell zur Mistel
Cysarz 1999 [138]	keine klinische Studie; rhythmologische Untersuchung an Gesunden
Cysarz 2000, 2002 [135, 137]	keine klinische Studie; rhythmologische Untersuchung an Gesunden
Cysarz 2004 [139]	keine klinische Studie; rhythmologische Untersuchung an Gesunden
Dinkelacker 2001 [156]	keine eigentliche klinische Studie[1]
Duffell 2001 [167]	keine klinische Studie (Einstellung zu Impfung)
Engelke 2000 [182]	Arbeit nicht auffindbar, Existenz unklar
Fischer und Großhans 1989 [200, 201]	Untersuchung zu psychosomatischen und biografischen Faktoren der Erkrankungen; nicht geeignet für die Beurteilung der Wirksamkeit
Freitag und Stammwitz 1984 [210]	keine anthroposophische Therapie (Esberitox®)
Gelaudie und Welsink 2001 [224]	nur Einzelfälle (keine Studie)
Gelin 1999 [225]	nicht beurteilbar, da fast keine Details berichtet sind
Gorter 1999 [242]	Studie Teil der Publikation von Jach 1999, 2003 [360, 361]; keine eigene Publikation
Grah 2003 [247]	primär zur Sicherheit; zur Tumorremission zu wenige Daten
Grossarth 2005 [256]	noch keine quantitativen Ergebnisse publiziert
Gruber 2002 [258]	keine klinische Studie
Güldenstern 1997 [261]	keine klinische Studie; experimentelle Untersuchung
Gwehenberger 2004 [272, 273]	präklinische Untersuchung
Hardel/Levy 1990 [295]	nicht publizierter französischer Studienbericht; in Aussicht gestellte Übersetzung scheiterte kurz vor Fertigstellung des Berichts
Hauff 1991 [301]	keine Untersuchung der tatsächlichen Kosten; Befragung der Ärzte zu ihrer Meinung zur Leistungsstruktur alternativer und schulmedizinischer Praxen; keine quantitative Auswertung der Befragung
Heckmann 1999 [306]	keine klinische Studie; rhythmologische Untersuchung an Gesunden
Herold 2002 [312]	Mistel nur erwähnt; keine spezielle Auswertung
Heusser 1999 [320]	nur Studienplanung
Hildebrandt 1993 [323]	keine klinische Studie zur anthroposophischen Therapie
Hildebrandt 1960 [324]	keine klinische Studie zur anthroposophischen Medizin; Übersicht zu Untersuchungen von Kuranwendungen und Übersicht zu Untersuchungen des vegetativen Systems

Tab. 10-26 (Fortsetzung)

Hildebrandt 1984 [326]	keine anthroposophische Therapie (DHU)
Hildebrandt 1983 [325]	keine anthroposophische Therapie (DHU)
Huber 1990 [344]	experimentelle Studie bei gesunden Probanden; keine Praxisrelevanz
Huber 2001 [345]	gesunde Probanden
Jach 1999, 2003 [360, 361]	viele wichtige Fragen offen, Autoren mehrmals angeschrieben, keine Antworten erhalten
Kiene 1999 [384]	nur Studienankündigung
Kienle 1973 [385]	experimentelle Untersuchung
Klopp 2001 [412]	experimentelle Untersuchung
Koppermann 1956 [420]	keine anthroposophische Therapie (Crataegutt®)
Kranzbühler 1999 [423]	geplante Studie
Kröz 2002 [429]	keine klinische Studie (Diagnostik)
Kuehn 2000 [434]	nur Zwischenauswertung, keine genauen quantitativen Werte
Kümmell 1980 [436]	keine anthroposophische Medizin
Kümmell 1980 [435]	keine anthroposophische Medizin
Kümmell 1982 [441]	keine anthroposophische Medizin
Kümmell 1982 [442]	keine anthroposophische Therapie (Crataegutt®)
Kümmell 1996 [438]	keine klinische Studie; rhythmologische Untersuchung an Gesunden
Lindholm 2002 [464]	qualitative Studie, keine Resultate zur anthroposophischen Therapie
Malinverni 1999 [482]	geplante Studie
Marques 1992 [486]	schlechte Qualität (retrospektiv, nicht publiziert, portugiesisch, unklares englisches Abstract; positives Outcome, daher Ausschluss konservativ)
Matthes 1999 [491]	Toxikologie
Matthiolius 1977 [501]	keine klinische Studie, Fragestellung
Meier 1997 [508]	geplante Studie
Meier 1999 [510]	*In-vitro*-Untersuchung
Meyer 2004 [519]	Zahnheilkunde
Meystre-Koller 1975 [521]	keine klinische (Therapie-)Studie
Moog-Schulze 1993 [530]	experimentelle Arbeit (sehr klein, nicht verblindet)
Müller 1973 [536]	keine klinische Studie; Serumeisen und -kupfer bestimmt
Müller 1999 [534]	geplante Studie
Müller-Busch 1997 [537]	Musiktherapie nach Nordoff und Robbins; nominell keine anthroposophische Therapie
Niemeijer 2003 [543]	Prävalenz und Konzeptionelles; keine klinische Studie
Norländer und Hilgard 2002 [546]	geplante Studie
Ogletree 1999 [551]	keine klinische Studie

Tab. 10-26 (Fortsetzung)

Pauls 1999 [558]	k. A. zum Verlauf
Penter 2001/2002 [563–565]	Studie zur Fieberentwicklung und rhythmologischen Veränderungen unter Misteltherapie
Reiner 1992 [586]	Studie zur Frage, wer mit Antibiotika behandelt wird, nicht aber zur Therapiewirksamkeit
Reuter 1994 [588]	keine anthroposophische Therapie (Faros®)
Riches und Conens 2000 [592] (Überwärmungsbad)	keine klinische Studie
Richter 1997 [594]	geplante Studie
Rogez 1990 [604]	keine Therapiestudie (kein Vorher-nachher-Vergleich)
Roknic [606] (Öldispersionsbad)	keine klinische Studie
Schad 2003 [635]	nur Abstract ohne quantifizierende Aussagen
Schad 2005 [636]	keine klinische Studie zur Wirksamkeit (deskriptive Beschreibung von Patienten-Basisdaten und Therapien, retrospektive Befragung zur subjektiven Einschätzung der Misteltherapie)[2]
Schaefermeyer 1999 [642]	geplante Studie
Schendel 1997 [647]	Erfahrungsbericht, ohne quantifizierende Aussage (Misteltherapie bessert nicht nur Allgemeinbefinden, sondern auch die Verträglichkeit und Akzeptanz des Methotrexat)
Schink 2005 [652]	keine Aussage zur Wirksamkeit; immunologische Untersuchung
Schnelle 1997 [658]	geplante Studie
Schnürer 1995 [661]	keine Studie, da kein klinischer Outcome beschrieben wird
Schnürer 1995 [662]	zur Wirksamkeit nur Einzelfälle
Schnürer 1995 [663]	kein kompletter Verlauf; Einzelfälle
Schramm 1997 [669]	unspezifische globale Erfahrungserfassung
Schratter-Sehn 2001 [670]	Combudoron® nur erwähnt, keine spezielle Auswertung
Schulte 1999 [673]	keine Ergebnisse
Schulz-Schulze 1999 [674]	deskriptive Beschreibung anhand Tumordokumentation; keine Aussage zur Wirksamkeit
Simon 1997 [693]	geplante Studie
Sommer 2001 [701]	keine Studie, summarische Auswertung von Kasuistiken
Stetter 1997 [733]	keine klinische Studie
Stumpf 2004 [737]	wertet Herzig 2003 [313] aus; wird noch mal nachgerechnet/überprüft
Thompson 2000 [744]	keine klinische Studie (Kurzzeit-Empfindungen zu Heileurythmie)
Trageser 1986 [748]	keine klinische Studie (chronobiologische Untersuchung)
van Leeuwen 1987 [761]	physiologische, chronobiologische Untersuchung; keine therapeutische Intervention
von Bonin 2001 [777]	keine klinische Studie, physiologische Untersuchung an Gesunden
von Bonin 2002 [776]	keine klinische Studie, physiologische Untersuchung an Gesunden

Tab. 10-26 (Fortsetzung)

von Bonin 2003 [775]	keine klinische Studie, Übersicht, physiologische Untersuchung an Gesunden
Von Eiff Candiani [779]	kein anthroposophisches Präparat
von Zabern 2001 [787]	keine klinische Studie
Weckenmann 1975 [797]	keine klinische Studie, keine Therapie
Weckenmann 1978 [798]	keine statistische Auswertung, eher Einzelfallberichte; Verlauf nur sehr global angegeben
Weckenmann 1981 [800]	keine klinische Studie
Weckenmann 1982 [802]	keine klinische Studie, keine Therapie
Weckenmann 1987 [812]	keine klinische Studie, keine Therapie
Weckenmann 1988 [807]	keine klinische Studie, keine Therapie
Weckenmann 1991 [814]	zur Wirksamkeit nur kasuistische Betrachtung
Weckenmann 1991 [808]	Zweitauswertung von Hardel und Levy 1990 [295], deren Übersetzung fehlt
Weckenmann 1999 [810]	Übersichtsartikel, Medikamentenstudien auch anderweitig publiziert
Weisser 2004 [817]	keine klinische Studie; physiologische Untersuchung an Gesunden
Wickens 1999 [834]	nur interner Vergleich (Waldorfschüler mit Waldorfschülern)
Wilkens 2003 [835] (D30 in der Wundheilung)	kein anthroposophisches Präparat (DHU), kein anthroposophisches Setting bzw. Haus
Witt 1999 [845]	nur Bericht über Studienplan
Zdrazil 2000 [858]	keine Aussage zur Wirksamkeit der anthroposophischen Medizin
Zweidler 2001 [861]	physiologische Untersuchung
Zwijnenburg [862]	keine klinische Studie (präklinisch, physiologisch)
9 weitere holländische Fallserien (Lous-Bolk-Institut)	nicht publiziert, nicht übersetzt, Versuchsstudien

[1] Es wurden zumeist Kurzzeiteffekte untersucht, anthroposophische Ziel-(Surrogat-)Parameter (z. B. Wärmeentwicklung, innere Bilder); es wurde zwar eine Befragung zum Verlauf der Beschwerden durchgeführt, diese war aber unspezifisch, mit anderen Fragen vermengt und Details der Befragung werden nicht genannt. [2] Retrospektive Surveys zur Zufriedenheit mit bestimmten Therapien werden gemeinhin nicht als klinische Studien klassifiziert.

Abkürzungsverzeichnis

(Zu Abkürzungen verschiedener Bereiche von Lebensqualitätsfragebögen oder von Chemotherapien s. entsprechende Tabellen und Studienbeschreibungen; Abkürzungen von Mistel-Wirtsbäumen s. S. 170; Kodierung der Kriterien zur Bewertung der Qualität und Praxisrelevanz der Studien s. S. 54 f.)

ACR	American College of Rheumatology	BB	Blutbild
ACTeRS	ADD-H Comprehensive Teacher's Rating Scale	BBT	Bundesamt für Berufsbildung und Technologie
ADHS	Aufmerksamkeitsdefizit-/Hyperaktivitätsstörung	BDI	Beck's Depression Inventory
ADHS-SSV	Aufmerksamkeitsdefizit-/Hyperaktivitätsstörung – Störung des Sozialverhaltens	BfArM	Bundesinstitut für Arzneimittel und Medizinprodukte (Deutschland)
ADS	Aufmerksamkeitsdefizitsyndrom	Bf-S	Befindlichkeits-Skala von Zerssen
AG	Aktiengesellschaft	BIAS	Bias Identification, Assessment und Suppression
AKDÄ	Arzneimittelkommission der Deutschen Ärzteschaft	BKK	Betriebskrankenkasse
ALT	Alanin-Aminotransferase	BMBF	Bundesministerium für Bildung und Forschung
AMDP	Arbeitsgemeinschaft für Methodik und Dokumentation in der Psychiatrie	BMI	Body-Mass-Index
		BMJ	British Medical Journal
		BNS	Blitz-Nick-Salaam(-Krämpfe)
AMED	Allied and Complementary Medicine Database	BQS	Bundesgeschäftsstelle Qualitätssicherung
		BSG	Blutkörperchensenkungs-geschwindigkeit
AMG	Arzneimittelgesetzt (Deutschland)		
AMOS	Anthroposophische-Medizin-Outcomes-Studie	BVM	Bundesverkehrsministerium
		CAI	Clinical Activity Index
Amp.	Ampulle	CAM	Komplementärmedizin (Complementary and Alternative Medicine)
ANOVA	Analysis of Variance between Groups		
ANT	Atypische Trigeminusneuralgie	CBCL	Child Behavior Checklist
Appl.	Applikation	CEA	carcinoembryonales Antigen
AQUA-Institut	Institut für angewandte Qualitätsförderung und Forschung im Gesundheitswesen	CIN	zervikale intraepitheliale Neoplasie
		CLL	chronisch lymphatische Leukämie
AM	Anthroposophische Medizin	CMI	Case-Mix-Index
ATC-Index	Anatomical Therapeutic Chemical Index	CML	chronisch myeloische Leukämie
		comp.	compositum
AU	Arbeitsunfähigkeit	CONSORT	Consolidated Standards of Reporting Trials
AWMF	Arbeitsgemeinschaft der Wissenschaftlichen Medizinischen Fachgesellschaften	cP	chronische Polyarthritis
		CRP	C-reaktives Protein

CRS	Connor's Rating Scales
CT	Computertomogramm
CUP	Cancer of Unknown Primary
d	Tag
D n	Dezimalpotenzen; n-malige Verdünnung („Potenzierung") des Urstoffs je im Verhältnis 1 : 10 mit einem Lösungsmittel (Alkohol oder Wasser) durch Verschüttelung
DDG	Deutsche Diabetes Gesellschaft
DHU	Deutsche Homöopathie-Union
DMARD	Disease Modifying Antirheumatic Drugs
DMFT	Beschreibung des Karieszustandes (Decayed, Missing und Filled Teeth)
DNA	Desoxyribonukleinsäure
DRG	Diagnosis Related Group
DSM	Diagnostisches und Statistisches Manual Psychischer Störungen (III-R: 3. Auflage, revidierte Fassung, IV: 4. Auflage)
EBHC	Evidence-based Health Care
EbM	Evidence-based Medicine
ECHAMP	European Coalition on Homeopathic and Anthroposophic Medicinal Products
ECOG	Eastern Cooperative Oncology Group
ED	Einheitsdosis
EEG	Elektroenzephalographie
EKG	Elektrokardiographie
EMDR	Eye-Movement Desensitization and Reprocessing
EORTC	European Organization for Research and Treatment of Cancer
EORTC QLQ-C30	European Organization for Research and Treatment of Cancer Quality of Life Questionnaire
ERCP	endoskopische retrograde Cholangio-Pankreatographie
Esslöf.	Esslöffel
ESSG	European Spondylarthropathy Study Group
FAGE	Fachangestellte Gesundheit

FFbHR	Funktionsfragebogen Hannover für Rückenschmerzen
FLIC	Functional Living Index-Cancer
FMH	Verbindung der Schweizer Ärztinnen und Ärzte (Fédération des médecins suisses)
fT3, fT4	freies Thyroxin, Triiodthyronin
GAÄD	Gesellschaft Anthroposophischer Ärzte Deutschlands
G-DRG	German Diagnosis Related Group
GCP	Good Clinical Practice
GEP	Good Epidemiological Practice
GDS	Geriatric Depression Scale
γ-GT	Gamma-Glutamyltranspeptidase
GKH	Gemeinschaftskrankenhaus
GKV	Gesetzliche Krankenversicherung (Deutschland)
Gl	Globuli
GLDH	Glutamat-Dehydrogenase
GOT	Glutamat-Oxalacetat-Transaminase
GPOH	Gesellschaft für Pädiatrische Onkologie und Hämatologie
GPT	Glutamat-Pyruvat-Transaminase
h	Stunde, Stunden
HAB	Homöopathisches Arzneibuch
HADS	Hospital Anxiety and Depression Scale
HAI	Histological Activity Index
HAMD	Hamilton-Depressionsskala
Hb	Hämoglobin
HBV	Hepatitis-B-Virus
HCC	hepatozelluläres Karzinom
HCV	Hepatitis-C-Virus
HDV	Hepatitis-D-Virus
HE	Heileurythmie
HGV	Hepatitis-G-Virus
HLQ	Herdecker Lebensqualität
HNO	Hals-Nasen-Ohren
HTA	Health Technology Assessment
HWS	Halswirbelsäule
i. a.	intraartikulär
i. c.	intrakutan
ICD	Internationale statistische Klassifikation der Krankheiten und verwandter Gesundheitsprobleme

ICH	International Conference on Harmonisation of Technical Requirements for Registration of Pharmaceuticals for Human Use	LASA	Linear Analogue Self Assessment Scale
IFAEMM	Institut für angewandte Erkenntnistheorie und Medizinische Methodologie, Freiburg, Bad Krozingen	LBPRS	Low Back Pain Rating Scale
		LK	Lymphknoten
		LOS	Lincoln-Oserretzky-Skala
		LSQ	Life Satisfaction Questionaire
		LWS	Lendenwirbelsäule
IFN	Interferon	m	männlich
IgE	Immunglobulin E	M	Migräne
IKK	Innungskrankenkasse	max.	maximal
i. m.	intramuskulär	min	Minute, Minuten
IMO	Institut für Medizinische Onkologie	MAC	Mental Adjustment to Cancer
		ML	Mistellektin
INEK	Institut für das Entgeltsystem im Krankenhaus	MMR	Masern-Mumps-Röteln-Impfung
		MMST	Mini-Mental-Status Test
Inj.	Injektion	Mo.	Monat, Monate
IQB	Interquartilbereich, Bereich zwischen 25-Perzentil und 75-Perzentil	MOPO	Measurement of Patient Outcome
		MQMH	Medizinische Qualitätsgemeinschaft Modell Herdecke
i. v.	intravenös	MTA	Medizinisch Technische Assistentin
IVAA	Internationale Vereinigung Anthroposophischer Ärztegesellschaften	MW	Mittelwert
		n	Anzahl
J.	Jahre	n. a.	nicht anwendbar
JAMA	Journal of the American Medical Association	NFP	Nationale Forschungsprogramme (Schweizer Nationalfond)
K-ABC	Kaufman Assessment Battery for Children	NHL	Non-Hodgkin-Lymphom
		NHS	National Health Service (UK)
k. A.	keine Angaben	NK-Zellen	natürliche Killerzellen
KAM	Komplexe Anthroposophische Therapie	NMR	Kernspintomogramm (engl. „nuclear magnetic resonance")
KI	Konfidenzintervall	NNFP	nichtneuralgieforme Gesichtsschmerzen
KIKOM	Kollegiale Instanz für Komplementärmedizin	NNT	Number Needed to Treat
KINDL	Münchner Fragebogen zur Kindlichen Lebensqualität	N-RCT	nichtrandomisierte Kontrollierte Studie
KITA	Fragebogen zur Erfassung der Gesundheitsbezogenen Lebensqualität von Kleinkindern zwischen 1 und 6 Jahren	n. s.	nicht statistisch signifikant
		NSAR	nichtsteroidale Antirheumatika
		NSCLC	Non Small Cell Lung Cancer
		OHI	Oralhygieneindex
KPI	Karnofsky-Performance-Index	OP	Operation
KS	Kopfschmerz	OR	Odds Ratio
KT	Kunsttherapie	P/A-, PAQ	Puls/Atem-Quotient
KV	Kassenärztliche Vereinigung (Deutschland)	Pat.	Patient, Patienten
		PCR	Polymerase-Kettenreaktion
LA	Lokalanästhetikum	PDK	Periduralkatheter

PEK	Programm Evaluation Komplementärmedizin	SPEC	Swiss Patient Care Evaluation Study in Complementary Medicine
PIIIP	Procollagen-III-Peptide		
POMS	Profile of Mood States	SPECT	Single-Photon-Emissions-computertomographie
PMA	Phorbolester-12-myristat-13-acetat		
PPS	Pain Perception Scale	SRM	Standardized Response Mean
PTCA	perkutane transluminale koronare Angioplastie	SSS	Scandinavian Stroke Scale
		Tab.	Tablette
PTKS	posttraumatischer Kopfschmerz	tägl.	täglich
RM	Rhythmische Massage	TARMED	Tarif Medizin (Einzelleistungstarif mit Geltungsbereich in der ganzen Schweiz)
RNA	Ribonukleinsäure		
QOL	Quality of life (Lebensqualität)		
RCT	randomisierte klinische Studie		
RR	Blutdruck nach Riva-Rocci (mm Hg)	TCM	Traditional Chinese Medicine Index
RSCL	Rotterdam Symptom Checklist	TCO	Therapeutic Causality Outcome
s. c.	subkutan	TEP	Totalendoprothese
SCA	SCA-Rate: Schwesterchromatid-Austauschrate, Maß für DNA-Schäden	Teelöf.	Teelöffel
		TOMI	Test of Motor Impairment
		Tr.	Tropfen
SD	Standardabweichung	TSH	Thyroid Stimulating Hormon (Thyrotropin)
SELT	Skalen zur Erfassung von Lebensqualität bei Tumorpatienten	TTN	typische Trigeminusneuralgie
		UEs	unerwünschte Ereignisse
SELT-M	modifizierter SELT	UICC	International Union Against Cancer
SF-12®, SF-36®	Fragebogen zum Gesundheitszustand (engl. „Medical Outcome Short-Form-12 bzw. 36 Health Survey")	VAOAS	Vereinigung Anthroposophisch Orientierter Ärzte in der Schweiz
		VAS	visuelle Analogskala
		VMI	visuelle Perzeption
SKS	Spannungskopfschmerz	w	weiblich
SLE	systemischer Lupus erythematodes	WHO	World Health Organization
		WISC	Wechsler Intelligence Scale for Children
SMI	Schmerzindex		
SMN	Systematic Medical Necessity	Wo.	Woche, Wochen
SOC	Systematic Outcome Comparison	ZNS	zentrales Nervensystem
SOP	Standard Operating Procedures		

Conflict of Interest

Die Erstellung des HTA-Berichts Anthroposophische Medizin wurde über das Programm Evaluation Komplementärmedizin PEK des Schweizer Bundesamtes für Sozialversicherungen, später des Bundesamts für Gesundheit, finanziert; in die finanzielle Verteilung dieser Mittel war die Panmedion Stiftung Zürich eingebunden. Es wurde von keinem der Experten, Berufsverbände oder Arzneimittelhersteller Einflussnahme auf die HTA-Berichterstellung versucht. Der Fachvertreter der AM beurteilte, wie in den Vorgaben des PEK vorgesehen, ausschließlich die Praxisrelevanz der Studien und hatte auf die Qualitätsbewertung, Datenextraktion und Schlussfolgerung des HTA-Berichts keinen Einfluss.

11 Zusammenfassung

Hintergrund und Fragestellung

Im Kontext des *Programm Evaluation der Komplementärmedizin (PEK)* wurden im Auftrag des Schweizer Bundesamtes für Sozialversicherung (BSV), später des Bundesamtes für Gesundheit (BAG), die Fragen nach Wirksamkeit, Zweckmäßigkeit (Bedarf und Sicherheit) und Wirtschaftlichkeit der Anthroposophischen Medizin anhand der wissenschaftlich-medizinischen Literatur systematisch untersucht. Der hierbei zum August 2004 erstellte *Health Technology Assessment Report* (HTA-Bericht) wurde für das vorliegende Buch zum 31.07.2005 aktualisiert.

Anthroposophische Medizin (AM)

AM versteht sich als eine Weiterentwicklung der sich auf naturwissenschaftliche Methoden stützenden Medizin, basierend auf den Erkenntnismethoden und Erkenntnisergebnissen der Anthroposophie. AM wird im gesamten Spektrum der Medizin angewendet, von der Hausarztmedizin bis zur hochspezialisierten Akutversorgung, in Praxen, Therapiezentren, Ambulanzen und Krankenhäusern. Eingesetzt werden speziell hergestellte mineralische, pflanzliche und tierische Arzneimittel; außerdem Kunsttherapien, Rhythmische Massage, Heileurythmie, anthroposophisch erweiterte Krankenpflege; zudem beratende, teils psychotherapeutische Gespräche.

Methodologische Besonderheiten

In der AM wird seit Jahrzehnten ein intensiver Diskurs zur Methodologie klinischer Forschung geführt. Es wird auf den begrenzten Erkenntniswert und die limitierten Einsatzmöglichkeiten von randomisierten klinischen Studien (RCTs) sowie auf die Bedeutung weiterer Evidenzen wie auch des wissenschaftlich geschulten ärztlichen Urteils für medizinische Hilfeleistung, Erkenntnisgewinnung und Fortschritt verwiesen. Entsprechende Darstellungen und Reflexionen wurden in den hier vorliegenden HTA-Bericht integriert. Nach diesen methodologischen Voraussetzungen und in Übereinstimmung mit den Vorgaben der *Kriterien zur Beurteilung des Nutzens von komplementärmedizinischen Methoden* („Handbuch zur Standardisierung der medizinischen und wirtschaftlichen Bewertung medizinischer Leistungen" des Schweizerischen Bundesamtes für Sozialversicherung) wurde aus allen verfügbaren Arten von Evidenz eine Informationssynthese zusammengestellt.

Methode

Es wurde systematisch nach klinischen Studien gesucht (16 allgemeine medizinische und 4 spezielle anthroposophische Datenbanken, Expertenbefragung, Sichtung von Literaturverzeichnissen). Ausgewählt wurden systematische Reviews, klinische Studien, Fallserien, qualitativ hochwertige Kasuistiken, die prospektiv oder retrospektiv, mit oder ohne Vergleichsgruppe die Wirksamkeit, Wirtschaftlichkeit, den Bedarf oder die Sicherheit von AM untersuchen. Auswahlkriterien: AM musste therapeutisch oder prophylaktisch eingesetzt werden, Outcome-Parameter und Beobachtungszeitraum mussten klinisch relevant sein, Probanden mussten in der Regel krank und nur in Ausnahmefällen gesund sein. Studien konnten publiziert oder nicht publiziert sein, mussten abgeschlossen sein oder eine verfügbare Zwischenauswertung haben. Ihre Qualität und Praxisrelevanz wurden nach vorab definierten Kriterien von 3 Reviewern unabhängig bewertet. Eine quantitative Datensynthese wurde aufgrund der Studien-Heterogenität nicht durchgeführt; die Ergebnisse wurden in Evidenztabellen aufgeführt. Zu 4 ausgewählten Domänen (s. unten) wurden die Studien ausführlich bewertet und beschrieben. (In AM werden auch homöopathische und phytotherapeutische Arzneimittel eingesetzt. Auf eine Recherche diesbezüglicher Therapiestudien wurde verzichtet; es sei auf den homöopathischen und phytotherapeutischen HTA-Bericht des PEK-Literaturprojekts verwiesen.)

Ergebnisse

Wirksamkeit – systematische Reviews

Es wurden 4 aktuelle systematische Reviews gefunden; hiervon wurde eines in den HTA-Bericht integriert, eines enthielt erhebliche Fehler, eines war unvollständig, eines betraf im Wesentlichen experimentelle, präklinische Forschung.

Wirksamkeit – klinische Studien

189 klinische Studien wurden gefunden. Hiervon sind 39 Studien prospektiv mit Vergleichsgruppe, davon 17 randomisierte Studien (RCTs) und 4 Matched-Pair-Studi-

en. 5 RCTs und 1 nichtrandomisierte Studie (N-RCT) sind doppelblind, 2 N-RCTs sind einfachblind (nur Patient verblindet). 44 der Studien sind retrospektiv mit Vergleichsgruppe. 106 Studien sind Kohortenstudien (Vorher-nachher-Design), davon 58 prospektiv, 43 retrospektiv und 5 unklar.

Studien in den vier Domänen

125 Studien wurden 4 ausgewählten Domänen zugeordnet; dies waren: 8 Studien zur *Systemevaluation von AM*, 5 Studien zu *nichtpharmakologischen AM-Therapien* (plus 3 Extraauswertungen nichtpharmakologischer Therapien innerhalb einer Systemevaluation), 18 Studien zu *schmerzhaften Erkrankungen und Wundbehandlung* (3 RCTs), 94 Studien zur *anthroposophischen Misteltherapie onkologischer Erkrankungen* (14 RCTs). Die Domänen überschneiden sich teilweise.

Diese 125 Studien untersuchten folgende Therapiemodalitäten und Indikationen:

- 10 Studien evaluierten das Gesamtsystem der AM. Es handelt sich um 6 prospektive Studien von durchwegs sehr guter Qualität, 1 sehr sorgfältig durchgeführte katamnestische Untersuchung, 3 retrospektiv vergleichende Studien. Die Studien betreffen folgende Indikationen: 1-mal diverse Diagnosen (v. a. Depression, Erschöpfungssyndrom, LWS- und HWS-Syndrom, Migräne, Angststörung, ADHS, Sinusitis) [283]; 1-mal LWS-Syndrom [291]; 1-mal akute Infektionen der oberen Atemwege und Ohren [284]; 2-mal Krebserkrankung [124], wobei 1 Studie aus 3 Teilstudien bestand [127, 317–319, 322, 556, 783, 784]; 1-mal entzündliche chronisch rheumatische Erkrankungen [690]; 1-mal Anorexia nervosa [643, 644]; 1-mal bandscheibenbedingte Erkrankungen [599]; 1-mal Pseudokrupp [473]; 1-mal Asthma bei Kindern [172, 754].

- 3 Studien evaluierten ein fixes Therapiekonzept, 2-mal ein anthroposophisches, 1-mal ein Therapiekonzept unter zusätzlichem Einschluss anthroposophischer Arzneimittel, jedes Mal in der konkreten Praxissituation (1-mal prospektiv, 2-mal retrospektiv). Untersucht wurden: Gesichtsschmerzen (meist Trigeminusneuralgie) [41]; Hüft- und Kniegelenksarthrose [219]; akute Ischialgie [296].

- 112 Studien evaluierten singuläre AM-Therapien, 4 betrafen nichtpharmakologische Therapien. Es handelt sich um 31 prospektiv vergleichende Studien (17 RCTs), 44 Fallserien/Kohortenstudien (19-mal prospektiv, 20-mal retrospektiv, 5-mal unklar) und 37 retrospektiv vergleichende Studien. Untersucht wurde: 94-mal Misteltherapie bei der Tumorerkrankung; 6-mal Biodoron® (Kephalodoron®)/Ferrum-Quarz-Behandlung bei Kopfschmerz/Migräne [51, 92, 205, 279, 386, 422, 853]; 2-mal Arnika/Echinacea in der Nabelschnurpflege bei Neugeborenen [259, 365]; 1-mal Gelsemium comp. bei akuten muskulären Okzipitalschmerzen [218]; 1-mal Arnika nach Operation des Karpaltunnelsyndroms [367]; 1-mal Combudoron® bei Verbrennung [692]; 1-mal diverse potenzierte Arzneimittel bei Schmerzen [689]; 1-mal körperwarmer Einlauf bei Fieber bei Kindern [755]; 1-mal Kunsttherapie bei Krebs [718]; 1-mal Heileurythmie bei ADHS [481]; 1-mal Heileurythmie bei Herz-Kreislauf-Erkrankungen [202, 589]; 1-mal Rhythmische Einreibung (Solum-Öl) bei chronischen Schmerzen [554]; 1-mal Kunsttherapie bei ADHS [681, 682].

Weitere klinische Studien

64 Studien betrafen Indikationen bzw. Therapien, die nicht unter die 4 genannten Domänen fielen: 10-mal AM-Behandlung der chronischen Hepatitis C oder B; 7-mal AM-Behandlung neurologischer und psychiatrischer Erkrankungen; 6-mal AM-Behandlung in der Gynäkologie und Geburtshilfe (davon 4-mal Bryophyllum); 16-mal AM-Behandlung bei akuten Infektionen von oberen Atemwegen, Ohren, Augen, Gastrointestinaltrakt; 6-mal AM-Behandlung von Herz-Kreislauf-Erkrankungen; 4-mal AM-Behandlung von Schilddrüsenerkrankungen; 6-mal AM-Behandlung weiterer Lungenerkrankungen (davon 2-mal Sarkoidose); 1-mal Tormentillae rhizoma bei aktiver Colitis ulcerosa; 1-mal Meteoreisen bei Erschöpfung; 1-mal Musiktherapie bei Hämodialyse; 1-mal Einzelmittelbehandlung diverser Diagnosen; 1-mal Hyperlipidämie/Hyperurikämie; 4-mal AM-Behandlung schmerzhafter Erkrankungen.

Ergebnisse der klinischen Studien insgesamt

Im *Resultat* zeigten von den insgesamt 189 Studien 180 ein positives Ergebnis für die AM-Gruppe, das heißt ein vergleichbares oder ein besseres Ergebnis als unter konventioneller Behandlung hinsichtlich zumindest einem klinisch relevanten Parameter, oder eine klinisch relevante Besserung unter AM; 8 Studien fanden keinen entsprechenden Vorteil, 1 Studie fand einen negativen Trend. Die Zufriedenheit der Patienten war sehr hoch, sowohl in den klinischen Studien als auch in den Untersuchungen zur Qualitätssicherung.

Die *Praxisrelevanz* der Studien war durchwegs hoch.

Die *methodische Qualität* der Studien war sehr unterschiedlich. Unter den prospektiven Studien (vergleichend und nicht vergleichend) findet sich eine Reihe sorgfältig durchgeführter und ausführlich publizierter Untersuchungen. Die RCTs hatten teilweise gute methodische Qualität, teilweise erhebliche Schwächen. Die retrospektiv vergleichenden Studien enthielten überwiegend gravierende Mängel, insbesondere war die Vergleichbarkeit meist nicht untersucht; nur wenige hatten eine Vergleichbarkeit der wichtigsten prognostischen Faktoren sichergestellt oder hatten eine prognostische Benachteiligung der anthroposophischen Behandlungsgruppe (Penalty Design) gegenüber der Kontrollgruppe hergestellt. Von den retrospektiven Kohortenstudien boten einige ausreichende Informationen als Beurteilungsgrundlage, andere waren diesbezüglich unvollständig.

Die Ergebnisse der qualitativ guten Studien waren wie folgt:

- Ein Real-World-Systemvergleich von AM-versus schulmedizinischer Behandlung akuter Ohr- und Atemwegsinfektionen zeigte (vor und nach Adjustierung der wichtigsten Einflussfaktoren) eine raschere Abheilung der Symptome, weniger Nebenwirkungen und größere Zufriedenheit der AM-Patienten. Besonders gut sprachen Kinder an. Antibiotika und Analgetika wurden weit weniger verschrieben, obgleich hohes Fieber und Schmerzen anfangs ähnlich häufig in beiden Gruppen waren. Nur 3 % der AM-Patienten hätten einer Randomisation zugestimmt. [284]
- Die größte GCP-konforme Studie zu AM evaluierte Nutzen (Outcome und Wirksamkeit), Notwendigkeit (Zweckmäßigkeit) und Wirtschaftlichkeit der realen AM-Behandlungssituation zu diversen chronischen Erkrankungen mit einem speziell hierfür entwickelten Studiendesign. Es zeigte sich eine klinisch relevante und statistisch signifikante Besserung, die über 2 Jahre stabil war; gleichzeitig sinken die Gesundheitskosten im Studienjahr verglichen mit dem Vorjahr; die Patienten waren hoch zufrieden. Die Notwendigkeit (Zweckmäßigkeit) für die AM-Therapie wurde dargelegt. [283, 288]
- Ein umfangreiches, sorgfältig geplantes 3-teiliges Schweizer Nationalfonds-Projekt zur fortgeschrittenen Krebserkrankung demonstrierte die Schwierigkeit, selbst an einer Universitätsklinik Patienten für eine RCT zum Systemvergleich von AM zu rekrutieren, trotz problemloser Integration der AM in die Universitätsklinik und guter Patientencompliance. Der RCT-Teil des Gesamtprojekts musste schließlich abgebrochen werden. Eine der Teilstudien, eine Kohortenstudie, zeigte eine klinisch relevante Verbesserung in körperlichen, psychischen, kognitiv-spirituellen und sozialen Dimensionen der Lebensqualität unter stationärer AM, die in den Monaten nach Entlassung wieder absank und dann variierend verlief; die Patienten schätzten die Erfolgsaussichten der Schulmedizin gering ein; nach Entlassung behielten sie AM-Therapien bei. [127, 317–319, 322, 556, 783, 784]
- Ein Systemvergleich von AM versus Schulmedizin bei Krebspatienten wurde von der Universität Uppsala in Schweden durchgeführt. Eine Randomisation wäre von den öffentlichen Geldgebern nicht finanziert worden; es kam deshalb zu einer prospektiven Matched-Pair-Studie. Die AM-Patienten hatten vor Beginn der Therapie eine schlechtere Lebensqualität, unter und nach der AM-Therapie dagegen eine ansteigende und bessere Lebensqualität, während sich in der schulmedizinisch behandelten Vergleichsgruppe keine Veränderungen zeigten. [124]
- Entsprechendes fand eine Studie an der Universitätsklinik Ulm, wo unter humanistischer Konzeption bei Krebspatienten kunsttherapeutische Maßnahmen (KT) einer AM-ausgebildeten Kunsttherapeutin einsetzt wurden. Die Patientengruppen waren selbstselektiert, aber onkologisch vergleichbar mit einer Vergleichsgruppe. Die AM-KT-Gruppe hatte vor Therapie schlechtere Werte im psychosozialen Befinden, zeigte im Verlauf der KT jedoch eine erhebliche Verbesserung zahlreicher psychosozialer Befunde, wobei die Verbesserung mit den Kunsttherapiestunden zeitlich korrespondierte; bei der Vergleichsgruppe kam es im gleichen Zeitraum zu tendenzieller Verschlechterung. [718]
- Patienten mit chronisch entzündlichen rheumatischen Beschwerden zeigten über einen Behandlungszeitraum von 12 Monaten unter AM eine relevante Senkung der lokalen und systemischen Entzündungsaktivität, eine Linderung der krankheitstypischen Beschwerden und eine Verbesserung der funktionellen Ka-

pazität einschließlich der psychosozialen Dimension; die Patientenzufriedenheit war hoch, bei weitgehender Vermeidung oder Einsparung konventioneller Therapien. [690]

- Eine katamnestische Studie zeigte gute Heilungsraten in der AM bei Anorexia nervosa. [643, 644]
- Eine pseudorandomisierte Studie zum körperwarmen Einlauf bei Kindern mit Fieber ergab eine sofortige, klinisch relevante und befindensverbessernde Fiebersenkung nach dem Einlauf. Aufgrund der offensichtlichen Verbesserung unter Verum weigerten sich die Ärzte, weitere Patienten für die Kontrollgruppe zu rekrutieren, so dass die Studie vorzeitig beendet werden musste. [755]
- In einer Studie zu langjährig chronischen, konventionell vergeblich vorbehandelten Gesichtsschmerzen (meist Trigeminusneuralgie, Dauer bei 47 % > 10 J.) führte die AM-Behandlung zu einer klinisch relevanten Verbesserung (ca. 20 % wurden schmerzfrei, ca. 47–70 % erfuhren eine deutliche Verbesserung), bei Rückgang der konventionellen Therapeutika. Eine Bias-Kontrolle wurde durchgeführt. [41]
- Weitere gute Ergebnisse unter AM-Therapie wurden dokumentiert bei: LWS-Syndrom/Bandscheiben-bedingten Erkrankungen [291, 296, 599]; Hüft- und Kniegelenksarthrose [219]; Behandlung mit Gelsemium comp. bei akuten muskulären Okzipitalschmerzen [218]; Rhythmische Einreibung (mit Solum-Öl) bei chronischen Schmerzen [554]; Arnika-Behandlung nach Operation des Karpaltunnelsyndroms [367]; Biodoron® (Kephalodoron®)/Ferrum-Quarz-Behandlung bei Kopfschmerz/Migräne [51, 92, 205, 279, 386, 853]; Heileurythmie bei Herz-Kreislauf-Erkrankungen [202, 589]; Heileurythmie oder Kunsttherapie bei ADHS [481, 681, 682]; Arnika/Echinacea in der Nabelschnurpflege bei Neugeborenen [259, 365]; Pseudokrupp [473]; Asthma bei Kindern [172, 754]. Keinen Erfolg

zeigte eine Ferrum-Quarz-Studie zu Migräne [422].

Von den 94 klinischen Studien zur *AM-Misteltherapie onkologischer Erkrankungen* waren 23 prospektiv vergleichend (14 RCTs, 2 quasi-RCTs, 7 N-RCTs), 34 Kohortenstudien/Fallserien (12 prospektiv, 17 retrospektiv, 5 unklar) und 37 retrospektiv vergleichende Studien, davon 2 retrolektiv.

- Von den *prospektiv vergleichenden Studien* hatten 16 ein statistisch signifikantes positives Ergebnis bei mindestens einem klinisch relevanten Parameter, weitere 6 zeigten einen positiven Trend und 1 Studie zeigte einen negativen Trend. Zielparameter waren: Gesamtüberleben (17-mal), krankheitsfreies Überleben und Rezidive (2-mal), Remissionen (2-mal), generelle Lebensqualität (5-mal), Lebensqualität und Reduktion der Nebenwirkungen zytoreduktiver Therapien (6-mal). Die methodologische Qualität mancher Studien lag teilweise weit unter dem heutigen Standard; einige der insbesondere neueren Studien hatten deutlich bessere Qualität und weisen auf einen klinisch relevanten positiven Effekt der Misteltherapie.
- Die *Kohortenstudien/Fallserien* zeigten in 26 von 29 Studien eine partielle oder komplette Remission der Tumormanifestationen infolge der Mistelbehandlung (1-mal CIN, 3-mal primäres Leberzellkarzinom, 1-mal Lebermetastasen/intratumoral, 2-mal Mammakarzinom, 1-mal Hirntumoren, 2-mal Kondylome, 1-mal Melanom, 1-mal Prostatakarzinom, 1-mal Pankreaskarzinom, 1-mal Blasenkarzinom, 1-mal Ovarialkarzinom, 2-mal Lymphome, 1-mal Plasmozytom, 2-mal diverse Karzinome, 3-mal maligner Pleuraerguss, 3-mal maligner Aszites, 1-mal maligner Perikarderguss. Nicht angesprochen haben: 1-mal Lebermetastasen/intraarteriell, 1-mal Nierenzellkarzinom, 1-mal kolorektales Karzinom); 1 Studie zeigte eine Hemmung des Tumorwachs-

tums (Verdopplung der Reokklusionszeit bei Stenteinlage); 14 von 15 Studien dokumentierten eine Verbesserung der Lebensqualität; 1-mal wurde eine außergewöhnlich lange Überlebenszeit hervorgehoben, einmal die Stimulation bzw. Verbesserung der Hämatopoese beobachtet. Manchmal waren die Effekte schwer oder gar nicht quantifizierbar. Die Tumorremissionen ereignen sich vermutlich häufiger unter lokaler und/oder hoch dosierter Misteltherapie. Die Dokumentation ist teilweise gut, oft aber auch lückenhaft, wodurch die Beurteilung manchmal nicht möglich ist.

- Von den 37 *retrospektiv vergleichenden Studien* hatten 9 ein Design zur besseren Vergleichbarkeit mit der Kontrollgruppe und möglichst weitgehendem Bias-Ausschluss. Hiervon zeigten 8 einen Vorteil für die Mistelbehandlung. Die übrigen Studien sind wegen unklarer Vergleichbarkeit nicht beurteilbar.

Zweckmäßigkeit

Bedarf

AM wird in Anspruch genommen entweder im Kontext der normalen Versorgung oder gezielt aufgesucht von Patienten mit speziellem Wunsch nach AM. Patienten, die AM konsultieren sind häufig Kinder oder Erwachsene weiblichen Geschlechts, gehäuft in der Altersklasse 30 bis 50, mit höherer Bildung, mit erfolgloser oder nebenwirkungsreicher schulmedizinischer Vorbehandlung, mit dem Wunsch nach umfassenderer Behandlung (Integration seelischer, geistiger, biografischer Belange), mit dem Wunsch nach mehr Selbstverantwortung und aktiver Eigenbeteiligung. Die Patienten sind in hohem Maße zufrieden mit der AM-Behandlung.

Sicherheit

Im Allgemeinen haben die Therapien der AM eine sehr gute Verträglichkeit. Es liegen unterschiedliche Arten von Nebenwirkungsuntersuchungen vor (2 sorgfältige Safety-Analysen, Phase-1-Studien zu Mistelextrakten, eine Vielzahl von Erhebungen im Rahmen klinischer Studien, breite Ärztebefragungen, 1 Auswertung von Melderegistern bei Arzneimittelfirmen, 3 systematische Nebenwirkungsauswertungen, einige Fallberichte). Nur sehr wenige der Untersuchungen unterscheiden zwischen unerwünschten Ereignissen und Nebenwirkungen der Therapie. Die gute Verträglichkeit der AM wird in der Regel überall betont. Häufigkeiten von Nebenwirkungen der Arzneimittel wurden in einer Höhe von 0,005 % der Applikationen berechnet, die Nebenwirkungen waren leicht. Selten wurden Überempfindlichkeitsreaktionen beschrieben, die sich insbesondere auf die Misteltherapie beziehen. Im Bereich niedrig potenzierter pflanzlicher Arzneimittel müssen die Nebenwirkungen der Phytotherapie berücksichtigt werden. Ferner können physiologisch plausible Nebenwirkungen auftreten (z. B. Kreislaufkollaps beim Überwärmungsbad). In vergleichenden Studien war die AM-Therapie besser verträglich als die Schulmedizin. Teilweise wird die AM zur Reduktion der schulmedizinischen Nebenwirkungen eingesetzt.

Wirtschaftlichkeit

Zur Wirtschaftlichkeit liegen nur wenige Untersuchungen vor. Eine große Studie in 141 anthroposophischen Praxen zeigte, dass chronisch Kranke unter erstmaliger AM-Behandlung weniger direkte und indirekte Gesundheitskosten verursachten als im vorangegangenen Jahr (Differenz: 152 Euro pro Pat.). Krankenhaus- und Praxisauswertungen zeigten unter AM vergleichbare oder geringere als durchschnittliche Kosten, bei (soweit untersucht) vergleichbaren oder schwerer erkrankten Patienten (v.a. aufgrund restriktiverer Medikamentenverschreibungen und Krankenhauseinweisungen).

Resümee und Schlussfolgerung

Es existieren Studien unterschiedlichen Designs und unterschiedlicher Qualität zu AM-Einzeltherapien, AM-Therapiekombinationen und AM-Gesamtsystem bei einer Vielzahl von Erkrankungen; sie beschreiben weit überwiegend ein medizinisch gutes und für die Patienten zufriedenstellendes, sicheres und vermutlich auch kostengünstiges Behandlungsergebnis. Dieses Ergebnis zeigt sich auch bei Begrenzung auf die qualitativ gute Studien.

12 Literatur

[1] Gesetz über den Verkehr mit Arzneimitteln – Arzneimittelgesetz – AMG, 1994.

[2] Kurzbeschreibung Rhythmische Massage nach Dr. med. Ita Wegman. 1997. Boll, Berufsverband für Rhythmische Massage nach Dr. med. Ita Wegman e. V.

[3] *Allergische reacties op Iscador.* Geneesmiddelenbulletin *32,* 97 (1998).

[4] Heileurythmie als Behandlungsmethode der Anthroposophischen Medizin. 1998. Filderstadt, Gesellschaft Anthroposophischer Ärzte in Deutschland e. V., Berufsverband Heileurythmie e. V.

[5] Jahresprogramm. 1998. Boll, Margarethe Hauschka-Schule.

[6] Akademische Forschung in der Anthroposophischen Medizin. Beispiel Hygiogenese: Natur- und geisteswissenschaftliche Zugänge zur Selbstheilungskraft des Menschen, Peter Lang, Bern 1999.

[7] Practice guideline for the treatment of patients with major depression, American Psychiatric Association, Washington 2000.

[8] Arzneiverordnungs-Report 2001, pp. 1–982, Springer-Verlag, Berlin, Heidelberg, New York 2001.

[9] Position der anthroposophischen Medizin. Offizielle Homepage der Medizinischen Sektion am Goetheanum mit Informationen zur anthroposophischen Medizin. 30-10-2001. Medizinische Sektion am Goetheanum. 8-3-2002.

[10] *Rentenzahlbestand am 1.7.2000, Rentner (ohne Waisenrentner).* In *VDR Statistik, Band 136.* p. 244, Verband Deutscher Rentenversicherungsträger, Frankfurt am Main 2001.

[11] Statistisches Jahrbuch 2001 für die Bundesrepublik Deutschland, pp. 1–764, Statistisches Bundesamt, Wiesbaden 2001.

[12] Die gesetzliche Krankenversicherung, pp. 1–51, Bundesministerium für Gesundheit, Bonn 2002.

[13] *Leitlinien der Deutschen Gesellschaft für Psychotherapeutische Medizin (DGPM), Deutsche Gesellschaft für Psychoanalyse, Psychotherapie, Psychosomatik und Tiefenpsychologie (DGPT), Deutsches Kollegium Psychosomatische Medizin (DKPM), Allgemeine Ärztliche Gesellschaft für Psychotherapie (AÄGP). Psychotherapie der Depression.* AWMF-Leitlinien-Register Nr 051/023 (2002).

[14] *Is science stuck in the middle ages?* Lancet *362,* 339 (2003).

[15] http://www.dialogforum-pluralismusindermedizin.de

[16] http://www.schwabfound.org/schwabentrepreneurs.htm?schwabid=903. 2004.

[17] http://www.sekem.com/pressrelease.htm. 2004.

[18] Abbie, M., *Physical treatment for clumsy children.* Physiotherapy *64,* 198–203 (1978).

[19] Abouleish, I., Die Sekem-Vision, Verlag Johannes M. Mayer & Co., Stuttgart, Berlin 2004.

[20] Aidelsburger, P., Felder, S., Siebert, U. and Wasem, J. Gesundheitsökonomische „Kurz-HTA-Berichte". Systematische Übersichtsarbeit zur Methodik und Implementation. Herausgegeben von der Deutschen Agentur für Health Technology Assessment des Deutschen Instituts für Medizinische Dokumentation und Information. 2002.

[21] Aker, P. D., A. R. Gross, C. H. Goldsmith and P. Peloso, *Conservative management of mechanical neck pain: systematic overview and meta-analysis.* BMJ *313,* 1291–1296 (1996).

[22] Albarrán Weick, M. Retrospektive Fall-Kontroll-Studie zum Stellenwert der adjuvanten Therapie des malignen Melanoms mit Iscador P.c.Hg. 1–101. 1998. Albert-Ludwigs-Universität Freiburg i.Br.

[23] Albonico, H. U., *Häufigkeit fieberhafter Infektionskrankheiten im Kindesalter in der Vorgeschichte von Karzinompatienten.* Der Merkurstab *49,* 1–19 (1996).

[24] Albonico, H. U., H. U. Bräker and J. Hüsler, *Febrile infectious childhood diseases in the history of cancer patients and matched controls.* Medical Hypotheses *51,* 315–320 (1998).

[25] Aldridge, D., Music Therapy Research and Practice in Medicine. From Out of the Silence., pp. 1–326, Jessica Kingsley Publishers, London and Bristol 1996.

[26] Aldridge, D., Gruber, H., Kunzmann, B. and Weis, J. Eine Zusammenstellung von Studien/Veröffentlichungen über Künstlerische Therapien in der Akutmedizin. Zur Vorlage der Begründung für die OPS-Revision von September 2002 für psychosoziale Diagnostik und Therapie des Runden Tisches Psychosozialer Fachgesellschaften im Akutkrankenhaus gegenüber dem Deutschen Institut für Medizinische Dokumentation und Information (DIMDI). 2002.

[27] Alles, A., *Ergebnisse in der Diabetes-mellitus-Behandlung mit Rosmarinbädern.* Der Merkurstab *Sonderheft Juni,* 14 (1997).

[28] Allgemeine Unfallversicherungsanstalt. Forschungsbericht BAUfit – Beratungs- und Trainingsprogram-

me für Baufirmen. AUVA-Projekt 1999–2000. Endbericht. Nummer 38. 2004.

[29] Alm, J. S., J. Swartz, B. Bjorksten, L. Engstrand, J. Engstrom, I. Kuhn, G. Lilja, R. Mollby, E. Norin, G. Pershagen, C. Reinders, K. Wreiber and A. Scheynius, *An anthroposophic lifestyle and intestinal microflora in infancy.* Pediatr Allergy Immunol *13,* 402–411 (2002).

[30] Alm, J. S., J. Swartz, G. Lilja, A. Scheynius and G. Pershagen, *Atopy in children of families with an anthroposophic lifestyle.* Lancet *353,* 1485–1488 (1999).

[31] Altman, D. G. and J. M. Bland, *Absence of evidence is not evidence of absence.* Br Med J *311,* 485 (1995).

[32] American Psychiatric Association, Practice guideline for the treatment of patients with major depression, American Psychiatric Association, Washington 2000.

[33] Andersson, P. Miesteltherapie beim Sjögrens Syndrom. 2004.

[34] Anger, C., *Heileurythmische Behandlung bei Diabetes mellitus Typ 1.* Der Merkurstab 56–59 (2002).

[35] Arman, M., A. Rehnsfeldt, M. Carlsson and E. Hamrin, *Indications of change in life perspective among women with breast cancer admitted to complementary care.* European Journal of Cancer Care *10,* 192–200 (2001).

[36] Arman, M., A. Rehnsfeldt, L. Lindholm and E. Hamrin, *The face of suffering among women with breast cancer – being in a field of forces.* Cancer Nurs *25,* 96–103 (2002).

[37] Arntzen, D., *Carbo Juniperi e Summitates.* Der Merkurstab 527–528 (3 A.D.).

[38] Arzneimittelkommission der deutschen Ärzteschaft, *Empfehlungen zur Therapie der Depression.* AVP-Sonderheft Therapieempfehlungen 1–17 (1997).

[39] Arzneimittelkommission der deutschen Ärzteschaft, *Empfehlungen zur Therapie chronischer Kopf- und Gesichtsschmerzen.* In *Evidenzbasierte Therapie-Leitlinien.* pp. 209–230, Deutscher Ärzte-Verlag, Köln 2001.

[40] Arzneimittelkommission der deutschen Ärzteschaft, Evidenzbasierte Therapie-Leitlinien, pp. 1–295, Deutscher Ärzte-Verlag, Köln 2002.

[41] Astrup, C., Sv. Astrup, S. Astrup and P. A. Pedersen, *Die Behandlung von Gesichtsschmerzen mit homöopathischen Heilmitteln.* Erfahrungsheilkunde *3,* 89–96 (1976).

[42] Auerbach, L., V. Dostal, I. Václavik-Fleck, E. Kubista, A. Rosenberger, S. Rieger, W. Tröger and J. M. Schierholz, *Signifikant höherer Anteil aktivierter NK-Zellen durch additive Miesteltherapie bei chemotherapierten Mamma-Ca-Patientinnen in einer prospektiven randomisierten doppelblinden Studie.* In *Fortschritte in der Miesteltherapie. Aktueller Stand der Forschung und klinischen Anwendung.* (Ed. R. Scheer, R. Bauer, H. Becker, V. Fintelmann, F.H. Kemper, H. Schilcher) pp. 543–554, KCV Verlag, Essen 2005.

[43] Augustin, M., P. R. Bock, J. Hanisch, M. Karasmann and B. Schneider, *Safety and efficacy of the long-term adjuvant treatment of primary intermediate- to high-risk malignant melanoma (UICC/AJCC stage II and III) with a standardized fermented European mistletoe (Viscum album L.) extract.* Arzneim -Forsch /Drug Res *55,* 38–49 (2005).

[44] Autorenkollektiv, *Ausgewählte Kasuistiken.* Der Merkurstab Sonderheft, 19–39 (1999).

[45] Baars, E., Adriaansen-Tennekes, R. and Eikmans, K. Safety of homeopathic injectables for subcutaneous administration as used in homeopathic and anthroposophic medicine. A documentation of the experience of prescribing practinioners. Louis Bolk Institute. 2003.

[46] Baars, E., de Bruins, A. and Adriaansen-Tennekes, R. The effect of Bolus eucalyptus comp® on symptoms of acute sore throat. A Therapeutic Causality Report 2000–2002. Louis Bolk Instituut. 2003.

[47] Bacon, F., Neues Organon. [Erstausgabe 1620], pp. 1–275, Felix Meiner Verlag, Hamburg 1990.

[48] Balch, C. M., A. N. Houghton and L. J. Peters, *Cutaneous Melanoma.* In *Cancer. Principles & Practice of Oncology.* (Ed. V. T. DeVita, S. Hellman and S. A. Rosenberg) pp. 1612–1661, J.B.Lippincott Company, Philadelphia 1993.

[49] Baltes, N. and W. Tröger, *Anwendung von Pulpa dentis bei hochakuter Pulpitis – Wirksamkeitsbeleg am Einzelfall.* Der Merkurstab *54,* 379–380 (2001).

[50] Bar-Sela, G. and N. Haim, *Abnoba-viscum (mistletoe extract) in metastatic colorectal carcinoma resistant to 5-fluorouracil and leucovorin-based chemotherapy.* Med Oncol *21,* 251–254 (2004).

[51] Barantsevitch, E. R. Über die klinische Studie zur Wirksamkeit und zur Sicherheit des Präparats Kephalodoron („Weleda" GmbH) bei Therapie des Kopfschmerzes verschiedener Genese in der E.P.Pawlow Medizinischen Universität in Sankt Petersburg. 1997.

[52] Barantsevitch, E. R., D. V. Koshechkin, E. V. Melnikova and A. A. Skoromets, *Kefalodoron in headaches of different origin.* Der Merkurstab *50,* 51 (1997).

[53] Barnes, P. J., *Current issues for establishing inhaled corticosteroids as the antiinflammatory agents of choice in asthma.* J Allergy Clin Immunol *101,* S427-S433 (1998).

[54] Barrett, J. E., J. W. Williams, T. E. Oxman, E. Frank, W. Katon, M. Sullivan, M. T. Hegel, J. E. Cornell and A. S. Sengupta, *Treatment of dysthymia and minor depression in primary care: a randomized trial in patients aged 18 to 59 years.* J Fam Pract *50,* 405–412 (2001).

[55] Bassand, J.-P., J. Martin, L. Rydén and M. Simoons, *The need for resources for clinical research: the European Society of Cardiology calls for European, international collaboration.* Lancet *360,* 1866–1869 (2002).

[56] Bauer, C., T. Oppel, F. Rueff and B. Przybilla, *Anaphylaxis to Viscotoxins of mistletoe (Viscum album) extracts*. Ann Allergy Asthma Immunol *94*, 86–89 (2005).

[57] Baumann, J. C., *Über die Wirkung von Chelidonium, Curcuma, Absinth und Carduus marianus auf die Galle- und Pankreassekretion bei Hepatopathien*. Medizinische Monatsschrift *29*, 173–180 (1975).

[58] Baumann, J. C., K. Heintze and H. W. Muth, *Klinische-experimentelle Untersuchungen der Gallen-, Pankreas- und Magensaftsekretion unter den phytocholagogen Wirstoffen einer Carduus marianus-Chelidonium-Curcuma-Suspension*. Arzneim -Forsch /Drug Res *21*, 98–101 (1971).

[59] Baur, A., *Chirophonetik bei Autismus*. Der Merkurstab (1997).

[60] Baur, F. and Aeschlimann, C. Erkrankungen der Atemorgane. Krankengeschichtensammlung 1991/92. Vereinigung anthroposophisch orientierter Ärzte in der Schweiz. 1992.

[61] Belart, W., *Heuschnupfen-Therapie. Bericht aus einer Allgemeinpraxis*. Weleda Korrespondenzblätter für Ärzte *94*, 37–40 (1978).

[62] Benson, K. and A. J. Hartz, *A comparison of observational studies and randomized, controlled trials*. N Engl J Med *342*, 1886 (2000).

[63] Best, I., *Chirophonetische Behandlung bei Stottern*. Der Merkurstab 421–424 (2000).

[64] Bettermann, H., D. Amponsah, D. Cysarz and P. van Leeuwen, *Musical rhythms in heart periodic dynamics: a cross-cultural and interdisciplinary approach to cardiac rhythms*. Am J Physiol *277*, H1762-H1770 (1999).

[65] Bettermann, H., D. Cysarz and H. C. Kümmell, *Heart rate variability: How to assess effects of mild therapies on autonomic control in small groups of mild and boderline hypertensives?* Hypertension *35*, e6-e7 (2000).

[66] Bettermann, H., M. Karoff, M. Schulte and H. C. Kümmell, *Gesteigerte LF-Herzperiodenvariabilität tagsüber nach 4wöchiger Rehabilitation bei Patienten mit koronarer Herzkrankheit*. Herz/Kreislauf *29*, 56–60 (1997).

[67] Bettermann, H. and H. C. Kümmell, *Hypertonie und rhythmisches System: Erste Ergebnisse der Beobachtungsstudie*. In *Akademische Forschung in der Anthroposophischen Medizin*. (Ed. P. Heusser) pp. 203–206, Peter Lang, Bern 1999.

[68] Bettermann, H., D. von Bonin, M. Frühwirt, D. Cysarz and M. Moser, *Effects of speech therapy with poetry on heart rate rhythmicity and cardiorespiratory coordination*. International Journal of Cardiology *84*, 77–88 (2002).

[69] Bissegger, M., *Musiktherapie auf der Intensivstation*. Der Merkurstab *53*, 177–182 (2000).

[70] Bissegger, M., G. Bräuner-Gülow, S. Brongs, S. Klitzke-Pettener, S. Reinhold, K. H. Ruckgaber, M. Schäfer and J. Weik, Die Behandlung von Magersucht, pp. 1–162, Verlag Freies Geistesleben, Stuttgart 1998.

[71] Böck, D. and G. Salzer, *Iscadorbehandlung maligner Pleuraergüsse – Cytologische Befunde und klinische Ergebnisse*. In *Die Mistel in der Krebsbehandlung*. (Ed. O. Wolff) pp. 123–135, 1985.

[72] Bock, P. R., W. E. Friedel, J. Hanisch, M. Karasmann and B. Schneider, *Wirksamkeit und Sicherheit der komplementären Langzeitbehandlung mit einem standardisierten Extrakt aus Europäischer Mistel (Viscum album L.) zusätzlich zur konventionellen adjuvanten onkologischen Therapie bei primärem, nicht metastasiertem Mammakarzinom. Ergebnisse einer multizentrischen, komparativen, epidemiologischen Kohortenstudie in Deutschland und der Schweiz*. Arzneim -Forsch /Drug Res *54*, 456–466 (2004).

[73] Bogaards, M. C. and M. M. ter Kuile, *Treatment of recurrent tension headache: a meta-analytic review*. Clin J Pain *10*, 174–190 (1994).

[74] Bogaty, P. and J. Brophy, *Increasing burden of treatment in the acute coronary syndromes: is it justified?* Lancet *361*, 1813–1816 (2003).

[75] Böhlau, V. and E. Böhlau, *Objektive Prüfung der Crataegus-Wirkung*. Fortschritte der Medizin *15*, 669–672 (1968).

[76] Böhringer, P. A., G. Roeber, B. Hintze, M. McMullen-Laird and H. von Winterfeld, *Misteltherapie bei Myelodysplastischen Syndrom (MDS) und sekundären Akuten Myeloischen Leukämien (sAML)*. Der Merkurstab *52*, 40–47 (1999).

[77] Boie, D. Die zusätzliche Helixor-Therapie beim Prostatakarzinom des Stadium D. 13, 1–20. 1977. Rosenfeld, Verein für Leukämie- und Krebs-Therapie.

[78] Boie, D. Zur Behandlung des malignen Melanoms. 12, 1–15. 1977. Rosenfeld, Verein für Leukämie- und Krebs-Therapie.

[79] Boie, D. Zur Helixor-Behandlung des Plasmozytoms. 11, 1–7. 1977. Rosenfeld, Verein für Leukämie- und Krebs-Therapie.

[80] Boie, D. and J. Gutsch, *Helixor-Monotherapie des inoperablen Kolon- und Rektumkarzinoms*. Krebsgeschehen *10*, 128–130 (1978).

[81] Boie, D. and J. Gutsch, *Helixor bei Kolon- und Rektumkarzinom*. In *Kolo-rektale Tumoren* vol. 23. (Ed. H. Denck and K. Karrer) pp. 65–76, Verlag für Medizin, 1980.

[82] Boie, D., J. Gutsch and R. Burkhardt, *Die Behandlung von Lebermetastasen verschiedener Primärtumoren mit Helixor*. Therapiewoche *31*, 1865–1869 (1981).

[83] Bolten, W., A. Kempel-Waibel and W. Pförringer, *Analyse der Krankheitskosten bei Rückenschmerzen*. Med Klin (Munich) *93*, 388–393 (1998).

[84] Bopp, W. Bericht über Erfahrung mit den Präparaten der Weleda A.G., Stuttgart. Aus der Klinik am Sonnenberg. 1942.

[85] Borghouts, J. A., B. W. Koes, H. Vondeling and L. M. Bouter, *Cost-of-illness of neck pain in The Netherlands in 1996.* Pain 80, 629–636 (1999).

[86] Borkovec, T. D. and A. M. Ruscio, *Psychotherapy for generalized anxiety disorder.* J Clin Psychiatry 62 Suppl 11, 37–42 (2001).

[87] Börner, E. M., *Rythmische Massage – grundlegende Gedanken anhand einer Falldarstellung aus der Pädiatrie – Mit einem Blick auf die Craniosacrale Therapie.* Der Merkurstab 2, 111–116 (2001).

[88] Bornhöft, G., Maxion-Bergemann, S., Wolf, U. and Matthiessen, P. F. Health Technology Assessment Bericht Homöopathie. 330 S. 2005.

[89] Borrelli, E., *Evaluation of the quality of life in breast cancer patients undergoing lectin standardized mistletoe therapy.* Minerva Medica 92, 105–107 (2001).

[90] Bort, J., *Das sprachgestörte, unruhige Kind.* Natura 8, 160–183 (1939).

[91] Bousquet, J., H. Yssel, A. M. Vignola and P. Chanez, *New developments in the immunology of asthma, with a focus on mechanisms and treatment.* Curr Opin Pulm Med 3, 42–50 (1997).

[92] Brachmann, F., Kropf, M., Schramm, H., Tillner, E. O. and Zimmerli, R. Weitere Erfahrungen mit „Biodoron" in der Praxis. 1983.

[93] Bräuner-Gülow, G., *Heileurythmie bei geriatrischen Patienten vor und nach einem chirurgischen Eingriff.* Der Merkurstab 52, 322–327 (1999).

[94] Bräuner-Gülow, G., *Die heileurythmische Stoffwechselreihe L M S R bei Anorexia Nervosa.* Der Merkurstab 53, 330–336 (2000).

[95] Bräuner-Gülow, G., *Psychogene Gang- und Bewegungsstörung – aus heileurythmischer Sicht.* Weleda Korrespondenzblätter für Ärzte 2001 May 151, 20–35 (2001).

[96] Braunstein, U. Die Wirkung des Thymianöldispersionsbades (Jungebad®) als begleitende Therapie auf das vegetative Gleichgewicht und den Befindenszustand von schizophren und depressiv Erkrankten während der stationären Behandlung. Diplomarbeit an dem Charité Universitätsklinikum, Medizinische Fakultät der Humboldt-Universität zu Berlin. 1999.

[97] Breithaupt, H., *Nebenwirkungen von nichtsteroidalen Antiphlogistika und deren Alternativen.* Z Ärztl Fortbild Qualitätssich 93, 381–382 (1999).

[98] Britton, A., M. McKee, N. Black, K. McPherson, C. Sanderson and C. Bain, *Choosing between randomised and non-randomised studies: a systematic review.* Health Technol Assessment 2, 1–124 (1998).

[99] Brock, F. E., *Arnica montana bei Venenleiden.* Zeitschrift für Phytotherapie 12, 141–145 (1991).

[100] Broich, C., Daumüller, A. and Olearius, S. Kunsttherapie in der Onkologie – Ein Literaturüberblick. Ottersberg, Fachhochschule für Kunsttherapie, Kunstpädagogik und Kunst. Diplomarbeit. 1998.

[101] Brown, C. and H. C. Schulberg, *The efficacy of psychosocial treatments in primary care. A review of randomized clinical trials.* Gen Hosp Psychiatry 17, 414–424 (1995).

[102] Buccheri, G. Präsident der Internationalen Vereinigung anthroposophischer Ärztegesellschaften IVAA. Persönliche Mitteilung. 2004.

[103] Büchi, S., *Diagnostik der Depression in der allgemeinärztlichen Praxis.* Schweiz Rundsch Med Prax 86, 1301–1304 (1997).

[104] Buchner, C. Über den Verbrauch von Analgetika und Sedativa bei Malignompatienten mit und ohne adjuvante Therapie mit Iscador®. 1–52. 1984. Universität Marburg.

[105] Bühlbäcker, A., Zur Verwendbarkeit von Stutenmilch, Kumuß und Eselmilch als Diätiken und Heilmittel unter besonderer Berücksichtigung der Bedürfnisse des Säuglings und des Frühgeborenen. Inaugural-Dissertation, Witten/Herdecke, Verl. Dr.M.Hänsel-Hohenhausen, Engelsbach 1995.

[106] Bundesministerium für Gesundheit und Soziale Sicherung. Gesetzliche Krankenversicherung – Kennzahlen und Faustformeln. Statistiken zur GKV. 11-7-2003. 8-12-2003.

[107] Burkhardt, R. and G. Kienle, *Controlled clinical trials and medical ethics.* Lancet 2, 1356–1359 (1978).

[108] Burkhardt, R. and G. Kienle, *Controlled trials – a social challenge.* Eur J Clin Pharmacol 20, 311–319 (1981).

[109] Burkhardt, R. and G. Kienle, *Die Zulassung von Arzneimitteln und der Widerruf von Zulassungen nach dem Arzneimittelgesetz von 1976.* In. Verlag Urachhaus, Stuttgart 1982.

[110] Busse, R., J. Orvain, M. Velasco, M. Perleth, M. Drummond, F. Gürtner, T. Jørgensen, A. Jovell, J. Malone, A. Rüther and C. Wild, *Best practice in undertaking and reporting health technology assessments. Working Group 4 Report.* International Journal of Technology Assessment in Health Care 18, 361–422 (2002).

[111] Büssing, A. and (ed.), Mistletoe. The Genus *Viscum*, pp. 1–265, Hardwood Academic Publishers, Amsterdam 2000.

[112] Büssing, A., T. Azhari, K. Ostendorp, A. Lehnert and K. Schweizer, *Viscum album L. extracts reduce sister chromatid exchanges in cultured peripheral blood mononuclear cells.* Eur J Cancer 30A, 1836–1841 (1994).

[113] Büssing, A., M. Bischof, W. Hatzmann, F. Bartzsch, D. Soto-Vera, E.-M. Fronk, M. Gmeindl, M. Schietzel and G. M. Stein, *Beeinflussung der Granulozytenfunktion durch einmalige perioperative Mistelextrakt-Infusion.* Dtsch Zschr Onkol 36, 148–153 (2004).

[114] Büssing, A., H. Jungmann, K. Suzart and K. Schweizer, *Suppression of sister chromatid exchange-including DNA lesions in cultured peripheral blood mononuclear cells by Viscum album L.* J Exp Clin Cancer Res 15, 107–114 (1996).

[115] Büssing, A., A. Regnery and K. Schweizer, *Effects of Viscum album L. on cyclophosphamide-treated peri-*

pheral blood mononuclear cells in vitro: sister chromatid exchanges and activation/proliferation marker expression. Cancer Lett 199–205 (1995).

[116] Büssing, A., G. Schaller and U. Pfüller, *Generation of reactive oxygen intermediates (ROI) by the thionins from Viscum album L.* Anticancer Res 18, 4291–4296 (1998).

[117] Büssing, A., K. Suzart, J. Bergmann, U. Pfüller, M. Schietzel and K. Schweizer, *Induction of apoptosis in human lymphocytes treated with Viscum album L. is mediated by the mistletoe lectins.* Cancer Lett 59–72 (1996).

[118] Büssing, A., W. Vervecken, M. Wagner, B. Wagner, U. Pfüller and M. Schietzel, *Expression of mitochondrial Apo2.7 molecules and Caspase-3 activation in human lymphocytes treated with the ribosome-inhibiting mistletoe lectins and the cell membrane permeabilizing viscotoxins.* Cytometry 37, 133–139 (1999).

[119] Büttner, C. Dokumentation über Migränebehandlung. Inauguraldissertation zur Erlangung des Doktorgrades der gesamten Medizin des Fachbereichs Humanmedizin der Philipps-Universität Marburg. 1982.

[120] Büttner, C. and H. Schramm, *Auswertung von Erfahrungsberichten zur Migränetherapie mit „Biodoron"* unter dem Aspekt der Krankheitscharakterisierung. In *Dokumentation über Migränebehandlung [Dissertation].* pp. 96–124, Philipps-Universität, Marburg 1982.

[121] Büttner, G., *Die Behandlung der Otitis media ohne Sulfonamide und Antibiotika in einer Allgemeinpraxis.* Beiträge zu einer Erweiterung der Heilkunst 26, 125–129 (1973).

[122] Caille, E. Grenzen und Möglichkeiten einer konservativen Geburtshilfe. Inaugural-Dissertation, Universität Basel. 1988.

[123] Capernaros, Z., *The golden bough: the case for mistletoe.* The European Journal of Herbal Medicin 1, 17–21 (1994).

[124] Carlsson, M., M. Arman, M. Backman, U. Flatters, T. Hatschek and E. Hamrin, *Evaluation of quality of life/life satisfaction in women with breast cancer in complementary and conventional care.* Acta Oncol 43, 27–34 (2004).

[125] Carlsson, M., M. Arman, M. Backman and E. Hamrin, *Perceived quality of life and coping for Swedish women with breast cancer who choose complementary medicine.* Cancer Nurs 24, 395–401 (2001).

[126] Cazacu, M., T. Oniu, C. Lungoci, A. Mihailov, A. Cipak, R. Klinger, T. Weiss and N. Zarkovic, *The influence of Isorel on the advanced colorectal cancer.* Cancer Biother Radiopharm 18, 27–34 (2003).

[127] Cerny, T. and P. Heusser, *Untersuchungen der Lebensqualität von Patienten mit metastasierendem Brust- oder Darmkrebs, behandelt in der anthroposophischen Medizin oder in der Schulmedizin, letztere mit oder ohne psychoonkologische oder anthroposophische*

Zusatztherapie. Forsch Komplementärmed 35–37 (1999).

[128] Chernyshov, V. P., P. Heusser, L. I. Omelchenko, L. I. Chernyshova, M. A. Vodyanik, E. V. Vykhovanets, L. V. Galazyuk, T. V. Pochinok, N. V. Gaiday, M. E. Gumenyuk, G. M. Zelinsky, H. Schaefermeyer and G. Schaefermeyer, *Immunomodulatory and clinical effects of Viscum album (Iscador M and Iscador P) in children with recurrent respiratory infections as a result of the Chernobyl nuclear accident.* Am J Ther 7, 195–203 (2000).

[129] Chernyshov, V. P., L. I. Omelchenko, P. Heusser, I. I. Slukvin, M. A. Vodyanik, L. V. Galazyuk, E. V. Vykhovanets, T. V. Pochinok and et al., *Immunomodulatory actions of Viscum album (Iscador) in children with recurrent respiratory disease as a result of the Chernobyl nuclear accident.* Complement Ther Med 141–146 (1997).

[130] Chilvers, C., M. Dewey, K. Fielding, V. Gretton, P. Miller, B. Palmer, D. Weller, R. Churchill, I. Williams, N. Bedi, C. Duggan, A. Lee and G. Harrison, *Antidepressant drugs and generic counselling for treatment of major depression in primary care: randomised trial with patient preference arms.* BMJ 322, 772–775 (2001).

[131] Clover, A., P. Last, P. Fisher, S. Wright and H. Boyle, *Complementary cancer therapy: a pilot study of patients, therapies and quality of life.* Complement Ther Med 3, 129–133 (1995).

[132] Coerver, M. M. H. and Otten, E. Een eerste stap in de Bewijsvoering. Onderzoek naar de kosteneffecten van de antroposofische huisartsenzorg. 1–27. 1995. Utrecht.

[133] Concato, J., N. Shah and R. I. Horwitz, *Randomized, controlled trials, observational studies, and the hierarchy of research designs.* N Engl J Med 342, 1887–1892 (2000).

[134] Cumming, R. G., P. Mitchell and S. R. Leeder, *Use of inhaled corticosteroids and the risk of cataracts.* N Engl J Med 337, 8–14 (1997).

[135] Cysarz, D., C. Heckmann, H. Bettermann and H. C. Kümmell, *Effects of an anthroposophical remedy on cardiorespiratory regulation.* Altern Ther Health Med 8, 78–83 (2002).

[136] Cysarz, D., C. Heckmann and H. C. Kümmell, *Wirkung von Cardiodoron© auf die kardiorespiratorische Koordination – ein Literaturüberblick.* Forsch Komplementarmed 9, 292–297 (2002).

[137] Cysarz, D., T. Schürholz, H. Bettermann and H. C. Kümmell, *Evaluation of modulations in heart rate variability caused by a composition of herbal extracts.* Arzneim -Forsch /Drug Res 50 (I), 420–424 (2000).

[138] Cysarz, D., T. Schürholz and H. C. Kümmell, *Die Methode der Herzperiodenvariabilität zur Erfassung subtiler Wirkungen auf das rhythmische System, gezeigt an Cardiodoron.* In *Akademische Forschung in*

der Anthroposophischen Medizin. Beispiel Hygiogenese. (Ed. P. Heusser) pp. 185–201, 1999.

[139] Cysarz, D., D. von Bonin, H. Lackner, P. Heusser, M. Moser and H. Bettermann, *Oscillations of heart rate and respiration synchronize during poetry recitation.* Am J Physiol Heart Circ Physiol *287,* H579-H587 (2004).

[140] Da Gama, R. W. and Da Gama, G. G. Descriptive clinical trial with Articulatio Staun D6 in primary arthrosis. 1992.

[141] Dannegger, E. Phänomenologische Musiktherapie bei neurotischen und endogenen depressiven Erkrankungen. Inauguraldissertation der Medizinischen Fakultät der Albert-Ludwigs-Universität Freiburg i.Breisgau. 1991.

[142] Daub, E., Vorzeitige Wehentätigkeit. Ihre Behandlung mit pflanzlichen Substanzen, Urachhaus, Stuttgart 1989.

[143] Dawson-Saunders, B. and R. G. Trap, Basic & Clinical Biostatistics, Prentice-Hall International Inc., London 1994.

[144] De Maeseneer, J. M., M. L. van Driel, L. A. Green and C. van Weel, *The need for research in primary care.* Lancet *362,* 1314–1319 (2003).

[145] Deeks, J. J., J. Dinnes, R. D'Amico, A. J. Sowden, C. Sakarovitch, F. Song, M. Petticrew and D. G. Altman, *Evaluating non-randomised intervention studies.* Health Technol Assessment *7,* (2003).

[146] Degen, J., M. Seiberling, I. Meyer, P. Thomann and T. Schürholz, *Einfluß eines Nasensprays bestehend aus einer standardisierten Mischung von Citrus limon (succus) und eines wässrigen Auszugs aus Cydonia oblonga (fructus) auf die nasale mukoziliäre Clearance.* Arzneim -Forsch /Drug Res *50,* 39–42 (2000).

[147] Delius-Müller, U., *Ergebnisse der Iscadortherapie bei der Behandlung des Pankreaskarzinoms in der Lukas-Klinik.* Mitteil Behandl malig Tumoren *11,* 5–8 (1979).

[148] Denjean-von Stryk, B., *7.1.3.5 Therapeutische Sprachgestaltung. Kasuistik.* In *Loseblattwerk Okologie.* (Ed. V. Fintelmann) p. 1–4, 2004.

[149] Denjean-von Stryk, B. and von Bonin, Therapeutische Sprachgestaltung, pp. 1–162, Verlag Freies Geistesleben & Urachhaus, Stuttgart 2000.

[150] Der Bundesminister für Jugend, F. F. u. G., *Bekanntmachung von Grundsätzen für die ordnungsgemäße Durchführung der klinischen Prüfung von Arzneimitteln.* Bundesanzeiger 16617 (1987).

[151] Der Bundesminister für Jugend, F. F. u. G., *Deklaration von Helsinki (1964), ergänzt in Tokio (1975) u. Venedig (1983).* Bundesanzeiger (1987).

[152] Deuschle, M., F. Lederbogen, M. Borggrefe und K. H. Ladwig, *Erhöhtes kardiovaskuläres Risiko bei depressiven Patienten.* Dt Ärztebl *99,* C2614-C2619 (2002).

[153] Dickersin, K. The mammography debate: A crisis for Evidence Based Medicine? In: 4. Symposon Evidenzbasierte Medizin. 14. –15. März 2003, Freiburg i.Br. 2003.

[154] Dickersin, K., S. Chan, T. C. Chalmers, H. S. Sacks and H. Smith, *Publication bias and clinical trials.* Controlled Clin Trials *8,* 343–353 (1987).

[155] Diener, H. C., Brune, K., Gerber, W. D., Pfaffenrath, V. and Straube, A. Therapieempfehlungen der Deutschen Migräne- und Kopfschmerzgesellschaft. Behandlung der Migräneattacke und Migräneprofylaxe. 2001. 16-2-2001.

[156] Dinkelacker, C., Glaser, H., Heine, R., Sauer, M. and Simon, L. „Ingwerstudie". Praxisintegrierte Studie zur Darstellung der Frühwirkungen von Ingwer (Zingiberis Officinalis) als Äußere Anwendung. Verband anthroposophische orientierter Pflegeberufe e. V. Werkstattberichte und Studien. Heft 3; 2. Auflage. 2001.

[157] Dirks, C., *Das hyperkinetische Syndrom.* Der Merkurstab *46,* 491–492 (1993).

[158] Dirks, C., *Hyperkinetic syndrome: a case study.* Journal of Anthroposophic Medicine *11,* 47–49 (1994).

[159] Dixon, J., *Mistletoe poisoning.* Br Med J *I,* 224 (1874).

[160] Doering, U., Frischknecht, W. and Schramm, H. Echinadoron Lutschtabletten. Weleda AG Arlesheim. 1995.

[161] Dold, U., L. Edler, H. Ch. Mäurer, D. Müller-Wening, B. Sakellariou, F. Trendelenburg and G. Wagner, Krebszusatztherapie beim fortgeschrittenen nichtkleinzelligen Bronchialkarzinom, pp. 1–144, Georg Thieme Verlag, Stuttgart, New York 1991.

[162] Douwes, F. R., M. Kalden, G. Frank and P. Holzhauer, *Behandlung des fortgeschrittenen kolorektalen Karzinoms.* Dtsch Zschr Onkol *20,* 63–67 (1988).

[163] Douwes, F. R., D. I. Wolfrum and F. Migeod, *Ergebnisse einer prospektiv randomisierten Studie: Chemotherapie versus Chemotherapie plus „Biological Response Modifier" bei metastasierendem kolorektalen Karzinom.* Krebsgeschehen *18,* 155–163 (1986).

[164] Drebber, E., Gottschewski, Müller-Toraine, Peipers, B., Ripke, H., Schütze-Hoepner, U. and Wantschura, F. Die Weleda-Präparate in Großstadt- und Landpraxen in sieben charakteristischen und übersichtlichen Berichten. 1942.

[165] Dt.Ges.f.Kinder- und Jugendpsychiatrie und Psychotherapie u. a., Leitlinien zur Diagnostik und Therapie von psychischen Störungen im Säuglings-, Kindes- und Jugendalter. 2. überarbeitete Auflage, Deutscher Ärzte Verlag, Köln 2003.

[166] du Bois-Reymond, E., Jugendbriefe an Eduard Hallmann, Reimer Verlag, Berlin 1918.

[167] Duffell, E., *Attitudes of parents towards measles and immunisation after a measles outbreak in an anthroposophical community.* Journal of Epidemiology & Community Health *55,* 685–686 (2001).

[168] Duncker, K., Zur Psychologie des produktiven Denkens [Erstausgabe 1935], Springer Verlag, Berlin 1963.

[169] Ebel, H. and K. Beichert, *Depressive Störungen bei Patienten der Allgemeinmedizin. Früherkennung und therapeutische Ansätze*. Dt Ärztebl *99,* B102-B107 (2002).

[170] Ecker, D., *Essstörung nach Frühgeburt*. Der Merkurstab *5,* 343–347 (2000).

[171] Ecker, D. and G. Bräuner-Gülow, *Anthroposophische Asthmatherapie und -schulung bei Kindern*. Der Merkurstab *52,* 88–95 (1999).

[172] Ecker, D., M. A. Uithoven and H. A. van Dijk, *Anthroposophische Asthmatherapie im Vergleich*. Schweiz Zschr GanzheitsMedizin *13,* 326–334 (2001).

[173] Eckhart, A., Werkstattbericht zum Thema Anthroposophische Physiotherapie. Die Rhythmische Massage nach Dr. Ita Wegman im Zusammenhang mit der durch Anthroposophie erweiterten Medizin und Therapie, pp. 1–34, Klinik Öschelbronn, Niefern-Öschelbronn 1995.

[174] Edler, L., *Chemotherapie mit komplementärer Misteltherapie*. Arzneimittel-,Therapie-Kritik 895–903 (2003).

[175] Edler, L., *Mistel in der Krebstherapie*. Deutsches Ärzteblatt *101,* A 44-A 49 (2004).

[176] Edler, L., *Mistel in der Krebstherapie. Fragwürdige Ergebnisse neuerer Studien*. Deutsches Ärzteblatt *101,* A44–A49 (2004).

[177] Edmeads, J., H. Findlay, P. Tugwell, W. Pryse-Phillips, R. F. Nelson and T. J. Murray, *Impact of migraine and tension-type headache on life-style, consulting behaviour, and medication use: a Canadian population survey*. Can J Neurol Sci *20,* 131–137 (1993).

[178] EG-GCP, EG-GCP-Note for Guidance.Klinische Arzneimittelprüfungen in der EG., Edition Cantor Verlag, Aulendorf 1991.

[179] Eggermont, A., U. R. Kleeberg, D. J. Ruiter and S. Suciu, *European Organization for Research and Treatment of Cancer Melanoma Group trial experience with more than 2,000 patients, evaluating adjuvant treatment with low or intermediate doses of interferon alpha-2b*. In *American Society of Clinical Oncology Educational Book*. (Ed. American Society of Clinical Oncology) pp. 88–93, Lippincott Williams & Wilkins, Baltimore, MD 2001.

[180] Eggermont, A. M. M., U. R. Kleeberg, S. Suciu and E.-B. Broecker, *The trial authors reply*. Lancet Oncol *2,* 333–334 (2001).

[181] Ekberg, K., B. Bjorkqvist, P. Malm, B. Bjerre-Kiely and O. Axelson, *Controlled two year follow up of rehabilitation for disorders in the neck and shoulders*. Occup Environ Med *51,* 833–838 (1994).

[182] Engelke, P. Benefits of alternative (anthroposophic) therapy; Internal Report, Herdecke. 2000.

[183] Ernst, E., *Mistletoe for cancer?* Eur J Cancer *37,* 9–11 (2001).

[184] Ernst, E., *Anthroposophical Medicine: A systematic review of randomised clinical trials*. Wiener klinische Wochenschrift *116,* 128–130 (2004).

[185] Ernst, E., *Author's reply*. Wien Klin Wochenschr *116,* 408 (2004).

[186] Ernst, E., K. Schmidt and M. K. Steuer-Vogt, *Mistletoe for cancer? A systematic review of randomized clinical trials*. Int J Cancer *107,* 262–267 (2003).

[187] Evans, M., *On the efficacy of anthroposophical medicine*. Complementary Medical Research *5,* 71–74 (1991).

[188] Evans, M. and P. Zimmermann, *Prospektive internationale Outcome-Studie zur Verschreibung anthroposophischer Arzneimittel: ein vorläufiger Bericht*. Der Merkurstab *53,* 92–98 (2000).

[189] Evans, M. and P. Zimmermann, *Internationale prospektive Beobachtungsstudie zur Verschreibung Anthroposophischer Arzneimittel: Dokumentation des Therapieerfolgs durch Patient und Arzt*. Der Merkurstab *58,* 88–97 (2005).

[190] Eysenck, H. J., *Reply to Critisism of the Grossarth-Maticek Studies*. Psychol Inquiry 297–323 (1992).

[191] Eysenck, H. J., *Prediction of cancer and coronary heart disease mortality by means of a personality inventory: results of a 15-year follow-up study*. Psychol Rep *72,* 499–516 (1993).

[192] Feinstein, A. R., Clinical epidemiology. The architecture of clinical research, pp. 1–351, W. B. Saunders Company, Philadelphia 1985.

[193] Felber, R., S. Reinhold and A. Stückert, Musiktherapie und Gesang, pp. 1–211, Verlag Freies Geistesleben & Urachhaus, Stuttgart 2000.

[194] Felber, R., S. Reinhold and A. Stückert, Musiktherapie und Gesangstherapie, pp. 1–210, Verlag Urachhaus, Stuttgart 2000.

[195] Fellmer, Ch. and K. E. Fellmer, *Nachbehandlung bestrahlter Genitalkarzinome mit dem Viscum-album-Präparat „Iscador"*. Krebsarzt *21,* 174–185 (1966).

[196] Ferrari, M. D., K. I. Roon, R. B. Lipton and P. J. Goadsby, *Oral triptans (serotonin 5-HT(1B/1D) agonists) in acute migraine treatment: a meta-analysis of 53 trials*. Lancet *358,* 1668–1675 (2001).

[197] Feuchtinger, T., *Ergebnisse der Internistischen Therapie des malignen Melanoms (Stadium II und III) mit Iscador*. In vol. 14. pp. 51–58, Verlag für Medizin Dr. E. Fischer, 1979.

[198] Fintelmann, V., *Ätiologie, Pathogenese und Therapie viraler Hepatitiden unter den Gesichtspunkten der anthroposophisch ergänzten Medizin*. Weleda Korrespondenzblätter für Ärzte 1991 *130,* 70–78 (1991).

[199] Fintelmann, V., *Akute Hepatitis*. In *Intuitive Medizin*. (Ed. V. Fintelmann) pp. 182–188, Hippokrates Verlag, Stuttgart 1995.

[200] Fischer, K. and S. Großhans, *Colitis ulcerosa- und Morbus Crohn-Patienten in psychischer und biografischer Sicht – eine Studie (I. Teil)*. Der Merkurstab *4,* 189–203 (1989).

[201] Fischer, K. and S. Großhans, *Colitis ulcerosa- und Morbus-Crohn-Patienten in psychischer und biografischer Sicht – eine Studie (II. Teil)*. Der Merkurstab *42*, 267–284 (1989).

[202] Fischer, K. and H. Rheingans, *Vergleichende Untersuchung einer künstlerisch-übenden mit einer konventionell aktiv-trainierenden Kurbehandlung an Herz- und Kreislaufkranken mit einer Herzinfarktgruppe*. Erfahrungsheilkunde *3*, 146–152 (1985).

[203] Fischer-Wasels, P., *Eine Krankengeschichte: 5-jähriges Mädchen mit HIV-Infektion*. Der Merkurstab *6*, 430–432 (2000).

[204] Fisher, R. A., The Design of Experiments. [Erste Auflage 1935], pp. 1–244, Oliver and Boyd, Edinburgh, London 1951.

[205] Flemming, H. and Kienle, G. Die kontrollierte Prüfung auf Wirksamkeit von „Kephalodoron®“ mit Hilfe eines Doppelblind-Vergleichsversuchs. 1980.

[206] Fox BH, *Quandries created by unlikely numbers in some of Grossarth-Maticek's studies*. Psychol Inquiry 242–247 (1991).

[207] Franz, H., P. Ziska and A. Kindt, *Isolation and properties of three lectins from mistletoe (Viscum album L.)*. Biochem J *195*, 481–484 (1981).

[208] Freiin von Ditfurth, A. C. Pilotstudie zur Verträglichkeit, Sicherheit und Dosisfindung eines Extraktes aus Tormentillae rhizoma bei aktiver Colitis ulcerosa. Inaugural-Dissertation. 84 S. 2005. Albert-Ludwigs-Universität Freiburg i.Br.

[209] Freireich, E. J., *The randomized clinical trial is not the best and certainly not the only way to conduct clinical research*. Advances: The Journal of Mind-Body Health *13*, 41–44 (1997).

[210] Freitag, U. and U. Stammwitz, *Reduzierte Krankheitsdauer bei Pertussis durch unspezifische Immunstimulans*. Der Kinderarzt *8*, 1068–1071 (1984).

[211] Friedrichson, U. K. H. Intraperitoneal instillation of *Viscum album* (L.) extrat (mistletoe) for therapy and malignant ascites. Unpublished. Department of Radiology/Oncology, Community Hospital of Herdecke, University Witten/Herdecke. 1995.

[212] Frieling, E., *Maltherapie als frühes diagnostisches Mittel bei Morbus Crohn*. Rundbrief der Medizinischen Sektion *37*, 239 (1999).

[213] Friess, H., H. G. Beger, J. Kunz, N. Funk, M. Schilling and M. W. Büchler, *Treatment of advanced pancreatic cancer with mistletoe: Results of a pilot trial*. Anticancer Res 915–920 (1996).

[214] Ganzer, U. and Arnold, W. Leitlinien der Dt. Ges. f. Hals-Nasen-Ohren-Heilkunde, Kopf- und Hals-Chirurgie: Sinusitis maxillaris/ethmoidalis. AWMF-Leitlinien-Register 017/019. AWMF online. 2001. 1-4-2004.

[215] Garattini, S. and V. Bertele, *Efficacy, safety, and cost of new anticancer drugs*. Br Med J *325*, 269–271 (2002).

[216] Garbe, E., J. LeLorier, J. F. Boivin and S. Suissa, *Inhaled and nasal glucocorticoids and the risks of ocular hypertension or open-angle glaucoma*. JAMA *277*, 722–727 (1997).

[217] Gärtner, C., *Aus der Praxis der Anthroposophischen Medizin: Therapie der Arthrosen großer Gelenke. Erfahrungsbericht aus einer rheumatologischen Krankenhausambulanz und Fachpraxis*. Der Merkurstab *52*, 48–51 (1999).

[218] Gärtner, C., *Der akute muskuläre Okzipitalschmerz. Therapiestudie mit lokalen Infiltrationen Gelsemium compositum*. Der Merkurstab *4*, 244–249 (1999).

[219] Gärtner, C., *Therapie der Arthrosen grosser Gelenke*. Der Merkurstab *1*, 48–51 (1999).

[220] Gasser, R., Wolf, U. and Wolf, M. Internationale Publikationen zur Inanspruchnahme und Akzeptanz von CAM. In G.S.Kienle, H.Kiene, H.U. Albonico: Health Technology Assessment Bericht Anthroposophische Medizin. Anhang, S. A-68–A-87. 2005.

[221] Gaubatz, E., *Die Lebenserwartung der Patienten mit reseziertem Bronchialcarcinom nach postoperativer cytostatischer Nachbehandlung mit Trenimon, Cealysin und Viscum album*. Pneumologie *148*, 79–87 (1973).

[222] Geddes, J. R., S. M. Carney, C. Davies, T. A. Furukawa, D. J. Kupfer, E. Frank and G. M. Goodwin, *Relapse prevention with antidepressant drug treatment in depressive disorders: a systematic review*. Lancet *361*, 653–661 (2003).

[223] Geddes, J. R., N. Freemantle, J. Mason, M. P. Eccles and J. Boynton, *SSRIs versus other antidepressants for depressive disorder*. Cochrane Database Syst Rev CD001851 (2000).

[224] Gelaudie, C. and A. Welsink, *Rhytmische Massage bei Kindern. Diagnostische Kriterien und therapeutische Differenzierungen*. Rundbrief der Medizinischen Sektion 1999 *45*, 28–31 (2001).

[225] Gelin, J.-P., *Pulsatilla vulgaris und Pulsatilla pratensis. Eine vergleichende Studie zwischen Wildpflanze und Zuchtpflanze*. Der Merkurstab *1*, 1–17 (1999).

[226] Geraedts, M., H. K. Selbmann and C. Meisner, *Effekte einer regionalen Intervention zur Förderung der Implementierung von Asthma-Leitlinien*. Gesundheitswesen *64*, 235–241 (2002).

[227] Gerhard, I., U. Abel, A. Loewe-Mesch, S. Huppmann and J. J. Kuehn, *Problematik randomisierter Studien in der Komplementärmedizin dargestellt am Beispiel der Misteltherapie bei Patientinnen mit Mammakarzinom*. Forsch Komplementärmed *11*, 150–157 (2004).

[228] Gessler, A., *Drei Heileurythmieberichte: Hirnorganisch geschädigtes Kind, Skoliose, Wirbelsäulensyndrom*. Der Merkurstab *46*, 354–359 (1993).

[229] Gill, P., A. C. Dowell, R. D. Neal, N. Smith, P. Heywood and A. E. Wilson, *Evidence based general practice: A retrospective study of interventions in one training practice*. Br Med J *312*, 819–821 (1996).

[230] Girke, M. Colchicum autumnale bei Schilddrüsenerkrankungen. Ergebnisse aus zwei prospektiven Anwendungsbeobachtungen. 2004.

[231] Girke, M. and M. Kröz, *Pleuropneumonie – Kasusitik.* Der Merkurstab 6, 520–523 (1996).

[232] Girke, M. and M. Kröz, *Colchicum autumnale in der Therapie der lateneten und manifesten Hyperthyerose.* Der Merkurstab 4, 244–249 (2001).

[233] Glaser, H., *Wundbehandlung in der anthroposophisch-erweiterten Pflege. Eine Kasuistik.* Der Merkurstab 4, 351–357 (1995).

[234] Gmeindl, M. and B. rapp-Hoyer, *Heileurythmie bei prolabierender Fruchtblase und vollständig eröffnetem Muttermund in der 18. SSW und Notfall-Cercalge. Aus der Praxis der Anthroposophischen Medizin.* Der Merkurstab 5, 323–326 (2001).

[235] Goadsby, P. J., R. B. Lipton and M. D. Ferrari, *Migraine--current understanding and treatment.* N Engl J Med 346, 257–270 (2002).

[236] Göbel, H., Die Kopfschmerzen: Ursachen, Mechanismen, Diagnostik und Therapie in der Praxis, pp. 1–901, Springer-Verlag, Berlin, Heidelberg, New York 1997.

[237] Gödl and et al., *Überwärmungsbäder bei depressiver Erkrankung. – Veränderungen der vegetativen Balance.* In *Akademische Forschung in der Anthroposophischen Medizin.* (Ed. P. Heusser) pp. 225–235, P.Lang Verlag, Bern 1999.

[238] Gödl, R. Veränderungen der autonomen Regulation durch Überwärmungsbadtherapie bei Patienten mit depressiven Störungen. Dissertation an der Medizinischen Fakultät der Karl-Franzens-Universität Graz. 2000.

[239] Golombek, E., Plastisch-Therapeutisches Gestalten, pp. 1–129, Verlag Freies Geistesleben & Urachhaus, Stuttgart 2000.

[240] Gorter, R. W., M. Butorac, E. P. Cobian, A. V. Kühn and U. Meyer, *Ausmaß der Resorption von Kupfer aus kupferhaltigen Dermatika.* Der Merkurstab 58, 216–220 (2005).

[241] Gorter, R. W., M. Butorac, E. P. Cobian and U. Meyer, *Anwendungsbeobachtung WALA Euphrasia Augentropfen.* Der Merkurstab 57, 135–138 (2004).

[242] Gorter, R. W. and M. Stoss, *Vorläufige Zusammenfassung der klinischen Forschung mit Viscum album QuFrF in der Therapie von HIV-Positiven und AIDS-Kranken.* In *Akademische Forschung in der Anthroposophischen Medizin.* (Ed. P. Heusser) pp. 271–281, Peter Lang AG, Bern 1999.

[243] Goyert, A., *Die Stellung der Mistel in einer ganzheitlichen Krebstherapie.* Therapeutikon 4, 24–31 (1990).

[244] Goyert, A., *Therapie-Entscheidung bei Krebs (1). Was Krebspatienten wünschen.* Ärztliche Praxis 74, 13–15 (1991).

[245] Goyert, A., *Therapie-Entscheidung bei Krebs (2). Welches Gespräch erwartet Ihr Patient?* Ärztliche Praxis 75, 14–15 (1991).

[246] Grah, C., *Chronisch-lymphatische Leukämie – Kasusitik.* Der Merkurstab 1, 38–39 (1997).

[247] Grah, C. and Matthes, B. Fall-Kontrollanalyse zur intraläsionalen Viscum-Therapie bei endobronchial erreichbarem Bronchialkarzinom. Die Mistel in der Tumortherapie. Interdisziplinäres Mistelsymposium. 3. Mistelsymposium 20.–22. November 2003.

[248] Grah, T., *Therapie einer primär chronischen Polyarthritis (PCP) mit begleitender Iridozyklitis.* Der Merkurstab 6, 456–457 (2002).

[249] Green, L. A., G. E. Fryer, B. P. Yawn, D. Lanier and S. M. Dovey, *The ecology of medical care revisited.* N Engl J Med 244, 2021–2025 (2001).

[250] Grossarth-Maticek, R. and H. J. Eysenck, *Self-regulation and mortality from cancer, coronary heart disease, and other causes: A prospective study.* Personality and Individual Differences 19, 781–795 (1995).

[251] Grossarth-Maticek, R., H. Kiene, S. Baumgartner and R. Ziegler, *Addendum to Iscador article.* Altern Ther Health Med 7, 26 (2001).

[252] Grossarth-Maticek, R., H. Kiene, S. Baumgartner and R. Ziegler, *Use of Iscador, an extract of European mistletoe (Viscum album), in cancer treatment: prospective nonrandomized and randomized matched-pair studies nested within a cohort study.* Altern Ther Health Med 7, 57–78 (2001).

[253] Grossarth-Maticek, R., H. Kiene, S. Baumgartner and R. Ziegler, *Verlängerung der Überlebenszeit von Krebspatienten unter Miselltherapie (Iscador).* Schweiz Zschr GanzheitsMedizin 217–225 (2001).

[254] Grossarth-Maticek, R., H. Kiene, S. Baumgartner and R. Ziegler, *Richtigstellung.* Deutsches Ärzteblatt A2126 (2004).

[255] Grossarth-Maticek, R., H. Kiene, S. Baumgartner and R. Ziegler, *Synergieeffekte von Selbstregulation und Miseltherapie (Isacdor) auf die Überlebenszeit bei Krebspatienten.* Schweizerische Zeitschrift für GanzheitsMedizin 16, 81–89 (2004).

[256] Grossarth-Maticek, R. and R. Ziegler, *Randomisierte Kohortenstudien im Matched-Pair-Design zur Miselltherapie (Iscador) bei gynäkologischen Karzinomen.* In *Fortschritte in der Miseltherapie. Aktueller Stand der klinischen Anwendung.* (Ed. R. Scheer, R. Bauer, H. Becker, V. Fintelmann, F.H. Kemper, H. Schilcher) pp. 611–623, KCV Verlag, Essen 2005.

[257] Grothey, A., J. Düppe, A. Hasenburg and R. Voigtmann, *Anwendung alternativmedizinischer Methoden durch onkologische Patienten.* Dtsch med Wschr 123, 923–929 (1998).

[258] Gruber, H., E. Frieling and J. Weis, *Kunsttherapie: Entwicklung und Evaluierung eines Beobachtungsinstruments zur systematischen Analyse von Patientenbildern aus der onkologie und der Rheumatologie.* Forsch Komplementärmed Klass Naturheilkd 3 (9), 138–146 (2002).

[259] Guala, A., G. Pastore, V. Garipoli, M. Agosti, M. Vitali and G. Bona, *The time of umbilical cord separation in*

healthy full-term newborns: a controlled clinical trial of different cord practices. Eur J Pediatr *162*, 350–351 (2003).

[260] Guéguen, J.-H., *Kasuistik zur atopischen Dermatitis.* Rundbrief der Medizinischen Sektion 2001 *49*, 60–61 (2001).

[261] Güldenstern, W., *Fluoreszenzphotometrische Untersuchungen mit dem Präparat Aesculus cortex D1-D50.* Der Merkurstab *Sonderheft*, 7 (1997).

[262] Güldenstern, W., *Die Wirkung des Organpräparates Pulpa dentis.* Der Merkurstab *2*, 132–133 (2002).

[263] Günczler, P., *Ergebnisse und Erfahrungen in der Krebstherapie mit Iscador, I. Das Magencarzinom.* Beiträge zu einer Erweiterung der Heilkunst nach geisteswissenschaftlichen Erkenntnissen 188–195 (1968).

[264] Günczler, P., C. Osika and G. Salzer, *Ergebnisse von Resektion und Nachbehandlung beim Magenkarzinom.* Wiener klinische Wochenschrift *80*, 105–106 (1968).

[265] Günczler, P. and G. Salzer, *Iscadortherapie in der Nachbehandlung operierter Carcinome.* Österreichische Ärztezeitung *24*, 2290–2292 (1969).

[266] Gutenbrunner, Ch., *Hygiogenese und Salutogenese – Versuch einer (notwendigen) Begriffsdifferenzierung.* In Tycho De Brahe Jahrbuch für Goetheanismus. (Ed. T. Göbel, Ch. Gutenbrunner, C. Heckmann, J. Kühl and H. J. Strüh) Tycho De Brahe Verlag, Niefern-Öschelbronn 2003.

[267] Gutknecht, K., *Die kunsttherapeutische Diagnose.* Der Merkurstab *50*, 218–221 (1997).

[268] Gutknecht, K., *Kunsttherapie im Strafvollzug. Aus der Praxis der Anthroposophischen Medizin.* Der Merkurstab *2*, 125–128 (2000).

[269] Gutsch, J., *Zum Stand der Therapie der chronisch myeloischen Leukämie Erwachsener mit dem Mistelpräparat Helixor.* Ärztezeitschrift für Naturheilverfahren *23*, 523–544 (1982).

[270] Gutsch, J., H. Berger, G. Scholz and H. Denck, *Prospektive Studie beim radikal operierten Mammakarzinom mit Polychemotherapie, Helixor und unbehandelter Kontrolle.* Dtsch Zschr Onkol 94–100 (1988).

[271] Guzman, J., R. Esmail, K. Karjalainen, A. Malmivaara, E. Irvin and C. Bombardier, *Multidisciplinary rehabilitation for chronic low back pain: systematic review.* BMJ *322*, 1511–1516 (2001).

[272] Gwehenberger, B. In vitro Untersuchung zum Relaxationseffekt von Bryophyllum pinnatum versus ein herkömmliches Betamimetikum. Inaugural-Dissertation, Medizinische Fakultät der Universität Zürich. 2001.

[273] Gwehenberger, B., L. Rist, R. Huch and U. von Mandach, *Effect of Bryophyllum pinnatum versus fenoterol on uterine contractility.* European Journal of Obstetrics & Gynecology and Reproductive Biology *113*, 164–171 (2004).

[274] Hablützel, L., *Vier Heileurythmieberichte: drei Fälle von Lumbago-Ischialgie und ein Fall von Oberbauchbeschwerden.* Der Merkurstab *45*, 468–472 (1993).

[275] Hagenah, W., I. Dörges, E. Gafumbegete and T. Wagner, *Subkutane Manifestation eines zentrozytischen Non-Hodgkin-Lymphoms an Injektionsstellen eines Mistelpräparats.* Dtsch med Wschr *123*, 1001–1004 (1998).

[276] Haigh, R. and A. K. Clarke, *Effectiveness of rehabilitation for spinal pain.* Clin Rehabil *13 Suppl 1*, 63–81 (1999).

[277] Hajto, T., K. Hostanska, M. Fornalski and A. Kirsch, *Antitumorale Aktivität des immunmodulatorisch wirkenden Beta-galaktosidspezifischen Mistellektins bei der klinischen Anwendung von Mistelextrakten (Iscador).* Dtsch Zschr Onkol *23*, 1–6 (1991).

[278] Hajto, T., K. Hostanska, M. Fornalski and A. Kirsch, *Eine neue Alternative zur Erhöhung der antitumoralen Wirkung eines klinisch angewandten Mistelextraktes durch die Lektinoptimierung.* Erfahrungsheilkunde 406–408 (1992).

[279] Halblützel, L., P. Heusser, I. Heinzer, M. Kropf, N. Fiechter, and H. Schramm *Erfahrungsberichte zu „Biodoron" erhoben in einer offenen Ringstudie.* 1980.

[279a] Halblützel, L., A. Giger, *Erkrankungen von Herz und Kreislauf. Krankengeschichtensammlung 1994/1995 für Ärzte und Medizinstudierende.* Vereinigung anthroposophisch orientierter Ärzte in der Schweiz. 1998.

[280] Hall, A. H., D. G. Spoerke and B. H. Rumack, *Assessing mistletoe toxicity.* Ann Emerg Med *15*, 1320–1323 (1986).

[281] Hammer, E., *Erfahrungen aus einer augenärztlichen Praxis.* Der Merkurstab *6*, 366–367 (1997).

[282] Hamprecht, E., E. Métrailler and A. Zucker, *Licht-Finsternisarbeit in der Maltherapie am Beispiel eines Patienten mit Morbus Bechterew.* Der Merkurstab *3*, 166–170 (1998).

[283] Hamre, H. J., C. Becker-Witt, A. Glockmann, R. Ziegler, S. N. Willich and H. Kiene, *Anthroposophic therapies in chronic disease: the Anthroposophic Medicine Outcome Study (AMOS).* Eur J Med Res *9*, 351–360 (2004).

[284] Hamre, H. J., M. Fischer, M. Heger, D. Riley, M. Haidvogl, E. Baars, E. Bristol, M. Evans, R. Schwarz and H. Kiene, *Anthroposophic vs. Conventional Therapy of Acute Respiratory & Ear Infections: A Prospective Outcomes Study.* Wien Klin Wochenschr *117*, 258–268 (2005).

[285] Hamre, H. J., A. Glockmann and H. Kiene, *Wirksamkeitsbeurteilung der anthroposophischen Kunsttherapie: Einzelfallstudien eingebettet in eine prospektive Kohortenstudie.* In Kunsttherapie in der Onkologie. Dokumentation 4. Internes Forschungssymposion an der Klinik für Tumorbiologie Freiburg, 05.10–07.10. 2001. (Ed. W. Henn) pp. 24–37, Forschungsverbund „Kunsttherapie in der Onkologie", Ottersberg 2002.

[286] Hamre, H. J., Glockmann, A. and Kiene, H. Use and safety of Wala medicines in acute respiratory and ear infections: A prospective cohort study. Institute for Applied Epistemology and Medical Methodology. 41 S. 2004.

[287] Hamre, H. J., Glockmann, A. and Kiene, H. Use and safety of Weleda medicines in acute respiratory and ear infections: A prospective cohort study. Institute for Applied Epistemology and Medical Methodology. 42 S. 2004.

[288] Hamre, H. J., Glockmann, A., Kienle, G. S., Siemers, P., Ziegler, R. and Kiene, H. Abschlussbericht: Wissenschaftliche Begleitung des Modellprojekts Anthroposophische Medizin der Innungskrankenkasse Hamburg. Freiburg: Institut für angewandte Erkenntnistheorie und medizinische Methodologie. 537 S., Anhang 730 S. 2005.

[289] Hamre, H. J. and H. Kiene, *Integrierte Therapieevaluationsstudie.* Der Merkurstab 56, 365–367 (2003).

[290] Hamre, H. J., C. Witt, A. Glockmann, R. Ziegler, S. N. Willich and H. Kiene, *Anthroposophic art therapy in chronic disease: A four-year prospective cohort study.* In Vorbereitung (2005).

[291] Hamre, H. J., C. Witt, A. Glockmann, R. Ziegler, S. N. Willich and H. Kiene, *Anthroposophic vs. conventional therapy for chronic low back pain: a prospective non-randomised comparative study.* In Vorbereitung (2005).

[292] Hamre, H. J., C. Witt, A. Glockmann, R. Ziegler, S. N. Willich and H. Kiene, *Eurythmy therapy in chronic disease: A four-year prospective cohort study.* In Vorbereitung (2005).

[293] Hamre, H. J., C. Witt, A. Glockmann, R. Ziegler, S. N. Willich and H. Kiene, *Rhythmical massage therapy in chronic disease: A four-year prospective cohort study.* In Vorbereitung (2005).

[294] Hamrin, E., *Evaluation of complementary care in breast cancer – a scientific challenge.* European Journal of Cancer 37, S406 (2001).

[295] Hardel, P. J. Comparaison d'un traitement phytotherapique et de l'hyposensibilisation spécifique dans l'allergie aux pollens de graminées. Internal Study Report, Dijon 1990. 1988.

[296] Harter, D., *Vergleich von Akupunktur und paravertebralen Injektionen in der Behandlung von Lumboischialgien. Eine retrospektive Studie anhand von 253 Patienten in einer Schmerzpraxis.* Akupunktur 23, 30–36 (1995).

[297] Härter, M., I. Bermejo, A. Aschenbrenner and M. Berger, *Analyse und Bewertung aktueller Leitlinien zur Diagnostik und Behandlung depressiver Störungen.* Fortschr Neurol Psychiatr 69, 390–401 (2001).

[298] Harvey, J. and D. G. Colin-Jones, *Mistletoe hepatitis.* Br Med J 282, 186–187 (1981).

[299] Hassauer, W., J. Gutsch and R. Burkhardt, *Welche Erfolgsaussichten bietet die Iscador-Therapie beim fortgeschrittenen Ovarialkarzinom?* Onkologie 28–36 (1979).

[300] Hassauer, W., K. Schreiber and D. von der Decken, *Bryophyllum – ein neuer Weg in der tokolytischen Therapie.* Erfahrungsheilkunde 34, 684–690 (1985).

[301] Hauff, M. V. and R. Prätorius, Leistungsstruktur alternativer Arztpraxen – Eine gesundheitspolitische Analyse – Pilotstudie, Verein für ein erweitertes Heilwesen e. V., Bad Liebenzell-Unterlengenhardt 1991.

[302] Hauschka, M., Rhythmische Massage nach Dr. Ita Wegman. Menschenkundliche Grundlagen, pp. 1–200, Schule für Künstlerische Therapie und Massage, Boll über Göppingen 1978.

[303] Hauschka, M., Zur Künstlerischen Therapie. Band II. Wesen und Aufgabe der Maltherapie, pp. 1–99, Schule für Künstlerische Therapie und Massage, Boll über Göppingen 1974.

[304] Hays, R. D., K. B. Wells, C. D. Sherbourne, W. Rogers and K. Spritzer, *Functioning and well-being outcomes of patients with depression compared with chronic general medical illnesses.* Arch Gen Psychiatry 52, 11–19 (1995).

[305] Heckel, V., *Polare Prozesse in der Musik und im Menschen am Beispiel erwachsener psychiatrischer Patienten.* Rundbrief der Medizinischen Sektion 213–221 (1997).

[306] Heckmann, C., P. Engelke, D. Cysarz, H. Bettermann and H. C. Kümmell, *Zum Tagesgang der Atemfrequenz. In Akademische Forschung in der Anthroposophischen Medizin. Beispiel Hygiogenese.* (Ed. P. Heusser) pp. 139–147, 1999.

[307] Heiligtag, H. R., *Das maligne Melanom und seine Behandlung.* Weleda Korrespondenzblätter für Ärzte 2000 150, 119–132 (2000).

[308] Heinzerling, L., Portalupi, E., Rotty, J. and Gorter, R. Prospektive Studie zur Bestimmung der immunmodulierenden Wirkung von Iscador Qu Spezial bei Patientinnen mit Cervixdysplasien (IND# 51,294). Der Merkurstab 50 [Suppl], 42. 1997.

[309] Hellan, J., E. Danmayr and M. Hellan, *Stellenwert der Komplementärmedizin in der Behandlung onkologischer Patienten – dargestellt anhand des kolo-rektalen Karzinoms.* Dtsch Zschr Onkol 27, 85–94 (1995).

[310] Henn, W. Verlauf der Körperkerntemperatur und der Zahl peripherer Blutzellen unter Berücksichtigung ihrer Zirkadianrhythmik bei Mammakarzinom-Patientinnen vor und während der Therapie mit einem Mistelpräparat – Eine explorative Studie. 1–130. 1995.

[311] Henn, W. and H.-B. von Laue, *Veränderung der Zahl peripherer Blutzellen während einer neubegonnenen Misteltherapie bei Patientinnen mit operiertem Mammakarzinom. In Grundlagen der Misteltherapie. Aktueller Stand der Forschung und klinische Anwendung.* (Ed. R. Scheer, H. Becker and P. A. Berg

pp. 380–398, Hippokrates Verlag GmbH, Stuttgart 1996.

[312] Herold, C., T. Reck, P. Fischler, R. Ott, M. Redespiel-Troeger, M. Ganslmayer, W. Hohenberger, E. G. Hahn and D. Schuppan, *Prognosis of a large cohort of patients with hepatocellular carcinoma in a single European centre.* Liver *22*, 23–28 (2002).

[313] Herzig, M. and Mansmann, U. Retrospektive Untersuchung der Wirksamkeit von Misteltherapie bei Mamma-Ca.-Patienten. Forschungsbericht der Abteilung Medizinische Biometrie, Universität Heidelberg. 2003.

[314] Hessenbruch, G., *Therapie der Hüft- und Kniegelenksarthrosen.* Weleda Korrespondenzblätter für Ärzte *Sonderheft,* 49–54 (1996).

[315] Hessenbruch, G., *Krankengeschichten zu Kephalodoron, Ferrum-Quarz-Kapseln und Kalium Aceticum comp.* Weleda Korrespondenzblätter für Ärzte *146,* 11–20 (1998).

[316] Heusser, P., *Kriterien zur Beurteilung des Nutzens von komplementärmedizinischen Methoden.* Forsch Komplementärmed *8,* 14–23 (2001).

[317] Heusser, P., S. Berger Braun, M. Bertschy, R. Burkhard, S. Helwig, B. v. Wegberg and T. Cerny, *Palliative in-patient cancer treatment in an anthroposophic hospital III: The development of physical, emotional, cognitive, spiritual, and social dimensions of quality of life during stationary treatment.* In Vorbereitung (2004).

[318] Heusser, P., S. Berger Braun, M. Bertschy, R. Burkhard, R. Ziegler, S. Helwig and T. Cerny, *Palliative in-patient cancer treatment in an anthroposophic hospital IV: An explorative assessment of quality of life development after hospital discharge and of subjectively perceived benefit from stationary treatment.* In Vorbereitung (2004).

[319] Heusser, P., S. Berger Braun, R. Ziegler, M. Bertschy, S. Helwig and T. Cerny, *Palliative in-patient cancer treatment in an anthroposophic hospital II: Treatment patterns before, during and after hospitalization and subsequent treatment compliance.* In Vorbereitung (2004).

[320] Heusser, P., C. Meier and H. Thalmann, *Stibium und Blutgerinnung.* In *Akademische Forschung in der Anthroposophischen Medizin.* (Ed. P. Heusser) pp. 305–310, Peter Lang, Bern 1999.

[321] Heusser, P., M. Stutz and A. Haeberli, *Does homeopathically potentized antimony stimulate coagulation? A summary of previous findings and results of an in vitro pilot study by means of thrombelastography.* The Journal of Alternative and Complementary Medicine *10,* 829–834 (2005).

[322] Heusser, P., R. Ziegler, S. Helwig, S. Berger Braun and T. Cerny, *Palliative in-patient cancer treatment in an anthroposophic hospital I: Sociodemographic and medical patient characteristics and data availability of a longitudinal quality of life assessment.* In Vorbereitung (2004).

[323] Hildebrandt, *Pharmakologie adaptiver Prozesse. Grundlagen und Ergebnisse eines Wirksamkeitsnachweises am Gesunden.* In *Wasser und Information: Aspekte homöopathischer Forschung.* (Ed. Inst.f.Strukt. Med.-Forsch.) pp. 115–124, Karl F. Haug Verlag, Heidelberg 1993.

[324] Hildebrandt, G., *Bäderwirkung auf das vegetative System.* Zeitschrift für angewandte Bäder-und Klimaheilkunde *6,* 126–133 (1960).

[325] Hildebrandt, G. and Ch. Eltze, Über die Wirksamkeit einer Behandlung des Muskelkaters mit Rhus toxicodendron D4. Zwei Beiträge zur Pharmakologie adaptiver Prozesse, Karl F. Haug Verlag, Heidelberg 1983.

[326] Hildebrandt, G. and Ch. Eltze, *Über die Wirksamkeit verschiedener Potenzen (Verdünnungen) von Arnica bei experimentell erzeugtem Muskelkater.* Erfahrungsheilkunde *7,* 430–435 (1984).

[327] Hilgard, D. Anthroposophische Therapie beim kindlichen Diabetes mellitus Typ 1. 2004.

[328] Hoffmann, J., *Die Iscador-Behandlung bei Lebermetastasen.* Krebsgeschehen *11,* 172–175 (1979).

[329] Hoffmann, J., *Behandlungsergebnisse bei den Blasenkarzinomen der Lukas-Klinik.* In *Behandlungsergebnisse beim Blasenkarzinom* vol. 16. (Ed. S. Rilling) pp. 57–61, Verlag für Medizin Dr. E. Fischer, Heidelberg 1980.

[330] Hoffmann, J. and T. Hajto, *Iscadorbehandlung beim metastasierenden Mammakarzinom.* Krebsgeschehen *14,* 70–75 (1982).

[331] Hoffmann, J. and T. Hajto, *Die Iscador-Behandlung der kolorektalen Tumoren.* Krebsgeschehen *16,* 150–153 (1984).

[332] Holden, C., *NIH trial to test chelation therapy.* Science *297,* 1109 (2002).

[333] Hollinsky, Ch. and E. Danmayr, *Prognose des kleinen Mammakarzinoms (T1N0). Retrospektive Analyse anhand von 516 Fällen.* Dtsch Zschr Onkol 77–83 (1987).

[334] Holroyd, K. A. and D. B. Penzien, *Pharmacological versus non-pharmacological prophylaxis of recurrent migraine headache: a meta-analytic review of clinical trials.* Pain *42,* 1–13 (1990).

[335] Holroyd, K. A., D. B. Penzien and G. E. Cordingley, *Propranolol in the management of recurrent migraine: a meta-analytic review.* Headache *31,* 333–340 (1991).

[336] Hoppe, J.-D., *Gute Leitlinien sind Orientierungshilfen und keine Checklisten.* Zeitschrift für ärztliche Fortbildung und Qualitätssicherung im Gesundheitswesen *98,* 174–175 (2004).

[337] Horrobin, D. F., *Innovation in the pharmaceutical industry.* J R Soc Med *93,* 341–345 (2000).

[338] Horrobin, D. F., *Effective clinical innovation: an ethical imperative.* Lancet *359,* 1857–1858 (2002).

[339] Horwitz, R. I., *Complexity and contradiction in clinical trial research*. Am J Med *82*, 498–510 (1987).

[340] Hougaard, E., T. Nielsen and B. Zachariae, *Placebovirkningen i medicinsk behandling av depresjon*. Ugeskr Laeger *162*, 2314–2317 (2000).

[341] Hoyer, I., P. Krause, M. Hofler, K. Beesdo and H. U. Wittchen, *Wann und wie gut erkennt der Hausarzt Generalisierte Angststörungen und Depressionen?* Fortschr Med Orig *119 Suppl 1*, 26–35 (2001).

[342] Hróbjartsson, A. and P. Gotzsche, *Is the placebo powerless? An analysis of clinical trials comparing placebo with no treatment*. N Engl J Med *344*, 1594–1602 (2001).

[343] Hubbard, R. B., C. J. Smith, L. Smeeth, T. W. Harrison and A. E. Tattersfield, *Inhaled corticosteroids and hip fracture: a population-based case-control study*. Am J Respir Crit Care Med *166*, 1563–1566 (2002).

[344] Huber, R. Untersuchungen zur Kinetose-Prophylaxe. Inauguraldissertation, Marburg. 1990.

[345] Huber, R., R. Klein, R. Lüdtke und M. Werner, *Häufigkeit grippaler Infekte bei Gesunden unter Gabe eines lektinreichen und eines lektinarmen Mistelpräparats im Rahmen einer randomisierten, doppelblinden, placebokontrollierten Studie*. Forsch Komplementärmed *8*, 354–358 (2001).

[346] Huber, R., R. Lüdtke, M. Klassen, G. Muller-Buscher, G. Wolff-Vorbeck und R. Scheer, *Effects of a mistletoe preparation with defined lectin content on chronic hepatitis C: an individually controlled cohort study*. Eur J Med Res *6*, 399–405 (2001).

[347] Hume, D., Eine Untersuchung über den menschlichen Verstand [englische Erstausgabe 1758], Reclam, Stuttgart 1976.

[348] Husemann, *Neurale Komplikationen bei Masern*. Der Merkurstab *3*, 190–193 (1992).

[349] Husemann, A., *Formica-Inhalationen bei Lungenfibrose nach interstitieller Alveolitis*. Der Merkurstab *53*, 47–49 (2000).

[350] Husemann, F. Einige Beobachtungen über die Wirkungsweise der von der Weleda A.G., Stuttgart hergestellte Heilmittel. 1942.

[351] Husemann, F., *Krankengeschichte Furunkulose*. Der Merkurstab *6*, 382–383 (1998).

[352] Husemann, F., *Scharlach und eitrige Angina in zehn Jahren Praxis*. Der Merkurstab *51*, 16–24 (1998).

[353] Husemann, F., *Agave americana bei Sexualstörungen*. Der Merkurstab *5*, 328–329 (1999).

[354] Husemann, G., *Postgrippale Encephalitis. Eine Krankheitsgeschichte aus dem Klinisch-Therapeutischen Institut Stuttgart*. Der Merkurstab *4*, 323–325 (1996).

[355] Husemann, G. M., *Asthma Bronchiale – drei Krankengeschichten*. Beiträge zu einer Erweiterung der Heilkunst *37*, 181–184 (1984).

[356] Husemann, G. M., *Asthma bronchiale – drei Krankengeschichten*. Weleda Korrespondenzblätter für Ärzte *116*, 21–28 (1986).

[357] Institut für Demoskopie Allensbach, 7. A. a. B. Naturheilmittel. 2002.

[358] International Epidemiological Association, A dictionary of epidemiology, pp. 1–180, Oxford University Press, New York, Oxford, Toronto 1995.

[359] Isenmann, H., Rhythmische Massage nach Dr. med. Ita Wegman. Eine neue und zeitgemäße Massageform mit ganzheitlichem Ansatz, pp. 1–31, Verein für Anthroposophisches Heilwesen e. V., Bad Liebenzell 1996.

[360] Jach, R. and A. Basta, *Iscador QuS and human recombinant interferon alpha (Intron A) in cervical intraepithelial neoplasia (CIN)*. Przeglad Lekarski *56*, 86–88 (1999).

[361] Jach, R., A. Basta and A. Szczudrawa, *Role of immunomodulatory treatment with Iscador QuS and Intron A of women with CIN1 with concurrent HPV infection*. Ginekol Pol *74*, 729–735 (2003).

[362] Jachens, L., *Psoriasis vulgaris, acne adultorum*. Der Merkurstab *51*, 300–301 (1998).

[363] Jacobs, R., *Musiktherapie bei einer Asthma-Patientin*. Der Merkurstab *42*, 313–316 (1989).

[364] Jakabos, C. E. Kunsttherapie in der Onkologie – Eine Literaturstudie. Dissertation an der Medizinische Hochschule Hannover. 1–191. 2000.

[365] Janke, S., A. Seidler and E. Schmidt, *Schnellere Nabelheilung durch Wecesin© Streupuder*. Die Hebamme *10*, 115–117 (1997).

[366] Janssen, O., A. Scheffler and D. Kabelitz, *In vitro effects of mistletoe extracts and mistletoe lectins. Cytotoxicity towards tumor cells due to the induction of programmed cell death (apoptosis)*. Arzneim -Forsch /Drug Res *43(II)*, 1221–1227 (1993).

[367] Jeffrey, S. L. and H. J. Belcher, *Use of Arnica to relieve pain after carpal-tunnel release surgery*. Altern Ther Health Med *8*, 66–68 (2002).

[368] Jeserich, H., *Asthmabehandlung eines sechsjährigen Jungen*. Der Merkurstab *53*, 44–45 (2000).

[369] Joffe, R., S. Sokolov and D. Streiner, *Antidepressant treatment of depression: a metaanalysis*. Can J Psychiatry *41*, 613–616 (1996).

[370] Juhl, E., E. Christensen and N. Tygstrup, *The epidemiology of the gastrointestinal randomized clinical trial*. N Engl J Med *296*, 20–22 (1977).

[371] Junge, C., *Persönlichkeitsstörung bei Missbrauch (in der Kindheit). Aus der Praxis der Anthroposophischen Medizin*. Der Merkurstab *1*, 48–53 (2001).

[372] Kaliks, B. and P. Neves, *Tratamento da asma bronciquica com remedios da medicina antroposofica*. Revista Ampliacao da Arte Medica 6–8 (1994).

[373] Kang, S. B., *Falldarstellungen*. 35 Medizinische Woche Baden-Baden, http://www medwoche de/2001/kurse phtml?id_k=V12 (2001).

[374] Karjalainen, K., A. Malmivaara, M. van Tulder, R. Roine, M. Jauhiainen, H. Hurri and B. Koes, *Multidisciplinary biopsychosocial rehabilitation for neck and shoulder pain among working age adults: a sys-*

tematic review within the framework of the Cochrane Collaboration Back Review Group. Spine 26, 174–181 (2001).

[375] Kassenärztliche Bundesvereinigung, Einheitlicher Bewertungsmaßstab (EBM). Inkrafttreten: 1. Juli 2000, pp. 1–251, Deutscher Ärzte-Verlag, Köln 2000.

[376] Kayser-Springorum, M., *Neurodermitis und Schlafstörungen bei einem Kind*. Der Merkurstab 53, 190–191 (2000).

[377] Kazis, L. E., J. J. Anderson and R. F. Meenan, *Effect sizes for interpreting changes in health status*. Med Care 27, S178–S189 (1989).

[378] Kendrick, T., *Why can't GPs follow guidelines on depression? We must question the basis of the guidelines themselves*. BMJ 320, 200–201 (2000).

[379] Khan, K. S., G. ter Riet, J. Glanville, A. J. Sowden and J. Kleijnen, Undertaking Systematic Reviews of Research on Effectiveness. CRD'S Guidance for those Carrying Out or Commissioning Reviews. CRD Report Number 4 (2nd Edition), University of York: NHS Centre for Reviews and Dissemination, 2001.

[380] Kiene, H., *Klinische Studien zur Misteltherapie karzinomatöser Erkrankungen. Eine Übersicht*. Therapeutikon 3, 347–353 (1989).

[381] Kiene, H., Kritik der klinischen Doppelblindstudie, MMV Medizin Verlag, München 1993.

[382] Kiene, H., *EORTC mistletoe study*. Lancet Oncol 2, 333 (2001).

[383] Kiene, H., Komplementäre Methodenlehre der klinischen Forschung. Cognition-based Medicine, pp. 1–193, Springer-Verlag, Berlin, Heidelberg, New York 2001.

[384] Kiene, H. and H. J. Hamre, *Wissenschaftliche Begleitung des Modellprojekts Anthroposophische Medizin. In Akademische Forschung in der Anthroposophischen Medizin. Beispiel Hygiogenese: Natur- und geisteswissenschaftliche Zugänge zur Selbstheilungskraft des Menschen*. vol. 3. (Ed. P. Heusser) pp. 283–289, Peter Lang, Bern 1999.

[385] Kiene, G., *Wirkung von Carbo Betulae D6 bei respiratorischer Partialinsuffizienz*. Arzneim -Forsch /Drug Res 23, 840–842 (1973).

[386] Kiene, G., Arzneimittelsicherheit und Gesellschaft. Eine kritische Untersuchung., Schattauer Verlag, Stuttgart – New York 1974.

[387] Kiene, G., Anthroposophische Medizin. In *Wörterbuch medizinischer Grundbegriffe*. (Ed. E. Seidler) pp. 33–39, Herder Verlag, Freiburg, Basel, Wien 1979.

[388] Kiene, G., *Das Formalisierungsproblem in der Medizin*. Therapie der Gegenwart 119, 1407–1421 (1980).

[389] Kiene, G., *Das Arzneimittel in der Hand des Arztes*. Pharm Ind 45, 372–377 (1983).

[390] Kiene, G. and R. Burkhardt, Der Wirksamkeitsnachweis für Arzneimittel. Analyse einer Illusion, Verlag Urachhaus, Stuttgart 1983.

[391] Kiene, G. S., F. Berrino, A. Büssing, E. Portalupi, S. Rosenzweig and H. Kiene, *Mistletoe in cancer. A systematic review on controlled clinical trials*. Eur J Med Res 109–119 (2003).

[392] Kiene, G. S., F. Berrino, A. Büssing, E. Portalupi, S. Rosenzweig and H. Kiene, *Mistletoe in cancer – a systematic review on controlled clinical trials*. Eur J Med Res 8, 109–119 (2003).

[393] Kiene, G. S., H. J. Hamre and H. Kiene, *Anthroposophical Medicine: A systematic review of randomised clinical trials*. Wiener klinische Wochenschrift 116, 11–12 (2004).

[394] Kiene, G. S., M. Karutz, H. Matthes, P. F. Matthiessen, P. Petersen and H. Kiene, *Evidenzbasierte Medizin: Konkurs der ärztlichen Urteilskraft? (Diskussion)*. Deutsches Ärzteblatt 100, 2997–3000 (2003).

[395] Kiene, G. S. and H. Kiene, *Placeboeffekt und Placebokonzept – eine kritische methodologische und konzeptionelle Analyse von Angaben zum Ausmaß des Placeboeffekts*. Forsch Komplementärmed 3, 121–138 (1996).

[396] Kiene, G. S. and H. Kiene, *The powerful placebo effect. Fact or fiction?* J Clin Epidemiol 50, 1311–1318 (1997).

[397] Kiene, G. S. and H. Kiene, „Beyond Reductionism" – *zur Notwendigkeit komplexer, organismischer Ansätze in der Tumorimmunologie und Onkologie. In Die Mistel in der Onkologie. Fakten und konzeptionelle Grundlagen*. pp. 333–432, Schattauer Verlag, Stuttgart, New York 2003.

[398] Kiene, G. S. and H. Kiene, *Das Janusgesicht konventioneller Tumortherapien: immunsuppressive Wirkungen und potentielles Tumorenhancement. In Die Mistel in der Onkologie – Fakten und konzeptionelle Grundlagen*. pp. 147–165, Schattauer Verlag, Stuttgart, New York 2003.

[399] Kiene, G. S. and H. Kiene, Die Mistel in der Onkologie – Fakten und konzeptionelle Grundlagen, Schattauer Verlag, Stuttgart, New York 2003.

[400] Kiene, G. S. and H. Kiene, *Spontanremission – das unerklärliche Vorbild. In Die Mistel in der Onkologie – Fakten und konzeptionelle Grundlagen*. pp. 166–174, Schattauer Verlag, Stuttgart, New York 2003.

[401] Kiene, G. S. and H. Kiene, *Stellenwert, Dosierung und Gefährlichkeit (Tumorenhancement) des ML I – immunologische Schlußfolgerungen und experimentelle Untersuchungen. In Die Mistel in der Onkologie. Fakten und konzeptionelle Grundlagen*. pp. 301–332, Schattauer Verlag, Stuttgart, New York 2003.

[402] Kiene, G. S. and H. Kiene, *Verträglichkeit, Nebenwirkungen, Überempfindlichkeitsreaktionen, Toxizität. In Die Mistel in der Onkologie. Fakten und konzeptionelle Grundlagen*. pp. 591–607, Schattauer Verlag, Stuttgart, New York 2003.

[403] Kirchner-Bockholt, M., Grundelemente der Heileurythmie, pp. 1–213, Philosophisch-Anthroposophischer Verlag, Dornach 1981.

[404] Kirsch, I. and G. Sapirstein, *Listening to Prozac but Hearing Placebo: A Meta-Analysis of Antidepressant Medication.* Prevention & Treatment *1,* (1998).

[405] Kjaer, M., *Mistletoe (Iscador) therapy in stage IV renal adenocarcinoma.* Acta Oncol *28,* 489–494 (1989).

[406] Klasen, J., *Biographische Aspekte zu einer Patientin mit Lupus erythematodes. Kasuistik im Rahmen der Anerkennung zum anthroposophischen Arzt.* Der Merkurstab *6,* 428–429 (2000).

[407] Kleeberg, U. R. Adjuvant trial in melanoma patients comparing rIFN- to rIFN- to Iscador to a control group after curative resection of high risk primary (≥ 3MM) or regional lymphnode metastasis (EORTC 18871). European Journal of Cancer 35 [Suppl 4], S82. 1999.

[408] Kleeberg, U. R., S. Suciu, E. B. Bröcker, D. J. Ruiter, C. Chartier, D. Liénard, J. Marsden, D. Schadendorf and A. M. M. Eggermont, *Final results of the EORTC 18871/DKG 80–1 randomised phase III trial: rIFN-α2b versus rIFN-γ versus Iscador M versus observation after surgery in melanoma patients with either high-risk primary (thickness > 3 mm) or regional lymph node metastasis.* Eur J Cancer *40,* 390–402 (2004).

[409] Kleijnen, J. and P. Knipschild, *Mistletoe treatment for cancer – review of controlled trials in humans.* Phytomedicine *1,* 255–260 (1994).

[410] Klett, C. Y. and F. A. Anderer, *Activation of natural killer cell cytotoxicity of human blood monocytes by a low molecular weight component from Viscum album extract.* Arzneim-Forsch/Drug Res *39 (II),* 1–20 (1989).

[411] Klinkman, M. S., T. L. Schwenk and J. C. Coyne, *Depression in primary care – more like asthma than appendicitis: the Michigan Depression Project.* Can J Psychiatry *42,* 966–973 (1997).

[412] Klopp, R., Niedner, R., Lehnert, W., Niemer, W. and Werner, M. Untersuchung der Wirkungen einer komplementären subkutanen und topischen Anwendung von standardisiertem Mistelextrakt (Iscador®) auf die Wundheilung im Rahmen der dermato-chirurgischen Therapie bei Basaliom-Patienten. 2001.

[413] Knol, M. G. P. Die Behandlung von Kindern mit Asthma und/oder Ekzem. 1989.

[414] Knol, M. G. P. Die Behandlung von Kindern mit Asthma, obstruktiver Bronchitis, allergischer Rhinitis und Ekzem. Forschungsjahr „Anthroposophische Kinderheilkunde" am Gemeinschaftskrankenhaus Herdecke 1. August 1988 bis 01. August 1989. 1–69. 1989.

[415] Koes, B. W., R. J. P. M. Scholten, J. M. A. Mens and L. M. Bouter, *Efficacy of epidural steroid injections for low-back pain and sciatica: a systematic review of randomized clinical trials.* Pain *63,* 279–288 (1995).

[416] Kohlmann, T., R. Deck and H. Raspe, *Prävalenz und Schweregrad von Rückenschmerzen in der Lübecker Bevölkerung.* Akt Rheumatol *20,* 99–103 (1995).

[417] Kohlmann, T. and H. Raspe, *Der Funktionsfragebogen Hannover zur alltagshaften Diagnostik der Funktionsbeeinträchtigung durch Rückenschmerzen (FFbH-R).* Rehabilitation (Stuttg) *35,* I–VIII (1996).

[418] Kohlmann, T. and H. H. Raspe, *Zur Graduierung von Rückenschmerzen.* Ther Umsch *51,* 375–380 (1994).

[419] Kolkmann, F.-H., K. Vilmar and F. Stobrawa, *Qualitätssicherung. Entprofessionalisierung ärztlicher Berufsausübung.* Deutsches Ärzteblatt *101,* A 1409–1414 (2004).

[420] Koppermann, E., *Klinisch-experimentelle Studien über die Wirkung eines injizierbaren Crataegus-Extraktes.* Ärztliche Forschung *10,* 585–592 (1956).

[421] Koshetchkin, D. V. Application of some complex fitotherapeutic and homeopatic means in treatment of the bronchial asthma patients. Abstract of thesis on conpetition of a scientific degree of the candidate of Medical Sciences. St. Petersburg. The Ministry of Health of Russian Federation State Research Centre of Pulmology. 1999.

[422] Krabbe, A. A. and J. Olesen, *Ferrumkvarts som profylaktikum ved migræne. En dobbeltblind undersøgelse. [Ferrum quartz in the prevention of migraine. A double-blind study].* Ugeskr Laeger *142,* 516–518 (1980).

[423] Kranzbühler, H., P. Heusser, E. Rached, C. Altenbernd, H. Berthold and R. H. Greiner, *Prospektiv randomisierte Studie zur Untersuchung von lymphozytären Zelldefekten bei Patienten mit HNO-Tumoren unter Radiotherapie. Beeinflussung von Immunkompetenz und DNA-Reparatur durch Viscum album (Iscador).* In *Akademische Forschung in der Anthroposophischen Medizin.* (Ed. P. Heusser) pp. 317–322, Peter Lang AG, Bern 1999.

[424] Krause, F. Adjuvante Iscador-Behandlung resezierter Bronchuskarzinome. 1983.

[425] Krause, F. and F. Erkan, *Adjuvante Iscador-Behandlung resezierter Bronchuskarzinome.* Krebsgeschehen *15,* 158 (1983).

[426] Krenzelok, E. P., T. D. Jacobsen and J. Aronis, *American Mistletoe Exposures.* Am J Emerg Med *15,* 516–520 (1997).

[427] Krifter, R., H. Lischnig and U. Pachmajer, *Ergänzende und alternative Karzinomtherapie in Österreichs Allgemeinpraxen.* Der Praktische Arzt *46,* 564–575 (1992).

[428] Kriz, J., *Gutachten über den Begriff der Wissenschaftlichkeit in der Psychotherapie.* Zeitschrift des Schweizerischen Berufsverbandes für angewandte Psychologie, SBAP (2003).

[429] Kröz, M., *Die Anamnesefragen Rudolf Steiners, ihre Bedeutung für die endogene Regulation und erste Ergebnisse zum Diabetes mellitus.* Der Merkurstab Dezember, 30–38 (2002).

[430] Kruse-Freund, A. and P. Petersen, *Kunsttherapie und Krebs.* Gynäkol Prax *21,* 547–554 (1997).

[431] Kruse-Freund, A. and P. Petersen, *Kunsttherapie und Krebs.* Internist Prax *40,* 111–118 (2000).

[432] Kuehn, J. J., *Misteltherapie bei malignen Lymphomen – Neue Erkenntnisse und Erfahrungen im Rahmen einer prospektiven Kasuistikserie bei Patienten mit follikulären Non-Hodgkin-Lymphomen.* In *Fortschritte in der Misteltherapie. Aktueller Stand der Forschung und klinischen Anwendung.* (Ed. R. Scheer, R. Bauer, H. Becker, V. Fintelmann, F.H. Kemper, H. Schilcher) pp. 477–489, KVC Verlag, Essen 2005.

[433] Kuehn, J. J. and M. Fornalski, *Non-Hodgkin-Lymphom – Immunologische Spekulation und klinische Realität.* In *Die Mistel in der Tumortherapie. Grundlagenforschung und Klinik.* (Ed. R. Scheer, R. Bauer, H. Becker, P. A. Berg and V. Fintelmann) pp. 327–341, KVC, Essen 2001.

[434] Kuehn, J. J., Löhmer, H., Sommer, H., Fornalski, M. and Kindermann, G. Prospectiv randomisierte Prüfung der Wirksamkeit und Verträglichkeit einer adjuvanten Misteltherapie (Iscador®) bei Nachbestrahlung nach Mammakarzinomoperation. 2000.

[435] Kümmell, H. C., *Die Digitalisintoxikation – ein Aspekt zur Krankheitserkenntnis.* Beiträge zu einer Erweiterung der Heilkunst *6,* 1–5 (1980).

[436] Kümmell, H. C., *Welche Digitalis-Behandlung ist gegenwärtig noch vertretbar?* Münchner Medizinische Wochenschrift *122,* 787–791 (1980).

[437] Kümmell, H. C., *Aus der Praxis der anthroposophischen Medizin. Patientendarstellung und Therapiefindung bei besonderem Sarkoidoseverlauf.* Der Merkurstab *50,* 184–186 (1997).

[438] Kümmell, H. C. and H. Bettermann, *Ergebnisse rhythmologischer Untersuchungen von Cardiodoron an Gesunden.* Der Merkurstab *5,* 361–371 (1996).

[439] Kümmell, H. C., C. Buchner and C. Marx, *Zur Frage der Therapiebeurteilung bei Sarkoidose.* Rheumamedizin *5,* 120–124 (1983).

[440] Kümmell, H. C., L. Fricke, P. Engelke and A. Büssing, *Langzeitbeobachtung bei nicht-steroidaler Sarkoidosetherapie.* Sarkoidose Nachrichten und Berichte (2003).

[441] Kümmell, H. C., K. Schreiber and G. Kienle, *Untersuchungen zur Ermittlung einer individuellen Digitoxindosis.* Münchner Medizinische Wochenschrift *124,* 545–549 (1982).

[442] Kümmell, H. C., K. Schreiber and J. von Koenen, *Untersuchungen zur Therapie mit Crataegus.* Herzmedizin *4,* 157–165 (1982).

[443] Kummer, K.-R., *Masernverlauf in einer Kinderarztpraxis.* Der Merkurstab *3,* 180–190 (1992).

[444] Kummer, K.-R., *Langzeitbehandlung eines Kindes mit Neurodermitis.* Der Merkurstab *51,* 165–166 (1998).

[445] Kummer, K.-R., *1001mal Masern – prospektive Untersuchung von 886 und retrospektive von 115 Verläufen in der Praxis.* Der Merkurstab *52,* 369–375 (1999).

[446] Kunz, R., G. Ollenschläger, H. Raspe, G. Jonitz and F.-H. Kolkmann, Lehrbuch Evidenzbasierte Medizin in Klinik und Praxis, Deutscher Ärzte-Verlag, Köln 2000.

[447] Lam, R. W., *Patients' preferences and counselling for depression in primary care.* Lancet *357,* 575–576 (2001).

[448] Lang, E., S. Kastner, B. Neundorfer and A. Bickel, *Ergebnisqualität in der ambulanten Versorgung von Patienten mit Kopfschmerzen.* Schmerz *14,* 380–391 (2000).

[449] Lange Wantzin, G., K. Thomsen and N. I. Nissen, *Alvorlige bivirkninger efter mistelenekstraktbehandling.* Ugeskr Laeger *145,* 2223–2224 (1983).

[450] Lange, O., Scholz, G. and Gutsch, J. Modulation der subjektiven und objektiven Toxizität einer aggressiven Chemotherapie mit Helixor®. 1985.

[451] Lange, P., *Prognosis of adult asthma.* Monaldi Arch Chest Dis *54,* 350–352 (1999).

[452] Langerhorst, U. S., *Märchenbilder zum biographischen Verständnis der Krankheit Anorexia nervosa und zur Entwicklung einer Therapie durch Heileurythmie.* In *Heileurythmie – ihre Wirkung und ihre wissenschaftliche Bewertung.* (Ed. U. S. Langerhorst and P. Petersen) pp. 15–120, Verlag Urachhaus, Stuttgart 1999.

[453] Last, J. M., J. Abramson, G. Friedman, M. Porta, R. Spasoff and M. Thuriaux, A dictionary of epidemiology, pp. 1–180, Oxford University Press, New York, Oxford, Toronto 1995.

[454] Lauer, H., Angstanfälle, pp. 1–332, Verlag Urachhaus, Stuttgart 1991.

[455] Lemann, D., *Meldungen der Kinderkrankheiten in anthroposophisch orientierten Arztpraxen in der Schweiz 1992. Interner Arbeitsbericht.* Der Merkurstab *2,* 101–108 (1996).

[456] Leroi, A. and R. Leroi, *Behandlung maligner Blasentumoren mit Viscum album.* Z Urol *51,* 555–561 (1958).

[457] Leroi, A. and R. Leroi, *Iscador-Behandlung maligner Blasentumoren.* Beiträge zu einer Erweiterung der Heilkunst nach geisteswissenschaftlichen Erkenntnissen *13,* 47–66 (1960).

[458] Leroi, R., *Beobachtungen über die zusätzliche Iscador-Therapie in der Behandlung der Frauen mit operiertem und bestrahltem Genitalkarzinom.* Gynaecologica *167,* 158–170 (1969).

[459] Leroi, R., *Nachbehandlung des operierten Mammakarzinoms mit Viscum album.* Helvetica Chirurgica Acta *44,* 403–414 (1977).

[460] Leroi, R., *Die Iscadorbehandlung bei inoperablen kolo-rektalen Tumoren.* Krebsgeschehen 163–165 (1979).

[461] Leroi, R., *Nichttoxische Tumortherapie am Beispiel der Mistel.* In *Chirurgische Onkologie.* (Ed. H. Denck

and K. Karrer) pp. 255–265, Edition medizin, Weinheim – Deerfield Beach, Florida – Basel 1984.

[462] Leroi, R., *Klinische Erfahrungen mit dem Mistelpräparat Iscador*. In *Die Mistel in der Krebsbehandlung*. (Ed. O. Wolff) pp. 71–110, Vittorio Klostermann GmbH, Frankfurt am Main 1985.

[463] Linden, M., W. Maier, M. Achberger, R. Herr, H. Helmchen and O. Benkert, *Psychische Erkrankungen und ihre Behandlung in Allgemeinarztpraxen in Deutschland: Ergebnisse aus einer Studie der Weltgesundheitsorganisation (WHO)*. Nervenarzt *67*, 205–215 (1996).

[464] Lindholm, L., A. Rehnsfeldt, M. Arman and E. Hamrin, *Significant other's experience of suffering when living with women with breast cancer*. Scand J Caring Sci *16*, 248–255 (2002).

[465] Lipton, R. B., W. F. Stewart, D. D. Celentano and M. L. Reed, *Undiagnosed migraine headaches. A comparison of symptom-based and reported physician diagnosis*. Arch Intern Med *152*, 1273–1278 (1992).

[466] Little, M., „*Better than numbers ...*" *A gentle critique of evidence-based medicine*. ANZ J Surg *73*, 177–182 (2003).

[467] Lohn, B. and E. Schoorel, *Resultaten von pneumonie-behandeling op Anthroposophische grondslag bij kinderen*. Integrale Geneeskunde *3*, 113–119 (1993).

[468] Lorenz-Poschmann, A., Therapie durch Sprachgestaltung, pp. 1–131, Philosophisch-Anthroposophischer Verlag, Dornach 1981.

[469] Lösch, E., *Morbus Sudeck – Erfahrungsbericht einer Heileurythmie-Behandlung*. Der Merkurstab *5*, 296–299 (1997).

[470] Lühmann, D., T. Kohlmann and H. Raspe, *Die Wirksamkeit von Rückenschulprogrammen in kontrollierten Studien. Eine Literaturübersicht*. Z Ärztl Fortbild Qualitätssich *93*, 341–348 (1999).

[471] Lukyanova, E. M., V. P. Chernyshov, L. I. Omelchenko, I. I. Slukvin, T. V. Pochinok, J. G. Antipkin, I. V. Voichenko, P. Heusser and G. Schniedermann, *Die Behandlung immunsupprimierter Kinder nach dem Tschernobyl-Unfall mit Viscum album (Iscador): Klinische und immunologische Untersuchungen*. Forsch Komplementärmed *1*, 58–70 (1994).

[472] Mabed, M., L. El-Helw and S. Sharma, *Phase II study of viscum fraxini-2 in patients with advanced hepatocellular carcinoma*. Br J Cancer *90*, 65–69 (2004).

[473] Madeleyn, R., *Die Behandlung des Pseudocroup*. Beiträge zu einer Erweiterung der Heilkunst *39*, 57–61 (1986).

[474] Madeleyn, R., *Gesichtspunkte zur Epilepsie und deren Behandlungsmöglichkeit bei Kindern*. Der Merkurstab *43*, 369–384 (1990).

[475] Madeleyn, R., G. Soldner, C. Tautz and H. B. von Laue, *Hirntumore bei Kindern. Therapieverläufe. Teil I*. Der Merkurstab *6*, 397–407 (2001).

[476] Madeleyn, R., G. Soldner, C. Tautz and H. B. von Laue, *Hirntumore bei Kindern. Therapieverläufe. Teil II*. Der Merkurstab *1*, 36–47 (2002).

[477] Mahfouz, M. M., H. A. Ghaleb, M. R. Hamza, L. Fares, L. Moussa, A. Moustafua, A. El-Za Wawy, L. Kourashy, L. Mobarak, S. Saed, F. Fouad, O. Tony and A. Tohamy, *Multicenter open labeled clinical study in advanced breast cancer patients. A preliminary report*. Journal of the Egyptian Nat Cancer Inst *11*, 221–227 (1999).

[478] Mahfouz, M. M., H. A. Ghaleb, A. Zawawy and A. Scheffler, *Significant tumor reduction, improvement of pain and quality of life and normalization of sleeping patterns of cancer patients treated with a high dose of mistletoe*. Ann Oncol *9*, 129 (1998).

[479] Maier, W., M. Linden and N. Sartorius, *Psychische Erkrankungen in der Allgemeinpraxis. Ergebnisse und Schlußfolgerungen einer WHO-Studie*. Dt Ärztebl *93*, A-1202-A-1206 (1996).

[480] Majewski, A. and W. Bentele, *Über Zusatzbehandlung beim weiblichen Genitalkarzinom*. Zentralbl Gynäkol *85*, 696–700 (1963).

[481] Majorek, M., T. Tüchelmann and P. Heusser, *Therapeutic Eurythmy – movement therapy for children with attention deficit hyperactivity disorder (ADHD): a pilot study*. Complementary Therapies in Nursing & Midwifery *10*, 46–53 (2004).

[482] Malinverni, R. and P. Heusser, *Effekt von Viscum album (Iscador-QuFrF) bei HIV-infizierten Patienten mit fortgeschrittener Immundefizienz unter Behandlung mit HAART*. In *Akademische Forschung in der Anthroposophischen Medizin*. (Ed. P. Heusser) pp. 331–333, Peter Lang AG, Bern 1999.

[483] Mansky, P. J., J. Grem, D. B. Wallerstedt, B. P. Monahan and M. R. Blackman, *Mistletoe and Gemcitabine in patients with advanced cancer: A model for the phase I study of botanicals and botanical-drug interactions in cancer therapy*. Integr Cancer Ther *2*, 345–352 (2003).

[484] Mansky, P. J., Wallerstedt, D. B., Monahan, B. P., Lee, C., Swain, S. M., Evande, R. and Blackman, M. R. Mistletoe extract/gemcitabine combination treatment: An interim report from the NCCAM/NCI physe I study in patients with advanced solid tumors. 2004.

[485] Marian, F., P. Petersen and W. Voigt, *Wandlung im Maltherapeutischen Prozess*. Der Merkurstab *5*, 380–392 (2002).

[486] Marques, A. J. A bronquite e a asma intrinseca vasoconstritiva tratadas pela medicina antroposofica [Bronchitis and constrictive intrinsic ashma treated with anthroposophical drugs in Clinica Medica Antroposofica Vivenda Sant' Anna]. 1992.

[487] Martini, I., *Anwendungsbeobachtungen mit Iscucin-Quercus bei ehemals i. v. Drogenabhängigen mit chronischer Hepatitis C des Genotyp 1 in SYNANON Schmerwitz*. Der Merkurstab *52*, 42–53 (1999).

[488] Mascher, E., *Erste Erfahrungen mit Musiktherapie und Heileurythmie in der Stabilisierungsphase nach Respiratortherapie*. Beiträge zu einer Erweiterung der Heilkunst *34*, 80–83 (1981).

[489] Matthes, B., C. Grah and S. Biesenthal, *Therapiestudie zur Hepatitis C mit Abnoba viscum und Solanum lycopersicum*. Der Merkurstab 26 (1997).

[490] Matthes, B., C. Grah, S. Biesenthal and H. Matthes, *Übersicht von Heilversuchen zur Therapie bei Hepatitis C mit Abnoba viscum und Solanum lycopersicum*. Z Gastroenterol *36*, 657 (1998).

[491] Matthes, B., K. Mühlenfeld, A. Langner and H. Matthes, *Untersuchungen zur Toxikologie von Solanum lycopersicum*. Z Gastroenterol *37*, 898 (1999).

[492] Matthes, H., *Aspekte zur Therapie der Hepatitis C*. Der Merkurstab 25–41 (1999).

[493] Matthes, H., *Onkologische Misteltherapie (Viscum album L.) aus klinisch-anthroposophischer Sicht*. In *Die Mistel in der Tumortherapie. Grundlagenforschung und Klinik*. (Ed. R. Scheer, R. Bauer, H. Becker, P. A. Berg and V. Fintelmann) pp. 253–274, KVC Verlag, Essen 2001.

[494] Matthes, H., B. Matthes and S. Biesenthal, *Survey of unconventionally hepatitis C therapy with an aqueous mistletoe extract and lycopersicon esculentum*. Gastroenterology *118*, 2000 (2000).

[495] Matthes, H., F. Schad, D. Buchwald and G. Schenk, *Endoscopic Ultrasound-Guided Fine-NeedleInjection of Viscum Album L. (mistletoe; Helixor M) in the Therapy of Primary Inoperable Pancreas Cancer: a Pilot Study*. Gastroenterology *128*, 433, T 988 (2005).

[496] Matthes, H., F. Schad, B. Matthes, S. Biesenthal-Matthes and G. Schenk, *Outcome study on heptitis C therapy with mistletoe (Viscum album L.; Abnobaviscum) and Solanum Lycopersicum*. Gastroenterology *126*, A-665 (2004).

[497] Matthes, H., F. Schad, B. Matthes, S. Biesenthal-Matthes and G. Schenk, *Outcome study on heptitis C therapy with mistletoe (Viscum album L.; Abnobaviscum) and Solanum Lycopersicum (Abstract No. 82)*. Gastroenterology *126*, A-665 (2004).

[498] Matthes, H., F. Schad and G. Schenk, *Viscum album in the therapy of primary inoperable hepatocellular carcinoma (HCC). (Abstract No. 755)*. Gastroenterology *126*, A-101-A-102 (2004).

[499] Matthews, M. and N. Kohner, *Psychosocial care after stillbirth*. Lancet *360*, 1600 (2002).

[500] Matthiolius, H., *Cardiodoron*. Beiträge zu einer Erweiterung der Heilkunst *3*, 77–86 (1970).

[501] Matthiolius, H., *Der Einfluß der Erziehung auf die Akzeleration des Menschen*. Beiträge zu einer Erweiterung der Heilkunst *4*, 129–140 (1977).

[502] Maurer, M., *Music therapy*. Journal of Anthroposophic Medicine *11*, 44–46 (1994).

[503] Maurer, M., *Musiktherapie*. Rundbrief der Medizinischen Sektion 90–92 (1994).

[504] Maxion-Bergemann, S. and Ammon, K. v. Wirtschaftlichkeit – Komplementärmedizin insgesamt. In G. S. Kienle, H. Kiene, H. U. Albonico: Health Technology Assessment Bericht Anthroposophische Medizin. Anhang, S. A-91–A-111. 2005.

[505] Mees-Christeller, E., *Künstlerische Therapie ausgewählter Krankheitsbilder*. Der Merkurstab *3*, 261–269 (1995).

[506] Mees-Christeller, E., Kunsttherapie in der Praxis, pp. 1–96, Verlag Urachhaus, Stuttgart 1995.

[507] Mees-Christeller, E., I. Denzinger, M. Altmaier, H. Künstner, H. Umfrid, E. Frieling and S. Auer, Therapeutisches Zeichnen und Malen, pp. 1–460, Verlag Freies Geistesleben & Urachhaus, Stuttgart 2000.

[508] Meier, C., *Stibium und Hämostase*. Der Merkurstab *Juli*, 23 (1997).

[509] Meier, C. and P. Heusser, *Ärzteumfrage zum Einsatz von Stibium in der Blutstillung*. Der Merkurstab *2*, 99–104 (1999).

[510] Meier, C., P. Heusser and A. Haeberli, *Stibium (Antimon) und Hämostase in vitro. In Akademische Forschung in der Anthroposophischen Medizin*. (Ed. P. Heusser) pp. 311–315, Peter Lang, Bern 1999.

[511] Meisermann, T. 5-Jahresüberleben einer Patientin mit multipel metastasiertem Nierenzellkarzinom unter Viscum alb. Infusionstherapie. 2004.

[512] Melchart, D., Mitscherlich, F., Amiet, M., Eichenberger, R. and Koch, P. Schlußbericht PEK. 24-4-2005.

[513] Menikoff, J., *The hidden alternative: getting investigational treatments off-study*. Lancet *361*, 63–67 (2003).

[514] Merckens, H., *Phosphor bei metastasiertem Ovarialkarzinom*. Der Merkurstab *3*, 193–194 (2001).

[515] Meyer, U., *Anwendungsbeobachtung WALA Aconit Schmerzöl*. Der Merkurstab *56*, 136–138 (2003).

[516] Meyer, U., *Anwendungsbeobachtung WALA Carum carvi Kinderzäpfchen*. Der Merkurstab *56*, 376–377 (2003).

[517] Meyer, U., *Anwendungsbeobachtung WALA Gentiana comp., Globuli velati*. Der Merkurstab *56*, 88–90 (2003).

[518] Meyer, U., *Anwendungsbeobachtung WALA Plantago Bronchialbalsam*. Der Merkurstab *56*, 208–209 (2003).

[519] Meyer, U., *Anwendungsbeobachtung WALA Echinacea Mund- und Rachenspray*. Der Merkurstab *57*, 214–215 (2004).

[520] Meyer, U., *Verträglichkeit natürlicher ätherischer Öle bei ausgewiesenen Duftstoff-Mix-Allergikern*. Der Merkurstab *57*, 51–52 (2004).

[521] Meystre-Koller, S. Zeichnen zu Musik – eine Untersuchung bei unterschiedliche geförderten und psychisch kranken Kindern. Inaugural-Dissertation der Medizinischen Fakultät der Universität Zürich. 1975.

[522] Michotte, A., Phänomenale Kausalität, Verlag Hans Huber, Bern, Stuttgart, Wien 1982.

[523] Middleton, H. and I. Shaw, *Distinguishing mental illness in primary care. We need to separate proper syndromes from generalised distress.* BMJ *320*, 1420–1421 (2000).

[524] Mill, J. S., *System der deduktiven und induktiven Logik.* [Englische Erstausgabe 1843], Scientia Verlag, Aalen 1968.

[525] Mocka, S., F. Wellhausen and U. Meyer, *Anwendungsbeobachtung WALA Meteoreisen Globuli velati.* Der Merkurstab *58*, 42–43 (2005).

[526] Momsen, U., *Scilla comp. bei Arrhytmien bei Vitus cordis.* Der Merkurstab *4*, 258 (2001).

[527] Momsen, U., *Das unruhige Kind. Diagnostische und therapeutische Ansätze, Falldarstellungen unter Einbezug Anthropsoophischer Kunsttherapie.* Der Merkurstab *55*, S72–S77 (2002).

[528] Montes, J. R., Picconi, M. A., Cabanne, A. M., Barrera, A., Alonio, V., Teyssié, A. R. and Bosisio, O. Anal condiloma treatment with *Viscum album.* 12th Annual Meeting of the Spanish Association of Cervical Pathology and Colposcopy. 18th International Papillomavirus Conference. Barcelona 2000. No. 327. 280. 2000.

[529] Montes, J. R., Picconi, M. A., Cabanne, A. M., Muñoz, P., Masciangiolo, G., Barrera, A., Alonio, L. V. and Teyssié, A. R. HPV anogenital lesions treated with Viscum album. Preliminary report. Conferencia Mundial de HPV. 2002.

[530] Moog-Schulze, J. B., *Een medisch experimenteel onderzoek naar de werkzaamheid van een uitwendige toepassing van Arnica-gelei.* Integrale Geneeskunde *3*, 105–112 (1993).

[531] Morris, P. and A. Leach, *Antibiotics for persistent nasal discharge (rhinosinusitis) in children.* Cochrane Database Syst Rev CD001094 (2002).

[532] Moschen, R., G. Kemmler, H. Schweigkofler, B. Holzner, M. Dunser and R. Richter, *Use of alternative/complementary therapy in breast cancer patients – a psychological perspective.* Support Care Cancer *9*, 267–274 (2001).

[533] Mueller, E. A. and F. A. Anderer, *A Viscum album oligosaccharide activating human natural cytotoxicity is an interferon gamma inducer.* Cancer Immunol Immunother *32*, 221–227 (1990).

[534] Mueller, M. D., M. Aljinovic, W. Hänggi, E. Dreher and P. Heusser, *Therapie von HIV-Infektionen der Vulva mit Viscum album (Iscador). In Akademische Forschung in der Anthroposophischen Medizin.* (Ed. P. Heusser) pp. 323–330, Peter Lang AG, Bern 1999.

[535] Mühlendahl, K. E. v., H. L. Spohr, D. Kahn and F. Dressler, *Steroidbehandlung beim Croup-Syndrom.* Pädiatrische Praxis *29*, 203–209 (1984).

[536] Müller, H., *Das Verhalten der Serum-Eisen- und der Serum-Kupferwerte bei Krebspatienten vor und während der Iscador-Behandlung.* Essays in Bio-chemistry *22*, 77–85 (1973).

[537] Müller-Busch, C., *Eigene Untersuchungen zur aktiven Musiktherapie bei Patienten mit chronischen Schmerzen. In Schmerz und Musik.* (Ed. C. Müller-Busch) pp. 122–147, Urban & Fischer, 1997.

[538] Müller-Busch, C., *Wie können Musik- und Maltherapie zur Gesundung und Verbesserung der Lebensqualität beitragen? In Akademische Forschung in der Anthroposophischen Medizin. Beispiel Hygiogenese.* (Ed. P. Heusser) pp. 237–248, 1999.

[539] Müller-Färber, J., R. Stickel and R. Fischer, *Unsere Erfahrungen mit der eingeschränkten Mastektomie ohne Nachbestrahlung beim Mammakarzinom.* Med Welt *26*, 2003–2006 (1975).

[540] National Cancer Institute (NCI). Mistletoe Extracts. http://www.cancer.gov/cancertopics/pdq/cam/mistletoe. 2004.

[541] Naumann, M., P. Flachenecker, E. B. Bröcker, K. V. Toyka and K. Reiners, *Botulinum toxin for palmar hyperhidrosis.* Lancet *349*, 252 (1997).

[542] Neugebauer. Therapiebeispiel aus der Musiktherapie nach Nordoff-Robbins. Workshop „Anthroposophische Medizin und Biometrie – Gegensätze oder Ergänzung?" Herdecke 29./30.9.1994. 1994.

[543] Niemeijer, M. and Baars, E. A holistic approach in the understanding and treatment of autism. Louis Bolk Instituut. 2003. Lunteren. Conference book Such is Life congress „Reconciling holism and reductionism".

[544] Nies, C., I. Celik, W. Lorenz, M. Koller, U. Plaul, W. Krack, H. Sitter and M. Rothmund, *Outcome nach minimal-invasiver Chirurgie Qualitative Analyse und Bewertung der klinischen Relevanz von Studienendpunkten durch Patient und Arzt. Qualitative Analyse und Bewertung der klinischen Relevanz von Studienendpunkten durch Patient und Arzt.* Der Chirurg *72*, 19–29 (2001).

[545] Nikelly, A. G., *Drug advertisements and the medicalization of unipolar depression in women.* Health Care Women Int *16*, 229–242 (1995).

[546] Norländer, E., *Heileurythmie-Studie bei Diabetes.* Der Merkurstab *55*, 141 (2002).

[547] Norton, L., *High-dose chemotherapy for breast cancer: „How do you know?".* J Clin Oncol *19*, 1–2 (2001).

[548] Notholt, C., *Hochbegabung – ein pathologischer Zustand?* Der Merkurstab *56*, 378–381 (2003).

[549] NOTOX Safety & Environmental Research B.V. Evaluation of the mutagenic activity of Ferrum-Quartz a.f.p. in the *Salmonella Typhimurium* reverse mutation assay and the Escherichia coli reverse mutation assay (with independent repeat). 2000.

[550] Nuijten, M. J., M. Hardens and E. Souetre, *A Markov process analysis comparing the cost effectiveness of maintenance therapy with citalopram versus standard therapy in major depression.* Pharmacoeconomics *8*, 159–168 (1995).

[551] Ogletree, E. J., *Die Wirkung von Eurythmie auf die Lebensdauer von Eurythmisten: eine Studie.* Rund-

brief der Medizinischen Sektion 1999 *37*, 232–239 (1999).

[552] Olesen, J., A. A. Krabbe and P. Tfelt-Hansen, *Methodological aspects of prophylactic drug trials in migraine.* Cephalalgia *1*, 127–141 (1981).

[553] Ossapofsky, A., *Aktivierte Arthrose – Organpräparate und Viscum album.* Der Merkurstab *52*, 412 (1999).

[554] Ostermann, T., G. Blaser, M. Bertram, P. F. Matthiessen and K. Kraft, *Rhythmic embrocation with Solum Öl® for patients with chronic pain – a prospective observational study.* Journal of Herbal Pharmacotherapy *3*, 12–13 (2003).

[555] Ottenjann, R., *Allergische Kolitis auf Mistelextrakt.* Selecta *29* (1992).

[556] Pampallona, S., E. von Rohr, B. van Wegberg, J. Bernhard, S. Helwig, P. Heusser, C. Huerny, R. Schaad and T. Cerny, *Socio-demographic and medical characteristics of advanced cancer patients using conventional or complementary medicine.* Onkologie *25*, 165–170 (2002).

[557] Pantell, R. H., T. B. Newman, J. Bernzweig, D. A. Bergman, J. I. Takayama, M. Segal, S. A. Finch and R. C. Wasserman, *Management and outcomes of care of fever in early infancy.* JAMA *291*, 1203–1212 (2004).

[558] Pauls, H., *Aus der Praxis eines alten anthroposophischen Arztes.* Weleda Korrespondenzblätter für Ärzte *52*, 27–30 (1999).

[559] Pechmann, H., *Krankengeschichte eines Kindes mit „Calcium floratum"-Konstitution und seine Behandlung mit „Silex lapis cancri solutus".* Rundbrief der Medizinischen Sektion 1999 *38*, 279–285 (1999).

[560] Pécoul, B., P. Chirac, P. Trouiller and J. Pinel, *Access to essential drugs in poor countries. A lost battle?* JAMA *281*, 361–367 (1999).

[561] PEK. Leitgedanken zum Teilprojekt Literatur-Evaluation. http://www.pekswiss.ch/d/content/news/popup_news.asp?News=16&Area=121&menuId=12&itemId=121. 2004.

[562] Pengel, L. H. M., R. D. Herbert, C. G. Maher and K. M. Refshauge, *Acute low back pain: systematic review of its prognosis.* Br Med J *327*, 323–327 (2003).

[563] Penter, R., *Klinische Beobachtungen zur Fiebertherapie mit hochdosierten Viscum-Präparaten in der Krebsbehandlung. In Die Mistel in der Tumortherapie. Grundlagenforschung und Klinik.* (Ed. R. Scheer, R. Bauer, H. Becker, P. A. Berg and V. Fintelmann) pp. 423–444, KVC Verlag, Essen 2001.

[564] Penter, R., R. Dorka, M. Früwirth, B. Kegel and H. Lackner, *Die Fieberwirkung unter hochdosierter Gabe von Viscum-Präparaten bei der Mistelerstbehandlung. I.* Merkurstab *5*, 330–349 (2002).

[565] Penter, R., R. Dorka, M. Früwirth, B. Kegel and H. Lackner, *Die Fieberwirkung unter hochdosierter Gabe von Viscum-Präparaten bei der Mistelerstbehandlung. II.* Merkurstab *6*, 430–440 (2002).

[566] Petersen, P. Gutachterliche Stellungnahme betr. ambulante Heileurythmie AZ 21 KR 237/84 Sozialgericht Hamburg. 1–78. 26-11-1986. Hannover.

[567] Petersen, P., *Heileurythmie und Wissenschaft. Ein Sozialgerichtsgutachten. In Heileurythmie – ihre Wirkung und ihre wissenschaftliche Bewertung.* (Ed. U. S. Langenhorst and P. Petersen) pp. 123–164, Verlag Urachhaus, Stuttgart 1999.

[568] Petru, E., P. Schmied and C. Petru, *Komplementäre Maßnahmen bei Patientinnen mit gynäkologischen Malignomen unter Chemo- und Hormontherapie – Bestandsaufnahme und kritische Überlegungen für die Praxis.* Geburtshilfe Frauenheilkd *61*, 75–78 (2001).

[569] Piao, B. K., Y. X. Wang, G. R. Xie, U. Mansmann, H. Matthes, J. Beuth and H. S. Lin, *Impact of complementary mistletoe extract treatment on quality of life in breast, ovarian and non-small cell lung cancer patients. A prospective randomized controlled clinical trial.* Anticancer Res 24, 303–309 (2004).

[570] Pichler, W. J., *Allergie auf Mistelextrakt.* Dtsch med Wschr *116*, 1333–1334 (1991).

[571] Plangger, N., L. Rist, R. Zimmermann and U. v. Mandach, *Intravenous tocolysis with Bryophyllum pinnatum is better tolerated than beta-agonist application.* European Journal of Obstetrics & Gynecology and Reproductive Biology In Press, (2005).

[572] Pocock, S. J., Clinical trials. A practical approach, pp. 1–266, John Wiley & Sons, Chichester – New York – Brisbane – Toronto – Singapore 1991.

[573] Portalupi, E. Neoadjuvant treatment in HPV-related CIN with Mistletoe preparation (Iscador). Dissertation Universität Pavia 1991/1992. 1995.

[574] Posternak, M. A. and I. Miller, *Untreated short-term course of major depression: a meta-analysis of outcomes from studies using wait-list control groups.* J Affect Disord 66, 139–146 (2001).

[575] Prescription Pricing Authority, PACT Standard Report, Gloucestershire Royal NHS Trust, 1999.

[576] Pryse-Phillips, W., H. Findlay, P. Tugwell, J. Edmeads, T. J. Murray and R. F. Nelson, *A Canadian population survey on the clinical, epidemiologic and societal impact of migraine and tension-type headache.* Can J Neurol Sci *19*, 333–339 (1992).

[577] Pryse-Phillips, W. E. M., D. W. Dodick, J. G. Edmeads, M. J. Gawel, R. F. Nelson, R. A. Purdy, G. Robinson, D. Stirling and I. Worthington, *Guidelines for the diagnosis and management of migraine in clinical practice. Canadian Headache Society.* Can Med Assoc J *156*, 1273–1287 (1997).

[578] Pütz, H. and M. Glöckler, *Grundlegendes über die künstlerischen Therapien der Anthroposophischen Medizin und Darstellung ihrer Zeitgestalt am Beispiel einer Maltherapie. In Kunsttherapie.* (Ed. P. Baukus and J. Thies) pp. 237–248, Gustav Fischer, Stuttgart – Jena – Lübeck – Ulm 1997.

[579] Quecke, N., *Therapie einer paranoiden Fehlhaltung mit Plumbum. Krankengeschichte erstellt im Rahmen der Anerkennung zum anthroposophischen Arzt.* Der Merkurstab *3*, 188–189 (2000).

[580] Quecke, N., *Therapie einer paranoiden Fehlhaltung mit Plumbum.* Weleda Korrespondenzblätter für Ärzte 2001 *151*, 36–40 (2001).

[581] Ramos, M. and H.-W. Roth, *Konjunktivitis simplex beim Kontaktlinsenträger.* Der Augenspiegel *51*, 1–3 (2005).

[582] Rappuoli, R., H. I. Miller and S. Falkow, *The intangible value of vaccination.* Science *297*, 937–939 (2002).

[583] Raspe, H., *Möglichkeiten und Gefährdungen der evidenzbasierten Medizin in Deutschland. In Lehrbuch Evidenzbasierte Medizin in Klinik und Praxis.* (Ed. R. Kunz, G. Ollenschläger, H. Raspe, G. Jonitz and F.-H. Kolkmann) Deutscher Ärzte-Verlag, Köln 2000.

[584] Rauer, K. Erfahrungen von Brustkrebs-Patientinnen mit dem differenzierten Therapieangebot des Gemeinschaftskrankenhauses Herdecke unter besonderer Berücksichtigung komplementärer Therapieformen. 1–207. 2000. Medizinische Hochschule Hannover.

[585] Ray, N. F., J. N. Baraniuk, M. Thamer, C. S. Rinehart, P. J. Gergen, M. Kaliner, S. Josephs and Y. H. Pung, *Healthcare expenditures for sinusitis in 1996: contributions of asthma, rhinitis, and other airway disorders.* J Allergy Clin Immunol *103*, 408–414 (1999).

[586] Reiner and et al., *Pneumonie-Ergebnisse einer retrospektiven Untersuchung.* Der Merkurstab *5*, 345–358 (1992).

[587] Reiner, J., *Ein Fall von chronischem Mündigkeitssyndrom.* Der Merkurstab *1*, 34–37 (1995).

[588] Reuter, H. D., *Crataegus als pflanzliches Kardiakum.* Zeitschrift für Phytotherapie *15*, 73–81 (1994).

[589] Rheingans, H. Vergleichende Untersuchung über die Wirkung einer aktiv-trainierenden und einer künstlerisch-übenden Bewegungsbehandlung bei der kardiologischen Rehabilitation. Inaugural-Dissertation Marburg. 1983.

[590] Rice, D. P. and L. S. Miller, *Health economics and cost implications of anxiety and other mental disorders in the United States.* Br J Psychiatry Suppl 4–9 (1998).

[591] Richardson, M. A., T. Sanders, J. L. Palmer, A. Greisinger and S. E. Singletary, *Complementary/alterantive medicine use in a complehensive cancer center and the implications for oncology.* Journal of Clinical Oncology *18*, 2505–2514 (2000).

[592] Riches, D. and Conens, M. Das Überwärmungsbad. 2000.

[593] Riches, D. and Conens, M. Das Überwärmungsbad bei psychiatrischen Erkrankungen. (Manuskriptdruck im Verband anthroposophisch orientierter Pflegeberufe e. V.). 2000.

[594] Richter, E., *Farb-Meridian-Therapie nach Christel Heidemann. Pilotstudie an Patienten mit Asthman*

bronchiale, Hypertonie und Migräne. Der Merkurstab Sonderheft Juni, 18 (1997).

[595] Rinker, F. and U. Meyer, *Anwendungsbeobachtung WALA Plantago Hustensaft.* Der Merkurstab *57*, 290–292 (2004).

[596] Ritchie, J., J. Wilkinson, M. Gantley, G. Feder, Y. Carter and J. Formby, *A model of integrated primary care: anthroposophic medicine.* London: National Centre for Social Research Department of General Practice and Primary Care, St Bartholomew's and the Royal London School of Medicine and Dentistry, Queen Mary, University of London (2001).

[597] Rivoir, A., *Chronisch-progrediente Encephalomyelitis disseminta.* Der Merkurstab *2*, 105–107 (1997).

[598] Rivoir, A., *Kupfer, Zink und Schwefelsäure als Ansatz zur Therapie der Multiplen Sklerose.* Der Merkurstab *3*, 190–191 (2001).

[599] Rivoir, H. Retrospektive Vergleichsstudie zwischen konventioneller und anthroposophisch erweiterter Therapie bandscheibenbedingter Erkrankungen. 2001.

[600] Roemer, F., *Kasuistik N. intercostalis und Bryonia bei posttraumatischem Rückenschmerz.* Der Merkurstab *5*, 424 (1996).

[601] Roemer, F., *Entzündlicher Reizzustand mit massivem Kniegelenkserguß auf der Grundlage einer Gonarthrose.* Der Merkurstab *50*, 230 (1997).

[602] Roemer, F., *Anthroposophische Heilmittel für die Rückenbehandlung. In Anthroposophische Medizin in der Praxis 2.* (Ed. Medizinisches Seminar Bad Boll) pp. 261–323, Natur Mensch Medizin Verlags GmbH, Bad Boll 2002.

[603] Roemer, F., *Therapeutische Erfahrungen mit den potenzierten Organpräparaten. In Anthroposophische Medizin in der Praxis 2.* (Ed. Medizinisches Seminar Bad Boll) pp. 105–228, Natur Mensch Medizin Verlags GmbH, Bad Boll 2002.

[604] Rogez, C., *Die klinische Anwendung der Bothmer-Gymnastik.* Der Merkurstab *5*, 319–327 (1990).

[605] Roggatz, M., *Einige Möglichkeiten der Eisentherapie. In Anthroposophische Medizin in der Praxis 2.* (Ed. Medizinisches Seminar Bad Boll) pp. 247–260, Natur Mensch Medizin Verlags GmbH, Bad Boll 2002.

[606] Roknic, M. Das Öldispersionsbad bei psychiatrischen Erkrankungen (Manuskriptdruck im Verband anthroposophisch orientierter Pflegeberufe e. V.). 1999.

[607] Röser, N., *Krankengeschichte zum metabolischen Syndrom.* Der Merkurstab *1*, 46 (2000).

[608] Ruckgaber, K. H., *Integrierte stationäre Psychotherapie bei Anorexia nervosa.* Der Merkurstab *4*, 261–266 (1988).

[609] Ruckgaber, K. H., *Anorexia nervosa mit verlängertem QT-Syndrom.* Der Merkurstab *6*, 407–410 (1999).

[610] Ruckgaber, K. H., *Psychogene Gang- und Bewegungsstörung – aus ärztlicher Sicht.* Weleda Korrespondenzblätter für Ärzte 2001 *151*, 7–19 (2001).

[611] Ruland, H., Musik als erlebte Menschenkunde, pp. 1–100, Gustav Fischer Verlag, Stuttgart – New York 1990.

[612] Runte, H., *Herd- und Störfaktorenlehre – eine grundsätzliche Betrachtung.* Weleda Korrespondenzblätter für Ärzte 1996 *142*, 34–53 (1996).

[613] Sachse, G. and G. Siebert, *Zur Mundgesundheit, zum Ernährungsverhalten und zur sozio-ökonomischen Situation von Jugendlichen.* Dtsch Zahnärztl Z *41*, 191–194 (1986).

[614] Sackett, D. L., W. S. Richardson, W. Rosenberg and R. B. Haynes, Evidence-based medicine. How to practice & teach EBM, pp. 1–250, Churchill Livingstone, New York; Edingburgh; London, Madrid 1997.

[615] Sackett, D. L., W. M. C. Rosenberg, J. A. M. Gray, R. B. Haynes and W. S. Richardson, *Evidence based medicine: what it is and what it isn't.* Br Med J *312*, 71–72 (1996).

[616] Saied, W. E. M., Shamaa, S. S. A. and Mabed, M. Chemotherapy of hepatocellular carcinoma. Thesis Mansourana University Faculty of Medicine. 2003.

[617] Saller, R., S. Kramer, F. Iten and J. Melzer, *Unerwünschte Wirkungen der Misteltherapie bei Tumorpatienten – Eine systematische Übersicht. In Fortschritte in der Misteltherapie. Aktueller Stand der Forschung und klinischen Anwendung.* (Ed. R. Scheer, R. Bauer, H. Becker, V. Fintelmann, F.H. Kemper, H. Schilcher) pp. 367–403, KVC Verlag, Essen 2005.

[618] Salzer, G., *18 Jahre Misteltherapie an einer chirurgischen Abteilung.* Krebsgeschehen *4*, 74–81 (1976).

[619] Salzer, G., *Die lokale Behandlung carcinomatöser Pleuraergüsse mit dem Mistelpräparat Iscador.* Österreichische Zeitschrift für Onkologie *4*, 13–14 (1977).

[620] Salzer, G., *Ergebnisse onkologischer Behandlungsversuche bei Lebermetastasen.* Krebsgeschehen 46–51 (1984).

[621] Salzer, G., *Pleura carcinosis.* Oncology *43*, 66–70 (1986).

[622] Salzer, G., *30 Jahre Erfahrung mit der Misteltherapie an öffentlichen Krankenanstalten. In Misteltherapie. Eine Antwort auf die Herausforderung Krebs.* (Ed. R. Leroi) pp. 173–215, Verlag Freies Geistesleben, Stuttgart 1987.

[623] Salzer, G., *Prospektiv randomisierte Studie: Operiertes Magenkarzinom – Adjuvante Behandlung mit Iscador.* Dtsch Zschr Onkol *20*, 90–93 (1988).

[624] Salzer, G., E. Danmayr, F. Wutzlhofer and S. Frey, *Adjuvante Iscador-Behandlung operierter nicht kleinzelliger Bronchuskarzinome.* Dtsch Zschr Onkol *23*, 93–98 (1991).

[625] Salzer, G. and H. Denck, *Randomisierte Studie über medikamentöse Rezidivprophylaxe mit 5-Fluorouracil und Iscador beim resezierten Magenkarzinom – Ergebnisse einer Zwischenauswertung.* Krebsgeschehen *11*, 130–131 (1979).

[626] Salzer, G. and S. Frey, *Ergebnisse der Behandlung von Lebermetastasen nach colorektalen Karzinomen.* Erfahrungsheilkunde 109–112 (1990).

[627] Salzer, G., S. Frey and E. Danmayr, *Die Behandlung des operierten Magenkarzinoms am Ludwig Boltzmann Institut für Klinische Onkologie.* Dtsch Zschr Onkol *22*, 21–25 (1990).

[628] Salzer, G. and L. Havelec, *Rezidivprophylaxe bei operierten Bronchuskarzinompatienten mit dem Mistelpräparat Iscador – Ergebnisse eines klinischen Versuchs aus den Jahren 1969–1971.* Onkologie *1*, 262–267 (1978).

[629] Salzer, G. and L. Havelec, *Adjuvante Iscador-Behandlung nach operiertem Magenkarzinom. Ergebnisse einer randomisierten Studie.* Krebsgeschehen *15*, 106–110 (1983).

[630] Salzer, G., J. Hellan, E. Danmayr, F. Wutzlhofer and K. Arbeiter, *Das operierte kolorektale Karzinom – Eine retrospektive Therapieanalyse.* Onkologie *24*, 103–107 (1992).

[631] Salzer, G. and H. Müller, *Die lokale Behandlung maligner Pleuraergüsse mit dem Mistelpräparat Iscador.* Prax Pneumol *32*, 721–729 (1978).

[632] Salzer, G. and W. Popp, *Die lokale Iscadorbehandlung der Pleurakarzinose. In Krebs und Alternativmedizin II* vol. II. (Ed. W. F. Jungi and H.-J. Senn) pp. 36–49, Springer-Verlag, Berlin – Heidelberg 1990.

[633] Schachter, H. M., B. Pham, J. King, S. Langford and D. Moher, *How efficacious and safe is short-acting methylphenidate for the treatment of attention-deficit disorder in children and adolescents? A meta-analysis.* CMAJ *165*, 1475–1488 (2001).

[634] Schad, F., D. Brauer and M. Girke, Therapie des malignen Perikardergusses mit Mistel. Der Merkurstab *53*, 234–236 (2000).

[635] Schad, F., Hars, O., Tabali, M., Lemmens, H.-P. and Matthes, H. Retrospektive Untersuchung zur Misteltherapie bei Patienten mit kolorektalem Karzinom am Gemeinschaftskrankenhaus Havelhöhe 1/1996–6/2002. Die Mistel in der Tumortherapie. Interdisziplinäres Mistelsymposium. 3. Mistelsymposium 20.–22. November 2003. 2003.

[636] Schad, F., O. Hars, M. Tabali, H.-P. Lemmens and H. Matthes, *Retrospektive Untersuchung zur Misteltherapie bei Patienten mit kolorektalem Karzinom am Gemeinschaftskrankenhaus Havelhöhe 1/1996–6/2002 – Eine Zwischenauswertung. In Fortschritte in der Misteltherapie. Aktueller Stand der Forschung und klinischen Anwendung.* (Ed. R. Scheer, R. Bauer, H. Becker, V. Fintelmann, F.H. Kemper, H. Schilcher) pp. 579–590, KVC Verlag, Essen 2005.

[637] Schad, F., M. Kröz, M. Girke, H. P. Lemmens, D. Brauer and B. Matthes, *Intraläsionale und kombiniertesubkutan-intravenöse Misteltherapie bei einem Patienten mit Kolonkarzinom.* Merkurstab *6*, 399–406 (1999).

[638] Schad, F., B. Matthes and H. Matthes, *Intraläsionale Viscumtherapie bei Hepatozellulärem Karzinom.* Der Merkurstab *52*, 120–122 (1999).

[639] Schad, F., B. Matthes, J. Portner, S. Biesenthal-Matthes, D. Buchwald, H. Pickartz and H. Matthes, *Viscum album and Solanum lycopersicum inhibit fibrosis in chronic hepatitis C (HCV): A pilot study (Abstract No. S1154).* Gastroenterology *126*, P-122 (2004).

[640] Schaefermeyer, G. and H. Schaefermeyer, *Die Behandlung des Pankreaskarzinoms mit Iscador: Ergebnisse aus der Lukas Klinik von 1986–1996.* Iscador-Informationen 15–28 (1997).

[641] Schaefermeyer, G. and H. Schaefermeyer, *Treatment of pancreatic cancer with Viscum album (Iscador): a retrospective study of 292 patients 1986–1996.* Complement Ther Med *6*, 172–177 (1998).

[642] Schaefermeyer, H., *Misteltherapie in der Urologie: Vorstellung einer geplanten Pilotstudie zur intravesikalen Therapie mit Iscador beim oberflächlichen Harnblasentumor.* In Akademische Forschung in der Anthroposophischen Medizin. (Ed. P. Heusser) pp. 335–339, Peter Lang AG, Bern 1999.

[643] Schäfer, P. M., Katamnestische Untersuchung an Patienten mit Anorexia nervosa: Behandlungserfolg und soziale Bewährung [Dissertation], pp. 1–85, Medizinische Fakultät der Eberhard-Karls-Universität, Tübingen 1997.

[644] Schäfer, P. M., *Katamnestische Untersuchung zur Anorexia nervosa.* In *Die Behandlung von Magersucht – ein integrativer Therapieansatz.* pp. 130–160, Verlag Freies Geistesleben, Stuttgart 1998.

[645] Schaper, L. C. Wiederholte Hyperthermiebehandlung durch Überwärmungsbäder bei Patienten mit depressiver Störung; Inauguraldissertation Freiburg i.Br. 1995. Hochschulverlag 1996. 1996.

[646] Scheel-Sailer, A. Welche therapeutischen Wirkungen haben Kunsttherapien in der Erstbehandlung querschnittgelähmter Patienten? Eine qualitative Untersuchung von 21 am Gemeinschaftskrankenhaus Herdecke behandelten Patienten. Inaugural-Dissertation Universität Witten Herdecke. 2003.

[647] Schendel, U., *Anwendungsbeobachtung des Einsatzes der Injektionspräparate aus der Weidenmistel (Salixor) bei Patienten mit Chronischer Polyarthritis.* Der Merkurstab *50*, 38 (1997).

[648] Scheppokat, K. D., *Fehler in der Medizin. Anfälligkeit komplexer Systeme.* Deutsches Ärzteblatt *101*, A 998–999 (2004).

[649] Scheurle, H. J., *Ferrum metallicum 0,4 %-Salbe bei Schilddrüsenstörungen.* Der Merkurstab *4*, 346–352 (1993).

[650] Scheurle, H. J., *Stannum metallicum 5 %-Salbe bei Gelenkerkrankungen. Anwendungsbeobachtungen in der Kurmedizin.* Der Merkurstab *46*, 433–440 (1993).

[651] Schikarski, Ch. Arbeitsergebnisse des Studienjahres über Morbus Crohn und Colitis ulcerosa am Gemeinschaftskrankenhaus Herdecke 1988/1989. 1991.

[652] Schink, M., F. Glaser, H. Scheuerecker, W. Tröger and A. Goyert, *Zusammenhang der Natürlichen Killerzell-Aktivität von Krebspatienten mit derem klinischen Verlauf unter Misteltherapie – Ergebnisse einer prospektiven einarmigen Studie.* In *Fortschritte in der Misteltherapie. Aktueller Stand der Forschung und klinischen Anwendung.* (Ed. R. Scheer, R. Bauer, H. Becker, V. Fintelmann, F.H. Kemper, H. Schilcher) pp. 591–600, KVC Verlag, Essen 2005.

[653] Schleyerbach, B., *Fiebertherapie mit Betula folium D3, Abnoba, bei Exanthem und Arthritis saltans unklarer Genese.* Der Merkurstab *2*, 129–130 (2000).

[654] Schmitz, S. Der anthroposophische Ansatz zur Therapie von Magersucht – Eine alternative Behandlungsmethode und ihre Erfolge. 1–120. 1989. Universität Hamburg.

[655] Schneider, B., *Kasuistik zur Therapie mit Ferrum bei gestörtem Marsprozess.* Der Merkurstab *6*, 441 (1999).

[656] Schneider, C., *Bryphyllum argento cultum bei kindlicher Hysterie.* Der Merkurstab 327–330 (1111).

[657] Schneider, C., *Grosse medizinische Anamnese auf der Grundlage der anthroposophischen Menschenkunde.* Der Merkurstab *55*, 29–35 (2002).

[658] Schnelle, M., M. Stoss, M. van Wely and R. W. Gorter, *Doppelblinde, placebokontrollierte Parallel-Studie zum Nachweis der gleichwertigen Wirkung von Cannabis-sativa-Extrakt und Delta-9-THC auf Appetit und Gewicht bei AIDS- und Krebspatienten.* Der Merkurstab *Juni*, 29–30 (1997).

[659] Schnürer, C., *Anthroposophische Medizin – Versuch einer Darstellung der Praxis.* Der Merkurstab *47*, 541–550 (1995).

[660] Schnürer, C., *Anthroposophische Medizin. Versuch einer Darstellung in der Praxis.* In Biometrie und unkonventionelle Medizin. Biometrische Berichte; Schriftenreihe der Deutschen Region der Internationalen Biometrischen Gesellschaft. (Ed. G. Antes, L. Edler, R. Holle, W. Köpcke, R. Lorenz and J. Windeler) pp. 135–148; 189–192, Landwirtschaftsverlag, Münster-Hiltrup 1995.

[661] Schnürer, C., *Behandlung von HIV-Betroffenen im Gemeinschaftskrankenhaus Herdecke.* Der Merkurstab *48*, 217–231 (1995).

[662] Schnürer, C., *Klinische Erfahrungen mit Helleborus niger bei Tumor- und Aids-Kranken.* Der Merkurstab *6*, 536–558 (1995).

[663] Schnürer, C., *Kreativität, Individualität – Wege in der AIDS-Therapie?* AIDS-Forschung (AIFO) *10*, 15–35 (1995).

[664] Schnürer, C., *Was leistet die alternative Medizin? Wege in die Zukunft? Wohin treibt die Medizin? Im Spannungsfeld von Gesundheit – Perfektion und ewigem Leben.* Der Merkurstab *2*, 73–82 (2000).

[665] Schönekaes, K., O. Micke, R. Mücke, J. Büntzel, M. Glatzel, F. Bruns and K. Kisters, *Anwendung komplementärer/alternativer Therapiemassnahmen bei Patientinnen mit Brustkrebs*. Forsch Komplementärmed 10, 304–308 (2003).

[666] Schoni, M. H., *Sicherheit und Nebenwirkungen der inhalativen Steroidtherapie bei Kindern mit Asthma bronchiale*. Schweiz Rundsch Med Prax 84, 1108–1113 (1995).

[667] Schramm, H. WELEDA Lippenschutz. Weleda AG Arlesheim. 1994.

[668] Schramm, H., *Die Behandlung einer Neurodermitis (atopische Dermatitis) mit Ferrum-Quarz comp. D6 Pulver*. Der Merkurstab 52, 319–321 (1999).

[669] Schramm, H. and et al. Auswertung einer Umfrage bei Kinderärzten zu ihren Erfahrungen mit Gencydo. Internal Study Report, Weleda 1994. 1997.

[670] Schratter-Sehn, A. U., K. Brinda, M. Kahrer and M. Novak, *Improvement of skin care during radiotherapy*. Onkologie 24, 44–46 (2001).

[671] Schreiber, K. and C. Stumpf, *Iscador in der post-operativen Therapie des Ovarialkarzinoms – Ergebnisse 24jähriger Therapie*. Erfahrungsheilkunde 33, 349–358 (1984).

[672] Schubert, W., *Erkrankungen aus dem rheumatischen Formenkreis. Ergebnisse der erweiterten Herzauskultation. Aus der medizinischen Korrespondenz von Dr. Kaspar Appenzeller*. Der Merkurstab 1, 54–57 (2001).

[673] Schulte, M., P. Engelke and H. C. Kümmell, *Therapiedokumentationen stationärer Aufenthalte am Gemeinschaftskrankenhaus Herdecke. In Akademische Forschung in der Anthroposophischen Medizin*. (Ed. P. Heusser) pp. 255–256, Peter Lang, Bern 1999.

[674] Schulz-Schulze, B. Verlaufsbeobachtung bei 244 Mammakarzinom-Patientinnen der Abteilung für Frauenheilkunde und Geburtshilfe der Filderklinik in Filderstadt. Inaugural-Dissertation, Universität Frankfurt. 1999.

[675] Schuppli, R., *Die adjuvante Behandlung des malignen Melanoms mit Iscador c.Hg. In Krebs und Alternativmedizin II* vol. 2. (Ed. W. F. Jungi and H.-J. Senn) pp. 84–87, Springer-Verlag, Berlin – Heidelberg 1990.

[676] Schürholz, J., *Erste Behandlungsergebnisse mit Crataegus*. Weleda Korrespondenzblätter für Ärzte 89, 25–28 (1975).

[677] Schürholz, J., *Die anthroposophischen Ärzte – ihr Selbstverständnis. In Anthroposophische Medizin: Ein Weg zum Patienten*. (Ed. M. Glöckler, J. Schürholz and M. Walker) pp. 29–32, Verlag Freies Geistesleben, Stuttgart 1993.

[678] Schwabe, U., D. Paffrath and (eds.), Arzneiverordnungsreport 1998, pp. 1–625, Springer Verlag, Heidelberg 1998.

[679] Schwarz, R. Albinismus. 2004.

[680] Schweigert, R. and G. Bräuner-Gülow, *Heileurythmiebehandlung bei Vasculitis*. Der Merkurstab 47, 487–491 (1994).

[681] Seeskari, D. and Michelsson, K. Art therapy for children with ADHD and associated symptoms. 1998.

[682] Seeskari, D. and Michelsson, K. Steinerpedagogisk bildkonstterapi. 1998.

[683] Sehouli, J., David, M., Kaufmann, B. and Lichtenegger, W. Unkonventionelle Methoden in der Krebsmedizin – Postoperative Nutzung durch Patientinnen mit gynäkologischen Malignomen. Geburtshilfe und Frauenheilkunde 60 [3], 147–154. 2000.

[684] Seidemann, W., *Allergische Rhinitis durch Misteltee (Viscum album)*. Allergologie 7, 461–463 (1984).

[685] Selawry-Lippold, A., *Connections between skin diseases and organ dysfunctions*. Journal of Anthroposophic Medicine 7, 37–48 (1990).

[686] Sharek, P. J. and D. A. Bergman, *Beclomethasone for asthma in children: effects on linear growth*. Cochrane Database Syst Rev CD001282 (2000).

[687] Sheiner, L. B. and D. B. Rubin, *Intention-to-treat analysis and the goals of clinical trials*. Clin Pharmacol Ther 57, 6–15 (1995).

[688] Sienkiewicz, D., M. Kaczmarski and D. M. Lebenszteijn, *Natural therapy of children with chronic persistent hepatitis B. Preliminary report*. Med Sci Monit 3, 446–450 (1997).

[689] Simon, L., Schmerztherapie mit homöopathisch potenzierten Heilpflanzen. Eine klinisch-therapeutische Studie unter besonderer Berücksichtigung des chirurgischen Fachgebietes, Karl F. Haug Verlag, Heidelberg 1987.

[690] Simon, L., *Ein anthroposophisches Therapiekonzept für entzündlich-rheumatische Erkrankungen. Ergebnisse einer zweijährigen Pilotstudie*. Forsch Komplementarmed 4, 17–27 (1997).

[691] Simon, L., *Zum klinisch-praktischen Unterricht im dritten Trimester des anthroposophischen Ärzteseminars*. Der Merkurstab 1, 39–47 (2001).

[692] Simon, L. and J. Hardt, *Klinische Erfahrungen mit Combudoron® in der stationären Therapie schwerer Verbrennungen*. Weleda Korrespondenzblätter für Ärzte 114, 21–33 (1985).

[693] Simon, L., J. Mau, H. Mathies, J. Klasen, U. Schendel, J. K. Lakomek, H. Kiene, H. Frerick, U. Blumöhr and D. Pawelec, *Problematik anthroposophischer Therapiestudien zu entzündlich-rheumatischen Erkrankungen. Bericht über die „Prospektive klinische Studie des anthroposophischen Konzeptes zur Therapie der frühen chronischen Polyarthritis im Vergleich mit konventioneller Langzeittherapie"*. Der Merkurstab 50, 37 (1997).

[694] Simon, L., T. Schietzel, C. Gärtner, H. C. Kümmell and M. Schulte, *Ein anthroposophisches Therapiekonzept für entzündlich-rheumatische Erkrankungen. Ergebnisse einer zweijährigen Pilotstudie*. Der Merkurstab 50, 73–84 (1997).

[695] Soldner, G. Cobaltum met. bei Vitamin B_{12} – Unverträglichkeit. 2004.

[696] Soldner, G. and H. M. Stellmann, *Therapiemöglichkeiten nach gestörtem Geburtsverlauf.* Der Merkurstab *3*, 159–164 (1998).

[697] Soldner, G. and H. M. Stellmann, Individuelle Pädiatrie: Leibliche, seelische und geistige Aspekte in Diagnostik und Beratung; Anthroposophisch-homöopathische Therapie, pp. 1–626, Wissenschaftliche Verlagsgesellschaft, Stuttgart 2001.

[698] Soldner, G. and H. M. Stellmann, *Krankheitsbekämpfung und Gesundheitsentwicklung: Therapie-möglichkeiten der Pneumonie im Kindealter.* Der Merkurstab Sonderheft, 43–59 (2002).

[699] Solheim, A., *Plastisch-therapeutisches Gestalten bei einer Patientin mit Brustkrebs und Major Depression.* Der Merkurstab *55*, 209–211 (2002).

[700] Solheim, A., *Plastisch-therapeutisches Gestalten bei einer Patientin mit reaktiver Depression, Zustand nach einer Nephrektomie.* Der Merkurstab *55*, 299–202 (2002).

[701] Sommer, A., *Gencydo Nasenspray bei Rhinitis. Bericht über therapeutische Erfahrungen aus der ärztlichen Praxis (Basler und Berner Ärzte).* Schweiz Zschr GanzheitsMedizin *13*, 230–232 (2001).

[702] Sommer, M., *Stoffwechsel und Migräne.* Der Merkurstab *52*, 289–292 (1999).

[703] Sommer, M., *Pallasitsalbe bei Panikstörung.* Der Merkurstab *56*, 28–30 (2003).

[704] Sommer, M., *Plexus pulmonalis bei Bronchospastik – Eine Kasuistik.* Der Merkurstab *4*, 358–359 (1994).

[705] Sommer, M., *Lokale und sytematische Behandlung mit Calendula bei komplizierten Wundheilungsstörungen.* Der Merkurstab *2*, 127–130 (1996).

[706] Sommer, M., *Schwere Coxarthrose – Behandlung mit anthroposophischen Heilmitteln.* Der Merkurstab *50*, 228–229 (1997).

[707] Sommer, M., *Lathyrus sativus und spastische Parese.* Der Merkurstab *2*, 74–84 (1998).

[708] Sommer, M., *Megakaryozytäre Myelose (essentielle Thrombozytose).* Der Merkurstab *4*, 238–239 (1998).

[709] Sommer, M., *Zink – Annäherung an ein geheimnissvolles Metall. Ein Beitrag zum zweiten Treffen des Arbeitskreises Anthroposophischer Neurologen.* Der Merkurstab *1*, 18–23 (1999).

[710] Sommer, M., *Stoffwechsel und Migräne.* In *Anthroposophische Medizin in der Praxis 2.* (Ed. Medizinisches Seminar Bad Boll) pp. 229–246, Natur Mensch Medizin Verlags GmbH, Bad Boll 2002.

[711] Sommer, M. and M. Paulig, *Potenziertes Kupfer bei Alpträumen von Verstorbenen – Wirksamkeitsbeleg an Einzelfällen.* Der Merkurstab *3*, 146–152 (2001).

[712] Sommer, M. and G. Soldner, *Die Mistel und ihre Wirtsbäume.* In *Anthroposophische Medizin in der Praxis 2.* (Ed. Medizinisches Seminar Bad Boll) pp. 9–55, Natur Mensch Medizin Verlags GmbH, Bad Boll 2002.

[713] Specht, M.-J., C. Tautz and Ch. Rehm, Heileurythmie und Medizin, pp. 1–155, Verlag Urachhaus, Stuttgart 1986.

[714] Spiegel, W., T. Zidek, C. Vutuc, M. Maier, K. Isak and M. Micksche, *Complementary therapies in cancer patients: prevalence and patients' motives.* Wiener klinische Wochenschrift *115*, 705–709 (2003).

[715] Spielberger, F., *Erfahrungen mit Equisetum cum Sulfure tostum.* Weleda Korrespondenzblätter für Ärzte 1998 *146*, 44–52 (1998).

[716] Spielberger, F., *Praxisstudie zur Therapie mit potenzierten Organpräparaten.* Der Merkurstab 16–18 (1999).

[717] Spilker, B., Guide to clinical trials, pp. 1–1156, Lippincott-Raven Publishers, Philadelphia 1996.

[718] Stähle, S. Pilotstudie zur Evaluation gestaltungstherapeutischer Intervention bei hämatologischonkologischen Erkrankungen. Dissertation an der Medizinischen Fakultät der Universität Ulm. 1–65. 2001.

[719] Stalhammer, D., W. Henn and P. Keller, *Kunsttherapeutisches Plastizieren mit Krebskranken. In Kunsttherapie.* (Ed. P. Baukus and J. Thies) pp. 249–260, Gustav Fischer, Stuttgart 1997.

[720] Statistisches Bundesamt, Statistisches Jahrbuch 2001, Wiesbaden 2001.

[721] Statistisches Bundesamt. Bevölkerung nach Geschlecht und Staatsangehörigkeit. Bevölkerung. 18-12-2002. 19-12-2002.

[722] Stauder, H. and E.-D. Kreuser, *Mistletoe extracts standardised in terms of mistletoe lectins (ML I) in oncology: current state of clinical research.* Onkologie *25*, 374–380 (2002).

[723] Stein, G. M. and P. A. Berg, *Adverse effects during therapy with mistletoe extracts.* In *Mistletoe. The Genus Viscum.* (Ed. A. Büssing) pp. 195–208, Hardwood Academic Publishers, Amsterdam 2000.

[724] Steinbrook, R., *Testing medications in children.* Lancet *347*, 1462–1470 (2002).

[725] Steiner, R., Heileurythmie. GA 315, pp. 1–124, Rudolf Steiner Verlag, Dornach 1966.

[726] Steiner, R., Der Kernpunkte der Sozialen Frage in den Lebensnotwendigkeiten der Gegenwart und Zukunft. (1919), pp. 1–166, Rudolf Steiner Verlag, Dornach 1976.

[727] Steiner, R., Aufsätze über die Dreigliederung des sozialen Organismus und zur Zeitlage 1915–1921, pp. 1–496, Rudolf Steiner Verlag, Dornach 1982.

[728] Steiner, R., Die Rätsel der Philosophie in ihrer Geschichte als Umriß dargestellt. (1914), pp. 1–696, Rudolf Steiner Verlag, Dornach 1985.

[729] Steiner, R., Grundlegendes für eine Erweiterung der Heilkunst nach geisteswissenschaftlichen Erkenntnissen. (1925), pp. 1–144, Rudolf Steiner Verlag, Dornach 1991.

[730] Steinke, U., *Heileurythmische Therapie neurologischer Erkrankungen* (Kasuistiken). Der Merkurstab *1*, 60–77 (1995).

[731] Steinke, U., *Heileurythmische Therapie rheumatologischer Erkrankungen*. Der Merkurstab *5*, 451–459 (1995).

[732] Steinke, U., Lesebuch Heileurythmie, pp. 1–133, Verlag Ch. Möllmann, Borchen 1999.

[733] Stetter, S., *Ein Studientag in einer anthroposophischen Klinik*. Pflege Aktuell *51*, 105 (1997).

[734] Steuer-Vogt, M. K., V. Bonkowsky, P. Ambrosch, M. Scholz, A. Neiß, J. Strutz, M. Hennig, T. Lenartz and W. Arnold, *The effect of an adjuvant mistletoe treatment programme in resected head and neck cancer patients: a randomised controlled clinical trial*. Eur J Cancer *37*, 23–31 (2001).

[735] Stock, W., *Homeopathic Injectables. Importance of the parenteral administration of homeopathic and anthroposophic remedies, risks and benefits*. Deutsche Apotheker Zeitung *142*, 40–44 (2002).

[736] Stoss, M., C. Michels, E. Peter, R. Beutke and R. W. Gorter, *Prospective cohort trial of Euphrasia single-dose eye drops in conjunctivitis*. J Altern Complement Med *6*, 499–508 (2000).

[737] Stumpf, C., U. Mansmann, M. Herzig, S. Rieger and M. Schietzel, *Retrospektive Untersuchung zur Therapie mit Mistelextrakten bei Mammakarzinom*. In Vorbereitung (2004).

[738] Stumpf, C., A. Rosenberger, S. Rieger, W. Tröger and M. Schietzel, *Therapie mit Mistelextrakten bei malignen hämatologischen und lymphatischen Erkrankungen*. Forsch Komplementärmed *7*, 139–146 (2000).

[739] Stumpf, C., A. Rosenberger, S. Rieger, W. Tröger, M. Schietzel and G. M. Stein, *Retrospektive Untersuchung von Patienten mit malignem Melanom unter einer Misteltherapie*. Forsch Komplementärmed *10*, 248–255 (2003).

[740] Stumpf, C. and M. Schietzel, *Intrapleurale Instillation eines Extraktes aus Viscum album [L.] zur Behandlung maligner Pleuraergüsse*. Tumordiagnose und Therapie 57–62 (1994).

[741] Tautz, C., *Kindliches Asthma bronchiale*. Der Merkurstab *49*, 422–424 (1996).

[742] Tfelt-Hansen, P., G. Block, C. Dahlof, H. C. Diener, M. Ferrari, P. Goadsby, V. Guidetti, B. Jones, R. Lipton, H. Massiou, C. Meinert, G. Sandrini, T. Steiner and P. Winter, *Guidelines for controlled trials of drugs in migraine: second edition*. Cephalalgia *9*, 765–786 (2000).

[743] Therkleson, T. and P. Sherwood, *Patients' experience of the external therapeutic application of ginger by anthroposophically trained nurses*. Indo-Pacific Journal of Phenomenology *4*, 1–11 (2005).

[744] Thompson, J. Eurythmy therapy and the healing process. Dissertation at the University of Northumbria at Newcastle. 2000.

[745] Toedt, R., *Anwendungsbeobachtung von Wala Aconit-Ohrentropfen*. Der Merkurstab *5*, 313–314 (2001).

[746] Toedt, R., *Anwendungsbeobachtung: Wala Majorana Vaginalgel*. Der Merkurstab *2*, 130–131 (2002).

[747] Toelg, M., *Anwendungsbeobachtung*. Der Merkurstab *58*, 43–47 (2005).

[748] Trageser, K. Untersuchungen zum periodischen Verlauf des Puls-Atem-Quotienten und der Körpertemperatur bei internistischen Klinikpatienten. Inaugural-Dissertation, Fachbereich Humanmedizin der Universität Marburg. 1986.

[749] Treichler, M., *Mensch – Kunst – Therapie. Anthropologische, medizinische und therapeutische Grundlagen der Kunsttherapien*, pp. 1–160, Verlag Urachhaus, Stuttgart 1996.

[750] Treichler, M., *Das Therapieangebot in der Anthroposophischen Medizin*, pp. 1–123, Verlag Johannes M. Mayer & Co., Stuttgart 1998.

[751] Turjanov, M. Ch., M. S. Tomkevich, N. A. Malyshev, N. P. Blochina, L. V. Bajdun, L. A. Gracheva, V. I. Lobyshev, E. A. Kogan, S. A. Demura and A. G. Azov, *Einfluss von Iscador auf den Verlauf der Hepatitis C. Teil 1*. TOP Medizin *10*, 29–32 (2001).

[752] Turjanov, M. Ch., M. S. Tomkevich, N. A. Malyshev, N. P. Blochina, L. V. Bajdun, L. A. Gracheva, V. I. Lobyshev, E. A. Kogan, S. A. Demura and A. G. Azov, *Einfluss von Iscador auf den Verlauf der Hepatitis C. Teil 2. Morphologische und immunhistochemische Untersuchung*. TOP Medizin *11*, 26–31 (2001).

[753] Tusenius, K. J., J. M. Spoek and C. W. Kramers, *Iscador Qu for chronic hepatitis C: an exploratory study*. Complement Ther Med *9*, 12–16 (2001).

[754] Uithoven, M. A. Anthroposophische und allopathische Asthmabehandlung, eine vergleichende Studie. 1996.

[755] Ulbricht, M. Antipyretische Wirkung eines körperwarmen Einlaufes. Inaugural-Dissertation, Tübingen. 1991.

[756] Ulrich, B., *Anregung der Sinne bei einem Frühgeborenen*. Der Merkurstab *4*, 261–262 (2000).

[757] University of Texas Center for Alternative Medicine Research in Cancer. Mistletoe. http://www.sph.uth.tmc.edu/utcam/therapies/mistletoe.htm. 1999.

[758] van der Ploeg, H., *What a wonderful world it would be: a reanalysis of some of the work of Grossarth-Maticek*. Psychol Inquiry 280–285 (1991).

[759] van der Weg, F. and R. A. Streuli, *Use of alternative medicine by patients with cancer in a rural area of Switzerland*. Swiss Med Wkly *133*, 233–240 (2003).

[760] van Gerven, M., *Fragmentation and dissociative disorders: their psychotherapy*. Journal of Anthroposophic Medicine *15*, 56–65 (1998).

[761] van Leeuwen, P. and H. C. Kümmell, *Respiratory modulation of cardiac time intervals*. British Heart Journal *58*, 129–135 (1987).

[762] van Tulder, M. W., R. W. Ostelo, J. W. Vlaeyen, S. J. Linton, S. J. Morley and W. J. Assendelft, *Behavioural*

treatment for chronic low back pain. Cochrane Database Syst Rev CD002014 (2000).

[763] Vanoni, C. and E. Holsboer-Trachsler, *Diagnose und Behandlung der affektiven Störungen.* Ther Umsch 54, 386–389 (1997).

[764] Vehmeyer, K., T. Liersch, W. Damenz, F. Rolfs, K. Siebert and J. Brauneis, *Hemopoiesis protection by mistletoe extract during the therapy of head and neck tumors.* Journal of Cancer Research & Clinical Oncology 116, 697 (1990).

[765] Verband der Angestellten-Krankenkassen e. V. and Arbeiter-Ersatzkassen-Verband e. V., Vergütungsliste für ergotherapeutische Leistungen – Leistungsverzeichnis – (Preisliste gem. § 125 SGB V), 2000.

[766] Verband der Angestellten-Krankenkassen e. V. and Arbeiter-Ersatzkassen-Verband e. V., Vergütungsliste für Krankengymnastische/physiotherapeutische Leistungen, Massagen und medizinischen Bäder (Preisliste gem. § 125 SGB V), 2000.

[767] Világhy, I., *Senkung der Frühgeburtenrate mit Phytotherapie. Ergebnisse aus der Praxis.* Therapeutische Umschau 59, 696–701 (2002).

[768] Virchow, R., *Über das Bedürfnis und die Richtigkeit einer Medizin vom mechanischen Standpunkt.* Arch Path Anat 7, 188 (1907).

[769] Vogel, S., *Augen und rheumatische Formenkreis – mit Krankengeschichten.* Weleda Korrespondenzblätter für Ärzte 141, 161–170 (1995).

[770] Vogel, S., *Diabetes mellitus und Retinopathia diabetica. Behandlung der Retinopathia diabetica* (Mit 7 Kasuistiken). Weleda Korrespondenzblätter für Ärzte 1997 145, 81–120 (1997).

[771] Vogel, S., *Erfahrungen aus einer augenärztlichen Praxis über Chrysolith comp. Ampullen und Belladonna. Stellungsnahme zu dem Beitrag im Merkurstab 6/1997.* Der Merkurstab 3, 180–181 (1998).

[772] Vögler, H., *Die 10-jährige Behandlung eines Mädchens mit Larynx-Papillomatose.* Der Merkurstab 4, 210–214 (2003).

[773] von Bonin, D., *Die Therapeutische Sprachgestaltung in ihrem Bezug zur Vier- und Fünfgliederung des Menschen. Autoreferat nach einem Vortrag gehalten am Kongress „Forschungsmethoden für die Therapeutische Sprachgestaltung" vom 12–15-3-98 in Herdecke.* Rundbrief der Medizinischen Sektion 2000 39, 4–11 (2000).

[774] von Bonin, D., *Bericht einer sprachtherapeutischen Behandlung: 43-jährige Patientin mit Colitis ulcerosa.* Der Merkurstab 54, 259–260 (2001).

[775] von Bonin, D., B. Denjean-von Stryk and M. Moser, 4.3.5 *Therapeutische Sprachgestaltung.* In *Loseblattwerk Onkologie.* (Ed. V. Fintelmann) p. 1–27, 2004.

[776] von Bonin, D., M. Frühwirt, P. Heusser and M. Moser, *Signaturen der Therapeutischen Sprachgestaltung in der Herzfrequenzvariabilität.* In *Tycho de Brahe-Jahrbuch.* Tycho Brahe Verlag, Niefern-Öschelbronn 2002.

[777] von Bonin, D., M. Fruhwirth, P. Heuser and M. Moser, *Wirkungen der Therapeutischen Sprachgestaltung auf Herzfrequenz-Variabilität und Befinden.* Forsch Komplementarmed Klass Naturheilkd 8, 144–160 (2001).

[778] von der Heide, P., Therapie mit geistig-seelischen Mitteln. Kunsttherapie, Psychotherapie, Psychosomatik, pp. 1–394, Verlag am Goetheanum, Dornach 1997.

[779] von Eiff Candini, M. S. Untersuchungen zur Pharmazeutischen Qualität, Unbedenklichkeit und therapeutischen Wirksamkeit eines Crataegus (Weissdorn)-/Passiflora (Passionsblumen) – Extraktes. Inauguraldissertation der Philosophisch-Naturwissenschaftlichen Fakultät der Universität Basel. 1994.

[780] von Hagens, C., A. Loewe-Mesch, J. J. Kuehn, U. Abel and I. Gerhard, *Prospektive kontrollierte nicht randomisierte Machbarkeits-Studie zu einer postoperativen simultanen Mistel-/Chemotherapie bei Patientinnen mit Mammakarzinom – Ergebnisse zu Rekrutierbarkeit, Immunparametern, Lebensqualität und Verträglichkeit.* In *Fortschritte in der Misteltherapie. Aktueller Stand der Forschung und klinischen Anwendung.* (Ed. R. Scheer, R. Bauer, H. Becker, V. Fintelmann, F.H. Kemper, H. Schilcher) pp. 567–578, KVC Verlag, Essen 2005.

[781] von Helmholtz, H., Über die Erhaltung der Kraft, Engelmann Verlag, Leipzig 1915.

[782] von Laue, H. B. and M. Frühwirt, *Viscum-Therapie und Tumorfieber – Zwei Fallbeispiele mit langfristig gutem Verlauf.* In *Die Mistel in der Tumortherapie. Grundlagenforschung und Klinik.* (Ed. R. Scheer, R. Bauer, H. Becker, P. A. Berg and V. Fintelmann) pp. 343–365, KVC Verlag, Essen 2001.

[783] von Rohr, E., S. Pampallona, B. van Wegberg, T. Cerny, Ch. Hürny, J. Bernhard, S. Helwig and P. Heusser, *Attitudes and beliefs towards disease and treatment in patients with advanced cancer using anthroposophical medicine.* Onkologie 23, 558–563 (2000).

[784] von Rohr, E., S. Pampallona, B. van Wegberg, Ch. Hürny, J. Bernhard, P. Heusser and T. Cerny, *Experiences in the realisation of a research project on anthroposophical medicine in patients with advanced cancer.* Schweiz Med Wochenschr 130, 1173–1184 (2000).

[785] von Zabern, B., *Case report: recurrent otitis media.* Journal of Anthroposophic Medicine 12, 86–88 (1995).

[786] von Zabern, B., *Epilepsiebehandlung mit Acidum sulfuricum e vitriolo.* Der Merkurstab 52, 293–297 (1999).

[787] von Zabern, B., *Die Zuordnung von Puls-Atem-Rhythmus und Kopfgrösse bei Schülern.* Der Merkurstab 2, 91–93 (2001).

[788] Wagner, E. U., *Behandlung mit Ferrum-Quarz-Kapseln.* Weleda Korrespondenzblätter für Ärzte 116, 37 (1986).

[789] Wagner, R., *Ovarial-Ca. und Misteltherapie.* Der Merkurstab *49*, 152–153 (1996).

[790] Walbaum, D., *Therapiemöglichkeiten der Hyperlipidämie und Hyperurikämie.* Beiträge zu einer Erweiterung der Heilkunst *35*, 154–158 (1982).

[791] Walters, E. H., J. A. Walters and P. W. Gibson, *Regular treatment with long acting beta agonists versus daily regular treatment with short acting beta agonists in adults and children with stable asthma.* Cochrane Database Syst Rev CD003901 (2002).

[792] Wälti, B. and Wyss, R. Anthroposophische Musiktherapie bei Hämodialysepatienten; Inaugural-Dissertation der Medizinischen Fakultät der Universität Bern. 2004.

[793] Ward, E., M. King, M. Lloyd, P. Bower, B. Sibbald, S. Farrelly, M. Gabbay, N. Tarrier and J. Addington-Hall, *Randomised controlled trial of non-directive counselling, cognitive-behaviour therapy, and usual general practitioner care for patients with depression. I: clinical effectiveness.* BMJ *321*, 1383–1388 (2000).

[794] Weckenmann, M., *Die Wirkung von Cardiodoron B bei Patienten mit orthostatischem Symptomenkomplex.* Medizinische Welt *12*, 515–521 (1970).

[795] Weckenmann, M., *Normalisierung neurovegetativ gesteuerter Funktion durch medikamentöse Langzeittherapie.* In Hypo- und Hypertonie. (Ed. D. Gross) pp. 190–198, Hippokrates Verlag, Stuttgart 1973.

[796] Weckenmann, M., *Regulative Wirkung eines Pflanzenextraktes bei orthostatisch Labilen.* Ärztliche Praxis *30*, 1453–1456 (1973).

[797] Weckenmann, M., *Der Puls-Atem-Quotient der orthostatisch Stabilen und Labilen um Stehen.* Basic Res Cardiol *70*, 339–349 (1975).

[798] Weckenmann, M., *Die äussere Anwendung von Rosmarinöl am Beispiel der Thrombophlebitis.* Beiträge zu einer Erweiterung der Heilkunst *4*, 130–134 (1978).

[799] Weckenmann, M., *Die Wirkung von Scleron auf Aufmerksamkeit und Merkfähigkeit im Alter.* Schweizerische Rundschau fur Medizin *4*, 124–133 (1979).

[800] Weckenmann, M., *Wie können experimentelle und geisteswissenschaftliche Ergebnisse der Rhythmusforschung für die Therapie fruchtbar werden? Teil 2.* Beiträge zu einer Erweiterung der Heilkunst *34*, 102–111 (1981).

[801] Weckenmann, M., *Cardiodoron.* Journal of Anthroposophic Medicine *2*, 13–28 (1982).

[802] Weckenmann, M., *Die rhythmische Ordnung von Puls und Atmung im Stehen bei orthostatisch Stabilen und Labilen.* Basic Res Cardiol *77*, 100–116 (1982).

[803] Weckenmann, M., *Eine kasuistische Studie die Wirkung von Scleron beim geriatrischen Patienten.* Beiträge zu einer Erweiterung der Heilkunst *35*, 223–230 (1982).

[804] Weckenmann, M., *Ergebnisse einer Umfrage über die Anwendung und Wirkung von Cardiodoron.* Beiträge zu einer Erweiterung der Heilkunst *35*, 37–38 (1982).

[805] Weckenmann, M., *Untersuchung über die kurzfristige Wirkung von Cardiodoron auf rhythmische Parameter im Stehen.* Erfahrungsheilkunde *4*, 230–238 (1984).

[806] Weckenmann, M., *Die Anwendung von Cardiodoron in der Praxis und die dabei beobachteten Wirkungen – Ergebnisse einer Umfrage.* Beiträge zu einer Erweiterung der Heilkunst *39*, 245–253 (1986).

[807] Weckenmann, M., *The coordination of heart beat and respiration during ergometric stress in patients with functional cardiovascular diseases.* Basic Res Cardiol *84*, 452–458 (1988).

[808] Weckenmann, M. Über die Lokaltherapie mit Gencydo und physiologischer NaCl-Lösung bei saisonaler allergischer Rhinitis mit und ohne Asthma bronchiale. Internal Study Report, Filderklinik 1991.

[809] Weckenmann, M., *Die Stimulation reaktiver Periodik als Methode zur Auslösung von Temperaturreaktionen durch Viscum album-Injektionen bei Malignom-PatientInnen (Teil II).* Der Merkurstab *52*, 31–39 (1999).

[810] Weckenmann, M., *Patienten- und Therapiebeobachtungen – Therapieprinzipien.* In Akademische Forschung in der Anthroposophischen Medizin. (Ed. P. Heusser) pp. 149–183, Peter Lang, Bern 1999.

[811] Weckenmann, M. 6 Kasuistiken. 2004.

[812] Weckenmann, M., G. Adam, E. Rauch and A. Schulenberg, *The coordination of heart and respiration during ergometric stress in patients with functional cardiovascular diseases.* In Chronobiology and Chronomedicine. (Ed. G. Hildebrandt and F. Raschke) pp. 177–180, Peter Lang Verlag, Frankfurt am Main, Berlin, Bern 1987.

[813] Weckenmann, M., G. Adam, E. Rauch and A. Schulenberg, *Verlaufsbeobachtungen während einer Lokalbehandlung bei Patienten mit varikösem Symptomkomplex.* Erfahrungsheilkunde *36*, 201–210 (1987).

[814] Weckenmann, M., E. Rauch and J. Stegmaier, *Therapiebeobachtungen bei Patienten mit Arteriosklerose.* Erfahrungsheilkunde *9*, 549–555 (1991).

[815] Weinberger, M. and L. Hendeles, *Theophylline in asthma.* N Engl J Med *334*, 1380–1388 (1996).

[816] Weis, J., H. H. Bartsch, F. Hennies, M. Rietschel, M. Heim, G. Adam, U. Gärtner and A. Ammon, *Complementary medicine in cancer patients: demand, patients' attitudes and psychological beliefs.* Onkologie *21*, 144–149 (1998).

[817] Weisser, S., Lüdtke, R. and Huber, R. Effekte von Leberwickeln auf die exkretorische Leberfunktion – eine Cross Over Studie bei Gesunden. 2004. Poster präsentiert auf der Jahrestagung der GAÄD, Kassel 2004.

[818] Weissflog, D., H. Matthys and J. C. Virchow, Jr., *Epidemiologie und Kosten von Asthma bronchiale und chronischer Bronchitis in Deutschland.* Dtsch Med Wochenschr *126*, 803–808 (2001).

[819] Wellhausen, F., S. Mocka and U. Meyer, *Anwendungsbeobachtung WALA Mundbalsam*. Der Merkurstab 58, 126–128 (2005).

[820] Weltärztebund, *Deklaration von Helsinki des Weltärztebundes*. In *EG-GCP-Note for Guidance*. pp. 93–97, ECV – Editio Cantor Verlag, Aulendorf 1991.

[821] Werner, H., *Entzündung und Geschwulst. II. Teil*. Beiträge zu einer Erweiterung der Heilkunst 161–167 (1973).

[822] Werner, H., *Phänomene zur Geschwulstentstehung – menschenkundlich betrachtet*. Beiträge zu einer Erweiterung der Heilkunst 211–218 (1974).

[823] Werner, H., *Willensentfaltung und Krankheit – eine Krankenbiographie*. Beiträge zu einer Erweiterung der Heilkunst 159–170 (1977).

[824] Werner, H., *Krebstherapie als individuelle Aufgabe (I)*. Beiträge zu einer Erweiterung der Heilkunst 121–128 (1980).

[825] Werner, H., *Krebstherapie als individuelle Aufgabe (Ii)*. Beiträge zu einer Erweiterung der Heilkunst 162–169 (1980).

[826] Werner, H., *Viscum album in der Behandlung chronischer Lebererkrankungen*. Beiträge zu einer Erweiterung der Heilkunst 72 (1980).

[827] Werner, H., *ABNOBAviscum ein Heilmittel zur Tumorbehandlung*. Krebsgeschehen 16, (1984).

[828] Werner, H., *Die Anthroposophische Methode der Medizin*. Weleda Korrespondenzblätter für Ärzte 117, 5–23 (1987).

[829] Werner, H., *Der Morbus Basedow und seine Behandlung*. Der Merkurstab 4, 321–322 (1996).

[830] Werner, H., M. M. Mahfouz, L. Fares, F. Fouad, H. A. Ghaleb, M. R. Hamza, L. Kourashy, A. L. Mobarak and et al., *Zur Therapie des malignen Pleuraergusses mit einem Mistelpräparat*. Der Merkurstab 52, 298–301 (1999).

[831] Werner, H., E. von Laue and H. B. von Laue, *Die Krankenbiographie als diagnostisches und therapeutisches Element*. Der Merkurstab 2, 177–192 (1995).

[832] Westen, D. and K. Morrison, *A multidimensional meta-analysis of treatments for depression, panic, and generalized anxiety disorder: an empirical examination of the status of empirically supported therapies*. J Consult Clin Psychol 69, 875–899 (2001).

[833] WHO, General Guidance for Methodologies on Research and Evaluation of Traditional Medicine, World Health Organization, Geneva 2000.

[834] Wickens, K., N. Pearce, J. Crane and R. Beasley, *Antibiotic use in early childhood and the development of asthma*. Clinical & Experimental Allergy 29, 766–771 (1999).

[835] Wilkens, J., Arnica D30 in der Wundheilung, KVC Verlag, Essen 2003.

[836] Wilkens, J. and et al. Vergleichende Untersuchung zur Behandlung des Schlaganfalls mit homöopathischen und anthroposophischen Arzneimitteln in einer geriatrischen Reha-Klinik. 2002. Continentale Förderpreis für Naturheilkunde, Band 6.

[837] Wilkens, J., R. Lüdtke, F. Stein, W. Schuwirth and A. Karenovic, *Vergleichende Untersuchung zur Behandlung des Schlaganfalls mit homöopathischen und anthroposophischen Arzneimitteln in einer geriatrischen Reha-Klinik*. Erfahrungsheilkunde 51, 397–404 (2002).

[838] Wilkens, J., R. Lüdtke, F. Stein, W. Schuwirth and A. Karenovic, *Vergleichende Untersuchung zur Behandlung des Schlaganfalls mit homöopathischen und anthroposophischen Arzneimitteln in einer geriatrischen Reha-Klinik*. In *Jahrbuch der Karl und Veronica Carstens-Stiftung*. (Ed. H. Albrecht and M. Frühwald) pp. 31–45, KVC Verlag, Essen 2002.

[839] Wilkens, J., R. Lüdtke, F. Stein, W. Schuwirth and A. Karenovic, *Vergleichende Untersuchung zur Behandlung des Schlaganfalls mit homöopathischen und anthroposophischen Arzneimitteln in einer geriatrischen Reha-Klinik*. Der Merkurstab 56, 22–27 (2003).

[840] Willers, Ch. Determination of dermal irritation potential of topical formulations on intact and scarified skin following repetitive occlusive application in humans. Clinical Study Report. Study No.: 22802BS. 2003.

[841] Willich, S. N., M. Girke, J.-D. Hoppe, H. Kiene, W. Klitzsch, P. F. Matthiessen, P. Meister, G. Ollenschläger and H. Heimpel, *Schulmedizin und Komplementärmedizin: Verständnis und Zusammenarbeit müssen vertieft werden*. Deutsches Ärzteblatt 101, A1314–A1319 (2004).

[842] Winterfeld, K. and A. B. Bijnen, *Viscotoxin, ein neuer Inhaltsstoff der Mistel (Viscum album L.)*. Liebigs Ann Chem 561, 107–115 (1948).

[843] Winterfeld, K. and A. Kronenthaler, *Zur Chemie des blutdrucksenkenden Bestandteils der Mistel. (Viscum album)*. Arch Pharm 280, 103–115 (1942).

[844] Witsenburg, B. C., *Anthroposophical medicine: economical care overboard?* J Anthroposophic Med 10, 46–50 (1993).

[845] Witt, C., W. Vance, K. Weber, H. Kiene, H. J. Hamre, A. Glockmann and S. N. Willich, *Wissenschaftliche Begleitung des Modellprojekts der IKK Hamburg*. In *Tagungsband: Wissenschaftliche Begleitung von Modellvorhaben zu Naturheilmitteln. Rationale Bewertung von Alternativen Heilmethoden, 15. Juni 1999, Essen, Haus der Technik*. (Ed. S. Moebus) pp. 33–35, Universität Essen, Institut für Medizinische Informatik, Biometrie und Epidemiologie, Essen 1999.

[846] Wittchen, H. U., R. M. Carter, H. Pfister, S. A. Montgomery and R. C. Kessler, *Disabilities and quality of life in pure and comorbid generalized anxiety disorder and major depression in a national survey*. Int Clin Psychopharmacol 15, 319–328 (2000).

[847] Wittchen, H. U., M. Hofler and W. Meister, *Prevalence and recognition of depressive syndromes in German*

primary care settings: poorly recognized and treated? Int Clin Psychopharmacol *16*, 121–135 (2001).

[848] Wolf, P., *Erfahrungsbericht über eine rhythmische Infusionstherapie mit einem Viscum-album-Präparat in einer allgemeinen Praxis.* Erfahrungsheilkunde *36*, 836–838 (1987).

[849] Wolf, P., N. Freudenberg and M. Konitzer, *Analgetische und stimmungsaufhellende Wirkung bei Malignom-Patienten unter hochdosierter Viscum album-Infusionstherapie (Vysorel).* Dtsch Zschr Onkol *26*, 52–54 (1994).

[850] Wolf, U., Maxion-Bergemann, S., Bornhöft, G. and Matthiessen, P. F. Health Technology Assessment Bericht Phytotherapie. 294 S. 2005.

[851] Wolf, U. and Wolf, M. Bedarf Komplementärmedizin in der Schweiz: Prävalenz, Gebrauch, Wirksamkeit, Akzeptanz und Einstellung von Patienten und Ärzten. In G.S.Kienle, H.Kiene, H.U. Albonico: Health Technology Assessment Bericht Anthroposophische Medizin. Anhang, S. A-63–A-67. 2005.

[852] Wolff, O., *Anamnese und Diagnose. In Das Bild des Menschen als Grundlage der Heilkunst. Entwurf einer geisteswissenschaftlich orientierten Medizin. Band II: Zur Pathologie und Therapie.* (Ed. F. Husemann and O. Wolff) pp. 307–316, Verlag Freies Geistesleben, Stuttgart 1978.

[853] Wolff, O. and F. Bachmann, *Zur Behandlung von Kopfschmerzen mit Ferrum-Quarz-Kapseln.* Weleda Korrespondenzblätter für Ärzte *83*, 12–22 (1973).

[854] Wolff-Hoffmann, G., *Drei Heileurythmieberichte: Asthma bronchiale, fehlende Callusbildung und Migräne.* Der Merkurstab *46*, 352–354 (1993).

[855] Wölk, W., *Paramedizinische Therapie und Rechtsprechung.* Med R *12*, 492–496 (1995).

[856] Wong, C. A., L. J. Walsh, C. J. Smith, A. F. Wisniewski, S. A. Lewis, R. Hubbard, S. Cawte, D. J. Green, M. Pringle and A. E. Tattersfield, *Inhaled corticosteroid use and bone-mineral density in patients with asthma.* Lancet *355*, 1399–1403 (2000).

[857] Wunderlich-Fricke, C., *Bufo rana bei chronischer Obstipation und Mamma-Ca.* Der Merkurstab *53*, 259–260 (2000).

[858] Zdražil, T. Gesundheitsförderung und Waldorfpädagogik. Dissertation an der Fakulät für Pädagogik der Universität Bielefeld. 2000.

[859] Zimmerman, M., J. I. Mattia and M. A. Posternak, *Are subjects in pharmacological treatment trials of depression representative of patients in routine clinical practice?* Am J Psychiatry *159*, 469–473 (2002).

[860] Zürner, P., *Sarkoidose nach Misteltherapie (Helixor)?* arznei-telegramm *5*, 51 (1992).

[861] Zweidler, R. A. Einfluss biologischer Ernährung auf den gehalt an konjugierten Linolsäuren, Eisen, Kalzium und Vitamin K in der Muttermilch. Inauguraldissertation medizinische Fakultät der Universität Zürich. 2001.

[862] Zwijnenburg, R., van Horick, R. and Campagne, H. C. Forschungsversuch nach der Wirkung von Farblicht auf den Menschen. 1997.

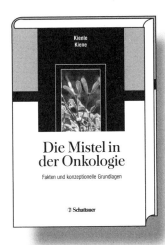

Ethik in der Medizin

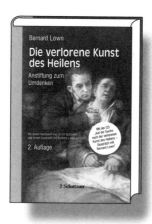

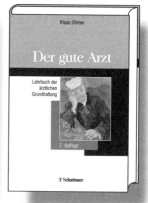

Lown
Die verlorene Kunst des Heilens
Anstiftung zum Umdenken

Dörner
Der gute Arzt
Lehrbuch der
ärztlichen
Grundhaltung

SCHRIFTENREIHE DER
AKADEMIE FÜR
INTEGRIERTE MEDIZIN

Die 2., bebilderte Auflage des Buches ist eine kleine Sensation: Sie erscheint exklusiv in Deutschland, noch bevor das Buch in seinem Ursprungsland eine Neuauflage erlebte. Lown hat neue Kapitel über die Bedeutung von Placebos und über den Boom von alternativen Heilmethoden ergänzt, und er geht auf die Unheilbarkeit der seelischen Verwundungen von Überlebenden des Holocaust ein. „Wenn ich nur 5 Bücher mit auf eine einsame Insel nehmen dürfte, dieses wäre eines davon", schrieb ein Frankfurter Chirurg in einer Rezension über dieses Buch.

„… gehört zum Besten, was … zum Thema Krankheit und Medizin zu lesen ist …" F.A.Z.

Mit einem Geleitwort von Ulrich Gottstein und einem Gespräch mit Bernard Lown auf CD
Deutsche Übersetzung von Helga Drews

2., erweiterte und illustrierte Auflage 2004. 327 Seiten, 20 Abbildungen, geb.; mit CD
€ 34,95/CHF 55,90
für IPPNW-Mitglieder: € 29,–/CHF 46,40
ISBN-13: 978-3-7945-2347-4 · ISBN-10: 3-7945-2347-4

In der **2. Auflage** geht Dörner auf die Reaktion von Habermas auf den 11. September 2001 und auf die biotechnische Entwicklung der Medizin ein. Dem heute überwertigen Grundbedürfnis der Menschen nach Selbstbestimmung stellt er das ebenso vitale Grundbedürfnis komplementär gegenüber, Bedeutung für andere zu haben. Er nimmt kritisch Stellung zu den Diskussionen um die Gesundheitsreform, bei der er die Gefahren einer eher maximalen Vermarktwirtschaftlichung der Medizin mit der Folge einer geradezu kostentreibenden Gesundheitsvernichtungsmaschine sieht.

„Dieses Buch gibt zu denken – und zwar vornehmlich jenen, die in der täglichen Arbeit stehend durchaus bemerken, dass Nachdenklichkeit von schierem Nutzen wäre, dafür aber weder Zeit noch Gelegenheit finden." Deutsches Ärzteblatt

„… eine unendlich wichtige Lektüre für angehende oder selbstkritisch gebliebene Ärzte." Die Zeit

2., überarbeitete Auflage 2003. 380 Seiten, geb.
€ 39,95/CHF 63,90
ISBN-13: 978-3-7945-2250-7 · ISBN-10: 3-7945-2250-8

Die wichtigsten Naturheilverfahren

Melchart/Brenke/Dobos/
Gaisbauer/Saller (Hrsg.)

Naturheilverfahren
Leitfaden für die ärztliche
Aus-, Fort- und Weiterbildung

2002. 672 Seiten,
119 Abbildungen,
106 Tabellen, geb.
€ 64,–/CHF 99,–
ISBN-13: 978-3-7945-1887-6
ISBN-10: 3-7945-1887-X

Deutsches Ärzteblatt*:

„Vielen Deutschen ist die Behandlung zu stark auf die Schulmedizin ausgerichtet. 45 % sind überzeugt, dass die Ärzte die Möglichkeiten alternativer Medizin zu wenig nutzen. Gewünscht wird eine schonendere Behandlung mit weniger Nebenwirkungen. Die Bevölkerung hat eine ausgeprägte Zuneigung zu alternativen Heilverfahren und Naturheilmitteln. 83 % reagieren auf den Begriff Naturheilkunde mit spontaner Sympathie ... 67 % derjenigen, die Erfahrungen mit Naturheilkunde und alternativen Heilverfahren haben, wünschen sich mehr Ärzte, die sich damit auskennen".

Dafür gibt es allerdings das richtige Buch: Dieser Leitfaden bietet Ärztinnen und Ärzten für ihre Aus- und Fortbildung sowie vor allem für die Weiterbildung zur Zusatzbezeichnung „Naturheilverfahren" das Rüstzeug für eine ebenso effektive wie patientengerechte Therapie und ihre theoretische, wissenschaftliche Fundierung.

Die Fähigkeit des Organismus zur Selbstordnung („der Körper hilft sich selbst") und zur Salutogenese wird als zentrale Rahmentheorie formuliert und anhand eines Gesundheits- und Krankheitsmodells erläutert.

Die Autoren, sämtlich kompetente, ausgewiesene Experten ihrer Fachrichtung, beschreiben die wichtigsten Naturheilverfahren sowohl theoretisch als auch indikationsbezogen. Daher eignet sich dieser Leitfaden nicht nur zur Prüfungsvorbereitung, sondern auch für den Praxisalltag.

Das Buch, das sich an der gültigen Weiterbildungsordnung orientiert, will die Schulmedizin nicht etwa ersetzen, sondern beabsichtigt, Naturheilverfahren als integrales Element in medizinische Fächer wie Innere Medizin, Allgemeinmedizin, Psychosomatik sowie Physikalische und Rehabilitative Medizin einzufügen.

*(In einem Bericht über eine Repräsentativumfrage des Instituts für Demoskopie Allensbach)

Irrtum und Preisänderungen vorbehalten

Medizin & Kultur bei Schattauer

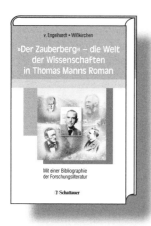

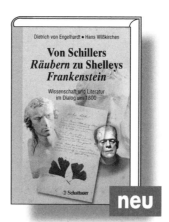

neu

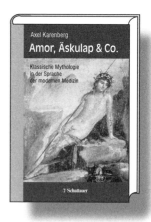

---

v. Engelhardt/Wißkirchen (Hrsg.)
»Der Zauberberg« –
**die Welt der Wissenschaften
in Thomas Manns Roman**
Mit einer Bibliographie der
Forschungsliteratur

- **Literarische Verarbeitung
  medizinischer und natur-
  wissenschaftlicher Fragen
  zu Beginn des 20. Jahr-
  hunderts**
- **Interdisziplinäre Erforschung der wissenschaftlichen Aspekte im
  „Zauberberg"**

*„Das Buch zeigt in eindrücklicher
und spannender Weise, wie sich
Thomas Mann wissenschaftliche Erkenntnisse der ersten Jahre des 20.
Jahrhunderts angeeignet hat und
die Romanfiguren – also die Patienten der Davoser Sanatorien – disku-
tieren lässt."*
Medizinische Welt, 5/2004

2003. 228 Seiten, 17 Abb., geb.
€ 29,95/CHF 47,90
ISBN-13: 978-3-7945-2281-1
ISBN-10: 3-7945-2281-8

v. Engelhardt/Wißkirchen (Hrsg.)
Von Schillers *Räubern*
zu Shelleys *Frankenstein*
Wissenschaft und Literatur im
Dialog um 1800

- **Verflechtung von Wissenschaft und Literatur, Kunst
  und Philosophie in der
  Epoche um 1800**
- **Anregung für den Dialog
  zwischen den Kulturen der
  Naturwissenschaften und
  der Geisteswissenschaften
  in der Gegenwart**
- **Auswahlbibliographie, Per-
  sonen- und Werkregister**

Das Buch bietet eine anregende
Lektüre für alle, die an der Verqui-
ckung von Kunst und Wissenschaft
in der faszinierenden Epoche um
1800 interessiert sind, sowie natürlich für Wissenschafts- und Medi-
zinhistoriker, Literaturwissenschaft-
ler und Mediziner.

2006. 245 Seiten, 2 Tab., geb.
€ 29,95/CHF 47,90
ISBN-13: 978-3-7945-2435-8
ISBN-10: 3-7945-2435-7

Karenberg
Amor, Äskulap & Co.
Klassische Mythologie in der
Sprache der modernen Medizin

- **Trockene Fachbegriffe
  werden lebendig**
- **Geschichte und Geschichten
  zu Mythologie und Literatur in der medizinischen
  Terminologie**
- **Für alle, die an Medizin,
  Mythologie und Mehr-
  sprachigkeit interessiert
  sind**

Für Neugierige steht ein historischer
Nomenklatur-Express zum Einstei-
gen bereit: Abfahrt bei den Pyrami-
den und den Stätten der Bibel, An-
kunft im Amerika des 21. Jahrhunderts – mit Zwischenstationen in der
griechisch-römischen Antike, der
magischen Welt des Mittelalters und
den modernen Wissensmetropolen
Europas.

2005. 213 Seiten, 55 Abb., 4 Tab., geb.
€ 29,95/CHF 47,90
ISBN-13: 978-3-7945-2343-6
ISBN-10: 3-7945-2343-1

www.schattauer.de